TRAITÉ

DE

PHYSIOLOGIE COMPARÉE

DE L'HOMME ET DES ANIMAUX,

PAR ANT. DUGÈS,

PROFESSEUR A LA FACULTÉ DE MÉDECINE DE MONTPELLIER,
MEMBRE CORRESPONDANT DE L'ACADÉMIE ROYALE DES SCIENCES DE PARIS
ET DE CELLE DE BERLIN,
DE L'ACADÉMIE ROYALE DE MÉDECINE, ETC.

Avec planches lithographiées.

TOME I.

MONTPELLIER,

[illegible] CASTEL, LIBRAIRE-ÉDITEUR, GRAND'-RUE 32.

PARIS,

GERMER BAILLIÈRE.	CROCHARD ET Ce.
[illegible]BAILLIÈRE.	BÉCHET JEUNE.

[illegible], LEVRAULT. LYON, CH. SAVY.

1838.

IMPRIMERIE DE [illegible] MARTEL AINÉ.
RUE DE LA PRÉFECTURE 10.

PHYSIOLOGIE COMPARÉE.

Ouvrages du même Auteur.

MÉMOIRE SUR LA CONFORMITÉ ORGANIQUE DANS L'ÉCHELLE ANIMALE. — In-4° fig. Montpellier, 1832.

RECHERCHES SUR L'OSTÉOLOGIE ET LA MYOLOGIE DES BATRACIENS, A LEURS DIFFÉRENTS AGES. — Ouvrage couronné par l'Académie royale des sciences, in-4° fig. Paris, 1834.

ESSAI PHYSIOLOGICO-PATHOLOGIQUE SUR LA NATURE DE LA FIÈVRE, DE L'INFLAMMATION ET DES PRINCIPALES NÉVROSES. — 2 vol. in-8°. Paris, 1823.

MANUEL D'OBSTÉTRIQUE, OU TRAITÉ DE LA SCIENCE ET DE L'ART DES ACCOUCHEMENTS. — 2e édit., in-18, fig. Paris, 1830.

TRAITÉ PRATIQUE DES MALADIES DE L'UTÉRUS ET DE SES ANNEXES. (Conjointement avec Mme Boivin.) — 2 volumes in-8°, atlas colorié. Paris, 1833.

PRATIQUE DES ACCOUCHEMENTS, OU MÉMOIRES ET OBSERVATIONS CHOISIES SUR LES POINTS LES PLUS IMPORTANTS DE L'ART, par Mme Lachapelle; rédigée et publiée par Ant. Dugès, son neveu. — 3 vol. in-8°. Paris, 1821, 1825.

ÉLOGE DE MÉJAN, POUTINGON, MONTABRÉ ET FAGES. — In-8°. Montpellier, 1836.

MONTPELLIER, J. MARTEL AINÉ, IMPRIMEUR DE LA FACULTÉ DE MÉDECINE, RUE DE LA PRÉFECTURE, 10.

TRAITÉ

DE

PHYSIOLOGIE

COMPARÉE

DE L'HOMME ET DES ANIMAUX,

PAR ANT. DUGÈS,

PROFESSEUR A LA FACULTÉ DE MÉDECINE DE MONTPELLIER,
MEMBRE CORRESPONDANT DE L'ACADÉMIE ROYALE DES SCIENCES DE PARIS
ET DE CELLE DE BERLIN,
DE L'ACADÉMIE ROYALE DE MÉDECINE, ETC.

Avec planches lithographiées.

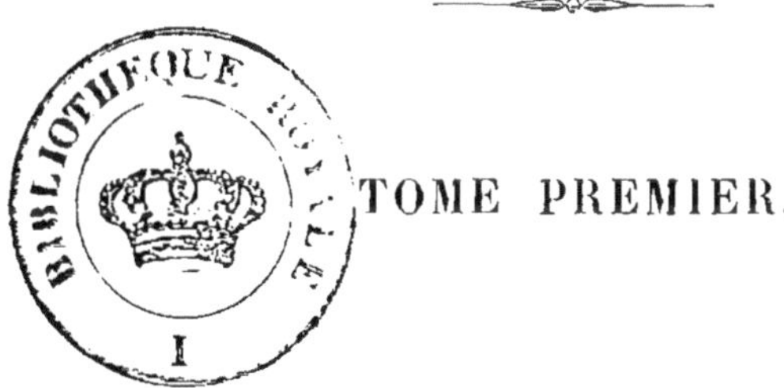

TOME PREMIER.

MONTPELLIER,

CHEZ LOUIS CASTEL, LIBRAIRE-ÉDITEUR, GRAND'-RUE, 32.

PARIS,

GERMER BAILLIÈRE. | CROCHARD ET Ce.
J.-B. BAILLIÈRE. | BÉCHET JEUNE.

STRASBOURG, LEVRAULT. LYON, SAVY.

1838.

A l'Auteur

de la Philosophie Anatomique,

É^{NE} GEOFFROY-S^{T}-HILAIRE.

C'est à vous, mon cher Maître, qu'appartient le premier hommage de ce livre auquel un mot de vous a donné naissance : me juger capable de cette entreprise, n'était-ce pas me la prescrire? Puisse le résultat de mes travaux vous paraître digne de l'honorable appel que vous dicta la bienveillance! Puisse-t-il vous prouver que je sais mettre à profit vos conseils et vos exemples! Qu'il soit du moins un témoignage de l'inestimable prix que j'attache à votre amitié.

Ant. DUGÈS.

INTRODUCTION.

« Je ne puis douter, a dit un illustre anatomiste, que la physiologie ne prenne bientôt une marche plus élevée, en essayant d'embrasser la théorie de tous les corps vivants, en s'attachant surtout à chercher, dans les plus simples de ces corps, la solution de ses principaux problèmes, portés à leur expression la plus générale. » Plus de trente ans se sont écoulés depuis que ces paroles ont été émises, et l'état de la science n'avait point permis encore de réaliser complétement la prédiction du grand homme. Des vues générales publiées en Allemagne par Tréviranus et Tiedemann, en France par le professeur de Blainville, semblaient témoigner de l'impossibilité d'entrer dans les détails d'une physiologie comparative ; et l'ouvrage de notre estimable condisciple Isidore Bourdon, abandonné par l'auteur, venait à l'appui de cette pensée. Mais les étonnants progrès des sciences naturelles ont rapidement comblé ces nombreuses lacunes, et le Conseil royal de l'instruction publique paraît avoir jugé que les temps étaient accomplis ; il a doublement glorifié la mémoire de Cuvier, en créant une chaire dont il avait de si loin pressenti la nécessité, et en désignant pour l'occuper l'héritier de son nom.

Déjà, d'ailleurs, les traités classiques de Richerand et Bérard aîné, de Magendie, d'Adelon, avaient manifesté cette tendance à étendre le domaine de la physiologie : le professeur du collége de France, en appuyant tous ses dogmes sur des expérimentations dont les animaux seuls pouvaient être le sujet, et ceux de l'école de médecine, en adjoignant aux détails de la physiologie humaine tous les faits d'anatomie comparée qu'ils pouvaient accueillir, sans sortir pourtant de leur cercle accoutumé. Naturaliste et médecin à la fois, J. Müller empruntait bien davantage encore à l'étude des animaux pour éclairer celle de l'homme, si j'en juge du moins par un aperçu que les difficultés d'une langue étrangère ne m'ont pas permis d'approfondir. Mais il y a loin de ces applications partielles à un corps de science, à une physiologie véritablement comparative.

L'esprit même dans lequel est conçu, le plan sur lequel est ordonné le grand ouvrage du vénérable Burdach, dont nous posséderons bientôt sans doute la traduction complète, grâce au zèle infatigable du Dr Jourdan, ne m'ont point paru satisfaire aux besoins du moment, qui réclament un traité méthodique, clair et concis à la fois. L'étendue de ce vaste répertoire est par elle-même un obstacle à la facilité de l'étude ; et l'on s'aperçoit trop aisément, à la lecture de ces nombreux volumes, combien la distribution bizarre des sujets en rend l'ensemble difficile à saisir : on y voit trop souvent la place des faits, tout abondants qu'ils sont, usurpée, en dépit du titre même de l'ouvrage, par des théories philosophiques dont on ne sent nullement le prix parmi nous, et dont même on commence aussi à se dégoûter en Allemagne. Ce n'est pas chez nous qu'on peut prendre au sérieux une philosophie qui fait profession d'admettre comme réel tout ce que l'imagination de l'homme peut concevoir, et qui vante l'hypothèse *à priori* comme moyen de faire avancer les sciences.

La publication de ce précieux recueil d'observations, d'opinions dont un grand nombre sont inconnues à nos compatriotes, m'a paru sans doute un grand service rendu à la science physiologique ; mais elle m'a aussi semblé insuffisante pour atteindre le but le plus essentiel, l'instruction des jeunes gens qui se dévouent à l'étude de la zoonomie et surtout de l'art de guérir : tout en mettant donc à profit cette heureuse circonstance, j'ai cru néanmoins devoir mettre au jour la rédaction déjà terminée des leçons orales que, depuis six ans, j'ai faites bénévolement, chaque été, pour les Elèves de notre Ecole.

Transplanté, pour ainsi dire, par des circonstances inattendues, du nord au midi de la France, l'aspect des productions naturelles de ce nouveau climat excita vivement ma curiosité, et m'entraîna vers une étude qui fit bientôt mes délices. D'observations en observations, de monographies en monographies, je me trouvai porté à des considérations plus générales. De plus en plus attrayants, à mesure qu'ils embrassaient un horizon plus vaste, ces travaux reçurent une impulsion plus puissante que jamais quand je voulus en faire partager les fruits à nos jeunes gens. A combien de recherches et d'expériences ne me suis-je pas vu dès-lors presque involontairement entraîné ! Combien de discussions intéressantes n'ont point soulevées ces conférences publiques ! Que de fois mon collègue Lallemand, et quelques autres personnes qu'attirait, comme lui, l'intérêt inhérent à de pareilles matières, ne m'ont-ils pas mis sur la voie de rectifications importantes ou de nouvelles vérifications ! Combien d'ailleurs ne me fallait-il pas réfléchir aux moyens d'épargner, à la fois, à mes auditeurs les incertitudes de l'hypothèse et celles des assertions sans preuves, les ennuis d'une inintelligible concision et ceux d'une prolixité fatigante !

Grâce à ces circonstances favorables, je ne crois pas trop présumer de mon ouvrage, en assurant qu'il offre, et pour la forme et pour le fond, beaucoup de choses qu'on chercherait vainement ailleurs. Je citerai en particulier ce qui concerne les sens, les opérations intellectuelles, la contraction musculaire, la respiration, les sécrétions. Partout j'ai tâché de parler d'après moi-même, ou plutôt d'après la nature ; et partout j'ai cherché la méthode la plus lucide et la mieux appropriée à chaque sujet en particulier, sans vouloir adopter *à priori* un cadre systématique où tout dût se caser, s'entasser, ou s'étaler de gré ou de force.

De même que dans mes leçons verbales j'avais pris l'habitude de parler aux yeux par des dessins improvisés, de même il m'a paru indispensable d'éclairer, par de nombreuses figures, le texte de cet ouvrage; non-seulement elles facilitent l'intelligence des faits, mais encore elles en abrègent l'exposition et en rendent le souvenir plus durable : on se convaincra aisément de leur nécessité, en jetant les yeux sur les deux planches relatives au sens de la vue. Je dirai de ces dessins ce que je pourrais dire de mon style; j'ai cherché avant tout la clarté, l'exactitude; ce n'est pas ici un ouvrage d'agrément mais d'instruction ; j'y donne, au figuré comme au propre, des explications et non des peintures. Cette partie de mon travail n'a pas été la moins fatigante, et je ne saurais taire combien ma patience avait besoin des encouragements que me prodiguait l'amitié d'un artiste du premier mérite, et qui lui-même a voulu doter mon livre de quelques échantillons de son beau talent.

Je ne regrette point ces soins minutieux, les peines et le temps qu'ils m'ont coûté ou qu'ont absorbé les recherches d'érudition; ils ont été payés déjà par des satisfactions bien douces, et j'en serai récompensé par-delà mes désirs, si j'ai réussi à inspirer à mes lecteurs le goût de cette science à la fois si belle et si utile. Pour le médecin en particulier, qui ne sait que la physiologie est un élément indispensable dans toutes ses études ! La pathologie, la thérapeutique, que seraient-elles pour celui qui ignorerait comment nos organes fonctionnent à l'état sain, comment ils répondent aux agents qu'on met en rapport avec eux? Et, en effet, toutes les théories médicales ont été fondées sur des théories physiologiques. Si les erreurs de celles-ci ont entraîné les déviations de celles-là, et si la théorie influe si puissamment sur la pratique, il est évident que perfectionner la physiologie, c'est travailler à l'agrandissement, à la certitude de la médecine. Or, quel plus sûr moyen d'y parvenir, que d'accumuler les observations, d'éclairer celles que l'homme ne nous permet pas de faire par celles que les animaux nous offrent si aisément, si clairement, d'étudier dans des organismes plus simples les éléments divers et isolés, pour ainsi dire, de ces fonctions si complexes et partant si obscures dans ceux qui occupent le haut de l'échelle organique?

Cette marche va devenir, nous n'en doutons point, celle de l'enseignement physiologique; l'impulsion est donnée à Paris ; un jeune et brillant professeur va l'imprimer à l'Ecole de Strasbourg ; et nous augurons bien, pour la nôtre, de l'accueil fait à nos précédentes leçons. Toutefois, à Montpellier plus qu'ailleurs, cette doctrine pourra rencontrer des obstacles : des hommes d'un grand mérite ont conservé leurs préventions contre l'étude comparative des animaux et de l'homme, leur mépris pour les détails minutieux de l'organisation et pour les conséquences qui s'en déduisent ; ils ont conservé leur goût pour les conceptions abstraites ; et l'organicisme est à leurs yeux, ce que le matérialisme est à ceux du théologien. Nous ne désespérons pas de leur prouver que rien n'est plus facile qu'une fusion entre ces deux doctrines si antipathiques ; car, nous aussi, nous admettons l'existence d'un principe vital.

Nous espérons rassurer mieux encore les consciences timorées qui pourraient croire que notre organicisme, en ce qui concerne les facultés intellectuelles, porte atteinte à leurs croyances et se confond avec le matérialisme absolu. Que le principe qui met en jeu les organes soit un principe immatériel, est-ce une raison pour craindre d'étudier leur action ? En expliquer le mécanisme, ce n'est pas en renier la cause. Je dis plus : cette étude est plus propre à ramener les esprits qu'à les éloigner des principes fondamentaux de la religion. En méditant sur ces innombrables merveilles qu'il passe chaque jour en revue, sur ces phénomènes si *mathématiquement* enchaînés entre eux, sur ces effets si admirablement liés à leurs causes que l'un de ces deux éléments suffit le plus souvent à la connaissance de l'autre, comment le physiologiste pourrait-il méconnaître l'influence créatrice d'une *intelligence* suprême? Comment repousserait-il la doctrine des *causes finales,* quelque dépréciée qu'elle soit par l'abus ridicule qu'on en a pu faire? Diderot ne voulait que l'aile d'un papillon pour convaincre un athée, et cet argument dans sa bouche n'avait certes pas la force qu'il aurait dans celle d'un naturaliste consommé. Mais que sera-ce, si l'on porte son attention sur les organes mêmes qui sont principalement mis en cause dans cette grande discussion, sur ceux que l'intelligence de l'homme met en exercice? Les incommensurables produits de cette miraculeuse organisation permettront-ils de la regarder comme simple et grossière, comme l'ouvrage fortuit d'une aveugle attraction, d'une affinité comparable à celle qui réunit en cristaux l'acide sulfurique et la soude? Et s'il lui faut reconnaître dans l'univers une puissance éminemment intelligente et pourtant inaperçue, inconnue, incompréhensible dans son essence, le matérialiste même ne se sent-il pas disposé à admettre quelque chose d'analogue dans son propre intellect, dont l'anatomie lui rend si imparfaitement raison?

Ainsi considérée, la physiologie cessera d'être en guerre avec la religion; ainsi s'opérera cette alliance naguère proclamée par l'homme respectable à qui cet ouvrage est dédié. Si cette conciliation exige le sacrifice de quelques formes, de quelques mots, qu'on se rappelle que le langage de la religion a été mis, par ses premiers promoteurs, à la portée des populations auxquelles ils s'adressaient; ce langage peut donc se modifier avec les connaissances humaines et en suivre le progrès, sans danger pour les vérités fondamentales: n'eût-il pas mieux valu le faire avancer d'un pas avec l'astronomie, que d'arracher à Galilée un désaveu d'un jour? *Nùmquid Deus indiget vestro mendacio, ut pro illo loquamini dolos?* (Job).

Bien que fondée entièrement sur des études analytiques, c'est-à-dire marchant du particulier au général, notre physiologie, comme toute science constituée, présente les objets sous forme synthétique; et si nos cadres descriptifs ne sont point uniformes, nos divisions sont du moins régulières. Chaque partie se divise en chapitres, chaque chapitre en articles, chaque article en paragraphes, et ceux-ci en alinéas selon les exigences du sujet. J'ai rejeté dans des notes les objets qui ne se liaient pas suffisamment au reste, ou qui auraient interrompu la filiation des dogmes, et jeté sur la rédaction un décousu tolérable dans une monographie, un mémoire, mais bien nuisible à l'étude dans un traité didactique.

Ces notes ne sont souvent aussi que des citations ; et ceci me conduit à dire que j'ai tâché de rapporter à chaque auteur ce que je lui avais emprunté, soit comme acte de justice pour des découvertes utiles, soit comme garantie pour des points douteux, soit enfin pour mettre le lecteur à même de recourir aux originaux. Toutefois, on se souviendra que ce n'est pas une histoire, mais un traité que j'avais entrepris; que le nécessaire seul a dû, par conséquent, trouver place dans mon travail. Qui pourrait, en effet, prétendre à relater, à discuter aujourd'hui toutes les doctrines, les opinions, les faits même qui se multiplient chaque jour, enrichissant parfois, et parfois aussi encombrant, obscurcissant les sciences naturelles ! Jamais pareille activité n'a régné dans la république des lettres, et surtout dans celle des sciences; et jamais l'étude de la nature, qui semblait devoir être si promptement épuisée, ne s'est montrée si féconde en découvertes. Nous nous sommes fait un devoir d'indiquer aux travailleurs les points qui réclament encore de nouvelles recherches ; nous nous sommes efforcé de les guider dans ces travaux honorables, comme nous l'avons été nous-même par d'illustres maîtres. Qu'ils se hâtent donc de remplir ces vides ; qu'ils se persuadent surtout que, dans cette immense carrière, on ne cherche point sans trouver, et qu'on trouve souvent plus et mieux qu'on ne cherche, quand on procède avec zèle et loyauté.

TABLE ANALYTIQUE

DES MATIÈRES CONTENUES DANS LE TOME 1.er

Ire PARTIE. – Généralités.

IIe PARTIE. – Des causes immédiates de la vie.

CHAPITRE IV. De l'odorat.

CHAPITRE V. De l'ouïe.

CHAPITRE VI. De la vue.

Fin de la Table des matières du tome premier.

TRAITÉ

DE

PHYSIOLOGIE COMPARÉE.

PREMIÈRE PARTIE.

GÉNÉRALITÉS.

CHAPITRE Ier.

DE LA VIE ET DES CORPS VIVANTS.

C'EST sans doute une idée grande et belle, une idée bien propre à entraîner les esprits, que celle qui nous présente l'univers entier comme animé, vivant et composé d'êtres isolés en apparence, mais réunis en réalité par des forces communes, et constituant en quelque sorte les organes de ce grand corps, organes participant tous à la vie de l'ensemble, tous animés aussi, quoique à des degrés différents et avec des modifications nombreuses ; aussi la doctrine de la vie universelle a-t-elle été imaginée dès l'enfance de la philosophie, et trouve-t-elle aujourd'hui encore des partisans d'un grand nom, qui l'appuient de toute l'autorité des sciences modernes et de toute la puissance de leur dialectique. Nul doute, en effet, que tous les corps de la nature ne soient doués de qualités *actives*, ou qui tendent à le devenir dans des circonstances favorables; nul doute que cette *activité* ne dérive des mêmes causes, des mêmes principes dans les corps organisés et dans les corps inorganiques, c'est-à-dire dans le règne animal, végétal et le minéral. De ce que les effets d'une excitation paraissent, dans les premiers, être hors de proportion avec la cause qui les a déterminés, il ne résulte pas que ces effets soient spontanés et qu'on puisse établir, en conséquence, la spontanéité d'action comme caractère propre des corps vivants; car le mouvement de la détente d'une arme à feu n'est pas plus proportionné aux effets qui s'ensuivent, et s'il n'y a pas spontanéité dans ce cas, elle n'existe pas davantage chez l'homme qui s'emporte en recevant un outrage. Mais ce qui n'est pas moins incontestable, c'est que, dans les animaux et les végétaux, s'observent des phénomènes bien distincts de tous ceux que les corps bruts nous présentent, que la complexité de leur structure modifie considérablement les agents universels et les lois auxquelles ils obéissent, et opère, entre ces agents et leurs divers modes, des combinaisons tout-à-fait particulières; de sorte que ce n'est pas sans raison que le plus grand nombre des législateurs de la science a cru devoir séparer totalement ce qui concerne les corps organisés de ce qui concerne les inorganiques.

Sans rejeter l'identité fondamentale et élémentaire des forces et des principes qui déterminent l'activité des uns et des autres, on peut se reconnaître dans la nécessité d'étudier séparément les manifestations, le mécanisme de ces forces et de ces principes dans des corps où les choses se passent d'une manière si différente (1), et réserver le nom de *vie* pour l'*activité spéciale des corps organisés.* Tel est effectivement le sens que nous croyons devoir attacher à ce mot parce qu'il est généralement ainsi compris, et telle est la définition que nous donnons de la vie, qu'on a si souvent et vainement cherché à définir d'une manière plus précise et plus significative.

La vie suppose donc l'*organisation*, c'est-à-dire un agencement ordinairement très-complexe de matières hétérogènes et souvent nombreuses, agencement régulier, mais tout différent de la cristallisation des corps bruts; constituant des filaments, des lames, des réseaux souples, flexibles, perméables aux liquides abondants qui les arrosent. Cet arrangement, non moins *spécial* que l'activité dont il est la première condition, ne jouit pourtant de son activité, c'est-à-dire de la vie, que quand il est placé dans les circonstances convenables; et il est susceptible de la perdre avec beaucoup de facilité, souvent même par suite d'altérations moléculaires bien réelles sans doute aux yeux de la raison, mais inappré-

(1) « Cependant, sous un certain rapport, il paraîtra utile de conserver comme classification, les faits en deux groupes, les uns qui sont maintenus à l'état simple..., les autres à l'état composé, etc. etc. » (Geoffroy Saint-Hilaire, *Etudes progressives.*)

« Ainsi, quoique, dans un sens très-général, la manifestation entière de l'univers, ou, suivant l'expression vulgaire, la nature, soit un ensemble partout organique et vivant, cependant certaines parties de cet organisme général nous apparaissent comme des êtres à part; or, ce sont elles que nous embrassons dans l'idée du monde végétal, du monde animal et de l'homme. » (Carus, *Tr. élém. d'anat. comp.*)

ciables à nos sens. Le cadavre récent nous paraît effectivement différer à peine de l'animal en repos, mais bientôt ces altérations se manifestent plus sensiblement, et s'accroissent de plus en plus par la *fermentation* ou la *dessiccation* qui s'opèrent dans les substances *mortes*, en vertu des lois ordinaires ou simples de la physique et de la chimie, auxquelles leur activité spéciale les faisait résister quand elles étaient vivantes.

Cette dernière particularité prouve qu'il n'existe point, dans la nature, ainsi que l'ont voulu quelques savants, Buffon, Treviranus en particulier, une *matière organique* à part, dont les décompositions ne seraient que des transformations en d'autres êtres organisés; car, si la fermentation d'une substance animale ou végétale donne souvent naissance à d'innombrables animalcules infusoires, elle produit aussi des substances purement minérales ou brutes, presque toutes gazeuses, acide carbonique, hydrogène carboné, sulfuré, eau, ammoniaque, etc.

C'est donc, selon la judicieuse observation de Lamarck, comme corps *vivants*, que les corps organisés méritent surtout une étude à part (1), et cette

(1) Presque tous les physiologistes modernes se sont cru obligés de débuter par un long parallèle entre les corps inorganiques et les corps organisés, comme si l'on ne pouvait étudier l'homme vivant sans avoir passé en revue tout l'univers. Nous n'avons pas cru devoir nous soumettre à cette abusive superfluité, non-seulement parce que nous croyons en avoir assez dit pour bien circonscrire et déterminer le sujet de notre étude, mais encore parce que ce parallèle copié, sans examen, de livre en livre, est en grande partie erroné. On n'a pas fait attention, en comparant les corps inorganiques aux organisés, qu'on mettait en présence des *types*, c'est-à-dire des créations idéales et abstraites pour ce qui concernait les premiers (à tel point que Lamarck ne leur accorde l'individualité que dans leur molécule intégrante), avec des *individus*, c'est-à-dire avec des objets déterminés, pour ce qui était des seconds. Sans doute, on peut invoquer, comme caractères distinctifs, et l'homogénéité de

étude, si elle s'attache surtout *à la vie même et à tous les phénomènes qui en dépendent*, porte le nom de *physiologie*. Ce mot, équivoque peut-être quant à son étymologie, ne l'est aujourd'hui pour personne quant à sa signification réelle; il n'en est pas ainsi de celui de *biologie*, adopté par quelques écrivains modernes. Ce dernier a surtout le désavantage de porter l'esprit à considérer la vie comme isolée, indépendante des organes, ou du moins à en parler comme si l'on pensait ainsi; à dire, avec Burdach, que « la matière n'est que l'accident de l'organisme, dont l'activité est au contraire la substance. » Si ce savant, malgré la tendance que signale cette phrase, a cru devoir conserver le mot de physiologie, à plus forte raison le conserverons-nous, nous qui pensons que la matière est la substance de l'organisme, et l'activité l'accident. Mais comme cette expression a été communément appliquée à l'une des branches de la médecine, et par conséquent restreinte à ce qui concerne l'homme, au mot physiologie nous joindrons une épithète propre à faire éviter toute incertitude, et à bien fixer l'extension que nous avons cru devoir donner à cette science.

La *physiologie comparée* sera pour nous la science de la vie, considérée dans son ensemble et ses

texture, et la disposition anguleuse des surfaces, et la constance géométrique des formes pour les types silice, carbonate de chaux, etc., représentés par un échantillon de laboratoire; mais ces caractères, que deviennent-ils si l'on veut les appliquer à telle terre, tel rocher, caillou, géode ou montagne considérés en particulier, et tels que la nature nous les présente? Ce serait bien pis, si nous voulions faire intervenir ici les produits de l'art, une statue, un édifice. Certes, dans aucun de ces cas on ne peut dire qu'il est possible de séparer une partie du tout sans détruire l'individualité, si individualité il y a; et certainement aussi on ne peut parler de l'homogénéité dans un poudingue, une brèche, un porphyre, un marbre coquillier.

détails chez tous les êtres vivants, mais principalement chez les animaux, c'est-à-dire les êtres qui *vivent, sentent* et *se meuvent*, selon la définition de Linnée. Les végétaux, en effet, c'est-à-dire les êtres qui vivent purement et simplement, ne nous offriront que quelques considérations comparatives, sur lesquelles nous insisterons peu; car bien souvent il y a, du végétal à l'animal, trop de disparate pour pouvoir réunir convenablement, dans un même cadre, l'histoire des uns et des autres.

Les végétaux nous fourniront principalement, pour les propriétés vitales, le premier point de départ, comme se rapprochant du dernier degré de l'*échelle animale* que nous parcourrons successivement, tantôt dans un sens et tantôt dans l'autre, selon les convenances du sujet que nous aurons à traiter. Nous marcherons ainsi, tantôt du simple au composé, tantôt du composé au simple, et pour rendre cette marche plus facile à suivre et plus fructueuse au lecteur, nous donnerons ici quelques détails sur la série des êtres vivants et animés; détails qui, d'ailleurs, nous fourniront l'occasion de signaler des particularités importantes dans l'étude même de la vie, envisagée sous un point de vue très-général.

Dans la plupart des classifications modernes, la pensée dominante du nomenclateur a été de former une série naturelle, en suivant les dégradations de la complexité et de la perfection dans l'organisation, et tout à la fois, par une conséquence facile à saisir, celles des manifestations de la vie. On y a réussi quant à la masse sinon quant aux détails, et il est évident qu'en parcourant les groupes principaux, en descendant de l'homme au zoophyte, on trouve l'activité vitale successivement décroissante, et qu'on passe par tous les degrés intermédiaires, entre le point suprême, caractérisé par une existence intellectuelle d'un immense développement, et le dernier échelon où la vie, toute nutritive, se confond avec celle du végétal.

Tout en tenant compte de cette vue, tout en reconnaissant que l'organisation se complique et se perfectionne de plus en plus, et que les fonctions deviennent plus nombreuses et plus complètes, comme la vie devient plus intense et plus vaste à mesure qu'on s'élève dans l'échelle animale telle qu'elle a été construite, avec des variations plus ou moins importantes, depuis les jours de Linnée jusqu'à nos jours, nous avons cru devoir aussi faire usage d'une autre considération non moins physiologique et qui nous a paru plus importante encore, pour établir, sur des données plus solides et plus positives, une nomenclature du reste peu différente de celles que le principe précédemment énoncé avait dirigées, de celle de Cuvier particulièrement. Cette considération, c'est que la vie se *centralise* de plus en plus, en passant des animaux inférieurs aux plus élevés, à mesure qu'elle se développe davantage, c'est que l'animal s'*individualise* de plus en plus, selon qu'il occupe un échelon plus élevé. Qui ne sait, en effet, d'une part, que la vie est disséminée au même degré dans toutes les parties d'un polype, de sorte qu'un fragment peut être séparé du reste sans mourir et sans causer la mort du tout auquel il a été soustrait; tandis qu'un mammifère mutilé périt immédiatement, si on lui enlève quelque partie centrale importante, et que les fragments qu'on détache de sa périphérie périssent plus instantanément encore! Qui ne sait, d'autre part, que tous les segments d'un tænia vivent, pour ainsi dire, chacun de leur vie propre, soit réunis ensemble, soit isolés! C'est l'étude des animaux appartenant aux dernières classes du règne, qui nous a conduit à admettre, avec Moquin, que, chez tous les animaux articulés, chaque anneau ou segment, ou plutôt chaque moitié latérale d'un segment, représente un animal élémentaire, une *zoonite* (Moquin), un *organisme*, c'est-à-dire un *ensemble d'organes* propres à compléter plus ou moins bien une vie particulière, vie plus ou moins liée à celle des organismes voisins, et constituant avec eux un autre ensemble qui jouit à son tour d'une vie générale; comme on voit des animaux déjà complexes eux-mêmes, des polypes, s'agréger, se souder pour vivre en masse et d'une vie commune sans cesser de jouir chacun de leur vie privée; comme encore les bourgeons, les rameaux d'un arbre ont aussi une existence jusqu'à un certain point indépendante de l'existence du tout, ainsi que le prouvent chaque jour les boutures, marcottes, etc. (Darwin, Gœthe, Dupetit-Thouars, Lamarck.)

Mais nous avons bientôt reconnu aussi que cette composition n'était pas exclusive aux animaux articulés, aux radiaires, aux elminthes, etc.; qu'elle pouvait, au contraire, être étendue à l'universalité du règne animal, aux vertébrés même. Nos preuves ont été longuement exposées dans un autre ouvrage, et nous y avons fait voir que les zoonites ou organismes tendent à se souder, à se fondre en une masse commune, et à confondre leurs vies particulières en une seule ; que l'être qu'elles composent tend à s'individualiser davantage, en passant des annélides et des myriapodes aux crustacés et aux insectes, et plus encore en montant des invertébrés aux poissons, des poissons aux reptiles, des reptiles aux oiseaux et aux mammifères. Nous avons prouvé que le passage, entre des termes aussi éloignés que la monade et l'homme, s'opère par une gradation insensible dans la théorie que nous avons adoptée ; que la coalescence des organismes et leur *harmonisation* se montrent déjà, même extérieurement, au thorax des insectes et des crustacés ; qu'elle se montre dans leurs ganglions nerveux et leur influence sur les parties auxquelles ils distribuent des nerfs, ainsi qu'on le verra plus loin ; que, au contraire, chez les vertébrés, les vertèbres même sont encore une trace évidente de la segmentation primordiale, et que les différents points de la longueur de l'axe cérébro-spinal même montrent encore chez plusieurs, notamment les reptiles et les poissons, quelque chose de l'indépendance que l'on reconnaît aux ganglions détachés des insectes, puisque la queue seule d'un lézard ou le tronc décapité d'un serpent, d'une grenouille, conservent leur sensibilité, leurs mouvements, comme le tronc, ou même le corselet seul d'un insecte mutilé (mante).

Nous nous sommes cru bien fondé, en conséquence, à donner le principe de la *multiplicité des organismes,* comme un des plus propres à la démonstration de cette grande vérité, que tous les animaux sont construits sur un plan uniforme, et nous avons seulement restreint cette loi importante dans ses justes limites, en l'intitulant : *conformité organique*. Et, en effet, nul autre principe ne pouvait faire aisément franchir la barrière qui semble séparer les animaux vertébrés des invertébrés ; nul autre ne pouvait fournir une aussi complète démonstration de l'*homologie* des régions et des appendices du corps chez des animaux différents. C'est en considérant chaque segment élémentaire d'un animal, comme pouvant se modifier dans sa forme, et jusqu'à un certain point dans ses usages, comme pouvant se développer outre mesure ou s'annihiler tout-à-fait, que nous avons pu tracer un plan commun pour la détermination des régions, et les mettre en regard dans un même tableau pour des êtres qu'on avait crus jusqu'ici tout-à-fait disparates, et simplifier ainsi considérablement l'intelligence de la structure des uns et des autres. C'est ce dont on peut se convaincre en jetant les yeux sur le tableau ci-joint, où l'on voit assimilées des parties dont la ressemblance avait déjà frappé les yeux de divers savants, celle de la mâchoire supérieure des vertébrés avec la mandibule des invertébrés, de la mâchoire inférieure avec leur maxille, bien qu'ils s'opiniâtrassent encore à chercher entre elles des dissemblances propres à faire rejeter une identité si évidente ; on y trouvera d'autres rapprochements moins faciles à prévoir, celui du membre antérieur des mammifères avec les cinq pieds thoraciques des crustacés, représentés

TABLEAU DES SEGMENTS ET RÉGIONS HOMOLOGUES.

	NOMENCLATURE COMMUNE OU PHILOSOPHIQUE.	NOMENCLATURES PARTICULIÈRES.									
			ANIMAUX VERTÉBRÉS OU HOMINIAIRES.		CRUSTACÉS DÉCAPODES OU ASTACIENS.		CRUSTACÉS ISOPODES, etc. OU ONISCIENS.		ARACHNIDES OU ARANISTES.		INSECTES OU CULICISTES.
CÉPHALE.	**Protocéphale**, ... olfaction, respiration, préhension.	TÊTE.	Vertèbre olfactive, ou fronto-ethmo-incisive.	CÉPHALOTHORAX OU CARAPACE.	Rostre et antennes antérieures ou internes, labre.	TÊTE.	Labre, antennes internes.	CÉPHALODÈRE OU CORSELET (mal-à-propos nommé Céphalothorax).	Bandeau, épistome.	TÊTE.	Labre, antennes, chaperon.
	Deutocéphale, ... vision, mastication.		Vertèbre oculaire, ou pariéto-pré-sphéno-sus-maxillaire.		Mandibules, yeux.		Mandibules, yeux.		Mandibules, yeux.		Crâne, mandibules, yeux.
	Tritocéphale, ... audition, mastication.		Vertèbre auditive, ou temporo-post-sphéno-maxillaire.		Antennes externes, oreilles, maxilles.		Antennes externes, maxilles.		Maxilles, palpes.		Maxilles, palpes.
	Tétartocéphale, ... gustation, déglutition.		Vertèbre gustative, ou occipito-styl-hyoïdienne.		Languette, et 2e paire de mâchoires.		Lèvre, et 2e paire de mâchoires.		Lèvre, et 1re paire de pieds (palpiformes aux phrynes, thélyphones et galéodes).		Lèvre, palpes.
DÈRE.	**Protodère**, ... respiration, phonation, déglutition.	COU.	Atlas et cératohyal (1er arc branchial des poissons).		1re paire de pieds-mâchoires, vertèbre rudimentaire.		Pieds-mâchoires (une seule paire).		Plastron et trois paires de pieds ambulatoires.	DÈRE (mal-à-propos nommé Thorax).	Corselet et 1re paire de pattes (mal-à-propos prothorax).
	Deutodère, ... *Idem.*		Axis et partie supérieure du larynx (2e arc branchial).		2e paire de pieds-mâchoires, vertèbre rudimentaire.	CORPS.	Sept segments et sept paires de pieds ambulatoires.				Mésothorax (mal-à-propos), 2e p. de pattes, 1re p. d'ailes, org. vocaux des grillons, etc.
	Tritodère, ... *Idem.*		Troisième vertèbre cervicale et partie inférieure du larynx (3e arc).		3e paire de pieds-mâchoires, vertèbre rudimentaire.						Métathorax (mal-à-propos), 3e paire de pattes, 2e paire d'ailes, organes vocaux des cigales, etc.
THORAX.	**Myothorax**, ... locomotion, respiration déglutition.		Cinq vertèbres (*), trachée-artère (4e arc et pharyngien inférieur), un membre à cinq doigts.		Cinq paires de pieds ambulatoires, et vertèbres communément nommées sternum.			THORACOCERQUE (communément Abdomen).	Ventre à segments et à stigmates des scorpions, un ou deux segments pulmonés des araignées, etc.	THORACOCERQUE (communément Abdomen).	Segments, quelquefois avec appendices (chenilles, lépismes), à stigmates, contenant les organes respiratoires et circulatoires principaux, les digestifs et les génitaux.
	Splanchnothorax, respiration, circulation, déglutition.	POITRINE.	Vertèbres dorsales, côtes, sternum.								
GASTRE.	**Splanchnogastre**, digestion, dépuration.	ABDOMEN.	Vertèbres lombaires.	QUEUE.	Cinq segments abdominaux avec quatre ou cinq paires de fausses pattes.	QUEUE.	*Comme pour les décapodes.*		Queue des scorpions, ventre et filières des araignées, derniers segments des faucheurs, etc.		
	Myogastre, ... locomotion, génération, défécation.		Bassin, cinq vertèbres (**), membre à cinq doigts.								
	Cerque, ... locomotion.	QUEUE.	Vertèbres coccygiennes et os en V.		Dernier segment sans fausses pattes et nageoire terminale.						

(*) La première dorsale donne un nerf au plexus brachial, et paraît ainsi devoir faire partie du myothorax.
(**) Une vertèbre lombaire jointe aux quatre sacrées, pour la même raison, du moins chez les mammifères.

par les cinq doigts de l'homme, soudés, confondus d'une manière de plus en plus intime, à mesure qu'on se rapproche davantage du tronc, etc.; objets qui, sans doute, demanderaient plus de détails et plus de preuves que n'en comporte une simple exposition, telle qu'elle nous est ici permise. *(Voyez les fig. 1 et 2, avec leur explication.)*

Nous l'avons dit plus haut, la nomenclature à laquelle nous nous sommes arrêté diffère peu de celle de Cuvier, surtout quant aux groupes principaux. Les groupes secondaires ne doivent point nous occuper ici, et nous nous contenterons de donner un aperçu comprenant les divisions principales disposées dans l'ordre qui nous a paru le plus convenable et le plus naturel.

CHAPITRE II.

DE LA CLASSIFICATION DU RÈGNE ANIMAL.

Les connexités qui lient ensemble tels et tels animaux ne sont pas simples, mais multiples; de sorte qu'elles laissent souvent dans l'embarras du choix sur la place que doit occuper une espèce, et même un genre ou un ordre entier. On s'est, disions-nous, attaché, dans ces derniers temps, depuis Jussieu en botanique et Cuvier en zoologie, à coordonner les végétaux et les animaux en une série ou chaîne continue, où ils sont liés par la proximité de leurs ressemblances mutuelles; mais ce que je viens de dire prouve assez que cet assemblage, que cet enchaînement doit être susceptible d'incertitudes et de variations, suivant que l'on préfère tel ou tel genre de rapport entre les êtres vivants qu'on veut classer. Ce qu'on a cherché surtout à faire, avons-nous ajouté, c'est de les disposer dans une série dont les degrés répondissent aux degrés de complication dans l'organisation des animaux, marchant soit du simple au compliqué, soit du compliqué au simple; mais on n'échappe pas ainsi à toute incertitude; car, dans tel animal c'est tel appareil de fonctions, le circulatoire et le respiratoire, par exemple, chez les annélides, qui se montre plus complexe et plus parfait, tandis que tel autre, le sensitif, le locomoteur, est rudimentaire; et tel autre animal, comme les insectes, offrira une disposition tout-à-fait inverse. Dès-lors il dépendra certainement du nomenclateur, et sinon de son caprice, au moins de ses opinions particulières, de donner la prééminence à l'un ou à l'autre groupe.

Ce qu'il faudrait surtout chercher dans la constitution d'une chaîne des êtres animés, ce serait de les rattacher l'un à l'autre par les rapports les plus nombreux possibles, et nous pensions y être parvenu en les disposant en deux cercles contigus par un point de leur circonférence, le cercle des invertébrés et celui des vertébrés; d'autres ont préféré former une sorte de réseau (Hermann), ou d'arbre à ramifications latérales (Strauss); mais ni l'une ni l'autre de ces manières de lier les animaux ensemble ne peut convenir, quand il s'agit, comme dans le présent ouvrage, d'établir une liste qu'on puisse parcourir avec facilité, tantôt dans un sens ascendant, tantôt en sens inverse, pour passer en

SÉRIE NATURELLE ET MÉTHODIQUE DES SOUS-RÈGNES, CLASSES ET ORDRES D'ANIMAUX.

Sous-Règne	Classe	Ordre	Exemples
Ier Sous-Règne. **HOMINIAIRES** (*Vertébrés*).	Ire Classe. **Hoministes** (MAMMIFÈRES).	Ier *Hominiens* (bimanes)	Un seul genre (1), homme, divisé en espèces ou races nombreuses.
		II. *Simiens* (quadrumanes)	Orang, guenon, cynocéphale, sapajou, maki, aye-aye.
		III. *Muriens* (rongeurs)	Écureuil, castor, lapin, cobaie, daman (2), rat, gerboise, hélamys.
		IV. *Didelphiens* (marsupiaux)	Kanguroo, sarigue, phalanger volant.
		V. *Vespertiliens* (cheiroptères)	Roussette, chauve-souris, galéopythèque.
		VI. *Talpiens* (insectivores)	Musaraigne, hérisson, taupe.
		VII. *Caniens* (carnivores)	Ours, chien, chat, marte, loutre, phoque, macrorhin.
		VIII. *Cétiens* (cétacés)	Dauphin, narwal, cachalot, baleine, lamantin.
		IX. *Porciens* (pachydermes à 4 doigts)	Hippopotame, cochon, anoplotherium.
		X. *Boviniens* (ruminants)	Chevrotain, antilope, chèvre, bœuf, brebis, lama, chameau.
		XI. *Equiniens* (solipèdes)	Chevaux.
		XII. *Eléphantiens* (pach. à doigts imp.)	Rhinocéros, palæotherium, tapir, éléphant.
		XIII. *Dasypiens* (édentés)	Megatherium, paresseux, fourmilier, tatou, pangolin.
	IIe Classe. **Echidnistes** (MONOTRÈMES).	Un seul ordre	Echidné, ornithorhynque.
	IIIe Classe. **Passéristes** (OISEAUX).	Ier *Ansériens* (palmipèdes)	Manchot, albatros, canard, flammant.
		II. *Ciconiens* (échassiers)	Foulque, héron, bécasse, autruche, outarde.
		III. *Galliens* (gallinacés)	Hocco, faisan, caille, pigeon.
		IV. *Motacilliens* (ténuirostres)	Huppe, fauvette, bergeronnette.
		V. *Hirundiniens* (fissirostres)	Hirondelle, engoulevent, coq de roche.
		VI. *Passériens* (conirostres)	Alouette, passereau, pie-grièche, corbeau, calao.
		VII. *Psittaciens* (grimpeurs)	Toucan, pic, musophage, perroquet.
		VIII. *Aquiliens* (rapaces)	Chouette, duc, buse, faucon, aigle, vautour, percnoptère.
	IVe Classe. **Lacertistes** (REPTILES).	Ier *Lacertiens* (partie des sauriens)	Ptérodactyle, monitor, lézard, scinque, seps, bimane, bipède.
		II. *Colubriens* (ophidiens)	Ophisaure, orvet, amphisbène, couleuvre, vipère, pélamide.
		III. *Crocodiliens* (partie des sauriens)	Plésiosaure, crocodile.
		IV. *Testudiniens* (chéloniens)	Chélhydre, émide, tortue, chélonée, chélide.
		V. *Raniens* (batraciens)	Brachycéphale (3), pipa, crapaud, salamandre, sirène, cécilie (4).
	Ve Classe. **Cypriniistes** (POISSONS).	Ier *Cypriniens* (malacoptérygiens)	Gymnomurène, anguille, brochet, cyprin (5).
		II. *Perciens* (acanthoptérygiens)	Perche, — baudroie (6).
		III. *Orthagorisciens* (plectognathes)	Baliste, mole, diodon.
		IV. *Pégasiens* (lophobranches)	Pégase, hippocampe, syngnathe.
		V. *Sturioniens* (chondropt. à br. lib.)	Esturgeon, polyodon, chimère.
		VI. *Squaliens* (chondropt. à br. fixes)	Rhinobate, raie, squatine, squale.
		VII. *Pétromyziens* (cyclostomes)	Lamproie, ammocète, myxine.
IIe Sous-Règne. **ASTACAIRES** (*Articulés*).	Ire Classe. **Lombricistes** (ANNÉLIDES).	Ier *Hirudiniens* (abranches apodes)	Albione, clepsine, sangsue, branchellion.
		II. *Lombriciens* (abr. sétigères)	Sternaspis, échiure, lombric, naïs, clymène.
		III. *Serpuliens* (tubicoles)	Serpule, sabelle, siphostome.
		IV. *Arénicoliens* (dorsibr. acères)	Chétoptère, — lombrinère.
		V. *Néréidiens* (dorsib. antennés)	Péripate, néréide, cirrhatule, amphinome.
		VI. *Aphroditiens* (dorsib. pomatobr.)	Aphrodite, sigalion.
	IIe Classe. **Iulistes** (MYRIAPODES).	Un seul ordre	Polyxène, iule, gloméride, scolopendre, lithobie, scutigère.
	IIIe Classe. **Culicistes** (INSECTES).	Ier *Lépismiens* (gnathaptères)	Lépisme, podure, ricin.
		II. *Pédiculiens* (rhinaptères)	Pou.
		III. *Cicadiens* (hémiptères)	Punaise, nèpe, puceron, cigale, aleyrode.
		IV. *Papilioniens* (lépidoptères)	Papillon, sphinx, phalène, teigne.
		V. *Culiciens* (diptères)	Psychode, cousin, mouche, hippobosque, nyctéribie.
		VI. *Puliciens* (siphonaptères)	Puce.
		VII. *Xénodiens* (rhipiptères)	Xénos.
		VIII. *Vespiens* (hyménoptères)	Abeille, guêpe, fourmi, chryside, tenthrède.
		IX. *Libelluliens* (névroptères)	Psoque, termite, frigane, éphémère, libellule, agrion.
		X. *Locustiens* (orthoptères)	Phasme, mante, sauterelle, grillon, courtillière, forficule.
		XI. *Carabiens* (coléoptères)	Molorque, capricorne, lucane, carabe, staphylin.
	IVe Classe. **Aranistes** (ARACHNIDES).	Ier *Galéodiens* (part. des ar. trach.)	Galéode.
		II. *Acariens* (acarides)	Bdelle, trombidion, ricin, sarcopte, oribate.
		III. *Phalangiens* (part. des trachéen.)	Trogule, siron, nymphon, faucheur.
		IV. *Aranéens* (fileuses)	Pholque, épëire, lycose, mygale.
		V. *Scorpioniens* (pédipalpes)	Phryne, thélyphone, pince, scorpion.
	Ve Classe. **Astacistes** (CRUSTACÉS).	Ier *Limuliens* (lamellipéd. à bouclier)	Limule, apus.
		II. *Branchipiens* (lamell. à br. nues)	Branchipe, trilobite.
		III. *Onisciens* (tétradécapodes)	Cyame, lernée, bopyre, cloporte, crevette.
		IV. *Squilliens* (stomapodes)	Squille, phyllosome, érichthe.
		V. *Astaciens* (décapodes)	Nébalie, mysis, écrevisse, crabe, rémipède.
		VI. *Cyclopiens* (filipèdes univalves)	Cyclope, argule.
		VII. *Daphniens* (filipèdes bivalves)	Daphnie, cypris.
	VIe Classe. **Balanistes** (CIRRHIPÈDES).	Un seul ordre	Anatife, balane.
IIIe Sous-Règne. **HÉLICAIRES** (*Mollusques*).	Ire Classe. **Loligistes** (CÉPHALOPODES).	Ier *Loligiens* (à deux branchies)	Poulpe, calmar, seiche, spirule.
		II. *Nautiliens* (à quatre branchies)	Ammonite, nautile.
	IIe Classe. **Hyalistes** (PTÉROPODES).	Ordre unique	Pneumoderme, hyale, limacine.
	IIIe Classe. **Hélicistes** (GASTÉROPODES).	Ier *Firoliens* (nucléobranches)	Atlante, carinaire, firole.
		II. *Glauciens* (nudibranches)	Glaucus, éolide, scyllée, doris.
		III. *Aplysiens* (tectibranches)	Bullée, aplysie, dolabelle.
		IV. *Héliciens* (pulmonés)	Testacelle, limaçon, cyclostome.
		V. *Bucciniens* (pectinibranches)	Paludine, buccin, volute.
		VI. *Haliotidiens* (scutibranches)	Cabochon, sigaret, haliotide, fissurelle, émarginule, dentale.
		VII. *Ancyliens* (à br. latérales)	Siphonaire, ancyle, ombrelle, pleurobranche.
		VIII. *Patelliens* (cyclobr. et inférobr.)	Phyllidie, oscabrion, patelle.
	IVe Classe. **Ostréistes** (ACÉPHALES BIVALVES).	Ier *Ostréens* (inéquivalves)	Peigne, huître, avicule.
		II. *Mytiliens* (équivalves)	Arche, moule, solen.
		III. *Térédiniens* (tubicoles)	Pholade, taret, arrosoir.
	Ve Classe. **Lingulistes** (BRACHIOPODES).	Un seul ordre	Craïe, térébratule, lingule.
	VIe Classe. **Ascidistes** (ACÉPH. TUNICIERS).	Ier *Ascidiens* (fixes)	Bolténie, ascidie.
		II. *Botrylliens* (agrégés)	Synoïque, botrylle, eschare, plumatelle, pyrosome.
		III. *Salpiens* (flottants)	Biphore.
IVe Sous-Règne. **DIPHYAIRES** (*Acal. hydrostatiques*).	Une seule Classe.	Ier *Diphyens* (sub-cartilagineux)	Diphye, hippopode.
		II. *Physaliens* (vésiculeux)	Physsophore, physale, stéphanomie.
		III. *Rhizophysiens* (sub-rayonnés)	Rhizophyse.
Ve Sous-Règne. **TÉNIAIRES** (*Elminthes*).	Ire Classe. **Ténistes** (PARENCHYMATEUX).	Ier *Téniens* (intestin douteux)	Cœnure, cysticerque, ténia, bothriocéphale.
		II. *Planariens* (intestin cœcal)	Ligule, échinorhynque, fasciole, planaire.
	IIe Classe. **Ascaridistes** (CAVITAIRES).	Un seul ordre (intest. à 2 ouvertures)	Cérébratule, thalassème, némerte, gordius, ascaride, siponcle, bonellie.
VIe Sous-Règne. **ACTINIAIRES** (*Radiaires*).	Ire Classe. **Astéristes** (ÉCHINODERMES).	Ier *Holothuriens* (cylindriques)	Priapule, holothurie, molpadie.
		II. *Astériens* (stelliformes)	Encrine, comatule, actinie.
		III. *Echiniens* (sphéroïdaux)	Oursin, spatangue.
	IIe Classe. **Médusistes** (ACALÈPHES).	Ier *Béroéens* (intestin tubuleux)	Ceste, callianire, béroé.
		II. *Médusiens* (intestin rameux)	Méduse, rhizostome, porpite.
	IIIe Classe. **Actinistes** (POLYPES).	Ier *Actiniens* (nombreux tentacules)	Actinie, zoanthe, madrépore.
		II. *Coralliens* (huit tentacules)	Corail, alcyon, pennatule.
VIIe Sous-Règne. **MONADAIRES** (*Infusoires*).	Ire Classe. **Hydristes.**	Ier *Hydriens* (isolés ou rameux)	Sertulaire, tubulaire, hydre, coryne, vorticelle.
		II. *Théthyens* (en masse)	Orange de mer (*halicarpus*, *nob.*), théthye.
	IIe Classe. **Monadistes.**	Ier *Spongiens* (réunis p. une gangue)	Alcyon criblé, éponge.
		II. *Monadiens* (sans gangue)	Pectoralin, uvelle, monade, volvoce, acéphalocyste.

NOTES.

(1) Nous ne donnons en général, à la suite de chaque ordre, que quelques genres marquants, et notamment ceux qui établissent la transition entre l'ordre précédent et le suivant.

(2) Malgré quelque particularité dans la disposition de ses dents (quatre incisives en bas), le daman nous paraît devoir être placé parmi les rongeurs.

(3) Le brachycéphale de Fitzinger, éphippigère de Cocteau, réunit les batraciens aux chéloniens par le rudiment de carapace qu'il porte sur le dos : l'élargissement du sternum, du bassin, des apophyses transverses ou côtes soudées du pipa y sont aussi un acheminement.

(4) Schneider déclare les cécilies très-voisines des anguilles. Les observations de J. Müller sur leurs branchies temporaires prouvent que ce sont des batraciens et non des serpents; nous avons comparé l'ostéologie de leur tête à celle des salamandres.

(5 et 6) Il y aurait indubitablement des subdivisions multiples à faire et un certain nombre d'ordres distincts à établir dans ces deux groupes, mais nous n'avons pas voulu hasarder ici des coupes qui ne seraient basées que sur un simple aperçu, et changeraient totalement cette division de Cuvier, dont nous adoptons les autres ordres pour les poissons, presque sans aucun changement.

revue les fonctions et leurs modes dans les différents groupes. En conséquence, nous nous sommes efforcé de placer tous ces êtres sur une seule ligne, conservant entre eux, c'est-à-dire de chacun avec ses voisins, le plus de rapports d'organisation possible; et, en même temps, nous avons fait concorder cette liaison *naturelle* avec une marche progressive dans la complication de l'organisation, nous l'avons fait concorder surtout avec la disposition des zoonites ou des organismes élémentaires, qui n'est pas à beaucoup près toujours subordonnée aux mêmes règles, au même genre de symétrie, ni portée au même degré de coalescence. Le tableau ci-joint donnera d'un coup-d'œil l'ensemble et les particularités de cette liste, sur laquelle nous offrirons pourtant encore quelques éclaircissements. Nos distributions sont identiques à celles communément admises; nous divisons le *règne* animal en *sous-règnes*, expression empruntée à de Blainville, et qui remplace celle de *grandes divisions* adoptée par Cuvier. Ces sous-règnes se divisent en *classes*, et les classes en *ordres*; les ordres en *familles*, celles-ci en *genres*, qui se résolvent en *espèces*.

Avant d'arrêter le lecteur sur la distribution qui nous a paru préférable, fixons avec un peu plus de précision la valeur qu'il faut attacher aux expressions dont nous venons de nous servir, et qui ne sont que trop souvent employées de la manière la plus arbitraire. Et d'abord, le mot *espèce* représente-t-il quelque chose de fixe et de positif? Non sans doute, car le positif ne peut s'appliquer qu'à chaque *individu* pris à part, et l'on a eu raison de dire, en ce sens, qu'il n'y a dans la nature que des individus. Dira-t-on, avec Buffon, que l'espèce est la collection des individus qui peuvent s'accoupler et se reproduire ensemble? C'est tomber dans une foule d'indécisions pour les animaux faciles à observer, de problèmes presque insolubles pour ceux qui sont soustraits habituellement à nos regards. Sera-ce, comme le veut Cuvier, la réunion des individus descendus l'un de l'autre ou de parents communs, et de ceux qui leur ressemblent autant qu'ils se ressemblent entre eux? Cet exposé est fautif, tout en posant assez bien les conditions de la chose. L'espèce n'est pas un assemblage d'individus, mais un assemblage de caractères distincts ; c'est un *type idéal de forme, d'organisation, de mœurs, auquel on peut rapporter tous les individus qui se ressemblent beaucoup et se propagent avec les mêmes formes.* On divise quelquefois l'espèce en *variétés*, en *races ;* quelques caractères peu importants, quelques nuances constantes et héréditaires, ou bien accidentelles, mais fréquemment reproduites, s'ajoutant aux caractères du type spécifique. C'est en réunissant ensemble par groupes les espèces qui présentent quelques traits communs bien saillants, que l'on constitue par l'exposé de ces caractères communs le *type idéal du genre ;* c'est en groupant de même les genres que l'on construit les *familles.* Quant aux ordres, aux classes, aux sous-règnes, c'est communément sur quelque condition commune et importante de l'organisation intérieure qu'on les établit. Ceci posé, revenons à notre classification.

Tout en adoptant la plupart des divisions et sous-divisions admises dans l'ensemble des animaux, en les établissant toutefois bien souvent sur d'autres bases et en plus grand nombre, nous avons aussi préféré un système de dénominations qui nous semblaient plus rationnelles. Déjà beaucoup de familles en botanique ou en zoologie portaient le nom du genre principal avec une désinence particulière; nous avons cru devoir en agir de même pour les ordres, les classes et les sous-règnes, en distinguant chaque sorte de division par une désinence spéciale, comme on le verra sans peine dans notre tableau, et mieux dans celui que nous avions précédemment publié dans un traité sur la conformité organique. Nous établissons dans le règne animal, au lieu des quatre grandes divisions de Cuvier, les *sept* sous-règnes suivants placés par ordre en descendant de l'organisation la plus complexe à la plus simple, de l'individualisation et de la centralisation à l'indépendance, au dégagement, à l'isolement graduel des organismes: hominiaires, astacaires, hélicaires, diphyaires, téniaires, actiniaires et monadaires.

Le premier SOUS-RÈGNE, celui des HOMINIAIRES, correspond aux VERTÉBRÉS de Lamarck, de Cuvier, de tous les nomenclateurs modernes. Ce sont des animaux à organisation très-complexe, à fonctions nombreuses et compliquées, à symétrie binaire, c'est-à-dire semblables dans leurs deux moitiés latérales, et composés élémentairement d'un grand nombre de zoonites, mais soudées, confondues, individualisées; de sorte que les rudiments de leur division fondamentale n'apparaissent plus guère que dans la segmentation de la colonne vertébrale. Ce qui les caractérise encore, c'est surtout leurs membres ou appendices, généralement au nombre de quatre seulement ou de cinq, y compris la queue; c'est la présence d'un squelette intérieur complet, et un système nerveux à masse continue, à renflements marqués seulement d'une manière très-sensible vers son extrémité céphalique, et occupant la région supérieure du tronc (postérieure chez l'homme).

L'homme constitue le prototype de ce sous-règne auquel il donne son nom, et se distingue, à l'extérieur, des autres animaux qui le composent, par son attitude droite qui lui a fait donner la qualification de bipède, par sa nudité presque complète, par le raccourcissement, l'aplatissement de la face, etc. A l'intérieur, il se fait remarquer, en particulier, par l'énorme prédominance des masses nerveuses contenues dans la tête, marque certaine de sa supériorité intellectuelle, et par la forme de son larynx, qui lui donne le moyen de communiquer plus facilement ses pensées aux autres hommes, en raison de la prodigieuse variété des sons que cet organe peut produire. L'homme donne aussi son nom à l'une des cinq classes dont ce sous-règne se compose, et dans cette première classe il établit aussi un ordre particulier, comme on peut le voir dans notre tableau. A cet ordre succède naturellement celui des *singes*, qui conduit, par l'intermédiaire de l'aye-aye, à celui des *rongeurs;* parmi ceux-ci l'helamys, par sa ressemblance avec les kanguroos, fait le passage aux *marsupiaux*, dont plusieurs ont beaucoup d'affinité avec les *insectivores*. La transition n'est pas moins naturelle, dans la filiation que nous avons suivie, entre les insectivores et les *carnassiers* par les ours, entre ceux-ci et les *cétacés* par les phoques : un peu moins graduées peut-être du lamantin à l'hippopotame, pour amener au groupe des *pachydermes à quatre doigts*, les transitions reprennent tout leur liant entre les autres ordres qui terminent cette classe, savoir : les *ruminants*, les *solipèdes* qu'on pourrait fondre en un seul ordre avec les *pachydermes à doigts impairs*, et enfin les *édentés* qui conduisent si naturellement à la classe suivante, celle des *monotrèmes*. Nous en avons assez dit pour faire sentir de quelle manière on peut tirer parti du tableau méthodique, et il nous faudrait entrer dans des détails inutiles, pour justifier les innovations que nous avons apportées dans la distribution des ordres pour chacune des autres classes de ce sous-règne, savoir : celle des *oiseaux*, celle des *reptiles* et celle des *poissons*. Signalons seulement le passage des oiseaux aux reptiles par les ptérodactyles, espèces perdues dont nous ne connaissons plus que le squelette à l'état fossile ; celui des reptiles aux poissons anguilliformes par les sirènes et les cécilies ; et enfin, celui des poissons aux annélides, appartenant au sous-règne suivant, par les poissons suceurs, les myxines en particulier, que Linné avait classés parmi les vers.

On sait que la reproduction vivipare, la station quadrupède, une peau garnie de poils, des poumons proprement dits, caractérisent surtout la

2

classe des *mammifères* que j'appelle *hoministes*. Les *monotrèmes* ou *échidnistes* laissent encore aujourd'hui du doute sur leur mode de reproduction, quoiqu'ils paraissent pourvus de mamelles véritables. Ils ont encore des poils comme les mammifères, mais ressemblent aux oiseaux par le bec, l'ergot, etc., et aux reptiles par quelques particularités du squelette ; ils ont, du reste, comme les précédents et les suivants, des poumons à air. La troisième classe ou celle des *oiseaux* (*passeristes*) a en outre une génération ovipare, des plumes, et le vol comme moyen de translation. Celle des *reptiles* ou *lacertistes* a bien encore des poumons à air, mais vésiculeux, et ne recevant qu'une partie du sang lancé par le cœur ; ils sont généralement ovipares et couverts d'une peau durcie en replis écailleux ou unie. Enfin, les vertébrés de la cinquième classe, *poissons* ou *cypriniștes*, ont de véritables écailles, des membres conformés en nageoires, et vivent effectivement dans l'eau; aussi leurs organes respiratoires sont-ils lamelleux, ils portent le nom de branchies.

Le deuxième SOUS-RÈGNE, celui des ASTACAIRES dans ma nomenclature, animaux ARTICULÉS dans celle de Cuvier, comprend aussi des animaux binaires, ou dont le côté droit est semblable au gauche. Leur corps toujours *segmenté* visiblement, même au-dehors, leur a fait donner le nom d'*insecta*, εντομοι, et l'on appelle *anneaux* les segments que séparent des sillons transverses avec amincissement et diminution dans la consistance des téguments, le plus souvent durs, qui les enveloppent. Cette dureté de la peau a rendu inutile un squelette intérieur, dont on retrouve à peine quelques rudiments; les membres sont ordinairement nombreux, grêles et segmentés de la même manière à peu près que le tronc. Le système nerveux se compose essentiellement de renflements nommés *ganglions*, unis ensemble par des cordons plus ou moins longs, et disposés en double série longitudinale sur la ligne médiane et vers la face inférieure du corps, à part la première paire qui est toujours du côté supérieur. Dans ce sous-règne, nous établissons six classes qui diffèrent peu de celles généralement admises.

1° Les *lombricistes* ou *annélides* sont caractérisés par un corps long, à anneaux nombreux et dont la plupart se ressemblent, par des membres très-rudimentaires; ils vivent dans la terre humide (lombrics), la boue (naïdes), l'eau douce (sangsues) ou marine (néréides). Ils respirent par des branchies extérieures ou intérieures, et ont une circulation complète de sang blanc (clepsines) ou rouge (la plupart).

2° Les *iulistes* ou *myriapodes* ont aussi le corps annelé et vermiforme, à part quelques exceptions (glomérides); mais leur tête est tout-à-fait distincte et porte des yeux bien complets : les autres anneaux portent des membres articulés comme ceux des insectes, et terminés par un ongle. Ces membres sont toujours par conséquent fort nombreux. Leur respiration se fait par des trachées; leur circulation n'est pas aussi complète que celle des annélides.

3° Les *culicistes* ou *insectes* n'ont que six pattes ambulatoires fixées aux trois segments qui suivent la tête, et ces trois segments diffèrent beaucoup des suivants; on a donné à leur ensemble le nom de thorax, c'est le cou (dère) selon nous; et ce qu'on nomme chez eux ventre ou abdomen, est pour nous la réunion de la poitrine et de l'abdomen (thoraco-gastre) des autres animaux. Les insectes sont pourvus aussi, le plus souvent, d'ailes à l'état parfait; ils n'en ont point dans le jeune âge, ou état de larve, et alors ils ressemblent d'autant plus aux myriapodes, que la plupart de leurs segments sont moins dissemblables, et que souvent (chenilles) le plus grand nombre porte des pieds, à la vérité temporaires seulement.

Les insectes peuvent se diviser en broyeurs et en suceurs, selon que leurs mandibules et leurs mâchoires sont courtes, tranchantes, ou bien allongées et piquantes; ils vivent dans l'air pour la plupart, tantôt aux dépens des autres animaux, tantôt sur les végétaux qu'ils sucent ou qu'ils dévorent; il en est qui vivent dans les eaux, d'autres sous terre, etc. Rien de plus varié que leurs habitudes, et jusqu'à un certain point, que leurs formes; le nombre de leurs espèces est immense. Tous respirent par des trachées; leur circulation est imparfaite, du moins quant à ses organes.

4° Les *aranistes* ou *arachnides* n'ont pas d'antennes à la tête comme les insectes, les myriapodes, les crustacés et plusieurs annélides; ils sont d'ailleurs surtout caractérisés par leurs huit pieds ambulatoires, répondant, selon nous, aux six pieds des insectes et à leurs palpes labiaux. Ici la tête est toujours confondue avec le cou, thorax des naturalistes modernes, corselet des anciens; le reste du corps, quelquefois soudé aussi au cou (acariens), en est ordinairement assez distinct, parfois même pédiculé (araignées); et comme il porte les organes respiratoires en avant, nous le regardons, aussi bien que le prétendu ventre des insectes, comme un thoraco-gastre. *(Tableau des régions homologues.)*

Chez plusieurs arachnides, comme chez une partie des insectes, les organes de la manducation sont allongés en suçoirs (acariens); chez les autres, ils sont au contraire en forme de membres articulés, de pinces, comme les mandibules des faucheurs, des nymphons, les mandibules et les palpes maxillaires des scorpions, ou en forme de griffe comme les mandibules des araignées, les palpes du phryne, etc. Le thoraco-gastre de plusieurs (scorpions) est parfaitement divisé en une partie élargie contenant les organes respiratoires et circulatoires, véritablement thoracique, et une abdominale, rétrécie en forme de queue, ne renfermant qu'un prolongement du tube digestif, ce qui rapproche singulièrement ces animaux des crustacés.

Presque tous les aranistes sont terrestres, mais nocturnes et aimant l'humidité, habitant les caves, les creux en terre, sous les pierres; peu vivent dans les eaux douces (hydracne, argyronète) ou salées (nymphon). Le plus grand nombre vit de matières animales et surtout d'humeurs sucées ou exprimées; quelques-uns sucent les végétaux (tétranyque). Leur circulation et leur respiration ne sont pas les mêmes pour tous, car il en est qui respirent par des trachées, d'autres par des poumons lamelleux, quelques-uns même des deux manières à la fois.

5° Les *astacistes* ou *crustacés* ont des pieds plus nombreux que les arachnides et les insectes, mais (à part les apus et quelques autres) moins que les myriapodes et les annélides. Ce qui les distingue surtout de tous les autres astacaires ou articulés, c'est que ces pieds sont de forme très-différente dans les différentes régions du même animal, et que la tête est toujours soudée pour le moins au premier article du cou, et souvent avec le thorax tout entier. Les squilles, les phyllosomes font à peu près la seule exception à cette dernière règle. Pour ce qui concerne les pieds, on nomme pieds-mâchoires ceux qui appartiennent au cou et avoisinent le plus la bouche; vrais pieds, les pieds thoraciques, ceux qui sont ambulatoires; et fausses pattes ou pieds abdominaux, ceux qui se trouvent sous la partie postérieure et rétrécie du corps, vulgairement nommée queue. (*Tableau des homologues.*)

Ces animaux sont presque tous broyeurs, il en est pourtant de suceurs qui vivent en parasites; tous sont habitants des eaux qu'ils ne quittent que momentanément, et plus volontiers pendant la nuit; tous respirent par des branchies extérieures ou intérieures, cotonneuses, filamenteuses ou lamelleuses comme celles des arachnides, qu'on ne nomme des poumons que parce qu'elles respirent l'air en nature et sont enfermées dans une poche à ouverture étroite.

6° Les *balanistes* ou *cirrhipèdes*, rangés par Cuvier au nombre des mollusques, ont été ramenés par nous déjà, dans un autre ouvrage, à la classe des articulés, et depuis, d'une manière plus complète et plus positive encore, par Martin Saint-Ange,

Burmeister, Wagner. En effet, leur système nerveux est le même que celui des crustacés, et s'ils manquent d'antennes, d'yeux, etc., on peut du moins leur reconnaître un thorax portant des pieds nombreux et à nombreuses articulations, filiformes, rappelant ceux des cyclopes, lymnadies, argules, etc., et un abdomen caudiforme. Le tout est mou sans doute, étant enfermé dans une coquille à deux battants, qui ressemble, malgré ses brisures multiples, au têt bivalve des daphnies, cypris et lymnadies. D'un autre côté, on ne peut nier que les balanistes n'aient d'intimes points de contact avec les mollusques, que leur coquille et leur pédicule ne ressemblent à ce que nous offre la lingule anatine, que surtout la disposition courbée et gibbeuse de leur corps, le rapprochement de leurs pieds poussés contre la bouche, et le prolongement conoïde de leur portion terminale, ne se rapprochent beaucoup de ce qu'on voit dans les céphalopodes.

3e Sous-règne. — Hélicaires ou mollusques, tel est le nom qu'on donne à des animaux raccourcis, non sensiblement segmentés, souvent recourbés ou reployés soit dans le sens vertical, ce qui leur conserve la symétrie binaire, soit dans un sens latéral, ce qui détruit cette symétrie. Ces animaux sont, pour la plupart, dépourvus de membres, du moins de membres articulés, et leur tête n'est bien distincte que dans un assez petit nombre ; leurs centres nerveux ou ganglions sont peu nombreux, mais toujours il y en a une paire au-dessus de la bouche, et une ou plusieurs autres au-dessous du canal alimentaire ou sur ses côtés. Plusieurs de leurs sens, leurs organes circulatoires, digestifs et sécréteurs sont plus complexes, plus parfaits que dans le sous-règne précédent, et rappellent davantage ce qu'on remarque dans le premier.

Les *loligistes* ou *céphalopodes* ont même paru à Meckel devoir être placés fort près des vertébrés, en raison des portions cartilagineuses qui leur forment une sorte de crâne, mais dont on retrouve exactement l'analogue chez les crustacés et les insectes (entocéphale). Latreille s'était fondé sur d'autres raisons pour les comparer aux poissons et notamment aux cartilagineux, mais ils ne s'y lient pas d'une manière naturelle. Leurs membres longs, charnus, garnis de suçoirs, sont groupés vers la tête, plus encore que dans les balanistes auxquels ils ressemblent aussi par la courbure ou le ploiement de leur corps, qui rapproche singulièrement la bouche et l'anus. Tous sont aquatiques et marins, ils respirent par des branchies placées dans une sorte de sac.

Les *hyalistes* ou *ptéropodes* n'ont plus que des membres rudimentaires ou nuls, groupés aussi, quand ils existent, vers la bouche dont l'anus est également voisin; leurs branchies sont extérieures et souvent en forme d'ailes ou de nageoires.

Parmi les *hélicistes* ou *gastéropodes*, certains ont des branchies, d'autres un sac aérien garni d'un lacis vasculaire ; il en est de terrestres et d'aquatiques; presque tous ont une coquille extérieure, tandis que les précédents, à part peu d'exceptions (argonaute, nautile), n'en ont qu'à l'intérieur, et souvent même que des rudiments; presque tous sont repliés latéralement, de sorte que l'anus s'ouvre vers le côté droit de la tête ; leur foie est contourné en spirale aussi bien que la coquille qui le contient et qui peut, au besoin, recevoir le reste du corps ; leur tête encore distincte ne porte que de courts et peu nombreux appendices sur lesquels les yeux sont souvent portés, et leur corps rampe sur un épaississement musculaire qu'on nomme le pied.

La tête n'existe plus, à proprement parler, chez les *ostréistes* ou *acéphales bivalves*. Le pied est réduit à des proportions telles, qu'on lui a donné le nom de langue et qu'il manque même souvent. Deux valves calcaires protègent l'animal qui vit toujours dans l'eau, et respire par des branchies en forme de lames membraneuses.

La classe suivante (*lingulistes* ou *brachiopodes*) a beaucoup de ressemblance avec celle des bivalves, et pour la coquille et pour les branchies, et se rapproche aussi de quelques-uns de ces mollusques par le pédicule qui supporte l'animal.

Ce pédicule existe aussi chez plusieurs *ascidistes* ou *acéphales sans coquilles*, qui sont fixés aux rochers sous-marins ; d'autres s'y fixent également, mais en famille (synoïques, plumatelles, escarres) ; d'autres encore flottent dans les mers, soit en masses véritablement agrégées, soudées (pyrosomes), soit en chaînes où les individus sont simplement accolés (biphores) : ceux-ci conduisent naturellement au quatrième sous-règne.

Ce quatrième SOUS-RÈGNE est celui des DIPHYAIRES, animaux rangés par Cuvier parmi les rayonnés, quoique la plupart d'entre eux offrent plutôt une disposition bisériale, mais *alterne* et non parallèle, de leurs organismes. Aussi constituent-ils ou des bouquets ou des grappes, des guirlandes de zoonites, fixées souvent sur une tige commune; de là, le nom de racémiaires que j'avais cru d'abord devoir leur assigner. Leur organisation est au reste très-incomplétement connue, et leurs appendices d'une nature fort douteuse encore, aussi bien que l'intimité de leur assemblage. Les vésicules qu'ils portent en nombre variable, la consistance demi-cartilagineuse et la transparence cristalline de plusieurs de leurs pièces principales, leurs couleurs vives, l'âcreté de l'enduit qui les recouvre au milieu des eaux marines où ils nagent, leur donnent un aspect très-singulier, les font ressembler aux fleurs des végétaux, et les rapprochent surtout de certains animaux vraiment rayonnés (méduses); mais, pour établir une filiation régulière, nous sommes obligé de les en séparer par des êtres qui offrent, comme les diphyaires, un mélange de la disposition bisériale et de la radiée, et dont plusieurs aussi affectent la forme vésiculeuse : tels sont les premiers genres de vers intestinaux.

Ceux-ci constituent le cinquième SOUS-RÈGNE, que nous désignons par le nom de TÉNIAIRES ou ELMINTHES, et qui comprend aussi une partie des animaux rayonnés de Cuvier; ce sont les *entozoaires* ou *vers intestinaux* des autres naturalistes. Ils ont reçu ces dernières dénominations, parce que le plus grand nombre vit en parasite dans les viscères des autres animaux. On leur trouve, tantôt une pulpe homogène où le système nerveux est combiné, molécule à molécule, avec le musculaire, et des intestins vasculiformes simples ou rameux, adhérents à la pulpe constitutive (*ténistes*), tantôt des muscles et des *filaments nerveux* distincts mais peu ou point de centres gangliformes, et des organes digestifs tubuleux et flottants (*ascaridistes*). Parmi les premiers, il en est de vésiculeux qui rappellent les physalies et les rhizophyses du sous-règne précédent, et dont la tête offre quatre suçoirs et une couronne de crochets, disposition tout-à-fait radiée (cysticerques); chez d'autres (ténia), ces mêmes traces de rayonnement coexistent avec un corps allongé à l'extérieur, et composé de segments très-nombreux et très-distincts, articulés bout à bout. Les seconds rappellent la forme des annélides, mais le rayonnement s'y démontre aussi par l'opposition parallèle de deux filaments nerveux, l'un dorsal, l'autre ventral, alternant avec deux vaisseaux latéraux, ce qui les rapproche beaucoup des actiniaires à forme allongée, qui commencent la division suivante.

Le sixième SOUS-RÈGNE comprend la majeure partie des animaux rayonnés ou zoophytes de Cuvier, les vrais radiaires, que je nomme ACTINIAIRES. Ici, en effet, les organismes sont disposés sur un plan circulaire ou stelliforme, c'est-à-dire en directions divergentes. L'organisation n'est pas généralement très-complexe, mais elle l'est néanmoins beaucoup plus qu'on ne l'avait cru pour beaucoup de ces êtres, trompé que l'on était par la translucidité des parties intérieures; l'existence d'un système nerveux distinct a été révoquée en doute; d'autres l'ont décrit comme disposé en couronne. Quelques-uns de ces animaux se rapprochent pourtant de la disposition binaire, les janires, les cestes, les spatangues; d'autres se rapprochent bien intimement de quelques monadaires, des hydres ou polypes d'eau douce ; ils en diffèrent surtout, comme ils diffèrent aussi des ascidistes agrégés, par la multiplicité de leurs intestins en nombre égal à celui de leurs appendices rayonnés; du reste, on les trouve également agrégés, réunis en un ensemble arborisé, qui leur a valu le nom de zoophytes ou plantes animales, donné aussi, par extension, à d'autres animaux auxquels il convient beaucoup moins. Le système numérique des organismes ou zoonites, chez les actiniaires, offre quelques différences assez remarquables; ainsi, dans la première classe de ce sous-règne, chez les holothuries, les oursins, les étoiles de mer (*astéristes* ou *échinodermes*), c'est par le nombre cinq et ses combinaisons qu'ils se comptent; c'est par quatre et ses multiples dans les deux autres (*médusistes* ou *acalèphes* et *actinistes* ou *polypes*).

Enfin, le dernier SOUS-RÈGNE est celui des MONADAIRES, appartenant encore aux zoophytes dans d'autres nomenclatures. Ici se retrouvent seulement des êtres à une seule zoonite, mais qui peuvent quelquefois s'agréger comme les animaux des sous-règnes précédents ; ainsi, des monades accolées constituent les pectoralins, les uvelles, les anthophyses de Bory-St-Vincent; des hydres réunies sur un polypier commun composent, et les sertulaires dont les polypes sont pourvus d'un intestin, d'une bouche et de tentacules comme les hydres proprement dites, et certains alcyons regardés comme plantes par beaucoup de naturalistes, tel l'*alcyonium bursa* de Linné (*halicarpus bursa*, *nobis*) dont les polypes ont un intestin et un suçoir discoïde, mais point de tentacules. Les théthyes, les éponges pourraient bien n'être aussi que des agrégats d'animalcules qu'on a pris pour leurs œufs, et qui se dégagent parfois de la gangue filamenteuse ou siliceuse qui fait la masse principale de ces agrégats.

De ces monadaires quelques-uns n'offrent point de bouche apparente (volvoce, acéphalocyste, etc.); chez d'autres (monades, etc.) elle est admise seulement depuis les recherches d'Ehrenberg, ainsi que la multiplicité de leurs poches intestinales; car on ne les a long-temps considérés que comme des molécules organisées (Buffon) et à peine vivantes. C'était là ce qu'on nommait les *animalcules infusoires*, parmi lesquels, il est vrai, on a rangé une multitude d'animaux appartenant à d'autres sous-règnes, comme les rotifères et les genres voisins, qu'il faut probablement rapporter aux mollusques; les brachions, kérones, etc., qui semblent se rapprocher beaucoup des cyclopes et autres entomostracés; les vibrions dont plusieurs sont de vrais ascarides, et d'autres, aussi bien que les paramécies et genres annexes, ne sont que de petites espèces de planaires ou de dérostomes (1).

(1) Je pense que l'appareil décrit par Ehrenberg sous le nom d'appareil dentaire, et qu'il figure en couronne ou en godet cylindroïde chez ses genres nassule, chilodon, loxodes, prorodon, et chez les paramécies, n'est autre chose qu'un suçoir comparable à celui des planaires et des dérostomes; son aspect cristallin et sa consistance, assez grande déjà dans les espèces non microscopiques, peuvent lui avoir fait croire qu'il s'agissait d'une pièce cartilagineuse, et des stries longitudinales peuvent avoir simulé les fascicules de longues dents parallèles et soudées qu'il a cru reconnaître de même; au reste, dans un autre travail, il attribue aux paramécies une petite trompe.

Les monadaires font le passage entre les animaux et les végétaux, et la limite entre les deux règnes est fort indécise. En effet, les filaments des oscillaires exécutent des mouvements évidents de raccourcissement, d'allongement; les bacillaires exécutent des inflexions lentes; les diatomes se déplacent sensiblement; les zoocarpées de Bory-St-Vincent, némazoones de Gaillon, sont composées de filaments d'apparence végétale, mais constituées par la réunion de corpuscules qui, à l'état libre ou d'isolement, semblent animés, changent de lieu et même de forme. Un jour viendra, peut-être, où l'on réunira la globuline aux monades les plus simples, les bacillaires aux bactrelles de Morren, les fragillaires aux lamellines, les plantes de la famille des chaodinées aux animaux de celle des spongiés, les palmelles, héliérelles aux uvelles, aux pectoralins, etc. On doit se contenter aujourd'hui de les mettre en regard.

CHAPITRE III.

HISTOIRE NATURELLE DE LA VIE CONSIDÉRÉE DANS CHAQUE INDIVIDU.

Ce chapitre est destiné à l'énarration des *phases* et des *périodes* par lesquelles passe chaque individu des différentes espèces d'êtres vivants, depuis le commencement de sa vie jusqu'à sa terminaison.

A. Plusieurs de ces espaces, ceux que nous nommons *phases de la vie*, se succèdent sans se ressembler, et constituent chacun une partie notable de la durée totale de l'existence, dont ils sont des divisions *essentielles* et subordonnées seulement, ou presque seulement, à l'organisation, indépendantes ou peu dépendantes des circonstances extérieures : ce sont les AGES. Il en est quatre bien distincts, dont nous traiterons successivement en peu de mots, aussi bien que de la *mort*, qui en forme la conclusion définitive.

1° *Age fœtal*. Portion de la vie qui se passe dans l'œuf, vie intra-utérine des mammifères ; état durant lequel un germe d'abord mou, gélatineux, très-imparfait et d'une extrême petitesse, acquiert graduellement consistance, grandeur et perfectionnement dans sa structure, soit que de nouveaux organes se forment et s'ajoutent les uns aux autres, soit que des organismes primitivement éloignés se rapprochent et se confondent pour un service commun : phase durant laquelle la vie se complique par degrés, devient par degrés plus manifeste et plus active ; où la nutrition est, à peu près, la seule fonction énergique ; où cette nutrition, toute d'imbibition d'abord, s'opère ensuite par des procédés plus complexes, et ce avec une rapidité qui n'a rien de pareil dans le reste de l'existence : phase dans laquelle, enfin, subordonnée d'abord à la vie de la mère, la vie du nouvel être tend à devenir de plus en plus indépendante, et l'est même presque de prime abord chez beaucoup d'animaux (ovipares). Nous verrons ailleurs *(génération)*, avec les détails convenables, en quoi consistent ces particularités qui ne doivent être énoncées ici que d'une manière superficielle.

2° *Enfance*. Phase d'accroissement et d'éducation, durant laquelle le corps de l'animal reçoit plus de matériaux qu'il n'en laisse échapper. L'animal, à cet âge, a moins de consistance et de force que dans les âges suivants, mais il jouit encore d'une activité nutritive, qui rappelle en partie celle de la vie fœtale, dont l'enfance diffère par l'activité *animale*, c'est-à-dire par l'aptitude à exécuter les actes qui modifient les corps environnants et à recevoir, de ces corps, des impressions variées. L'enfant ne diffère pas seulement de l'adulte par les conditions que nous venons d'énumérer, et par une taille d'autant moindre qu'il est moins éloigné du moment de la naissance ; il y a souvent aussi, entre l'un et l'autre, des différences de forme, de proportion, de couleurs (livrée des faons, des marcassins, des jeunes oiseaux); mais ces différences sont surtout considérables chez quelques animaux qui sembleraient appartenir à des ordres et même à des classes différentes, considérés à deux âges divers : ce sont les animaux à *métamorphose*, comme les batraciens parmi les vertébrés, les insectes, les cirrhipèdes, certains crustacés et certaines arachnides parmi les invertébrés. L'enfance de ces animaux, ou leur état de *larve*, comme on l'appelle, est, en quelque sorte, une prolongation de l'état fœtal, mais avec l'activité caractéristique de la vie hors de l'œuf, et qui doit suffire pour faire regarder comme une métaphore, l'assertion des naturalistes qui ont voulu appeler la larve un œuf susceptible d'accroissement et de mouvement.

3° *Age adulte ou état parfait.* Ici, pour l'ordinaire, l'animal a acquis et sa forme définitive et sa taille complète; il s'entretient, pendant un temps variable selon les espèces, dans un état stationnaire, perdant autant de matériaux qu'il en assimile à sa substance. Quelques animaux pourtant continuent à s'accroître, s'ils se trouvent dans les conditions convenables, pendant toute la durée de leur vie ; on ne leur connaît pas, du moins, de véritable vieillesse : tels sont les poissons, la plupart des reptiles. L'âge adulte est celui de la force, de la puissance, de la solidité ; c'est aussi celui où une partie du superflu de la nutrition sert à la reproduction de nouveaux êtres ; il commence donc, à proprement parler, à la puberté et s'étend jusqu'à la stérilité sénile, bien que, chez l'homme surtout, la nubilité commence avant que le corps ait pris tout son développement, et que la reproduction puisse être encore opérée, de la part du mâle en particulier, à une époque où déjà l'organisation offre cette décadence qui caractérise la phase suivante. D'ailleurs, ce moyen de délimiter l'âge adulte serait évidemment inapplicable aux animaux qui ne sont pas aptes à se reproduire, comme les mulets et les individus qui, dans les grandes réunions de certains insectes (abeilles, fourmis, termès), sont essentiellement chargés du travail et ont été nommés *ouvrières* par les naturalistes.

4° *Vieillesse.* Cet âge, où l'animal perd plus de matériaux qu'il ne s'en approprie par l'alimentation, et qui se caractérise par l'amaigrissement, l'atrophie, la flétrissure, le desséchement, l'endurcissement, l'affaiblissement et la torpeur, commence, chez certains animaux, aussitôt qu'ils ont pourvu à l'entretien de l'espèce par un ou plusieurs accouplements. L'éphémère, à l'état parfait, n'a pas même d'organes de manducation ; elle meurt le jour ou le lendemain de ses amours et de son enfantement, après avoir vécu deux ou trois ans sous les eaux à l'état d'enfance, c'est-à-dire sous forme de larve. Beaucoup de mâles, chez les insectes, périssent peu après le coït ; et la femelle périt souvent sur ses œufs comme les gallinsectes, ou bien après les avoir couvés, protégés jusqu'à leur éclosion comme beaucoup d'araignées. Chez d'autres animaux, l'homme par exemple, la décrépitude marche par degrés bien plus lents ; et c'est encore une assez longue vie que celle de la femme qui a passé le temps critique, c'est-à-dire celui où elle a perdu la fécondité.

5° La *mort* est en quelque sorte une cinquième phase de la vie ; elle est comme la conséquence de la décrépitude qui n'est souvent qu'une mort lente et partielle. Quelle que soit même la manière dont elle arrive, qu'elle suive un accident, une maladie, elle n'est pas instantanément complète ; il y a un temps où certains organes, certaines parties ont déjà cessé de vivre, que d'autres jouissent encore de leur *activité spéciale*, et nous verrons plus loin (contractilité) que la mort n'est vraiment totale que quand la putréfaction commence. La fermentation putride est, en effet, le mode de destruction le plus ordinaire de l'animal devenu *cadavre ;* elle volatilise la majeure partie de ses éléments, réduit les autres en terreau, et dissémine, en les dissociant, les parties qui résistent à son influence (os, téguments cornés, etc.), et qui bientôt céderont à l'action mécanique de l'air, des pluies, à celle du soleil et de la gelée, et souvent encore à la dent des autres animaux vivants.

Cette dernière cause de destruction agit puissamment aussi sur les parties molles et charnues, et c'est une chose miraculeuse que de voir avec quelle rapidité les larves de diptères, les dermestes, boucliers, nécrophores et autres font disparaître des cadavres même d'animaux volumineux; de là, la rareté de leurs débris dont les parties les plus compactes ne se conservent même pendant long-temps qu'à l'aide de circonstances particulières, comme l'enfouissement qui les *fossilise*, etc. La dessiccation ne produit pas des effets aussi durables, quoiqu'elle conserve, pendant d'innombrables années, les cadavres des végétaux, bien moins fermentescibles, il est vrai, que ceux des animaux.

Les phases que nous venons de parcourir peuvent avoir, chacune en particulier, une durée variable, et cette durée n'est proportionnelle, entre quelqu'une de ces parties et leur ensemble, que chez certains animaux. Si, chez les mammifères, on a pu dire, avec quelque raison, que la *durée totale de la vie* était en rapport avec celle de l'enfance, cette règle, déjà sujette à des irrégularités assez fortes, ne serait plus applicable aux autres classes du même sous-règne ni aux sous-règnes suivants. On ne peut guère non plus établir de rapport constant entre la durée de la vie et la complexité de l'organisation ; bien que, en général, les animaux à organisation complexe, à individualisation et centralisation plus intenses, vivent plus que les autres : mêmes incertitudes relativement à la taille, quoique, généralement, les grands animaux vivent plus que les petits. D'ailleurs, c'est une chose fort difficile à établir que cette durée chez les animaux sauvages ; contentons-nous donc de donner ici, à ce sujet, quelques aperçus comparatifs. Les deux points extrêmes de l'échelle animale pourraient, jusqu'à un certain point, nous offrir aussi les deux extrêmes sous le rapport qui nous occupe : en effet, c'est certainement une des plus courtes existences vivantes que celle des infusoires qui, dans une matière en fermentation, se produisent par milliers et se transforment, d'un jour à l'autre, en nouvelles espèces, comme l'avait observé Buffon, tout en leur donnant le nom de molécules organiques. Quelques-uns de ces animaux monadaires ne semblent, il est vrai, perdre que leur animalité, mais non leur vie ; ce sont ceux qui, par leur agrégation, constituent des conferves et autres productions d'apparence végétale ; les plus complexes d'entre eux, appartenant, à la vérité, à des classes supérieures dans lesquelles il faudra bien les ranger plus tard, ont aussi une vie plus durable et plus variée (1) ; il en est même qui semblent susceptibles de la perdre et de la reprendre à diverses reprises. Le rotifère, qu'il faut rapprocher des mollusques ptéropodes, a joui sous ce rapport d'une grande célébrité, grâce aux remarques de Spallanzani et d'autres ; desséché dans le sable ou la vase où il prend naissance, il semble mort, et peut être ainsi conservé des années entières, puis reprendre sa forme et son activité quand cette vase est humectée, délayée dans de l'eau nouvelle ; mais Morren et de Blainville ont bien constaté qu'il

(1) Ehrenberg estime à dix-huit jours la vie des infusoires rotateurs ; mais il dit que celle des polygastriques est encore plus longue.

ne recouvre point la vie quand il est desséché à nu, et les observations de plusieurs micrographes modernes, les nôtres propres, se trouvent ainsi conciliées avec celles de Spallanzani ; il en résulte qu'une dessiccation absolue tue irrévocablement l'animal; et sans doute il en serait de même du *vibrio tritici* sur lequel on a fait des remarques du même genre (Bauer). Quant aux branchipes, aux apus, aux daphnies, etc., qui se montrent subitement dans les eaux pluviales et bourbeuses, il n'est pas certain qu'ils se conservent dans la vase desséchée, et l'on pourrait supposer que cette conservation n'est réelle que pour leurs œufs, chose à peu près prouvée d'ailleurs pour les œufs de poissons.

Nul doute que les polypes à polypier, considérés en masse, ne jouissent d'une longue existence ; mais il est peu probable que chaque individu, pris en particulier, soit dans le même cas : la formation même des récifs et des iles que leur amas constitue, prouve que la portion vivante est bientôt étouffée par la portion calcaire ; c'est une famille qui se perpétue, mais dont les nouveaux rejetons concourent, par leur développement, à faire périr leurs ascendants.

Les énormes dimensions auxquelles parviennent certaines méduses semblent prouver, chez elles, une assez longue vie; Rolando dit qu'il en existe, vers les côtes de Sardaigne, dont la circonférence est telle que deux hommes pourraient à peine l'embrasser. Quant aux vers intestinaux, la longueur et la ténacité de leur vie ne sont que trop connues par l'incommodité qu'ils occasionnent à l'animal chez lequel ils séjournent. Certains elminthes (ceux des poissons en particulier) peuvent même survivre aux animaux qui les recèlent dans leurs entrailles, soit qu'ils s'établissent en parasites chez l'animal vorace qui a fait sa proie de leur premier hôte, soit que, flottants dans les eaux, ils s'attachent à une nouvelle victime.

Ce n'est guère que d'après la grandeur à laquelle ils parviennent qu'on peut juger de la durée de la vie chez les mollusques : il faudrait, par conséquent, accorder une longue existence à ces énormes poulpes dont parlent divers auteurs, si leurs récits romanesques n'étaient évidemment empreints d'exagération. Les stries d'accroissement que portent les coquilles de la plupart des mollusques pourraient fournir, à ce sujet, des données plus positives encore, en s'attachant aux principales, à celles qui semblent devoir être la marque d'un travail annuel, celles qui reproduisent les mêmes éminences et sinuosités, le même évasement que la *bouche* d'une coquille de gastéropode par exemple, les cloisons d'un nautile, les trous d'une haliotide, les franges épineuses d'un murex, etc. etc. Or, les nombreuses saillies de cette nature et des articulations auxquelles elles répondent, aussi bien que l'énorme dimension de tout le disque de certaines ammonites, prouvent la longévité des animaux qu'elles ont renfermés jadis; on en peut dire autant du tridacne bénitier, tandis que la ténuité, l'aspect lisse de la coquille des ambrettes, et le petit nombre de ses tours de spire semblent ne leur devoir faire accorder qu'une existence annuelle. Des cultivateurs estiment à 3 ou à 4 ans la durée de la vie chez les grandes espèces d'hélix, et c'est en effet ce que semble aussi dénoter le nombre des sillons principaux qui s'observent, assez peu distinctement il est vrai, sur des points à peu près également distants de la spire d'une coquille adulte.

Parmi les animaux articulés, ceux qui continuent à croître à l'état parfait témoignent assez de leur âge par la taille à laquelle ils arrivent : tels ces crabes gigantesques par lesquels un navigateur anglais fut, dit-on, vaincu et dévoré dans une île de l'Amérique septentrionale. La plupart des collections d'histoire naturelle en montrent qui ont entre un et deux pieds de diamètre transversal : on pêche, plus fréquemment encore, d'énormes langoustes, des squilles, des homards de très-grande taille et certainement assez âgés. Au reste, on assure, d'après des observations peut-être assez vagues, que les écrevisses vivent jusqu'à vingt ans ; au contraire, les branchipes, les apus, etc., ne vivent qu'une saison et meurent dès que les fossés qu'ils habitent, perdent par évaporation les eaux que les pluies y avaient apportées. Des animaux très-petits sont quelquefois mieux partagés sous ce rapport ; beaucoup d'acarides passent l'hiver sous les pierres ou dans la terre, de même qu'un certain nombre d'araignées et quelques insectes ; beaucoup aussi des uns et des autres naissent au printemps et meurent à la fin de l'automne ; certains passent l'hiver à l'état de larve ou de chrysalide. Nous n'avons pas besoin de faire ressortir les conséquences à tirer de la grandeur de quelques néréides qui atteignent plusieurs pieds de longueur ; nous ferons seulement remarquer le nombre considérable de leurs anneaux, qui prouve également leur longévité puisque ce nombre croît avec l'âge.

Indépendamment de ce genre d'argument, très-applicable aux poissons dont l'accroissement paraît être perpétuel, on a, pour quelques-uns de ces animaux, des faits plus positifs et qui ont constaté, pour des carpes par exemple, une existence de 150 à 200 ans. La taille immense de certains squales, comparée à leur petitesse primitive (100 fois, Lacépède), doit leur faire supposer un âge bien plus avancé encore. La même réflexion peut s'appliquer aux boas, aux crocodiles, aux tortues et autres reptiles à grandes dimensions. On a vu des serpents à sonnette (*crotalus horridus*) qui portaient à la queue 40 à 50 de ces grelots cornés dont chacun atteste un an d'existence, puisqu'il s'en forme un nouveau chaque année. Ces animaux avaient de huit à dix pieds de longueur (Bory-St-Vincent). Nous avons vu une tortue bordée (Duméril et Bibron) qui vit depuis 53 ans au moins chez des personnes connues; et l'on ignore quel était son âge à l'époque où l'on en fit l'acquisition. Bonaterre parle d'un lézard vert qui fut vu 20 ans dans le même terrier. Et sans parler de ces crapauds enfouis à de grandes profondeurs, enfermés dans la maçonnerie, dans des troncs d'arbres sans ouverture extérieure, ou même dans des roches, faits dont la plupart sont évidemment controuvés (*voy. l'art. de la* respiration), on peut citer le crapaud dont parle Pennant, et qui a familièrement vécu, pendant 37 ans, dans la même maison. C'est aussi d'après des observations semblables qu'on sait que la vie du corbeau, celle du perroquet, de la cigogne peuvent presque égaler et dépasser quelquefois la moitié de la vie humaine.

De petits oiseaux chanteurs vivent en domesticité parfois autant que le chien (14 à 15 ans) : nous en connaissons assez d'exemples pour ne pas les croire exceptionnels, comme plusieurs de ceux qu'ont cités Buffon et autres. A l'état libre, leur vie doit être fréquemment abrégée par le danger des voyages pour les émigrants, par la disette et le froid pour les sédentaires, et chez tous, par les piéges et la violence de leurs nombreux ennemis.

De nombreuses variations se font remarquer parmi les mammifères relativement à la longévité, et quoique, en général, les plus grands vivent plus long-temps que les petits, il n'y a point de proportion exacte à établir sous ce rapport, surtout si on les compare à l'homme chez lequel le terme de la vie peut être approximativement fixé à 80 ans; puisque le cheval, le bœuf ne vivent que de 20 à 25 ans, le chameau de 40 à 50, l'éléphant de 120 à 200 tout au plus, tandis que le chien, le chat peuvent aller jusqu'à 15 ans environ; qu'un ours a vécu, dit-on, 47 ans dans les fossés de Berne où il était né. Peut-être la règle serait-elle plus exacte en mettant à part l'homme, sur lequel la civilisation a plus d'influence que sur les autres mammifères; mais il est impossible de ne pas tenir compte de ce qui a lieu sous cette condition, vu la difficulté d'observer les animaux libres. De là, en effet, l'incertitude où nous sommes sur l'âge auquel parvient la baleine; car c'est d'une manière tout-à-fait conjecturale que Buffon a pensé qu'elle pouvait parcourir plus de dix siècles; il n'avait même pas ici, pour en juger, le moyen de faire une juste application de la règle, assez vraie du reste, qu'il a établie, pour les mammifères en général ; savoir, que la durée de leur vie est proportionnelle au temps qu'ils mettent à prendre leur complet développement.

B. Outre les *phases* dont il vient d'être question, la vie des animaux est soumise encore à des oscillations que nous nommerons *périodes*, en raison de leurs retours plus ou moins réguliers à des reprises plus ou moins nombreuses. Ces périodes offrent d'ailleurs ceci de particulier, qu'elles sont plutôt subordonnées aux circonstances extérieures qu'à la constitution même de l'être vivant, bien que, à la longue, cette constitution se soit tellement harmonisée avec les influences externes, qu'elle reproduise, même en leur absence, le même ordre de phénomènes. C'est ainsi, par exemple, que, pendant quelque temps du moins, le sommeil reviendrait la nuit et le réveil au jour, chez un animal qu'on soustrairait alternativement à la lumière ou à l'obscurité naturelle, à la chaleur ou à la fraîcheur de ces deux périodes astronomiques.

Les influences extérieures peuvent même amener, dans la vie, des variations très-puissantes, mais irrégulières et accidentelles comme elles-mêmes, et nous en dirons d'abord ici quelques mots, parce que la durée de la vie, dont il vient d'être question, s'y trouve fréquemment subordonnée. Malpighi observe que la chaleur de la saison abrège la vie des papillons du ver-à-soie ; dans les fortes chaleurs ils ne vivent pas plus de cinq jours à l'état parfait ; ils vont jusqu'à un mois au commencement de l'hiver. C'est, au contraire, un fait de notoriété vulgaire que la destruction amenée par le froid pour beaucoup d'insectes et d'animaux sauvages. Bien des accidents résultent d'ailleurs de leur vie libre et aventureuse ; beaucoup se noient ou se blessent et périssent malgré la ténacité de leur vie ; on en trouve d'empâlés accidentellement sur une épine, quelques-uns périssent par l'ingestion d'aliments vénéneux, cas rare toutefois, car ils s'abstiennent, pour la plupart, des substances malfaisantes, et un bon nombre d'aliments délétères pour l'homme ne le sont pas pour d'autres animaux. Les ruminants, d'après les expériences de Dunal, avalent sans danger d'énormes doses de noix vomique, pourvu que l'intérieur de leur estomac ne soit point excorié ; on sait, au contraire, que cette substance tue promptement les animaux carnassiers et agit aussi très-violemment sur l'homme. Les chiens n'éprouvent quelquefois qu'une purgation par l'ingestion de l'arsenic à haute dose, et les oiseaux insectivores mangent sans inconvénient les cantharides ; enfin, il n'est presque pas de plante vénéneuse, même la plus âcre, qui ne nourrisse, comme l'euphorbe, le liseron, les champignons, quelque chenille ou quelque larve de coléoptère ou de diptère(1). Aussi c'est la faim qui fait, dans la mauvaise saison, la plus grande quantité de victimes ; on dit qu'une alimentation insuffisante peut amener, même chez les invertébrés, des affections tuberculeuses, mais c'est le plus souvent le marasme qui en est la suite. La destruction de la majeure partie des animaux sauvages est due encore à la voracité d'animaux plus forts ou

(1) Voy., pour plus de détails à ce sujet, Anglada, *Toxicologie générale*, p. 58 et suivantes.

mieux armés, ou gratifiés par la nature de quelque industrie meurtrière, de quelque poison énergique. Il en est aussi qui deviennent victimes d'ennemis faibles, mais protégés par leur petitesse même, et cachés dans les productions épidermiques qui revêtent les animaux dont ils sucent les humeurs. C'est sous les plaques, les élytres des gros insectes, sous les écailles des serpents, entre les plumes des oiseaux et les poils des mammifères que s'abritent ces acarides, souvent peu nuisibles, mais aussi parfois assez multipliés pour causer un épuisement mortel. D'autres parasites échappent plus souvent encore aux efforts que leur proie pourrait tenter pour s'en défaire ; ils l'attaquent à l'intérieur : telles sont les larves d'ichneumon, d'œstres, les vers intestinaux ; les premiers, déposés à l'état d'œuf par leurs parents ailés sous la peau ou dans les cavités viscérales des insectes, des mammifères même ; les derniers, nés spontanément ou produits par la réunion sexuelle d'individus déjà existants dans le même séjour.

Quant aux animaux domestiques, à l'homme, moins exposés à ces accidents qui abrègent la vie des animaux sauvages, ils ne le sont pas moins à l'attaque des parasites; ils le sont davantage aux *maladies*. Celles de l'homme, celles des animaux domestiques font l'objet de sciences spéciales, en raison de l'intérêt direct dont leur connaissance est pour nous (1), en raison aussi de leur grand nombre

(1) Outre ce qui concerne les bestiaux, les chevaux, les chiens, etc., et qui constitue l'art vétérinaire, on a fait quelques observations sur divers autres animaux : ainsi on sait que les carpes sont sujettes à diverses maladies cutanées, plusieurs oiseaux à l'épilepsie, maladie que nous avons vue nous-même chez le cobaie. On dit que le rossignol est sujet à la goutte ; la linotte à la phthisie,

et de leur fréquence. Les animaux sauvages éprouvent peut-être, plus souvent que nous ne pouvons le savoir, des maladies analogues à celles des animaux qui vivent dans notre voisinage ; mais nous n'en avons la certitude que dans de grandes épizooties où l'on voit frappés simultanément, quoique en proportion bien différente il est vrai, par des circonstances atmosphériques sensibles (chaleur, froid excessifs) ou inconnues, les quadrupèdes domestiques et les sauvages, les oiseaux de nos volières, de nos basses-cours et ceux de nos bois, les poissons de nos étangs avec les batraciens qui s'y trouvent. On sait aussi, d'une manière générale, que certains moments sont, pour tous les animaux, des moments de crise, quelquefois de vraies maladies, où leur vie est plus exposée qu'en tout autre temps : telle est l'époque de la naissance, celle des changements de peau chez les larves d'insectes (vers-à-soie), les crustacés, celle de la métamorphose, de la ponte, de la mue, etc. On n'ignore pas d'ailleurs que les animaux invertébrés, surtout ceux qui sont le plus distinctement segmentés, résistent d'autant mieux à des lésions graves que ces segments jouissent d'une vie plus isolée ; que, par conséquent, ils doivent être moins disposés à des maladies d'ensemble que les animaux supérieurs les plus centralisés ; quelques-uns de ceux-ci jouissent, en outre, d'une susceptibilité toute spéciale ; c'est ainsi qu'on assure que les moindres lésions deviennent promptement funestes à la baleine,

si commune chez les singes réduits en esclavage dans nos climats froids. Le rat est sujet à la gravelle ; le pecari aux anévrismes de l'aorte, d'après Daubenton ; le loup prend spontanément la rage comme le chien, etc. L'éléphant mort à Paris il y a quelques années avait succombé, disait-on, à une apoplexie.

au phoque à trompe, par suite de l'inflammation gangréneuse qui s'y manifeste et dont les effets généraux sont promptement ressentis par toute l'économie.

Les véritables *périodes*, ou périodes régulières de la vie, sont celles qui la subordonnent aux saisons et à la succession des nuits et des jours.

1° C'est un fait de notoriété vulgaire que l'activité générale, la vivacité que ranime, à chaque printemps, le retour d'une température plus douce dans nos climats tempérés. Muets durant l'hiver, les oiseaux reprennent leurs chants, ils changent leur plumage sombre et grisâtre contre un vêtement plus éclatant; les reptiles, à part les crocodiles et la tortue, quittent leur vieil épiderme et se montrent revêtus de brillantes couleurs; les mammifères même dépouillent une partie de leurs vêtements d'hiver, et tous se livrent à l'acte de la propagation et au soin de leur progéniture. A cette même époque, des œufs d'insectes, d'arachnides, pondus avant l'hiver, éclosent à la faveur d'un soleil plus ardent; des chrysalides qui ont passé la mauvaise saison dans la torpeur, achèvent leur métamorphose. Cette activité dure et les effets se renouvellent pendant toute la saison chaude, à quelques exceptions près; la chaleur excessive engourdit, par exemple, les caïmans et les boas sous les tropiques, au témoignage de Humboldt; mais, dans nos climats, c'est l'hiver que les reptiles tombent dans la torpeur et que certains mammifères passent à une sorte de sommeil particulier, sommeil hibernal dont nous traiterons ailleurs, comparativement avec le sommeil proprement dit.

2° Alors aussi nous entrerons dans tous les détails convenables relativement au repos nocturne, au vrai sommeil : ce que nous devons seulement faire remarquer ici, c'est l'influence des alternatives d'apparition et de disparition du soleil sur l'activité des animaux. Le plus grand nombre dort la nuit et s'éveille au jour, c'est-à-dire qu'il subit l'influence de la lumière, de la chaleur, excitants bien propres à tenir leurs sens et par suite tous leurs organes en action ; mais, de même que l'été de la zone torride jette dans la stupeur quelques reptiles, de même les excitants diurnes fatiguent certaines espèces appartenant à des classes et même à des sous-règnes différents ; aussi dorment-elles durant le jour et préfèrent-elles la nuit pour pourvoir à leurs besoins ou se livrer à leurs ébats. En effet, le nombre des animaux nocturnes est si grand, qu'on peut dire qu'au coucher du soleil un nouveau monde apparaît sur l'horizon ; une nouvelle activité commence, quoique moins bruyante et moins tumultueuse que la diurne. Ceci n'est pas moins vrai de la vaste surface de l'Océan que de celle des terres élevées au-dessus de son niveau ; là même, selon les curieuses remarques de d'Orbigny, c'est véritablement le jour qui est le temps du repos, la nuit celui de l'agitation. Chez beaucoup de ces animaux nocturnes, c'est l'organe de la vue qui est conformé de manière à leur rendre difficilement supportable un éclat trop vif, soit en raison de sa sensibilité propre, soit parce qu'il manque des enduits noirs ou colorés destinés à absorber une lumière superflue ; tels sont beaucoup d'insectes, d'arachnides, de crustacés, les oiseaux de nuit, les chauve-souris, les loris, les carnassiers du genre chat, les crocodiles, les geckos, plusieurs poissons qu'on ne pêche fructueusement que la nuit à l'aide d'un appât. Chez d'autres, on reconnaît surtout la crainte de la chaleur et de la sécheresse ; aussi paraissent-ils hors de leur retraite dans les temps humides, même au milieu du jour : tels les lombrics, les limaces, la plupart des batraciens, les anguilles lorsqu'elles sortent de l'eau ; beaucoup de petites arachnides fort molles (acarides) et même de plus grandes (scorpions, lycoses, etc.) sont dans le même cas. D'autres ne semblent guidés que par l'espérance d'échapper plus facilement à leurs ennemis dans l'obscurité des nuits, comme certaines chenilles qui, durant le jour, se cachent sous la terre, la taupe quand elle veut se montrer à l'air libre, le hérisson, la souris et une foule d'autres animaux timides. D'autres, enfin, sont alors plus sûrs de trouver leur proie et de la surprendre durant son sommeil : c'est le cas de beaucoup d'animaux parasites (cousins, punaises, etc.), c'est en partie celui de la fouine, du renard, du loup, de l'hyène, etc.

CHAPITRE IV.

ANALYSE DE LA VIE CHEZ LES ANIMAUX, OU DIVISIONS DE LA PHYSIOLOGIE COMPARÉE.

Ainsi définie et appréciée dans son ensemble, la vie des animaux nous offrira, en outre, à étudier des détails soit d'observation soit d'induction extrêmement étendus, quelque soin que nous puissions mettre à nous restreindre au juste nécessaire. Classer ces détails de manière à en faciliter l'étude et le souvenir, c'est un point essentiel dans un ouvrage régulier et dogmatique comme celui-ci ; présenter d'abord les aperçus les plus généraux, les plus élémentaires; passer ensuite, par gradation, aux plus spéciaux et aux plus complexes; enchaîner en même temps les objets par le moyen de leurs rapports naturels les plus évidents, les plus importants et les plus nombreux, soit en fait de ressemblance, d'analogie, soit en fait de connexité : voilà la méthode qui nous a servi de règle dans la constitution du plan que nous avons adopté, et qui, au reste, diffère médiocrement de celui qui a été suivi dans de bons traités de physiologie humaine, avantage qui n'est pas non plus à dédaigner, puisqu'il en résulte moins de perturbation dans les études.

1° Considérant d'abord le moteur universel qui met en jeu tous les organes, anime toutes les fonctions, la cause prochaine de la vie, le principe vital, comme on l'a appelé, nous discuterons brièvement diverses opinions établies à ce sujet, et nous donnerons celle qui nous semble, par le raisonnement, être en plus parfaite concordance avec le mécanisme connu des corps vivants.

2° Nous nous occuperons ensuite des *fonctions*, dont l'exposé fera, comme on le pense bien, la masse essentielle de ce travail. Par ce mot nous désignons tout acte (fonctions simples ou élémentaires (1)) ou toute série d'actes (fonctions complexes) exécutés

(1) Fonctions générales de Bordeu. Cette distinction n'entre pour rien dans la distribution ultérieure des fonctions, comme on le verra plus loin.

par les corps vivants, tendant à un but commun (pour ces dernières) et utile à l'individu. La distribution que nous avons préférée dans leurs descriptions est à la fois rationnelle et naturelle, et non exclusivement l'un ou l'autre; toutes les fonctions se lient, toutes ont quelques points de ressemblance ou quelque chose de commun; et l'on serait embarrassé de choisir parmi ces connexités celles qui sembleraient les plus importantes pour établir une filiation régulière; ce que nous avons surtout cherché, c'est la commodité de l'étude et la clarté du plan. Nous avions d'abord (*leçons orales*) adopté la division de Cuvier en fonctions vitales, c'est-à-dire communes à tous les corps vivants, et fonctions animales ou exclusivement propres aux animaux; c'était à peu près la division de Bichat en vie organique et vie animale. Mais l'idée caractéristique de cette division nous a paru, depuis, peu exacte; la digestion n'est point commune à tous les corps organisés; les végétaux ne digèrent point. D'ailleurs, même en changeant les expressions, comme l'a fait Richerand (fonctions de nutrition, fonctions de relation, plus celles relatives à la reproduction de l'espèce), on réunit, dans un groupe commun, des choses hétérogènes. Pour éviter, autant que possible, cet inconvénient, sans trop nous écarter de ces divisions devenues pour ainsi dire classiques, nous avons établi quatre groupes disposés dans l'ordre suivant et de manière à faire, pour l'ordinaire, précéder l'étude des effets par celle des causes, le composé par le simple : 1re division, *fonctions de sensation*; 2e division, *fonctions de manifestation* : 3e division, *fonctions de nutrition*; 4e division, *fonctions de propagation.*

Dans cette distribution, nous ne faisons plus entrer, comme nous l'avions fait premièrement, les *propriétés* ou *facultés vitales*. En y réfléchissant, en effet, nous avons fini par reconnaître, avec Magendie, que plusieurs de ces prétendues propriétés n'étaient que des *fonctions simples*, mais qui n'en rentraient pas moins dans les catégories où l'on casait les fonctions complexes : nous avons reconnu aussi que plusieurs autres, comme la sensibilité, n'étaient autre chose que la condition fondamentale de la vie, qu'elles se confondaient, par conséquent, avec le principe vital lui-même, et que c'était perdre fort inutilement son temps, son attention et son travail, que de prendre ainsi à part quelque *point de vue* d'un objet qu'on pouvait plus fructueusement, plus clairement surtout aborder dans son ensemble. La même réflexion nous a fait rejeter toutes ces autres propriétés vitales que Gerdy en particulier a cru devoir multiplier au point d'en compter dix-huit en tout, nombre que nous avions cru beaucoup restreindre et trop restreint en effet, en le portant à sept ou huit seulement. Si les propriétés vitales ne sont que *l'aptitude* à exécuter tel ou tel acte physiologique simple, le savant professeur que nous venons de nommer était bien fondé à élever le chiffre adopté par ses prédécesseurs (1) : peut-être même ne les a-t-il

(1) Brown et Broussais n'en admettent qu'une seule : l'incitabilité, l'irritation; Bichat, Richerand en comptent deux : sensibilité et contractilité; Grimaud deux aussi : force motrice et force digestive; Chaussier en porte le nombre à trois : sensibilité, contractilité et caloricité; Dumas va jusqu'à quatre : faculté de sentir, de se mouvoir, force d'assimilation, résistance vitale. L'expansibilité a été jointe à d'autres, soit implicitement, soit explicitement,

pas suffisamment multipliées encore ; mais il n'est pas moins évident que l'acte suppose l'aptitude, et qu'il est fort inutile de parler de celle-ci, quand on doit décrire et apprécier celui-là ; c'est embarrasser la science sans aucun avantage, à moins qu'on ne veuille faire en physiologie ce que Bichat a fait en anatomie, faire une physiologie générale ; mais alors c'est en quelque sorte une science à part (1). Dans la physiologie descriptive, on peut se contenter des généralités qui précèdent naturellement chaque division principale, ou des explications qui se présentent lors de l'exposition ou de l'analyse des fonctions particulières. N'est-il pas évident que ce serait s'exposer à des répétitions dont le moindre inconvénient serait l'inutilité, ou bien à la séparation d'objets intimement liés ensemble, que de parler ici de la contractilité, là de la contraction musculaire : nous pouvons bien nous dispenser d'un article sur l'expansibilité, sur la caloricité, etc., puisque nous parlerons en leur temps de l'expansion et de la chaleur animale, etc. etc. Nous y gagnerons sous tous les rapports, en brièveté, en régularité, en opportunité.

par Grimaud, Sprengel, Prus ; et voici celles que dénombre le professeur Gerdy : faculté de sentir, — de la transmission sensoriale, — de la perception, — de l'émotion de l'âme, — de l'innervation, la contractilité, l'expansibilité, les facultés de l'absorption, de la sécrétion, de l'assimilation, de la décomposition nutritive, de la calorification, de la fécondation, de l'animation, de l'accroissement, de la résistance vitale, de l'électrification.

(1) C'est ainsi qu'il faut considérer la première partie de la physiologie de Gerdy et surtout les deux volumes de Tiedemann, dont on nous a donné la traduction française.

DEUXIÈME PARTIE.

DES CAUSES IMMÉDIATES DE LA VIE.

CHAPITRE Ier.

DU PRINCIPE OU AGENT VITAL.

« Rallier autour d'un principe commun les éléments d'une science d'observation, c'est le meilleur moyen de la constituer, d'en faire un tout facile à saisir par l'intelligence, à retenir par la mémoire. » Cette vérité n'est pas moins applicable à la physiologie qu'à toute autre science, et on l'a sentie longtemps avant que nous l'eussions ainsi formulée ; et, en effet, ce n'est pas seulement le désir d'expliquer, mais aussi celui de coordonner, qui a engagé bien des physiologistes à faire dériver tous les phénomènes des corps vivants d'un principe unique et spécial, d'une force *sui generis*, d'une *cause prochaine de la vie*, *principe vital* ou *force vitale*. Nous ne donnerons point ici une histoire chronologique des diverses opinions qui se sont succédé à cet égard ; il nous paraît préférable d'énoncer, dans un ordre logique, les principales d'entre elles.

A. Pensant ne rien préjuger sur la nature des choses, et réduire seulement en lois les faits observables, les *solidistes* ou plutôt *organicistes* ont cherché à expliquer les phénomènes de la vie, en accordant aux corps vivants une ou plusieurs *propriétés*, comme on en a accordé à la matière brute pour expliquer les phénomènes de l'astronomie, de la physique et de la chimie. 1° Les uns s'en sont tenus à une seule propriété générale des corps vivants, telle l'irritabilité de Glisson, l'incitabilité de Brown, l'excitabilité de Rolando; mais eux-mêmes ont senti l'insuffisance de cette conception, et tantôt ils l'ont matérialisée, individualisée, à l'instar des vitalistes ou des nervistes, la rendant susceptible d'accumulation, d'épuisement, etc.; tantôt ils l'ont sous-divisée en modes secondaires, dont l'hétérogénéité les expose à de perpétuelles contradictions avec l'idée qu'on doit s'en faire, d'après le nom qu'ils ont donné à la propriété générale. 2° D'autres, procédant avec plus de prudence, marchant *à posteriori* et non *à priori*, comme les précédents, c'est-à-dire remontant des faits particuliers aux lois les plus générales qu'il leur fût possible d'établir, Bordeu, Haller, Bichat, par exemple, sont arrivés à reconnaître des *propriétés vitales* du premier ordre, mais multiples et hétérogènes, telles la sensibilité et la contractilité; ils se sont arrêtés là sans pouvoir rationnellement les rallier à un principe homogène, et n'ont point admis de *principe vital*. Cette conduite était plus sage peut-être que celle des physiologistes qui, arrivés au même point, ont néanmoins admis ce principe en paroles et comme par manière d'acquit, sans en déduire aucune conséquence, sans en tirer aucun parti dans l'interprétation des phénomènes de la vie; c'est ce qu'on trouve dans l'ouvrage si répandu de Richerand. Il faut même ranger ici la manière de voir de Chaussier qui, admettant et précisant trois propriétés fondamentales dans les corps vivants, la motilité, la sensibilité et la caloricité, pouvait très-bien se passer de les subordonner hypothétiquement à une *force vitale*, dont il n'explique nullement la liaison avec ces trois propriétés.

B. Il n'en est pas ainsi des *vitalistes* vrais, soit que, sous le nom d'*animistes* (Stahl), ils subordonnent à l'âme raisonnable tous les actes même les plus cachés de la vie organique, soit qu'ils les attribuent à un être à part, l'*ενορμων*, le *πνευμα* des Grecs, *spiritus* des Latins, l'*animus* de Lucrèce, l'*archée* de Vanhelmont, le *principe vital* de Barthez. Cet être, dont on ne détermine point la nature, dont on déclare même volontiers l'existence douteuse, mais seulement commode à reconnaître pour tout expliquer, est le seul qui mette en jeu la machine animale; c'est en lui que résident toutes les aptitudes, tous les pouvoirs et même toutes les altérations véritablement morbides.

Il est un certain nombre de philosophes qui, sans donner des notions plus positives sur ce principe de vie, le conçoivent d'une manière encore plus générale, le croient universellement répandu, et animant chacun à leur manière les différents corps minéraux, végétaux ou animaux de la nature entière, comme, dans chaque animal en particulier, il anime chacun dans son genre les différents organes qui le composent. Cette doctrine de la *vie universelle*, adoptée par les plus anciens philosophes (1), trans-

(1) *Principiò cœlum ac terras, camposque liquentes,*
Lucentemque globum lunæ, titaniaque astra,
Spiritus *intùs alit, totamque diffusa per artus*
Mens *agitat molem, et magno se corpore miscet.* (Virgil., *Georg.*)

formée dans les systèmes de Mallebranche et de Spinosa, à laquelle Barthez se montrait assez favorable (1), est aujourd'hui remise en honneur, avec quelques restrictions et modifications (2), par Geoffroy-St-Hilaire, par plusieurs naturalistes allemands (3), et par un de nos collègues à la Faculté de médecine de Montpellier (Ribes). Nous ne nous arrêterons pas pour le moment sur les inconvénients et les avantages de cette dernière doctrine, en ce qui concerne sa généralisation même, devant nous en occuper ci-après à l'occasion de quelques doctrines analogues, mais qui précisent davantage la nature de leur principe universel ; parlons seulement du vitalisme pur dont nous venons de nous occuper.

Il est clair que le vitalisme est plus scientifique, qu'il présente la physiologie en un corps de science plus régulier, plus compacte que ne peut faire l'organicisme ou solidisme de Bichat et autres; il offre également cet avantage, qu'il empêche de se livrer au grossier mécanicisme, au chimicisme tout hypothétique, qui ont, à diverses reprises, envahi la physiologie ; il force d'étudier l'homme et non de

(1) *Nil vetat conjicere quòd principium vitale hominis emanet ex quodam* principio universali *quo Deus naturam jussit agitari.* (Barthez, *de princip. vit.*)

(2) En effet, les modernes que nous citons ici ne supposent pas tous, pour cela, un *principe* de vie distinct de la matière universelle, mais ils supposent des propriétés, des forces; ou bien, c'est à l'électricité qu'ils rapportent tout, rentrant ainsi ou dans la catégorie des solidistes dont il a été question déjà, ou dans celle des nervistes dont il sera question plus loin.

(3) « Nous voyons que la vie appartient, non à telle ou telle des parties organiques, mais à leur ensemble, en tant qu'elles forment un tout par leur réunion ; nous devons donc présumer aussi que les parties de la planète ne paraissent privées de vie et inorganiques qu'à l'état de séparation ou d'isolement, qu'au contraire l'univers est un tout organique et vivant. » (Burdach, *Phys.* tom. 1, pag. 407.)

l'inventer, comme Descartes et autres fondateurs de systèmes *à priori ;* mais il a malheureusement aussi de grands désavantages. Le premier, c'est d'être hors de la portée des intelligences communes, si l'on veut le tenir dans des limites judicieuses ; en effet, nous l'avons dit plus haut, ne précisant aucunement la nature, ni même l'existence du principe vital, le vitaliste vrai ne le donne que comme une abstraction, une inconnue, l'X algébrique ; or, il est peu commode de raisonner sur une base aussi métaphysique, et il arrive même souvent que ceux qui ont commencé par définir ainsi leur principe de vie, finissent par le matérialiser (1), le traiter en être distinct et bien réel ; ce sera métaphoriquement si l'on veut, mais dans les sciences on doit être sobre de métaphores, le figuré s'y confond trop aisément avec le propre. Un second désavantage, qui n'est en partie que la conséquence du précédent, c'est que ce principe vague et sans attributs déterminés, si une fois l'esprit l'a personnifié, sert à l'explication de tous les phénomènes vrais ou supposés, clairs ou obscurs, parce qu'on le doue, à volonté, de toutes les qualités, qu'on le munit arbitrairement de tous les pouvoirs nécessaires ; mais par cela même on ne rend raison de rien d'un manière satisfaisante, tout dès-lors dans l'économie s'opère comme par miracle, et sous l'influence d'un démon mystérieux. Dès-lors aussi l'esprit s'arrête aux plus superficielles appa-

(1) C'est ce qu'a fort bien reconnu l'un des partisans les plus zélés du vitalisme, le professeur Lordat notre collègue à Montpellier. Une pareille difficulté n'arrête point sans doute un esprit aussi exercé et d'une portée aussi haute que le sien, mais les sciences sont bien assez vastes et assez difficiles pour qu'on en rende les abords plus aisés aux néophytes, et qu'on épargne le travail, surtout le danger de l'erreur, aux capacités ordinaires.

rences, admet sans examen tous les faits, et n'approfondit aucun mécanisme, puisque tout doit se dénouer par l'intervention d'une puissance en quelque sorte surnaturelle, ou du moins au-dessus de notre intelligence.

C. On évite à la fois et ces écarts et cette paresse de l'esprit en admettant, comme cause de la vie, un principe unique, mais défini, restreint et dont les attributs sont connus, sinon son essence. On n'en conserve pas moins les avantages susdits, et l'on donne de plus à l'intelligence un *substratum*, à la mémoire un point de repère, en même temps qu'on empêche l'imagination de s'égarer dans des créations tout arbitaires et sans circonscription positive. Telle est la doctrine qui rapporte à l'*agent nerveux* et à son influence, c'est-à-dire à l'*innervation*, les lois de la vie, aussi bien que toutes les propriétés qui ne s'expliquent point par le seul fait d'un mode spécial d'organisation. Cet *agent vital* est l'équivalent des esprits animaux, conception un peu trop matérielle de nos aïeux, du fluide nerveux de Cullen, de l'esprit d'animation de Darwin, et l'on peut donner aux partisans de cette doctrine le nom de *nervistes*. Cet agent n'est pas toutefois envisagé de la même manière par tous ceux qui l'admettent et le confondent avec l'*agent nerveux*; tous y voient un agent impondérable, mais *identique* pour les uns, *analogue* seulement pour les autres à l'agent électro-magnétique, tel que le manifestent les corps inorganiques: de là, deux opinions qui peuvent constituer chacune une doctrine à part.

a. En admettant l'*identité*, on a l'avantage, comme

dans la théorie de la vie universelle, de rattacher facilement l'un à l'autre tous les corps naturels, de n'en faire qu'une série et d'en réduire l'étude presque à une seule science ; c'est à peu près ainsi qu'un illustre zoologiste, Geoffroy-St-Hilaire, a conçu l'ensemble de la nature, et en a formulé le principe et la loi générale sous les noms d'*unité de composition organique* et d'*attraction de soi pour soi.* Telle est bien évidemment aussi la manière de voir de Prochaska et autres ; telle est la doctrine de la *polarité* très-répandue en Allemagne, etc. etc.

Voici les arguments sur lesquels on peut appuyer cette opinion.

1° Le galvanisme établit, dans le mercure, des mouvements de translation ou courants circulaires (Serrulas), ou des palpitations (Nobili), courants fort analogues à ceux que paraissent suivre les molécules constituantes et les globules du sang, lors de la formation du poulet et de l'établissement de la circulation (Delpech et Coste), palpitations qui rappellent celles du cœur (Geoffroy-St-Hilaire). 2° L'électricité de nos machines hâte singulièrement la germination et même la végétation ; donc elle augmente l'activité vitale en augmentant la dose de l'agent qui la produit. 3° La rapidité de la transmission est la même pour les phénomènes électriques, et les phénomènes nerveux et vitaux. 4° Les causes d'excitation sont fort ressemblantes, les frictions, les percussions, les combinaisons chimiques, les contacts de matières hétérogènes, la chaleur, etc., mettent en jeu également l'électricité et l'agent vital. 5° Plusieurs phénomènes directs se produisent également sous l'influence de l'un et l'autre agent, comme l'élévation de température, l'expansion, la décomposition de certains produits, la recomposition de certains autres. 6° L'électricité, appliquée au corps vivant, produit plusieurs effets qui semblent exclusivement sous la dépendance du système nerveux, les commotions, les contractions musculaires même des membres paralysés. 7° Sur le cadavre, l'électricité semble suppléer l'agent nerveux, soit en augmentant l'endomose et l'exosmose (Dutrochet, Fodéré), soit en faisant contracter les muscles (Galvani, etc.). 8° Dutrochet a formé, sous l'influence d'un courant galvanique, une sorte de fibre musculaire onduleusement contractée, dans une émulsion de jaune d'œuf; et Wilson Philip a fait digérer des aliments dans l'estomac d'un animal dont on avait coupé les nerfs pneumo-gastriques, en remplaçant l'action de ces nerfs par celle d'un courant galvanique. 9° Ce qui est plus parlant encore, c'est ce qu'on observe chez les poissons électriques, dont un organe particulier produit une partie des plus évidents effets de la machine électrique ou de la pile galvanique, et se trouve toutefois si bien sous la dépendance de l'innervation, que la section des nerfs qui s'y rendent, ou l'ablation du cerveau, détruisent toute sa puissance électrique. 10° Vassali Eandi et Bellingeri ont constaté dans le sang, l'urine, la bile de divers animaux vertébrés, de l'électricité libre, de manière à pouvoir déterminer, à l'aide de conducteurs, des contractions dans une cuisse de grenouille. 11° Enfin, à l'aide du galvanomètre, Donné a pu constater, dans le corps vivant

(et Matteuci s'est assuré qu'il n'en était point ainsi pour le cadavre), des courants électriques allant de la peau aux membranes muqueuses, du foie à l'estomac ; et déjà l'on avait expliqué l'efficacité de l'acupuncture par de semblables courants mutuellement neutralisés, comme l'électricité atmosphérique par le paratonnerre.

Aucun de ces arguments n'est susceptible de rester sans réponse ; les quatre premiers ne prouvent que de la ressemblance entre l'agent vital et l'électrique, et démontrent, dans ce dernier, un puissant excitant du premier. Les commotions et les contractions musculaires prouvent aussi que l'électricité est un vigoureux stimulant qui pénètre aisément, et traverse les ramifications nerveuses et le système musculaire , et qui peut y mettre en jeu une sensibilité, une contractilité diminuées, mais non absolument éteintes ; car d'autres excitants produisent des effets semblables dans les mêmes circonstances. Volta, puis Mariannini , ont observé que , quand une portion de grenouille a cessé de contracter ses muscles par l'action d'un courant galvanique , elle exécute de vifs mouvements quand on établit le courant en sens inverse en changeant les deux poles. En serait-il ainsi, dans le cas où l'électricité serait le véritable agent de ces mouvements musculaires ? Qui ne voit, au contraire, qu'il n'y a là qu'un changement d'excitant ? Épuisés par un stimulant, les nerfs sont encore susceptibles de répondre à un excitant de nature différente, quel qu'il soit, chimique, mécanique ou physique. L'endosmose est un phénomène presque tout physique , et où l'électricité peut suppléer, en effet, l'agent nerveux sans être nécessairement le même que lui. L'expérience de Dutrochet ne paraît pas être autre chose qu'une simple coagulation; celle de Wilson Philip a été répétée avec des modifications qui ont prouvé que la simple irritation mécanique du bout inférieur des nerfs coupés, produisait le même effet que l'électricité appliquée à ces nerfs (Breschet, Milne Edwards et Vavasseur). Les expériences de Vassali Eandi, celles de Bellingeri, celles de Donné, ne prouvent point l'identité de l'électricité qu'ils ont découverte avec l'agent vital ; et il est à remarquer qu'en effet les courants observés par le dernier ne suivent nullement le trajet des nerfs. Les secousses que donne, dans les articulations, une décharge électrique, prouvent bien aussi que c'est plutôt le long des os (conducteurs interrompus par des surfaces arrondies) que le fluide circule ; et Person a constaté, sur des grenouilles, que le courant galvanique suivait le trajet des chairs musculaires de préférence aux nerfs, quand celles-là lui offraient un plus court trajet que ceux-ci. On a d'ailleurs vainement cherché à constater l'existence d'un courant électrique à travers les nerfs dans l'état de vie, bien qu'on l'ait reconnu (Nobili, contesté par Pouillet) dans les expériences galvaniques faites sur le cadavre récent. Remarquez que, même dans le cadavre, l'aptitude des muscles à se contracter s'épuise et a besoin de quelque repos pour se réparer, ce qui ne devrait pas être, si le courant galvanique qu'on établit et renouvelle à volonté était la vraie cause efficiente des contractions. Quant à l'état de vie, c'est vainement, nous venons de le dire, qu'on a cherché des signes d'électricité entre les deux bouts d'un nerf coupé et ensuite excité d'une manière quelconque. Person n'a obtenu de tentatives semblables, faites à l'aide du galvanomètre, que des résultats négatifs; Matteuci qui croyait d'abord avoir, au contraire, obtenu des résultats affirmatifs, a plus tard reconnu son erreur. Folchi avait cru observer des courants galvaniques entre les substances grise et blanche de la moelle épinière; ces mêmes expériences, répétées et variées à l'aide du galvanomètre, par Esquirol et Leuret, ont prouvé que ces courants étaient tout-à-fait indépendants de l'action nerveuse, et du même genre que ceux dont il a été question plus haut (Donné). Enfin, si la singulière faculté des poissons électriques était uniquement un fait d'innervation, elle devrait être bien plus générale qu'elle ne l'est, et c'est dans le volumineux encéphale des mammifères qu'on en devrait surtout observer les phénomènes: les premiers sont pourvus, au contraire, d'un organe spécial dont les fonctions sont en conséquence aussi toutes spéciales. Concluons de tout cela qu'il n'y a pas identité, mais seulement analogie prochaine entre les deux agents qui viennent de nous occuper.

b. La conclusion qui termine le précédent paragraphe, savoir que l'agent vital ou nerveux est *analogue* et non identique à l'électricité, est conforme à l'opinion de plusieurs savants distingués (1). Peut-

(1) Il y a loin de cette analogie admise par nous, à celle qu'ont imaginée les partisans du *magnétisme animal* pour expliquer certains faits dont plusieurs ne sont que des effets de l'imagination analogues à la fascination des animaux faibles, par les serpents, les chiens-d'arrêt, etc., ou bien d'éblouissement et

être est-il vrai de dire, avec certains d'entre eux, qu'il n'en est qu'une *modification* (Lamarck, Cabanis, Sprengel), comme le galvanisme, le magnétisme, l'électricité du verre et de la résine, ne sont que des modifications d'un même agent; mais, s'il faut en venir à reconnaître ici une modification toute spéciale, des lois toutes particulières, autant vaut considérer l'agent vital comme *sui generis* et seulement ressemblant à l'électrique, et ne se servir des notions que la science possède sur ce dernier, que pour éclairer analogiquement la manière d'agir du premier. Au reste, on ne doit attacher d'importance à cette théorie que parce qu'elle se montre d'accord avec l'interprétation la plus directe et la plus rationnelle des faits physiologiques, et l'on doit se tenir prêt à l'abandonner pour une meilleure, si quelque bon esprit en présente une plus claire à la fois et plus complétement applicable aux faits observables. Une rapide exposition dans le genre de celle dont Cuvier a fait un des chapitres préliminaires de son règne animal, prouverait aisément que du moins la doctrine à laquelle nous donnons la préférence, peut rendre raison des principaux actes vitaux, en même temps qu'elle fait mieux comprendre l'unité de la vie et la coordination de ses nombreux phénomènes, chez les animaux supérieurs, l'homme en

de fatigue; le plus grand nombre et les plus miraculeux sans doute de ces faits doivent être mis au rang des fables, ou attribués au charlatanisme et à la fraude. L'agent vital coercé, et nécessairement coercé, dans le système nerveux, l'est, à plus forte raison, dans l'individu, et ne peut, comme l'électricité, passer de l'un à l'autre. En le supposant transmissible au contact, il ne pourrait transporter avec lui des sensations, des idées toutes faites, des notions complexes. Dans le même individu, il ne saurait expliquer la transposition des sens, car ce n'est pas l'agent vital qui sent, qui apprécie; il ne sert évidemment que de moyen d'action aux organes sensoriaux.

particulier; c'est ce qu'on verra bien assez dans le chapitre suivant, et la rapide énarration qu'il renferme suffira pour répondre à ceux qui refusent aux nerfs la prérogative de présider au mécanisme de tous les détails de la vie, et même seulement à la sensibilité. On y verra comment les variations des phénomènes vitaux sont en rapport avec celles de l'organisation des diverses parties du système nerveux, des organes eux-mêmes dans les phases diverses qu'ils sont destinés à parcourir naturellement, ou que des accidents leur apportent; on y verra aussi comment ces phénomènes se montrent à différents degrés d'intensité, et avec des conditions différentes, dans des animaux diversement partagés sous le rapport du système nerveux; et l'on reconnaîtra que, nulle part où il y a vie animale, il n'y a absence de matière nerveuse; nous trouverons dans cette démonstration un autre avantage, puisque nous aurons, en quelque sorte, une physiologie comparée du principe vital dans l'échelle animale tout entière, en jetant ainsi un coup-d'œil rapide sur les formes les plus essentielles du système organique qui en est la source et le réceptacle.

CHAPITRE II.

DE L'INNERVATION ET DE SES DIVERSITÉS DANS L'ÉCHELLE ORGANIQUE.

A. L'*agent vital*, considéré comme un agent impondérable, est *formé* non-seulement dans les centres, dans les masses principales du système nerveux, mais aussi dans les moindres parcelles de ce système(1), qui lui sert de cohibant tant qu'il n'y a pas nécessité qu'il agisse vivement sur les autres organes, et de conducteur dans le cas contraire. On sait qu'il le parcourt alors avec la rapidité de l'éclair, comme le prouve l'instantanéité des sensations, des mouvements volontaires, etc. Sans doute, c'est de toute la superficie de ses filets qu'il s'échappe alors, et c'est ainsi qu'il faut interpréter l'*atmosphère sensitive* que Reil établissait autour des nerfs. Suivant Cuvier, c'est par une véritable sécrétion que ce fluide nerveux est séparé du sang comme tous les autres produits (2); ce qu'il y a de certain, c'est que l'abord du sang artériel, dans les grands animaux, est nécessaire à l'exercice des fonctions nerveuses, que le sang artériel répare l'agent nerveux épuisé, etc.; mais est-ce en fournissant des matériaux en nature? N'est-ce pas plutôt en remettant l'organe dans des conditions favorables, comme le fait le renouvellement de l'eau acidulée d'une pile galvanique? L'agent vital n'est-il pas produit par les contacts hétérogènes, soit entre tous les organes (Prochaska), soit entre les diverses substances dont se composent les organes nerveux (Reil, Rolando), soit encore entre les nerfs et les autres parties du corps? Cette opinion est peut-être la plus rationnelle.

Ce qu'il y a de positif, c'est que l'agent en question s'épuise par l'exercice, d'où résultent l'insensibilité, la fatigue; qu'il se renouvelle par le repos, et donne d'autant plus d'intensité aux phéno-

(1) Une patte de grenouille, séparée du corps, reprend, par le repos, la sensibilité, la contractilité que des stimulations répétées lui avaient fait perdre.

(2) Toutefois, dans la nouvelle édition de l'anatomie comparée, il semble disposé à en assimiler le mode d'origine à celui de l'électricité par contact.

mènes de réaction que la sédation antécédente a été plus profonde. C'est pour cela qu'un air tempéré paraîtra chaud à tel individu préalablement refroidi, et froid à tel autre qui sort d'un endroit échauffé. C'est pour cela aussi que le jour vous éblouit au sortir de l'obscurité, et que vous n'y voyez pas si d'un lieu éclairé vous passez dans un plus sombre. Regardez une tache noire sur un papier blanc, puis reportez vos regards sur un autre point du même papier, et vous y verrez une tache très-blanche : ce point de la rétine s'est reposé et est devenu plus sensible à la lumière ; aussi le clignotement des paupières a-t-il un avantage très-réel quoique peu connu, celui de reposer la rétine et de lui conserver un certain degré de sensibilité. Les objets peu apparents, au microscope ou dans l'obscurité, se distinguent mieux s'ils sont mis en mouvement, parce qu'ils impressionnent successivement des points nouveaux et non fatigués du centre de la rétine.

Il n'est pas moins certain que cet agent est mis en jeu par les excitants naturels ou accidentels, et qu'il semble quelquefois modifié dans son essence même. Du moins il est possible que, dans l'homme en particulier, il se présente avec des différences très-réelles dans différentes parties du corps, dans différentes fonctions (Rolando), dans des circonstances différentes aussi, les maladies par exemple, de même que le fluide électro-magnétique se diversifie selon les conditions dans lesquelles il est manifesté. C'est en partie là ce qu'il faut entendre par les altérations chimiques dont Cuvier croit le fluide nerveux susceptible, expression qui pourrait donner des idées fausses sur sa nature, et faire penser que ce savant zoologiste le regardait comme une humeur, s'il ne s'était nettement expliqué sur sa nature impondérable. Ces altérations semblent, au reste, bien prouvées par cette remarque, que quand un excitant semble avoir épuisé l'agent vital (1), un autre excitant peut néanmoins encore agir avec presque autant d'énergie que le premier : c'est ce qui se voit même dans les expériences sur des parties fraîchement séparées du corps d'un animal vivant. De quelque manière que ces changements s'opèrent, il paraît qu'ils peuvent aller jusqu'à une annihilation complète, et c'est ainsi, sans doute, que tuent subitement l'action de la foudre, l'acide hydrocyanique concentré, une terreur soudaine et profonde, enfin certains agents morbifiques, connus seulement par leurs effets prompts et funestes dans les grandes épidémies.

B. Ces *diversités* sont d'autant plus nombreuses et plus tranchées que l'animal est plus compliqué dans sa structure; aussi le *système nerveux* offre-t-il alors des particularités de distribution, de forme et d'organisation en proportion avec les besoins des autres organes, et l'on doit sous ce rapport établir entre les animaux quatre divisions principales : 1° animaux à système nerveux combiné molécule à molécule avec le système musculaire; 2° animaux à système nerveux centralisé en filaments ; 3° ...... centralisé en masses réunies seulement par des cordons de communication ; 4° ...... en masses continues.

(1) L'œil fatigué du rouge ne l'aperçoit plus dans ses combinaisons (Darwin), le pourpre paraît bleu, l'orangé jaune, etc. :

« L'ennui naquit un jour de l'uniformité. »

Dans chacune de ces formes, nous jetterons un coup-d'œil non-seulement sur la disposition anatomique, mais encore sur l'aptitude des parties principales du système nerveux à remplir, avec plus ou moins d'énergie, leurs trois destinations communes, celles 1° *de recevoir des impressions*, 2° *de réagir*, et 3° *de transmettre* soit les impressions reçues, soit les réactions opérées.

Avant de parler des animaux appartenant à la première de nos quatre séries, nous dirons un mot des végétaux.

a. Les *végétaux* possèdent-ils un système analogue à la trame nerveuse des animaux? Cette question pourrait être résolue par la négative, si l'on ne tenait compte que de l'influence de cette trame sur les fonctions sensitives et locomotrices; il n'en est plus ainsi quand on réfléchit à sa participation aux actes nutritifs et reproductifs. La position de la moelle des plantes, sa couleur ordinairement blanche, sa consistance molle ont servi, plus peut-être que toute autre considération, à la faire comparer aux centres nerveux des animaux; et tout récemment cette opinion a été amplement développée, plutôt que prouvée, par Brachet qui compare spéculativement la moelle au nerf trisplanchnique. Dutrochet a pensé que l'analogue du système nerveux consistait, chez les plantes, dans des globules adhérents aux cellules de la moelle plutôt que dans la moelle même. Sans discuter longuement ces diverses manières de voir, nous nous contenterons de faire observer que la moelle pénétrant à travers toutes les couches des végétaux ligneux (rayons médullaires), établissant communication de l'intérieur à l'extérieur (tissu cellulaire de l'écorce), et se propageant dans toutes les branches, les rameaux, etc., sert évidemment du moins à *individualiser* le végétal qu'on pourrait, sans elle, considérer, avec plus de raison, comme un simple agrégat de bourgeons entés les uns sur les autres. Nous ajouterons qu'on n'a nullement infirmé son importance en faisant remarquer l'innocuité de sa destruction au centre des vieux arbres, puisque alors elle n'en est pas moins répandue dans les couches ligneuses même de leur tronc, dans leur écorce et dans leurs branches.

Au reste, si la moelle est comparable à la substance nerveuse des animaux, ce n'est pas aux formes les plus relevées de celle-ci qu'elle peut être assimilée, à en juger du moins par les phénomènes dont elle favorise l'apparition. En effet, à peine voit-on, dans un si grand nombre de plantes, quelques espèces offrir des mouvements plus ou moins comparables à ceux des zoophytes, tels que l'épanouissement et la clôture des fleurs diurnes ou nocturnes, le ploiement vespéral des feuilles (légumineuses), celui des folioles de la sensitive et des lobes de la *dionœa muscipula* par l'effet d'un léger contact ou d'une secousse, d'une irritation chimique, enfin, le mouvement gyratoire des folioles d'un *hedysarum*. La plupart du temps, toute l'influence de l'innervation se borne ici aux phénomènes moléculaires de la nutrition, ou bien de quelques déviations du type régulier, qui dénotent une certaine *sensibilité;* comme quand quelque plante laiteuse, la laitue par exemple, fait sourdre des gouttelettes de son suc gommo-résineux par suite d'une simple friction exercée sur son écorce; quand d'autres le font jaillir à la moindre piqûre; quand la présence d'un insecte ou de son œuf, l'irritation produite par ses picotements déterminent une exubérance de nutrition, un gonflement (galles, bédeguar, etc. etc.) qui rappellent les gonflements morbides si souvent observés dans l'homme lui-même, et qui prouvent évidemment un certain degré de ce qui existe chez lui dans toutes les parties du système nerveux, l'aptitude à recevoir des impressions et à réagir à leur occasion.

Il faut ajouter encore à ces considérations celles de l'action analogue, sinon identique, sur les animaux et les végétaux, de l'étincelle électrique qui a détruit instantanément l'excitabilité des étamines de l'épine-vinette (Humboldt), et tué complétement les euphorbes soumis à son action (Van Marum); de l'opium qui agit de même sur l'épine-vinette et sur la sensitive; et enfin, d'une foule de poisons narcotiques et autres, connus pour agir spécialement sur le système nerveux, comme la noix vomique, l'acide hydro-cyanique, l'alcool, les éthers, etc. etc., qui stupéfient d'abord, et font bientôt périr les végétaux qu'on force à les absorber (1).

b. Les *animaux à molécules nerveuses disséminées et combinées* aux tissus locomoteurs, sécréteurs, etc., se rapprochent un peu des végétaux sous ce rapport et sous quelques autres, tels que ceux de la forme (polypiers, etc.). Aussi ce ne sont pas les plus nombreux ni les plus parfaits en organisation, ils occupent les derniers degrés de l'échelle animale : tels

(1) Voy. de Candolle, *Phys. végét.*, tom. III.

sont les monadaires proprement dits, les polypes et les acalèphes de Cuvier ou radiaires mous, comprenant et les médusistes et les actinistes (1), et les dyphiaires de notre classification ; il faut y joindre aussi une partie des elminthes, et probablement tous ceux qu'on nomme parenchymateux, nos téniens et planariens. Ces derniers jouissent d'une structure assez complexe et d'une taille assez grande, pour qu'on puisse facilement étudier leur pulpe sensible et contractile à la fois, que nous appelons tissu *neuro-myaire*. Cette pulpe est molle comme son nom l'indique (2), assez semblable à celle du cerveau des animaux vertébrés, et se montre, au microscope, composée de globules réunis par une viscosité incolore. L'alcool concrète le tout ; l'eau, quand l'animal est mort, semble dissoudre ou plutôt délayer la matière visqueuse qui pénètre ces animaux, comme elle les enduit à l'extérieur, et qui sans doute est albumineuse ; quant aux globules, ils y restent suspendus en flocons ou en nuage lactescent.

Les molécules dont il s'agit semblent parfois disposées en séries longitudinales, mais sans constituer des fibres proprement dites ; elles se montrent néanmoins en stries fort semblables à des fibrilles, mais qu'il est impossible de dissocier, dans quelques organes plus blancs, plus denses, et qui jouissent

(1) Toutefois, on croyait avoir vu quelques ganglions distincts chez les actinies, et nous leur avons trouvé nous-même non des fibres, mais des fibrilles musculaires.

(2) Si les observations de Dujardin se confirment, il faudra admettre que ce tissu peut se présenter même à l'état liquide ; ses rhizopodes étant essentiellement formés d'une viscosité vivante, contractile, susceptible de prendre toute sorte de formes, de se séparer en filaments, en gouttes, et de se réunir de même.

d'une contractilité presque miraculeuse, dans les portions membraneuses des actinies et le suçoir des planaires par exemple.

Chez un certain nombre des animaux qui nous occupent, et dont quelques-uns parviennent même à une taille considérable, la substance albumineuse, incolore, semble exister seule ou presque seule; les méduses n'offrent qu'une substance cristalline, dont l'aspect, il est vrai, peut bien tenir à l'énorme proportion d'eau dont elle est imprégnée.

Au reste, quel que soit l'aspect de la substance neuro-myaire, elle n'en offre pas moins, dans tous ses points, cette extrême aptitude aux changements de forme, et en même temps une sensibilité portée au plus haut degré; les polypes, les protées ou amibes, les planaires, les elminthes parenchymateux en fournissent de remarquables exemples, soit dans leurs mouvements, soit dans l'impression que produit sur eux la lumière, etc. Chez ces animaux, toutes les parties du corps sentent et se meuvent, toutes aussi transmettent aux autres et leurs impressions et leurs mouvements, avec une grande facilité; c'est pour cela qu'ils peuvent exécuter, aussi facilement, aussi régulièrement, de grands mouvements d'ensemble que les animaux des autres séries. Une expérience facile prouve qu'en effet toutes les molécules du corps participent à ces déterminations générales; coupez transversalement une planaire, la moitié antérieure et la postérieure continueront à marcher dans le même sens qu'auparavant. La queue n'a plus de chef qui la dirige, et pourtant elle marche toujours en portant sa plaie en avant:

c'est que l'animal est tout cerveau comme il est tout muscle ; c'est que, si l'on veut une comparaison physique, chaque molécule est *polarisée* comme le tout : on sait, en effet, que c'est en admettant la polarisation pour chaque molécule, qu'on explique la polarité d'un aimant considéré en masse. Toutefois la vie est, en raison de cette organisation, plus également, plus uniformément répartie dans toutes les portions de leur corps ; aussi peut-on les couper dans tous les sens, et les réduire en morceaux moindres quelquefois que la vingtième partie du tout, sans que la vie leur échappe : au contraire, on crée ainsi artificiellement autant d'individus que de lambeaux ; et, dans plusieurs espèces du moins, les hydres d'eau douce et les planaires, on a expérimenté que ces lambeaux pouvaient acquérir, par une reproduction rapide dans les jours chauds de l'été, plus lente à d'autres époques, et les organes qui leur manquent, et la forme convenable pour représenter un animal plus petit, mais parfaitement semblable à celui dont il a été détaché.

c. Des *filaments* à peine renflés en quelques points gangliformes ont été représentés par Spix au fond des actinies ou anémones de mer (1), animaux bien voisins des polypes, mais beaucoup plus complexes que les hydres ; Ehrenberg en soupçonne même chez les méduses ; Spix, Meckel, Tiedemann, Ehrenberg, ont vu plus distinctement encore, autour de la bouche des astéries, des filets et des renflements ;

(1) De Blainville les a vainement cherchés, et je n'ai pas été plus heureux. Cuvier les passe sous silence, et delle Chiaje les nie ; il est vrai qu'il les refuse aussi aux échinodermes et n'accorde qu'au siponcle des ganglions qui le rapprochent des mollusques acéphales.

Tiedemann y indique cinq ganglions d'où partent autant de longs filets nerveux (*voy. fig.* 5) ; Cuvier parle d'un cordon nerveux très-délié qui entoure l'œsophage dans les holothuries ; de Blainville croit l'avoir aperçu dans les oursins.

Mais c'est surtout chez les elminthes arrondis, les ascaridiens, que la centralisation du système nerveux en filaments est facile à démontrer ; l'ascaride lombricoïde, par exemple, nous fait voir deux cordons blancs et flexueux sur la ligne médiane, un dorsal et un ventral, offrant parfois de petits renflements très-espacés. Ces filets communiquent ensemble vers l'extrémité antérieure de l'animal par un collier complet ; à l'extrémité postérieure, ils se divisent chacun en deux filaments plus fins qui s'écartent au devant de l'anus pour le ventral, au bout du corps pour le dorsal, viennent côtoyer les vaisseaux latéraux et les suivent ainsi jusqu'à la tête, où ils se portent de nouveau vers les deux filets nerveux médians et s'y anastomosent : c'est ce qui résulte de dissections très-attentives et répétées plusieurs fois avec le même soin. Ce système est donc plus complexe qu'on ne le pense ordinairement, et il ne serait pas irrationnel de voir dans les fils médians l'analogue du système cérébro-spinal des grands animaux, et dans les filets latéraux qui côtoient le système vasculaire, l'analogue du nerf trisplanchnique (1). Au reste, les filets secondaires partent transversalement de ces cordons principaux, ils sont à la vérité si ténus qu'il faut, pour les apercevoir, une dissec-

(1) On avait pensé que, des deux filets principaux, le ventral représentait le cordon principal des insectes, tandis que le dorsal était l'analogue de leur nerf récurrent. (Otto.)

tion des plus délicates ; mais, pas plus ici qu'ailleurs, on ne peut supposer que les muscles soient animés uniquement par influence, par l'*atmosphère nerveuse* de Reil, dont il faudrait considérablement étendre les limites, si l'existence des rameaux transverses n'était pas certaine comme elle l'est. Ce qui est d'une évidence moins contestable encore, c'est la parfaite séparation du système musculaire et du nerveux, confirmant cette remarque très-judicieuse de Lamarck et de Meckel, que l'un de ces tissus ne peut se manifester, se dégager, sans que l'autre en fasse autant ; on doit donc supposer des nerfs isolés là où l'on voit des muscles, et en repousser l'admission là où l'on ne voit qu'un tissu pulpeux et contractile : aussi, bien que nous n'ayons pu voir avec certitude les fils nerveux du gordius, n'en sommes-nous pas moins persuadé qu'on les lui trouverait comme à l'ascaride, car ses muscles sont peut-être encore plus distincts ; et, au contraire, c'est à tort, selon nous, qu'on a décrit et figuré des nerfs chez les distomes ou fascioles et quelques autres elminthes. Mehlis a bien prouvé que les filaments admis comme nerveux par Ramdhor dans la douve du foie appartiennent aux organes génitaux ; mais ce que lui-même a cru des nerfs, ce sont deux troncs vasculaires longitudinaux tout semblables à ceux des planaires, chez lesquelles Quoy et Gaymard pour une espèce, F. Schulze pour d'autres, les ont aussi cru nerveux. Des observations attentives sur l'animal vivant, des recherches minutieuses sur le mort, nous ont prouvé, chez les uns et les autres de ces animaux, la nature vasculaire de ces organes, que nous décrirons au reste plus amplement par la suite. J'incline fort à porter le même jugement sur le prétendu système nerveux que Bojanus a dessiné d'après l'*amphistoma subtriquetrum*, et sur celui du *pentastoma tænioïdes*, admis par Cuvier et figuré par Miram.

d. Chez les animaux invertébrés dont l'organisation s'est compliquée et perfectionnée davantage, le système nerveux s'est formé des *centres* plus ou moins nombreux, des masses médullaires communiquant les unes avec les autres par des *cordons fibreux*, et émettant des branches également fibreuses qui se répandent dans tous les organes : c'est ce qu'on nomme *ganglions*. La plupart de ces animaux possèdent des organes de *sens* plus nombreux et plus parfaits, des appendices locomoteurs détachés en forme de *membres* à plusieurs articulations. Sous ce dernier rapport, les mollusques ou hélicaires sont le moins bien partagés ; aussi leur *chaîne ganglionnaire* est-elle bien moins étendue que celle des animaux articulés ou astacaires, soit que les éléments de nombreux ganglions se soient soudés et confondus, soit que (et ceci est plus probable) les centres nerveux soient réellement en plus petit nombre, virtuellement comme en apparence. On n'a trouvé qu'un ganglion dans les biphores (de Blainville, Meyen), dans les ascidies (Cuvier, Meckel), deux dans les gastéropodes ou hélicistes, mais impairs et plus ou moins bilobés *(fig. 6)*, trois ou cinq chez d'autres mollusques ; un nombre à peu près semblable, mais difficile à déterminer, chez les infusoires rotateurs (Ehrenberg) ; tandis que, chez les animaux articulés, on trouve toujours une longue chaîne de ganglions impairs et bilobés à divers degrés, doubles même quelquefois, et réunis seulement par une commissure médiane (cloporte, talitre, *fig.* 7); disposés tantôt en chapelet serré, tantôt tenus à distances considérables par des cordons de communication, toujours doubles, ou du moins offrant un sillon médian si le cordon est impair. Ces ganglions sont aussi nombreux que les anneaux du corps dans les annélides, même dans les naïs (Gruithuisen et nous-même), les sabelles (delle Chiaje), auxquelles ont avait à tort dénié un système nerveux (Lamarck, Schweigger, Meckel). Il y en a treize chez beaucoup de larves, moins chez les insectes parfaits. Dans tous les cas, le premier ganglion, celui qui anime les yeux, les antennes, est situé dans la tête et au-dessus de l'œsophage, les autres au-dessous du canal alimentaire.

La comparaison de ce système nerveux avec celui des animaux vertébrés, que nous examinerons ci-après, a été diversement envisagée par divers anatomistes, et il est important de fixer notre opinion à cet égard: la discussion achèvera d'ailleurs de faire connaître les usages et la distribution des systèmes dont nous venons de donner un aperçu.

1° L'aspect de cet ensemble de ganglions constituant les centres nerveux, chez les animaux invertébrés, l'a fait regarder par Ackermann comme l'analogue du nerf trisplanchnique ou grand sympathique des vertébrés; il s'appuyait encore sur la prédominance de l'instinct chez ces animaux. Nous ferons voir ailleurs qu'il y a parité d'instinct et d'intelligence, à peu de chose près, entre les vertébrés et les invertébrés, et nous remarquerons ici seulement que le ganglion sous-œsophagien, vrai cerveau, fournissant les nerfs optiques, etc., ne peut être comparé à aucun des ganglions du grand sympathique, à moins qu'on n'adopte les explications sans vraisemblance d'Ampère, qui le comparait au ganglion naso-palatin.

D'ailleurs, il est positif que l'analogue du trisplanchnique ou nerf viscéral existe chez les invertébrés, conjointement avec la chaîne ganglionnaire principale dont il est bien distinct. L'appareil nerveux splanchnique de certains mollusques tels que l'aplysie (Cuvier), des crustacés (Audouin et Edwards, delle Chiaje, Brandt), des insectes (Lyonet, Cuvier, Brandt), est bien connu sous le nom de *nerf récurrent*; nous l'avons trouvé aussi chez les araignées : il part du ganglion céphalique, et porte lui-même plusieurs autres ganglions secondaires; d'ailleurs, c'est aux organes digestifs qu'il se distribue principalement. Tréviranus en représente un chez les scorpions, qui, se distribuant surtout aux organes respiratoires, et n'ayant pas de ganglions propres, se rapporterait plutôt à la huitième paire ou nerf pneumo-gastrique des vertébrés : c'est dire qu'il n'en peut être ainsi de celui dont nous venons de parler, et qui est du reste également donné par Müller, Carus et autres, pour le véritable analogue du trisplanchnique.

Ce n'est qu'en envisageant cet ensemble, mais non en le restreignant à la chaîne principale, qu'on pourrait dire, avec Lobstein et Tréviranus, que le système nerveux des animaux articulés est à la fois le représentant de l'appareil cérébro-spinal, et du grand sympathique des animaux à vertèbres.

2° Weber et Serres ont comparé les ganglions des animaux articulés, aux ganglions intervertébraux des vertébrés et de l'homme. Serres se fonde sur ce que ces derniers se montrent de très-bonne heure dans l'embryon, qui, inférieur en développement au vertébré adulte, peut être en quelque sorte assimilé à l'invertébré inférieur en organisation. C'est là, on en conviendra, un argument bien faible. Ce savant académicien voit, dans le cerveau des articulés, l'analogue du ganglion crânien de la cinquième paire, à laquelle il fait jouer un grand rôle dans les fonctions sensoriales. Ceci ne fournirait encore qu'une probabilité, qu'une preuve conjecturale et bien faible, selon nous, auprès des arguments contraires. Ces arguments les voici. D'abord, les racines motrices des nerfs vertébraux ne concourent point à la formation des ganglions intervertébraux, et cependant les ganglions des insectes émettent aussi bien les nerfs moteurs que les sensitifs, car on paralyse instantanément les muscles dont on coupe les nerfs à leur sortie de ces centres médullaires. En second lieu, il n'y a pas de communication d'un ganglion intervertébral à un autre, comme il y en a, chez les insectes, dans la longueur de leur chaîne nerveuse; cette communication n'est établie que par la moelle épinière, et l'admettre, c'est admettre l'analogie qui va maintenant nous occuper.

3° L'identité des usages et des connexions (sens et membres) est déjà une forte preuve en faveur de l'identité de la chaîne ganglionnaire des animaux articulés et du système cérébro-spinal des vertébrés, identité admise par Gall, qui ne regarde la moelle épinière de ces derniers que comme une série de ganglions soudés, et par Cuvier, qui a toujours donné le nom de cerveau au premier ganglion des insectes. On peut effectivement adopter cette définition, et regarder comme cervelet et mésocéphale le deuxième ganglion, c'est-à-dire le premier sous-œsophagien qui, chez les insectes, est encore contenu dans la tête, et fournit des filets aux appareils de la gustation et de la mastication : les autres répondent évidemment à la moelle rachidienne.

Il n'est pas étonnant que les centres nerveux se montrent plus détachés dans des animaux si nettement segmentés à l'extérieur; et il est de remarque qu'en effet la coalescence des ganglions correspond généralement à celle des segments du corps. Ainsi, chez la chenille, les treize ganglions sont à distance; dans le papillon, le onzième, le douzième et le treizième n'en font qu'un, rétréci seulement vers son milieu ; le deuxième et le troisième sont également confondus; le cinquième et le sixième, le quatrième même, ne constituent plus qu'une masse perforée et légèrement étranglée. Voilà donc des ganglions soudés en portions de moelle épinière, et ceci est plus sensible encore chez certains crustacés décapodes macroures (*fig.* 8). L'écrevisse même, qui dans le très-jeune âge a au thorax une chaîne de renflements nerveux séparés, n'a dans l'âge adulte qu'une masse médullaire cylindroïde et continue; au contraire, la larve des coléoptères lamellicornes et de plusieurs diptères (Swammerdam, Serres, etc.)

constitue une moelle épinière *continue* à renflements courts et pressés, tandis que les ganglions sont dissociés et à distance, pour un certain nombre du moins, chez l'animal parfait. Enfin, chez le lombric terrestre, dont les anneaux sont très-courts et très-nombreux, le système nerveux central ressemble plus à une moelle épinière noueuse qu'à une série de ganglions ; le premier seul, qui est composé de deux lobes latéraux bien distincts, ne communique avec les autres qu'à l'aide de deux cordons assez longs qui environnent l'œsophage, comme chez tous les animaux articulés, et que, pour cette raison, on nomme le *collier œsophagien.*

Toutefois une objection très-spécieuse pourrait être tirée de la position ventrale ou inférieure de la chaîne ganglionnaire, tandis que la moelle épinière est toujours à la région dorsale ou supérieure des animaux à vertèbres. Cette objection tombe, si l'on admet, avec Geoffroy-St-Hilaire, que le ventre de l'invertébré est le représentant du dos chez le vertébré : et, en effet, la position et les rapports mutuels du cœur ou vaisseau dorsal, du canal alimentaire et du système nerveux autorisent cette comparaison. *(Voy. fig.* 3 *et* 4.*)* On trouve même, à la face inférieure du thorax et de la tête des insectes et des crustacés, de véritables vertèbres (1) nommées entocéphale et entothorax par Audouin. La différence entre le vertébré et l'invertébré se réduit dès-lors à

(1) Mém. sur la conformité organique, pag. 95 et 96. — Nous y établissons une preuve de plus sur la situation du vitellus dans l'œuf ; il est en rapport avec ce qu'on nomme le ventre chez le vertébré, avec ce qu'on nomme le dos chez l'invertébré (Rathke, Heroldt), vérités que nous avons constatées par l'observation directe.

une différence d'attitude fort peu difficile à concevoir; et la seule difficulté réelle qui subsiste, c'est d'expliquer comment l'œsophage des animaux articulés et des mollusques traverse le collier susdit, et pourquoi le cerveau ne se trouve pas à la même face du corps que la moelle épinière. C'est un problème que nous chercherons ailleurs à résoudre (*Embryogénie*).

e. Des *renflements continus* et un *cordon fibreux* et *médullaire* à la fois, d'où partent des nerfs à doubles racines (sensitives et motrices), même dans les serpents (d'après nos observations) et la lamproie (Carus), auxquels Desmoulins n'accordait qu'un seul ordre de racines nerveuses : telle est la disposition caractéristique du système nerveux principal des animaux vertébrés (*fig.* 9). Les lobes olfactifs, les lobes ou hémisphères cérébraux, les lobes optiques et le cervelet, voilà les principaux de ces renflements; la moelle épinière constitue le cordon mentionné ensuite. Mais, indépendamment de cet appareil ou système dit cérébro - spinal, il en existe un autre essentiellement viscéral, système ganglionnaire ou trisplanchnique, ou encore nerf grand sympathique des anatomistes.

1° Le premier de ces deux systèmes reçoit les impressions des excitants extérieurs par des organes spéciaux nommés *sens*, qui communiquent avec les *centres* par des *nerfs*, c'est-à-dire des conducteurs fibreux, dont les filaments visibles et parallèles sont composés d'une enveloppe membraneuse ou névrilème, et d'une pulpe blanche à globules microscopiques, disposés en séries linéaires ou filaments élémentaires excessivement ténus (1). D'autres nerfs vont des centres aux muscles pour en mettre en jeu la contractilité. Ce système est donc entièrement destiné aux relations de l'animal avec le monde extérieur ; il embrasse toutes les *fonctions de sensation et de manifestation*, telles que nous les définirons par la suite. Toutefois le nerf pneumo-gastrique, qui naît de la moelle allongée ou de l'origine de la moelle épinière, est d'un grand secours à certaines fonctions de la vie nutritive, la circulation, la respiration et la digestion. Ceci n'est pas plus étonnant que de voir naître du cerveau le nerf récurrent des insectes et des crustacés.

2° Au reste, le système trisplanchnique a également de nombreuses communications avec le cérébro-spinal, soit dans le crâne par le moyen de plusieurs nerfs cérébraux, soit tout le long du rachis par le moyen d'un double filet fourni à chaque ganglion par les racines antérieures et les postérieures des nerfs spinaux (2).

Mais ce système éminemment dévolu aux *fonctions nutritives*, consacré au service des viscères et des vaisseaux artériels, distribué au cœur, aux poumons,

(1) Suivant Prévost et Dumas, un nerf de 1 millimètre carré en épaisseur contiendrait 22,500 filaments élémentaires ; il y en aurait 16,000 dans un nerf cylindrique de 1 millimètre d'épaisseur, comme celui du membre postérieur d'une grenouille.

(2) Scarpa, qui avait d'abord admis cette double union, l'a niée depuis ; il pense qu'il n'en vient que des racines postérieures ; mais Amussat en a vu sortir aussi des antérieures : on peut seulement croire que ces derniers sont plus faibles, plus rares ; de là vient que les viscères transmettent mieux à l'encéphale leurs sensations quand elles sont vives, qu'ils n'en reçoivent l'influx dans les passions. Toutefois, les palpitations du cœur, les coliques, les vomissements produits par des impressions morales instantanées démontrent bien que la contraction n'est pas soustraite à cette communication entre les deux systèmes. Les fonctions ordinaires suffisent aussi pour prouver contre une nouvelle opinion de Scarpa, savoir que les nerfs ganglionnaires sont uniquement sensitifs.

à l'estomac, aux intestins, au foie, à la rate, aux reins, aux testicules et aux ovaires, aux artères principales des membres, ne reçoit plus que bien rarement des impressions venues du dehors : il est impressionné par les organes sur lesquels il réagit à son tour ; mais le tout se fait obscurément, lentement. Cela tient à la faiblesse de sa propriété conductrice ; les ganglions ou renflements pulpeux, qui se trouvent disséminés en grand nombre dans cet appareil, entravent les communications ; aussi faut-il de violentes commotions du système cérébro-spinal (passions), pour qu'elles se propagent au trisplanchnique, et faut-il des désordres bien rapides et bien intenses dans les viscères, pour que la sensation en soit transmise aux organes intellectuels. Il semble que chaque ganglion soit un foyer particulier, un centre où s'arrêtent et s'achèvent partiellement les opérations d'une innervation toute locale. Cet état de choses a l'avantage de conserver plus facilement le calme et l'équilibre dans les fonctions de la vie végétative, ou fonctions vitales proprement dites. Il y a, de cette manière, moins d'oscillations à craindre, plus de stabilité et de continuité dans les phénomènes fonctionnels.

Ceci nous explique les résultats singuliers qu'ont obtenus, de la lésion du grand sympathique, divers observateurs. Les uns n'ont vu aucun effet sensible résulter dans les mouvements du cœur, etc., par l'irritation ou l'ablation des premiers ganglions du système trisplanchnique (Haller, Senac, Bichat, Magendie). D'autres ont trouvé qu'en soumettant ces ganglions à l'action du galvanisme, les mouvements du cœur étaient notablement accélérés (Humboldt, Burdach). Burdach même a vu l'ammoniaque appliquée sur le nerf grand sympathique exciter les battements du cœur, et il s'est convaincu que c'est ainsi que la même opération augmente les pulsations de la carotide, fait noté par Everard Home. Les expériences de Legallois, qui a vu, en détruisant la moelle épinière, les mouvements du cœur s'arrêter, ne peuvent s'expliquer que par l'influence médiatement exercée, par cette opération, sur le nerf trisplanchnique (1). Enfin, Pourfour du Petit et Dupuy ont vu que la section de ce nerf au cou produisait la suppuration, la perte de l'œil, et de plus un amaigrissement, un dépérissement bientôt mortel.

Ce dernier effet prouve assez l'importance de cet appareil nerveux ; et cette importance, aussi bien que son action sur les organes sécréteurs, sur l'exhalation, l'absorption, la nutrition, l'inflammation même dans les cas morbides, se conçoit mieux si l'on admet, avec Lancisi, Chaussier, Wrisberg, que les filaments de ce vaste réseau se jettent sur toutes les artères et les suivent jusqu'à leur terminaison ; mieux encore si l'on adopte l'opinion de Lobstein, c'est-à-dire qu'ils se combinent avec les tuniques artérielles. Telle est aussi notre pensée, et nous aurons fréquemment occasion, par la suite, de revenir sur la sensibilité, l'activité, la vitalité que cette combinaison bien probable donne aux vaisseaux capillaires

(1) Toutefois, il n'en faudrait pas conclure contre ce que nous avons dit plus haut, savoir, que les ganglions étaient en quelque sorte indépendants l'un de l'autre et des centres cérébro-spinaux. Cette indépendance se prouve assez par la conservation de la vie, durant la période intra-utérine, chez des monstres privés de cerveau et de moelle épinière (Lallemand et autres), et même d'une partie plus ou moins considérable du tronc.

que, en raison de cette texture, nous avons nommés *névrartères*. Cette supposition, à laquelle l'anatomie même conduit assez directement, aide, autant que la connaissance des nombreuses relations entre les deux systèmes nerveux que nous avons signalées plus haut, à l'explication de certaines corrélations de sensibilité ou d'action entre des parties éloignées, et que l'on connaît sous le nom de *sympathies ;* elle y aide surtout, si l'on admet des anastomoses entre les névrartères et les derniers filaments du système cérébro-spinal. Ces sympathies jouent un grand rôle dans la physiologie et la pathologie de l'homme ; elles ont beaucoup moins d'importance en physiologie comparée, et il est à remarquer que le système du nerf grand sympathique est, en effet, d'autant moins développé que l'animal vertébré occupe un rang plus bas dans l'échelle organique. Sa complexité va décroissant, de l'homme aux autres mammifères, de ceux-ci aux oiseaux, aux reptiles, aux poissons, chez lesquels il devient presque rudimentaire.

Cette observation nous fournira un argument de plus contre l'identité supposée de la chaîne ganglionnaire des invertébrés avec le système trisplanchnique des vertébrés : n'est-il pas évident que si c'était la même chose, et si chez ces derniers le système cérébro-spinal était d'apparition nouvelle et sans analogue avec ce que possèdent les premiers, le nerf trisplanchnique devrait être d'autant plus développé qu'on se rapprocherait davantage de ceux-ci, et par conséquent bien plus parfait chez les poissons que chez l'homme, où il devrait être au minimum de développement?

La manière dont nous avons envisagé ce système dans ses relations avec les vaisseaux sanguins, nous permet de concevoir, mieux que dans toute autre supposition, l'influence de l'agent nerveux sur les *humeurs* mêmes. Nul doute, pour nous, que le sang ne doive, en partie, sa fluidité, son expansion et ses qualités excitantes (sang artériel) à l'agent vital qui le pénètre et qui ne l'abandonne que dans certaines maladies (choléra), dans l'agonie ou après la mort, quand ce liquide a été extrait des vaisseaux, quand il a été mêlé avec un agent délétère qui tantôt en détermine la coagulation, comme le venin de la vipère selon Fontana et Laurenti, ou au contraire en détruit la cohésion, comme les miasmes putrides et pestilentiels, etc. Nul doute aussi que le sperme ne doive à la même cause l'agitation de ses globules, dont la vie individuelle, l'animalité est au moins fort douteuse; peut-être même doit-il cette merveilleuse faculté fécondante, son principal attribut, à l'accumulation de l'agent nerveux qui s'y fixe et s'y concentre dans l'acte de la copulation, par une sorte de choc électrique comparable à celui que reçoit un corps mis en contact avec la bouteille de Leyde ou l'électrophore : question que toutefois nous nous proposons d'agiter ailleurs *(Fécondation)*.

CHAPITRE III.

DES VARIATIONS DE L'INNERVATION DANS LE MÊME INDIVIDU.

Nous avons vu, dans le précédent chapitre, l'innervation acquérir un degré d'intensité et surtout de complexité de plus en plus élevé, en passant de la plante et du zoophyte à l'homme; et chez ce dernier même, nous aurions pu reconnaître des différences bien réelles selon les circonstances dans lesquelles sont placés des individus différents. En effet, l'homme civilisé, comparé à l'homme sauvage; l'homme aisé, avec toutes les jouissances du luxe et les passions d'un haut état social, comparé à l'artisan, n'offrent-ils pas à l'observateur des phénomènes vitaux et nerveux mille fois plus diversifiés et plus raffinés en même temps? Mais ces modifications appartiennent plutôt à l'étude morale de l'homme qu'à la physiologie; celles qui peuvent se ranger sous ce dernier titre se divisent d'abord en *générales* et en *partielles*.

A. Modifications générales. Bien que les circonstances extérieures, comme le climat, l'habitation, la profession puissent agir sur toute l'économie, de manière à changer plus ou moins la sensibilité, l'activité du système nerveux universel (acclimatement, maladies générales, etc.), ce genre de causes produit bien plus souvent des modifications partielles, et il en sera plus amplement question ci-après. Il est d'autres modifications générales de l'activité vitale qui dépendent, au contraire, de la première organisation du sujet et des phases par lesquelles elle doit nécessairement passer : ce sont celles des sexes, de l'âge, des variétés dans chaque espèce, du tempérament, de la constitution. Ces objets, comme on voit, concernent plus spécialement la physiologie humaine que la physiologie comparée; car on a dit à peu près tout ce qu'il y a à en dire sous ce dernier point de vue, en rappelant que, à part quelques exceptions, il y a plus d'énergie, de force, de solidité chez le mâle, chez l'adulte; plus de sensibilité, de mobilité chez la femelle et dans le jeune âge; que certains individus montrent plus de vigueur ou plus de vivacité, de souplesse que d'autres : modifications de vitalité souvent traduites au dehors par des formes plus robustes ou plus sveltes, quelquefois même par des colorations différentes, comme on le sait fort bien pour les chevaux et autres animaux domestiques. L'*albinisme,* cet état caractérisé par la blancheur des poils de la peau, la décoloration de la choroïde de l'œil et de l'iris, en fournit la preuve, puisqu'il est ordinairement lié avec la faiblesse et l'apathie.

B. Modifications partielles innées. De même que les dernières dont nous venons de parler, celles-ci tiennent à l'organisation native ou primordiale des parties dont se compose le corps vivant. La sensibilité et les opérations réactives qui s'observent, à des degrés et avec des formes si diverses, dans les organes différents, peuvent se rapporter à plusieurs circonstances d'organisation : la première c'est le genre de nerfs dont cet organe est pourvu; la deuxième est relative à la quantité de matière nerveuse qu'il renferme; la troisième, enfin, à sa structure propre qui le rend apte à telle ou telle opération.

1° Il doit nous suffire, quant au premier chef, de rappeler ce qui a été dit plus haut des trois dispositions principales de la substance nerveuse chez les animaux supérieurs; les névrartères, moins sensibles aux impressions et moins bons conducteurs de leurs excitations, ne donneront aux organes dont ils seront les seuls animateurs, qu'une sensibilité toute locale, toute de nutrition, et une grande aptitude à l'expansion, aux exhalations : tels les membranes séreuses, le tissu cellulaire, les ganglions lymphatiques, etc. Si des filets du trisplanchnique, plus isolés, plus purement nerveux, se mêlent aux névrartères, comme dans les membranes muqueuses, les glandes, les viscères musculeux, les excitations seront plus vivement ressenties, les fonctions moins simples; il y aura des sécrétions, des contractions; celles-ci seront surtout énergiques dans les viscères qui recevront aussi quelques nerfs cérébraux, comme les poumons, l'estomac, la matrice. Enfin, dans les sens, la peau, les muscles dont les nerfs sont ceux du système cérébral, la sensibilité, la propagation des impressions, les contractions seront portées au plus haut point de puissance et de diversité.

2° S us le deuxième point de vue, on aurait mauvaise grâce à répéter, avec certains vitalistes, que si les os, les cartilages devaient, dans l'état sain, leur peu de sensibilité à l'absence presque totale des nerfs dans leur tissu, ils ne pourraient point acquérir, dans l'état de maladie, cette excessive sensibilité qu'on leur connaît. C'est évidemment confondre deux états fort différents, comme nous le prouverons bientôt, et c'est une vérité patente que là où il y a plus grande abondance de matière nerveuse, toutes choses égales d'ailleurs, là aussi il y a plus de sensibilité et d'activité vitale: témoin l'œil, la langue, etc., et témoin aussi, en sens inverse, les ongles, les cornes, les poils, les plumes, les têts ou coquilles, et même l'épiderme, productions, pour ainsi dire, excrétées, dépourvues de tout nerf sous quelque forme que ce soit, et partant totalement insensibles et incapables de réactions vitales.

3° En ce qui concerne la structure particulière des organes, il est par trop évident qu'elle ne peut manquer de modifier considérablement l'innervation, quant à ses actes et à leurs manifestations : l'œil est fait de manière à voir, et l'oreille de manière à entendre; le muscle est apte à se raccourcir, la glande à sécréter sous l'influence de l'agent vital. C'est encore à la structure des organes qu'il faut rapporter leur aptitude à répondre à certains agents spéciaux, l'estomac à l'émétique, les organes génitaux aux cantharides; ou à être impressionnés par certaines violences plutôt que par d'autres, les ligaments par la distension, le testicule par la compression. La même théorie peut expliquer comment certaines parties de l'encéphale, organe si éminemment nerveux, se montrent insensibles ou inertes sous certaines influences : c'est qu'elles ont leur destination, à laquelle il a été pourvu par une structure et des relations convenables; ce n'est point l'affaire des hémisphères cérébraux que de sentir des contacts immédiats; ce n'est point celle des faisceaux postérieurs de la moelle épinière que de faire contracter des muscles, etc., etc. Si nos sens ne nous soumettent pas ici immédiatement les conditions matérielles des actes auxquels ces portions président, le raisonnement y supplée en s'appuyant sur leurs connexions anatomiques.

C. Modifications partielles acquises ou accidentelles. C'est ici le cas surtout de distinguer ce qui se passe dans l'état sain et dans l'état morbide ; quoique l'explication de l'un conduise très-rationnellement à celle de l'autre, ils n'en présentent pas moins des différences très-essentielles.

1° Nous avons vu déjà que, dans l'état sain, l'innervation, excitée par un stimulus, réagit avec une intensité proportionnée à la vivacité de l'impression et au repos antécédent; que, après un certain temps d'activité, l'innervation faiblit et peut même s'éteindre par épuisement partiel ou total de l'agent nerveux ; que le repos semble accumuler cet agent, au point de rendre, après cela, les organes trop impressionnables et les réactions trop fortes.

Que de pareils effets se reproduisent fréquemment dans un organe déterminé, cet organe *s'accoutume* peu à peu à l'état dans lequel il est le plus souvent placé ; *la nutrition, sans cesse agissante, le façonne* (1) *peu à peu*, de manière à le mettre en harmonie avec les impressions les plus fréquentes, à les lui rendre moins vives, et au contraire à le rendre plus apte aux *réactions* le plus fréquemment sollicitées : c'est là tout le mystère de ce qu'on nomme *habitude, mémoire, éducation, acclimatement.* La peau se met en équilibre physiologique avec la température la plus ordinaire au climat de la contrée qu'habite l'animal; il ne la sent plus, pour

(1) Il y a certes, dans l'assuéfaction, des changements matériels, physiques, de texture; cela est prouvé par la résistance de la peau du forgeron ou du cuisinier à la rôtissure, par celle du cavalier à l'excoriation ; *idem* de tout travail qui exige beaucoup de frottement ou de pression, dans la paume des mains par exemple.

ainsi dire ; il s'y *habitue*, comme à ses vêtements l'homme civilisé, et ne s'aperçoit que des variations en plus ou en moins du degré habituel : voilà pourquoi l'on a pu dire, avec raison, que l'habitude *émousse le sentiment*. Mais les effets de cette accoutumance ne se bornent pas à la peau et à des sensations externes ; il y a une modification interne, générale, qui fait que tel animal ne peut vivre que difficilement dans d'autres pays que ceux où son espèce est naturalisée ; il en est de même des peuplades humaines (1).

Que l'encéphale s'habitue à reproduire certains actes dits intellectuels dans certaines occasions, ce sera de la mémoire ; mais cette mémoire peut siéger aussi bien dans toutes les autres parties du système nerveux que dans l'encéphale : l'œil de l'artiste reconnaît instantanément les détails qui échappent à l'homme le plus attentif dans l'examen d'un tableau ; l'oreille du musicien distingue parfaitement la multitude des sons simultanés qui se confondent dans l'ouïe du vulgaire : c'est que les sens de l'homme exercé connaissent ces objets et s'en souviennent ; et ceci justifie la seconde partie de la proposition de Bichat, dont nous avons énoncé plus haut la moitié, savoir, que l'habitude *perfectionne le jugement*. Nous pourrions en dire autant des doigts du pianiste, des jambes du danseur, relativement à la facilité avec laquelle ils répètent les mouvements qu'ils ont appris ; et ici remarquons seulement que cette mémoire siège principalement dans

(1) A ces particularités se rattacherait l'étude de la géographie des animaux, c'est-à-dire la distribution des espèces sur le globe ; mais c'est un sujet tout d'histoire naturelle et non de physiologie.

les nerfs et les centres nerveux, et non dans les muscles mêmes (1); car les muscles sont isolés l'un de l'autre, et les *mouvements d'ensemble ou de succession* qu'ils exécutent si régulièrement, ne peuvent être harmonisés que par les nerfs qui leur sont communs. Il n'y a pas jusqu'aux viscères qui ne se souviennent de certains actes, de certaines impressions, et ne reproduisent plus facilement les premiers à l'occasion des secondes : c'est ainsi, au reste, que l'harmonie s'établit dans les fonctions, soit internes, soit externes. Et pour celles-ci en particulier, il est évident qu'elles sont perpétuellement sous l'influence de ces modifications de l'innervation produites par le fréquent exercice, puisque c'est en cela que consiste l'*éducation*, sans laquelle rien ne pourrait s'exécuter, au physique ni au moral, chez l'animal ni chez l'homme. La marche et ses modes divers, le vol, la chasse, la natation, la fuite, tout s'apprend comme les langues et les sciences, et apprendre ce n'est autre chose, à coup sûr, que modifier son organisation de façon à lui faire reproduire avec plus d'aisance ce qu'elle a déjà exécuté. Nous verrons ailleurs que cette facilité peut devenir telle,

(1) Winslow observe que nous exécutons assez aisément de la main gauche, et sans aucun exercice préalable, mais en sens inverse, les caractères que nous sommes habitués à tracer de la droite : c'est là un effet d'éducation encéphalique et non musculaire. Toutefois, la modification qui constitue l'habitude, l'éducation, est aussi très-réelle dans les muscles même : on ne peut le nier *physiologiquement* en ce qui concerne chaque mouvement partiel; le muscle, par l'effet de l'exercice et de l'habitude, répond plus vivement et plus activement à l'influx nerveux; ses contractions sont plus promptes et plus fortes, plus sûres; il résiste bien davantage à la fatigue; mais d'ailleurs, *anatomiquement* même, cette modification se démontre par l'augmentation de volume des muscles exercés, chose bien connue pour les danseurs, les lutteurs, les maîtres d'escrime, etc. etc. Par analogie même, on peut se servir de ce fait pour prouver que les changements dus à l'habitude, à l'éducation, sont bien des changements *organiques*, quoiqu'ils ne soient pas toujours perceptibles à nos yeux.

que l'exécution a lieu sans la conscience, sans la volonté même de l'animal. Cette aptitude des corps vivants à s'harmoniser ainsi avec ce qui les entoure et à se modifier pour leur plus grand avantage, est si importante en physiologie, si générale d'ailleurs, que d'abord nous en avions cru devoir faire aussi une propriété vitale sous le nom d'*éducabilité*, expression qui mérite peut-être d'être conservée comme celle de sensibilité, de contractilité, etc., pour la commodité du langage.

2° Si la surexcitation d'un organe est par trop forte, ou forcément soutenue au-delà d'une durée convenable; si, au contraire, toute stimulation est soustraite pendant long-temps à un organe, il tend, en vertu de l'éducabilité, *à se constituer en permanence* dans cet état de surexcitation ou de torpeur; il y a exaltation dans le premier cas, hyposthénie dans le second. Quand l'action est très-violente, elle peut produire instantanément les mêmes effets; c'est ainsi que la chaleur *enflamme* rapidement la peau dans l'accident connu sous le nom de brûlure. Dans ce cas, comme dans tous ceux où l'inflammation s'est établie, l'organe est devenu si sensible que la température ordinaire du milieu ambiant, et celle du sang qui circule dans les vaisseaux, produisent la sensation d'une chaleur ardente, et souvent même une douleur insupportable. C'est ainsi qu'on explique comment un os, une membrane séreuse, insensibles dans l'état sain, deviennent, étant enflammés, le siége de vives douleurs et d'une extrême sensibilité au moindre contact, c'est que les névrartères exaltés se sont mis au niveau (et l'ont même dépassé) des nerfs encéphaliques, pour la sensibilité et la faculté conductrice. On conçoit aisément combien ces nerfs eux-mêmes doivent accroître également leur sensibilité dans les cas d'inflammation où ils partagent l'exaltation des névrartères ; aussi l'inflammation du doigt, du globe de l'œil, où ces nerfs sont volumineux, constitue-t-elle des maladies excessivement douloureuses. De même aussi, ce sont les animaux les plus *nerveux*, si l'on peut parler ainsi, qui sont les plus sujets à souffrir de ces exaltations nées sous l'influence de stimulations trop fortes : l'inflammation est d'autant plus rare et moins intense qu'on descend plus bas dans l'échelle animale.

TROISIÈME PARTIE.

FONCTIONS DE SENSATION.

CHAPITRE Ier.

GÉNÉRALITÉS.

Pour la majeure partie des physiologistes, la sensation est une fonction passive, qui consiste à recevoir l'impression d'un excitant, et c'est tout autre chose que la réaction qui la suit ; pour la plupart des idéologistes modernes au contraire, la sensation se confond avec la réaction, ou plutôt c'est la même chose, et les différents actes d'innervation auxquels on a donné des noms différents, ne sont que des modes particuliers de la sensation ; connaître c'est sentir des impressions, juger c'est sentir des rapports, vouloir c'est sentir des désirs. Il y a du vrai dans l'une et l'autre opinion, des analogies et des différences entre toutes les opérations nerveuses ou sensoriales, et l'embarras de ces questions d'identité disparaît, dès que, au lieu de traiter de ces sujets par forme d'abstraction, on se contente de les examiner dans les actes mêmes. Ainsi, sans rechercher si la *sensibilité* est passive ou non, problème dont la solution ne dépend en réalité que du sens qu'on veut attacher aux mots, nous dirons que la *sensation* est une *opération*, qu'elle a par conséquent quelque chose d'actif, tout aussi bien que la pensée, la volition, la contraction musculaire ; nous ajouterons dès-lors que l'innervation, toujours active, est, jusqu'à un certain point, partout identique, et ne varie que selon les portions du système où on l'observe, et selon les excitants qui la mettent en jeu ; mais rien n'empêchera de considérer chacune de ces variations comme une fonction à part, et de lui conserver sa dénomination spéciale tout en donnant à leur ensemble une qualification commune, comme nous l'avons fait en les réunissant sous le titre de fonctions de sensation. Partout, en effet, nous aurons à examiner, dans leurs degrés divers et leurs modes particuliers, ces trois choses inséparables : *impression, réaction, transmission.* Je dis inséparables, car que serait l'impression sans réaction ? Y a-t-il impression là où un contact est sans résultat ? S'il en était ainsi, ce ne serait pas la peine de s'en occuper. Quant à la réaction, elle ne saurait être spontanée ; il n'y a pas d'effet sans cause, et la réaction, c'est-à-dire l'état actif, est incontestable même dans les cas de *sensation proprement dite,* dans ceux qu'on a crus le plus évidemment passifs et qu'on réduisait au simple rôle d'impression.

Ceci vaut la peine d'être prouvé. Une fusée volante vous fait l'effet d'une longue tige lumineuse, parce que l'impression dure encore au point où elle a commencé, quoique l'objet qui l'a produite ait déjà parcouru beaucoup d'espace dans l'air, comme son image sur votre rétine. Regardez le soleil, fermez les yeux ensuite ; vous verrez, pendant assez longtemps, l'image de cet astre ; cependant l'excitant n'est plus là : si la sensation n'était qu'une impression, elle devrait disparaître aussitôt que l'impression cesse. Mais il y a plus ; au lieu de s'arrêter, la sensation *change ;* l'image se modifie par la seule réaction de l'organe mis en jeu ; elle paraît tantôt vivement, tantôt faiblement colorée, tantôt d'une couleur et tantôt d'une autre (couleurs complémentaires) : certes, c'est là de l'activité, et Darwin n'était pas trop mal fondé à comparer la rétine à un muscle agité par des contractions fibrillaires. En second lieu, nous avons fait entendre plus haut que l'habitude, l'éducation donnaient aux organes la facilité de reproduire certains actes ; ils le font quelquefois sans l'intervention des impressions directes : la mémoire, l'imagination, les rêves reproduisent des perceptions ou sensations internes en l'absence des objets qu'ils représentent ; il y a donc alors activité dans l'encéphale, puisque la sensation qui s'y produit n'a plus de rapport matériel avec la cause qui l'excite : la voix d'une personne rappelle les traits de son visage, et certes il n'y a rien de commun entre des sons et des images. Donc nous pouvons donner, de la *sensation proprement dite,* cette définition : *c'est un acte qui s'opère en nous par suite d'une impression, et nous donne des notions sur cette impression et sur le corps dont elle émane.*

Or, cet acte nous offre ceci de bien remarquable, qu'il peut *se transmettre* ou *se répéter, avec toutes ses qualités particulières,* à travers une étendue plus ou moins considérable du système nerveux : si l'œil ou l'oreille ont transmis au *sensorium commune* les mille nuances et les innombrables notes qu'ils ont reçues à l'occasion d'un paysage ou d'un morceau de musique, n'a-t-il pas fallu que toutes ces sensations se répétassent, avec toutes leurs différences, le long du nerf optique ou de l'auditif et d'une certaine portion de l'encéphale même? Car l'impression n'a pas été portée sur le centre nerveux, qui ne saurait même la sentir si elle lui était directement appliquée. Or, il résulte de ceci deux choses, l'une que la transmission est une réaction toute pareille à celle qui est née sous l'impression des excitants extérieurs, l'autre qu'une réaction donnée est partout *analogue;* elle est, dans le nerf, analogue à ce qu'elle a été dans l'organe du sens, et dans l'encéphale à ce qu'elle a été successivement dans l'un et dans l'autre. Que cette réaction ne soit pas partout *identique;* qu'elle se modifie dans les différents organes qu'elle traverse; que la sensation morale ou perception ne soit pas, à proprement parler, la même chose que la sensation primitive; cela doit être, et les modifications seront plus grandes encore quand, dans d'autres portions autrement organisées des centres nerveux, la sensation se transformera en jugements, en volitions, en commandements d'exécution musculaire (1), de même que la sensation n'était pas du tout la même chose dans la langue, dans l'oreille ou dans l'œil. Il n'en ressort pas moins de là une liaison intime entre toutes les fonctions comprises dans cette troisième partie de notre Physiologie comparée.

Nous avons dit qu'il fallait, dans la division des sensations, tenir compte de l'organe et du stimulant;

(1) C'est ainsi que le professeur Lordat a pu dire, avec raison, que l'irritabilité est une sorte de sensibilité. *(Leçons de phys.)*

c'est ce que nous ferons mieux voir dans les détails qui vont suivre.

Depuis Cabanis, on est dans l'usage d'assigner deux ordres de sources principales aux sensations, les internes et les externes. Nous croyons devoir y joindre une troisième division, celle des sensations centrales.

1° Les *sensations internes* ou *viscérales* ont été long-temps confondues avec le tact, et cependant elles méritent d'en être distinguées sous plusieurs rapports; en raison des moyens par lesquels elles s'exécutent, en raison de leur nature même, et enfin de leurs effets consécutifs. C'est aux nerfs splanchniques, aux rameaux et aux ganglions du grand sympathique, ou bien aux névrartères qu'elles se rattachent; de-là, d'après ce qui a été dit déjà dans la partie précédente, réactions plus bornées, circonscrites, transmises uniquement peut-être jusqu'au ganglion le plus voisin, ou seulement dans les cas de violence extrême (coliques intestinales, tranchées utérines, pression du testicule, etc.), jusqu'à l'encéphale. Dans ce dernier cas même, c'est, pour l'ordinaire, obscurément que la transmission est perçue, et cela tient à la nature des conducteurs plus qu'à l'assuéfaction à laquelle on a voulu attribuer cette inscience des mouvements qui se passent dans nos viscères; cette assuéfaction ou habitude y est pour quelque chose, mais non pour tout à beaucoup près. Enfin, de ces sensations confuses, obscures et d'une nature spéciale, résultent souvent, dans l'encéphale, des mouvements dont l'origine semble ainsi cachée et mystérieuse: mouvements tantôt sensitifs (imagination, rêves, cauchemar, incube), tantôt exécutoires (instincts), tantôt consistant seulement en modifications d'intensité, de rapidité dans les actes intellectuels ordinaires (passions), objets qui seront plus amplement traités dans la suite. Mais une singularité, dont personne, ce me semble, ne s'est occupé jusqu'ici, mérite de nous arrêter encore un instant.

Lorsque les sensations internes, que nous venons de signaler comme généralement obscures, deviennent plus vives, plus manifestes, nous savons communément fort bien les rapporter à leur véritable siége, au moins quant à la région, souvent même à la profondeur. D'où peut nous venir ce sentiment de la position des parties? On le comprend pour le tact extérieur à chaque instant contrôlé par la vue, par les expériences même du toucher; mais quoi de commun entre telle partie du cerveau et la peau du crâne, telle partie du poumon, du foie, des intestins et les parois du thorax et du ventre? Pourquoi n'en restons-nous pas au même point que l'enfant qui souffre et se plaint sans pouvoir montrer le siége de ses douleurs? Il me paraît qu'ici il y a également une éducation faite par le toucher; des pressions qui augmentent ou diminuent les douleurs, des mouvements qui produisent le même effet, comme quand on hoche la tête, quand on fait un effort d'inspiration, de défécation, nous accoutument à reconnaître le vrai siége de ces sensations pénibles; mais la profondeur même de ce siége, autant que le peu de netteté des sensations internes, nous exposent à de fréquentes erreurs, comme on le sait bien en pathologie ; fort souvent ce qu'on appelle des douleurs sympathiques, il faudrait l'appeler douleurs erronées par inexpérience et défaut de guides ou de point de repère. Dans la luxation spontanée on souffre au genou, pour cette raison, sans doute, que la profondeur de l'articulation malade ne nous permet pas d'en contrôler, par le toucher, les sensations.

2° On pourrait, jusqu'à un certain point, rattacher aux sensations internes la perception des opérations intellectuelles, le *sens intime*, la *conscience*, en prenant ce mot dans une acception toute physiologique. Mais ce genre de sensation se lie si intimement aux sensations externes, il en est si communément la suite que l'on pourrait tout aussi naturellement le leur annexer; le mieux nous paraît être de le considérer comme faisant un ordre à part auquel nous avons déjà assigné ci-dessus la dénomination de *sensations centrales*.

3° Les *sensations externes* sont celles auxquelles s'appliquent surtout la définition et les démonstrations données ci-dessus : elles ont pour source les organes des sens. Qu'est-ce qu'un sens ? Quel en est le nombre réel chez l'homme et les animaux les mieux partagés ? Voilà deux questions auxquelles il faut répondre avec quelque détail.

Un *sens* est un appareil de sensations spéciales, composé 1° de pièces propres à recueillir, renforcer, régulariser, prolonger quelquefois les impressions d'un stimulus extérieur, et d'organes propres à le diriger vers ces impressions, à le mettre en harmonie avec elles, ou bien à le soustraire à leur action quand elle devient dangereuse ou fatigante ; 2° de membranes, de houppes ou papilles nerveuses et sentantes ; 3° de nerfs ou conducteurs qui répètent jusqu'au *sensorium commune*, c'est-à-dire jusque dans l'encéphale, les sensations éprouvées, pour en faire des sensations centrales ou perçues, des perceptions. Ici, comme dans toute partie du système nerveux, il y a donc impression, réaction et transmission.

La réaction consiste ici dans un double ordre de phénomènes, ceux de sensation et ceux d'attention; car il y a attention dans le sens, de même que dans l'encéphale, soit qu'on la suppose immédiatement produite par le stimulus (attention spontanée), soit qu'on admette une transmission rétrograde d'une partie de la réaction encéphalique (attention volontaire). Même en l'absence de toute stimulation actuelle, il peut y avoir des phénomènes semblables par le seul effet de la mémoire ou de l'habitude, mais ils ont alors ordinairement quelque chose de morbide : la réaction sensitive existe-t-elle dans l'organe même du sens, elle produit les *hallucinations ;* existe-t-elle dans l'encéphale, pour se transmettre au sens par voie rétrograde, il en résulte, selon le degré de vivacité qu'elle atteint et selon l'état du reste de l'encéphale, les imaginations fantastiques, des rêves, des visions, la folie.

Quant à la transmission, la preuve qu'elle est due à une propagation des réactions du sens vers l'encéphale, se tirerait aussi de certaines illusions, de celles, par exemple, où tombent les amputés qui, impressionnés sur un tronçon de nerf, accusent des douleurs dans un membre qu'ils n'ont plus, parce que l'opération est la même dans l'encéphale que celle que l'habitude et l'expérience leur avaient appris à rapporter à ce membre.

Ceci nous apprend de plus que c'est surtout dans l'encéphale que les sensations prennent leur valeur réelle, deviennent des notions; c'est encore ce que prouvent des erreurs d'un autre genre : après la rhinoplastie, l'opéré croit qu'on lui touche le front quand c'est au nez nouveau qu'on s'adresse. Le sens a changé de place, mais le sensorium a conservé l'ancienne *topographie* qui lui avait été imprimée par l'éducation naturelle, que nous venons de désigner par les mots d'habitude et d'expérience.

Tenons-nous-en à ces généralités sur les sens externes, et parlons de leur nombre réel ou de convention. On sait que, de tout temps, on en a compté cinq; mais ce nombre a paru insuffisant à quelques écrivains: Buffon en voulait faire admettre un sixième pour la sensation voluptueuse que donnent les actes vénériens; Ch. Bell en veut un particulier pour les notions de poids, de consistance, de résistance en général ; Carus veut également séparer les sensations de température de celles qui ont trai aux autres qualités tactiles des corps ; Spallanzani est tenté d'en accorder un surnuméraire aux chauves-souris pour la connaissance de leurs routes aériennes ; Jacobson suppose à certains animaux une faculté spéciale pour discerner les poisons; beaucoup d'autres écrivains se contentent de séparer le tact général du toucher proprement dit. Mais ces auteurs ont mal apprécié la valeur du mot qu'ils employaient : en effet, ce n'est pas sur la nature des sensaions seulement, sur le genre et l'espèce d'excitant auquel elles répondent, que leur distinction, leur dénombrement se base ; c'est plutôt sur la disposition de l'appareil propre à les mettre à profit, et la définition que nous avons donnée du mot *sens* est entièrement basée sur ce principe ; ôtez les sensations internes dont il a été question d'abord, et vous n'avez évidemment que cinq *appareils* propres à recueillir les sensations, cinq sens par conséquent : le toucher, le goût, l'odorat, l'ouïe et la vue. Je sais que les sensations que nous rapporterons au sens du toucher sont très-variées ; mais celles de la vue, de l'ouïe, de l'odorat, du goût sont-elles donc identiques? L'éblouissement par un éclat quelconque est-il la même chose que la notion des couleurs, et celle-ci est-elle la même chose que la notion des contours ? Le timbre, le ton et la force du son constituent-ils une seule et même qualité ? Et, d'un autre côté, n'y a-t-il pas une bien prochaine analogie entre une saveur chaude ou fraîche éprouvée par la langue, et la sensation du chaud et du froid ressentie par la peau ; entre une saveur âcre, une odeur piquante et la cuisson qu'une liqueur acide produit sur la conjonctive, ou qu'une vapeur irritante produit sur les bronches ; entre l'âpreté d'un astringent et le frottement d'un corps rude ? Donc, dissemblances et ressemblances vous prouvent que ce n'est pas sur la sensation, mais sur l'appareil qui la reçoit et l'utilise, que doit se baser la division qui nous occupe. S'il en était autrement, où vous arrêteriez-vous dans la multiplicité des sens qu'il vous faudrait admettre ? Où ranger les douleurs, les chatouillements auxquels se viennent tout naturellement annexer les sensations vénériennes? Ne vous faudra-t-il pas un sens des idées, comme un sens des températures et des résistances , etc. etc. ? Un mot donc seulement de ces additions dont nous avons parlé d'abord , et qu'on a voulu faire à l'énumération généralement admise. 1° Nous venons de voir à quoi se réduisaient les secousses sensitives de l'union des sexes ; le point de départ est une portion de la peau, *organe du toucher*, et l'orgasme se propage au reste du système nerveux comme dans le chatouillement. 2° Le sens musculaire de Ch. Bell n'est autre chose que la notion produite par un effort *intellectuel;* il faut le ranger, si l'on veut, parmi les sensations centrales, et le réunir avec la *conscience* qui accompagne la plupart des opérations mentales, comme la réminiscence, l'attention, le désir, etc. Certes, ce n'est pas au muscle qui se contracte pour soutenir un poids ou presser un corps dur que nous rapportons la sensation éprouvée, ce n'est pas dans la région occupée par ce muscle que nous faisons siéger la résistance à vaincre; c'est là où notre main touche le corps que nous la supposons par un véritable raisonnement, autant que par la sensation directe de la pression exercée sur la main même (1). 3° La sensation de la chaleur ou du froid est évidemment reçue et transmise par les mêmes organes que les autres qualités tactiles ; une partie enflammée supporte difficilement la chaleur et aussi les contacts un peu rudes; les dents dénudées de leur

(1) Ce qui le prouve, c'est que, dans les rêves, mouvements tout encéphaliques, nous croyons exécuter des mouvements ; nous éprouvons la même sensation que si ces mouvements étaient réellement exécutés.

émail sont excessivement sensibles aux changements de température et aussi aux attouchements, comme l'ont surtout prouvé les expériences de Duval, qui attribue cette sensibilité à une substance intermédiaire à l'émail et à l'ivoire, substance à laquelle il donne le nom de dictiodonte. 4° Le prétendu sens conducteur des chauves-souris n'est qu'un toucher délicat. 5° Le sens distinctif des poisons n'a été inventé que pour trouver des usages à un organe nouvellement découvert. 6° Enfin, pour ce qui concerne un tact général ou universel, *sensus communis* de Sprengel, sens général selon de Blainville, sensibilité tactile pour Milne Edwards, on peut aisément se convaincre qu'il ne comprend rien de plus ni de moins que le toucher spécial des auteurs même qui veulent établir cette distinction. Que la main de l'homme ait plus de délicatesse et une forme plus favorable aux explorations tactiles, est-ce une raison pour vouloir séparer les sensations qu'elle peut recueillir de celles que les lèvres, les pieds, les bras, tout le corps enfin peuvent recevoir? Ne jugerez-vous pas, d'une manière au moins approximative, et de la température, et de la dureté, et du volume, et de la forme en supprimant l'usage des mains? Dire, avec certains physiologistes, que le tact est passif et le toucher actif, c'est uniquement vouloir employer deux mots pour les mêmes sensations, selon que l'attention et la volonté les accompagnent ou non, et tous les autres sens devraient dès-lors réclamer une division pareille; mais, du reste, elle existe du moins dans le langage: regarder et voir sont deux choses sans doute, mais on n'a pas pensé, en admettant ces deux acceptions de mots comme distinctes, devoir pour cela scinder en deux le sens de la vue. Toutefois, comme le toucher est évidemment le sens le plus universellement répandu, comme c'est aussi celui dont le mécanisme est le plus simple et, pour ainsi dire, le plus grossier, c'est par là que nous commencerons l'étude des cinq sens pris chacun en particulier. Nous compléterons ainsi l'exposition des sensations externes; après quoi nous aurons à étudier les sensations centrales et les opérations qui s'y rattachent : quant aux internes, le peu que nous en avons dit fait assez voir que leur étude minutieuse ne saurait offrir d'intérêt qu'autant qu'on en lie les détails à ceux des autres fonctions viscérales ou des opérations intellectuelles.

CHAPITRE II.

DU TOUCHER.

ARTICLE I.er – Notions générales.

Nous avons dit qu'il était peu rationnel de séparer le tact général du toucher manuel, et la physiologie comparée fait ressortir l'inopportunité de cette division, en montrant que, dans des animaux différents, le toucher actif et volontaire s'exerce par des points différents de la surface cutanée. L'anatomie vient d'ailleurs prouver l'impossibilité de ces distinctions, puisqu'elle démontre, dans la peau, une structure identique à peu près partout. En effet, Malpighi,

Gauthier, et plus récemment Breschet et Roussel de Vauzème, ont été chercher au talon la structure présumable de la peau des doigts chez l'homme ; et les derniers de ces anatomistes se sont aidés beaucoup des observations qu'ils ont pu faire indifféremment sur tous les points de la peau chez la baleine. Ils ont pu reconnaître ainsi l'existence universelle de papilles ou mamelons exhaussés à la surface du derme, enchâssés dans des gaînes épidermiques et recevant, par leur base, des filaments nerveux ; mais ils ont vu aussi que ces papilles étaient plus prononcées, plus longues chez certains animaux et dans certaines régions, là surtout où l'épiderme offre des stries parallèles, indice des rangées de ces mamelons ordinairement élevés deux à deux et formant ainsi des séries sillonnées sur leur longueur aussi bien qu'en travers (*fig.* 10). Celles de la baleine ont plusieurs lignes de longueur et sont renflées à leur extrémité ; celles de l'homme sont infiniment plus petites et coniques, et les auteurs cités en dernier lieu pensent, sans pouvoir l'affirmer bien positivement, que les filaments nerveux se terminent, dans les unes comme dans les autres, en formant des anses concentriques (*fig.* 11).

C'est du moins une chose bien connue que la vive sensibilité dont jouissent les papilles ; on sait combien la douleur est vive par le contact le plus doux, lorsqu'elles ont été dépouillées de leur coiffe épidermique par l'action d'un vésicatoire. Que si l'on s'étonnait qu'elles pussent conserver une délicatesse tactile assez grande sous cette enveloppe membraneuse et cornée, nous pourrions opposer à ce doute des faits péremptoires et qui trouveront place plus loin ; ici seulement nous ferons observer que les dents, bien que peu nerveuses en elles-mêmes, bien que revêtues d'un enduit épais et dur et certainement dépourvu de vie, cristallisé à leur surface, l'émail enfin, sentent néanmoins avec plus de délicatesse qu'on ne l'imagine communément ; nous avons constaté qu'elles peuvent donner une sensation bien réelle par suite d'une percussion modérée exercée avec un simple ruban de fil tenu par une de ses extrémités : certes, c'est là pourtant un choc bien léger. Chacun peut également s'assurer que les ongles, productions cornées, servent à reconnaître certaines qualités des corps soumis à l'exploration tactile, leurs rugosités, leur consistance ; les poils, les cheveux sentent, ou mieux transmettent à la peau l'impression d'un contact souvent fort léger, et ce sentiment n'est pas sans volupté quand il est produit par une main familière ; il ne faut donc pas trouver surprenant que l'épiderme puisse aussi transmettre, aux papilles qu'il enveloppe, des impressions même très-subtiles. Aussi n'est-ce pas, comme on le répète ridiculement sans examen, là où l'épiderme est le plus fin que le toucher est le plus délicat ; l'épiderme est très-épais au bout des doigts, et il est facile de le traverser là avec une épingle sans attaquer le corps papillaire, ce qu'on ne saurait faire assurément sur le dos de la main, à l'avant-bras, etc. Le toucher est plus délicat là où il y a plus de développement dans les papilles et une plus grande abondance de nerfs, avec plus de facilité à s'appliquer aux surfaces qu'il s'agit d'explorer. C'est d'après ces données que nous allons jeter un coup-d'œil sur les principaux modes que nous offrira la série des êtres animés, quant à l'exercice du toucher volontaire.

ARTICLE II. — Vertébrés.

A. Chez l'homme, personne n'ignore que c'est à la main, aux doigts que le sens du toucher offre le plus de perfection, et nous avons fait une petite série de recherches qui confirment ce que l'anatomie, d'une part, et l'observation, de l'autre, avaient déjà appris à cet égard. Nous avons voulu savoir à quelle distance devaient s'opérer, dans les diverses régions du corps, deux impressions simultanées, pour être distinctes et non confondues en une seule (1) : il est clair que plus la peau d'une région recevra de filets nerveux, plus il y aura de rapprochement entre les points isolément sentant, et par suite aussi plus il y aura, pour une égale superficie, de vivacité et de *jugement* dans la sensation. Or, la peau du crâne, celle des joues, des bras, des jambes, piquée simultanément avec deux épingles, ne donnait qu'une seule sensation de piqûre tant que les deux pointes ne portaient pas au moins à deux lignes l'une de l'autre : avec cet écartement on sentait deux piqûres : au front, au dos de la main, la distance voulue, pour deux sensations distinctes quoique simultanées, était d'une ligne et demie; à la paume de la main, d'une ligne; au bout des doigts, d'une demi-ligne; et au bout de la langue, d'un quart de ligne seulement: ce dernier organe aurait donc l'avantage,

(1) Le professeur Weber a fait des recherches du même genre, et probablement plus étendues; je regrette de n'en avoir pu recevoir qu'une simple information de la part du docteur Windischmann.

mais on sait qu'il est destiné à d'autres fonctions, et c'est, quant aux diverses régions de la peau, à l'extrémité des doigts que reste la supériorité. La mobilité des doigts, l'opposition du pouce, la liberté des membres supérieurs en raison de la station bipède, donnent d'ailleurs à la main de l'homme tant d'avantages, que certains philosophes ont voulu y voir la seule cause de sa suprématie sur les autres animaux: exagération souverainement ridicule, car la main de la grenouille est beaucoup mieux fournie de muscles et de phalanges; celle du singe ne le cède guère à celle de l'homme, et l'on ne saurait même lui refuser plus d'adresse, de précision et d'agilité qu'à nous. La main est plus utile à l'homme comme organe d'industrie que comme instrument du toucher; mais ce serait tomber dans le même abus que d'y attacher, sous ce rapport, une importance trop grande: autant vaudrait dire, avec des penseurs superficiels, que l'éléphant ne doit qu'à sa trompe sa capacité intellectuelle, et que le castor n'est redevable qu'à sa queue de son admirable industrie. L'homme sait suppléer, en cas d'accident, aux mains qui lui manquent; il sait de même, au besoin, remplacer, par d'autres moyens de communication, le langage vocal auquel d'autres personnes attachent aussi une importance radicale: c'est que sa supériorité provient d'une autre source, de la perfection de son intelligence et de la prépondérance des organes consacrés à son exercice.

B. Les *autres mammifères* ayant généralement la peau couverte de poils, on peut rappeler, à leur sujet, ce que nous avons dit dans les généralités de ce chapitre, pour la transmission du contact qui s'exerce par le moyen de ces poils jusqu'aux papilles nerveuses même. L'épiderme épais et dur des grands animaux obscurcit davantage, sans doute, la sensibilité tactile, mais sans l'annihiler tout-à-fait, et il en reste toujours d'ailleurs, pour ainsi dire, trop encore dans les gerçures où se logent les insectes qui tourmentent parfois l'éléphant et le rhinocéros.

On peut mettre au rang des organes spéciaux du toucher quelques-unes de ces annexes cornées de la peau, les moustaches, auxquelles Cuvier avait déjà assigné cet usage. Andral a fait remarquer, il y a quelques années, que ces grands et gros poils reçoivent des nerfs volumineux dans leur bulbe chez les rats; il en est de même chez les carnassiers en général, et surtout chez les phoques où les moustaches acquièrent de grandes dimensions et sont mues par le muscle constricteur des narines (Rosenthal). Chez les autres carnassiers, elles sont mues aussi par les muscles des lèvres et du nez, et leur usage, comme organe du toucher, est confirmé par leur analogie de situation avec les palpes des animaux articulés et les barbillons des poissons. Le vulgaire pense que les chats dont on a brûlé les moustaches perdent leur odorat; peut-être cette opinion, évidemment erronée, tient-elle à quelque remarque positive sur une diminution d'adresse et de sensibilité dans leurs chasses. Des parties fort voisines des moustaches peuvent les remplacer efficacement chez les animaux qui en manquent, et ce d'autant mieux qu'elles sont ordinairement molles, parfois muqueuses et toujours dépourvues de poils. Je veux parler du nez et des lèvres. Le premier sert évidemment à l'exploration des objets chez le chien, qui les pousse, les roule, les frotte de son nez humide et nu ; la chose est plus positive encore chez les animaux à grouin, le cochon, la taupe (surtout celle à museau étoilé, *condylurus cristatus*) et la musaraigne; aussi trouve-t-on là, sous un épiderme solide, un derme épais et garni de fortes papilles. Le plus souvent, l'organe principalement tactile est en même temps un organe de préhension : c'est ce qui a lieu pour le nez de l'éléphant prolongé en trompe et terminé par un doigt charnu; des papilles très-développées garnissent l'extrémité de cette trompe : il en est de même à la face inférieure de la queue chez la plupart des mammifères qui l'ont préhensile, les sapajous, les sarigues, etc.

Les lèvres servent au toucher et à la préhension des objets, principalement chez les ruminants et les solipèdes, chez quelques pachydermes aussi ; le cheval et l'âne, le rhinocéros et plus encore la girafe, en donnent des exemples; mais les pattes et surtout les pattes antérieures sont encore, de même que chez l'homme, le plus essentiel instrument tactile chez beaucoup de mammifères, comme on le voit chez les singes, les chats, les ours, les écureuils, etc. Le pied du cheval même, tout enveloppé dans un épais sabot de corne, lui sert souvent à explorer le terrain quand il le gratte ou le frappe, en même temps qu'il l'examine de la vue et de l'odorat. Mais qu'il y a loin, et pour l'organe et pour la sensation, de ce toucher grossier à l'excessive délicatesse des sensations que les chauves-souris peuvent éprouver sur les membranes légères de leurs vastes ailes! Ces toiles si minces et si larges, susceptibles de vibrations, d'oscillations lorsqu'elles sont tendues, peuvent aisément palper l'air, juger de la liberté des passages, de la proximité des obstacles, et expliquer comment ces animaux, privés de la vue, ne s'en conduisaient pas moins bien dans les détours des souterrains, ou à travers les trous d'une toile que Spallanzani opposait à leur passage. Les membranes auriculaires et nasales participent indubitablement, chez les rhinolophes, etc., de cette faculté de palper l'air, et ajoutent ainsi beaucoup aux services que peut leur rendre la finesse de l'ouïe et de l'odorat.

C. Oiseaux. Chez ces vertébrés, on ne trouve guère de surface libre et dénuée de plumes qu'aux pattes et au bec; c'est là que le toucher s'exerce en effet presque exclusivement. Le dessous des doigts surtout paraît garni de fortes papilles recouvertes d'un épiderme qui ne leur fait pas perdre leur utilité; celle-ci se manifeste principalement chez les animaux qui saisissent avec les pattes les objets qu'ils portent au bec, les perroquets, les oiseaux de proie. Quant au bec, son enveloppe cornée ne lui ôte pas non plus la sensibilité; il suffit de voir, chez le canard, l'énorme volume du faisceau nerveux de la cinquième paire qui s'épanouit dans le bec supérieur entre l'os et la corne, pour être convaincu qu'il donne à l'animal des notions tactiles très-minutieuses, lorsqu'il fouille dans la boue des ruisseaux ou des marécages. Assurément il en est ainsi du bec long et flexible des huppes, des avocettes, des bécasses et bécassines : qu'on se rappelle, à ce sujet, ce que nous avons dit de la sensibilité des dents malgré leur émail. La langue des oiseaux sert aussi au toucher, et sans parler de celle du pic, où elle remplit un autre office en même temps que celui du toucher, on observera aisément, chez les granivores, que la langue joue un rôle actif dans l'exploration d'une graine nouvelle ou d'un corps graniforme que l'animal saisit avec son bec.

D. Reptiles. Nous ne ferons que rappeler, à leur sujet, ce que nous venons de dire du bec des oiseaux; le museau des lézards et des serpents est tout aussi nerveux et un peu moins corné, aussi sert-il évidemment de moyen explorateur; c'est du museau que ces reptiles frottent tous les recoins des prisons où on les enferme et dont ils cherchent à s'échapper. La langue est ici, bien plus évidemment encore que chez les oiseaux, organe de tact; ce n'est pas pour prendre des insectes que le lézard ou la couleuvre dardent si fréquemment leur langue au-dehors; cette langue, chez la dernière surtout, est sèche, non visqueuse; elle est néanmoins molle et flexible; c'est un organe de tact très-délicat (*fig.* 12), qui est sans cesse mis en activité dans la progression comme les antennes des insectes. La queue du caméléon et du boa, tout le corps même des serpents, entourent et touchent les corps où ces animaux se suspendent; mais est-ce là exercer un véritable toucher ? Les pieds des caméléons, des geckos, des lézards sont papillés en dessous, et peuvent être considérés comme vrais organes tactiles; le ventre des batraciens est généralement grenu, c'est-à-dire hérissé de petites saillies blanchâtres; sont-ce des papilles ou des glandes sébacées? Il y a probablement l'un et l'autre. La paume des mains, la plante des pieds sont, au contraire, couvertes de papilles excessivement fines et courtes, mais assez peu serrées; d'ailleurs, la main en particulier est composée d'osselets nombreux et très-mobiles, de doigts à phalanges plus multipliées que chez l'homme et de muscles bien plus diversifiés, ce qui devrait donner à ce membre une grande perfection : chez le pipa, il y a quelque chose de plus; chaque doigt est subdivisé, au bout, en quatre petites lanières molles et sans doute propres à exercer le toucher avec plus de finesse.

Chez les batraciens d'ailleurs la peau est nue, et le tact universel semble devoir être plus délicat que chez les autres reptiles; mais cette peau contient beaucoup de phosphate de chaux et d'autres sels, plus même que la peau écailleuse des reptiles sauriens et ophidiens. Néanmoins, la grande sensibilité qu'elle démontre à l'action des irritants, doit lui faire supposer des qualités tactiles très-éminentes; on sait que les substances âcres, le tabac, etc., dont on saupoudre un crapaud ou une grenouille, leur causent de vives douleurs et finissent même par les faire périr. Toutefois, il ne faudrait pas croire que la dureté et la sécheresse de la peau des serpents et des lézards lui ôtât toute sensibilité; ce que nous avons dit de leur museau, du bec, des dents, nous disposera à voir sans étonnement un lézard, une couleuvre, souffrir impatiemment le contact d'une mouche, et chasser vivement cet insecte importun. Il en est de même des tortues pour leur tête écailleuse, mais non pour leur carapace qui ne paraît jouir que d'une sensibilité très-obtuse.

E. Poissons. Leurs habitudes sont en général peu connues, et ce n'est guère que par conjecture que l'on regarde comme organe du toucher les barbillons, en forme de moustaches, qui avoisinent la bouche des cyprins, et ceux qui se trouvent, au nombre de quatre, rangés transversalement devant la bouche de l'esturgeon; on voit, tous les jours, les carpes heurter avec le museau le pain qu'on leur jette; et Cuvier dit que leurs barbillons reçoivent des filets nerveux de la cinquième paire. Les nageoires latérales auraient-elles quelque usage relatif au toucher? Les carpes semblent s'en servir ainsi sur la vase des eaux peu profondes, où l'on peut les examiner; mais ceci est bien plus probable encore pour les trigles qui ont, à chaque nageoire pectorale, de trois à cinq rayons libres et charnus, véritables doigts auxquels viennent se rendre de gros nerfs partis de renflements spéciaux de la moelle épinière. Les tiges mobiles et terminées par une petite feuille membraneuse, que porte la baudroie sur la tête, lui servent-elles à reconnaître l'arrivée d'une victime imprudente? Les appendices du scorpène antenné et de quelques autres poissons leur rendraient-ils le même service? On ne peut répondre à ces questions qu'avec doute.

Quant au tact universel, nul doute qu'il ne doive être plus délicat chez les poissons à peau molle comme les murènes, que chez ceux à larges écailles comme les cyprins, ou à peau dure et presque osseuse comme les roussettes, les lépisostées, etc.

ARTICLE III. – Invertébrés.

A. Animaux articulés ou astacaires. Un coup-d'œil général, jeté sur ce groupe d'animaux, nous fait apercevoir, dans leurs enveloppes extérieures, des différences notables. Le plus grand nombre, comme les crustacés, les insectes, les myriapodes, beaucoup d'arachnides, sont couverts d'un tégument corné ou calcaire et qui semble devoir être peu sensible aux contacts ; chez les cirrhipèdes, ce tégument devient une véritable coquille fort semblable à celle des mollusques. Mais l'élasticité même et la *vibratilité*, si l'on peut ainsi dire, de cette enveloppe la rendent susceptible de transmettre, aux parties sous-jacentes, des impressions assez légères ; aussi s'en faut-il de beaucoup que le *tact général* des animaux articulés soit très-obtus ; la plus faible percussion suffit pour les faire fuir ou se pelotonner. Ces impressions sont rendues plus vives encore par la présence, presque constante chez les insectes et les arachnides, de poils élastiques, roides et vibrants, dont l'effet est bien facile à comprendre d'après ce que nous avons dit de ceux des mammifères et en particulier des moustaches.

D'autres articulés, les larves d'insectes, les acariens ont une peau plus flexible ; celle du ventre des araignées est aussi assez molle, mais celle des annélides offre surtout ce haut degré de mollesse jointe à une constante humidité qui doit la rendre très-impressionnable aux contacts. Aussi les vers de terre et les sangsues jouissent-ils d'une grande susceptibilité sous ce rapport, à tel point que le contact des substances âcres est pour eux un supplice qui peut devenir mortel; on force les sangsues de rendre tout le sang qu'elles ont pris en les roulant dans la cendre, en les mouillant d'eau vinaigrée; on les force de lâcher prise avec un peu de sel ou de tabac posé sur leur corps, ou les tue dans le vinaigre ou l'alcool. Quelques annélides portent aussi des soies roides, isolées ou en touffes, comme les naïs; les aphrodites ont, en même temps, de longs poils qui les font ressembler aux chenilles les plus velues et doivent leur rendre les mêmes services qu'à celles-ci, comme moyen de défense et d'avertissement à la fois; touchez légèrement les poils de la chenille marte, elle se roule en boule aussitôt.

Des *appendices tactiles* spéciaux se retrouvent chez presque tous les animaux de ce sous-règne : ce sont les pieds, les palpes, les antennes. Les *pieds* des insectes, des arachnides, portent souvent, entre leurs griffes, une ou plusieurs caroncules destinées à la locomotion, mais assurément aptes aussi à toucher. Il est des conformations spéciales plus évidemment destinées à cet objet : beaucoup d'acariens ont les pieds de la première paire très-allongés (genres mégamère, dermanysse, gamase), et s'en servent pour palper le terrain qu'ils parcourent; les thélyphones, les galéodes ont ces mêmes pieds privés d'ongles et réduits au rôle de palpe; ceux des phrynes sont allongés, finement moniliformes, et représentent des antennes dont sans doute ils ont également les usages; enfin, chez les cirrhipèdes, les pieds articulés ne peuvent sortir de la coquille que pour servir d'instrument d'exploration, puisque l'animal est fixé invariablement sur son pédicule ou sur sa base dès qu'il est adulte. Les pieds ou rames des annélides marines, néréides, eunices, cirrhatules, etc., portent fréquemment des appendices ou charnus ou articulés et néanmoins assez mous (syllis moniliforme), qui ressemblent autant à des antennes qu'à des branchies, et servent sans doute au toucher aussi bien qu'à la respiration : c'est ce qu'on a nommé des cirrhes ; ils sont fort longs surtout dans les cirrhatules, et nous avons reconnu qu'ils se meuvent long-temps comme des vers après avoir été séparés de l'animal qui les porte.

Ces mêmes cirrhes, avec quelques faibles modifications de volume et de position, garnissent, en nombre varié de sept à deux seulement, la tête de plusieurs de ces annélides et prennent le nom d'*antennes* ou cirrhes antennaires ; ils ressemblent alors en effet aux antennes des crustacés, des insectes et des myriapodes, qui manquent aux arachnides. Les crustacés en ont souvent quatre, subdivisées même en plusieurs filets, et généralement elles ont la forme sétacée, c'est-à-dire qu'elles s'amincissent par degrés de manière à se terminer en filament ténu, quoique assez épaisses à la base; dans leur longueur elles sont d'ailleurs divisées en innombrables anneaux. Les insectes et les myriapodes n'en ont que deux ; et, chez les premiers surtout, la forme de ces appendices est extrêmement variée ; aussi verrons-nous que leurs usages présumables ne se bornent point au toucher; et nous ne devons considérer comme vraiment tactiles que ceux dont la figure se rapproche de ce que nous avons décrit chez les crustacés, c'est-à-dire en soie ou en fil, ou encore en massue, toujours composés d'ailleurs d'articles plus ou moins multipliés. Quand on voit marcher une sauterelle aux longues antennes sétacées, une scolopendre aux antennes moniliformes, on se convainc aisément de l'usage qu'elles font de ces organes en mouvement perpétuel pour reconnaître les dangers, les obstacles, les changements d'inclinaison du terrain. D'autres insectes à antennes plus courtes, les fourmis, les abeilles, ne s'en servent que pour explorer un corps déterminé, pour se reconnaître d'individu à individu, peut-être aussi pour se communiquer quelques idées, ainsi que nous le verrons plus tard.

Les *palpes* sont généralement aussi trop courts pour servir à conduire la marche, mais ils sont efficacement employés surtout à l'exploration des aliments dont ils aident aussi l'ingestion, la trituration. Ce sont, en effet, des appendices toujours voisins de la bouche; il y en a deux seulement chez les arachnides, et quoiqu'ils aient fréquemment la forme de pieds, qu'ils soient même armés de fortes pinces chez les scorpions, ils n'en servent pas moins au toucher, comme le prouve l'usage journalier qu'en font les animaux que nous venons de nommer; ils s'en servent comme d'antennes. Les insectes en ont quatre, deux attachés aux maxilles, deux à la lèvre : quelquefois même (coléoptères carnassiers) la maxille se termine par deux articles palpiformes; tous agissent vivement dans l'exploration des matières alimentaires. Les crustacés manquent à peu près complétement de palpes labiaux et maxillaires, mais en revanche ils en portent une paire sur les mandibules et sur chacune des trois paires de pieds-mâchoires. Les six palpes de ces derniers membres sont fort semblables à des antennes sétacées, et par conséquent très-aptes à exercer le toucher.

B. La peau humide et souple des *mollusques* se montre aussi sensible que celle des batraciens et des annélides, là où elle n'est pas protégée par une coquille épaisse et tout-à-fait inorganique. Indépendamment de ce tact général, il y a sans doute exploration tactile chez tous ceux de ces animaux qui portent des expansions particulières de la peau, du corps, de la tête. Nul doute qu'il n'en soit ainsi des longs bras des céphalopodes, organes qui servent en même temps à la locomotion, à la préhension : autant en dirons-nous du pied linguiforme des bivalves, moule, moulette, vénus, vénéricarde, etc. etc. Quand on fait quelques essais sur le limaçon, on s'aperçoit aisément que ses tentacules lui sont plus utiles comme organes de toucher qu'en qualité d'organes de la vue, car il n'évite les obstacles que quand son œil les a heurtés. Ce serait, du reste, se perdre inutilement en détails fondés sur de simples probabilités, que de parler ici de l'expansion du manteau ou du pied qui recouvre la coquille dans les porcelaines et les cyprées, des lanières et festons qui entourent l'animal et bordent la coquille de l'haliotide, etc.

Ce sont aussi des organes de toucher, sans doute, que les filaments tentaculaires, les franges ou appendices variés des acalèphes de Cuvier, qui comprennent et les méduses et les physalies, c'est-à-dire les radiaires à corps mou et les diphyaires; autant on en peut dire pour les tentacules des polypes et des hydres, les nombreux appendices des actinies, des holothuries, les pieds tubulaires des oursins, des astéries. Au reste, beaucoup de ces animaux ont aussi la peau nue et mince et le corps généralement très-sensible, de sorte que le toucher est chez eux universel : cette sensibilité est telle qu'ils peuvent, certains du moins, palper même la lumière par tous les points de leur corps. C'est ce que Dicquemare a observé pour les actinies, Trembley pour les hydres, et c'est en particulier ce dont nous nous sommes assuré pour les planaires : un rayon de lumière, même sans chaleur, autant que possible, projeté sur un point quelconque de leur surface pendant le repos, les met en mouvement sur-le-champ, et les fait ou rétrograder ou avancer plus vite quand elles sont en marche.

Enfin, nous pourrions ajouter ici quelques mots sur les monadaires qui fuient également la lumière et la chaleur, comme on s'en aperçoit dans les investigations microscopiques; puis nous rappellerions les phénomènes offerts par la sensitive et autres végétaux, la promptitude avec laquelle les plantes volubiles entourent les corps qu'elles ont touchés; mais une simple mention suffit pour ces exemples d'un toucher, ou douteux, ou qui n'a rien qu'on ne retrouve dans ce qui a été dit plus haut.

CHAPITRE III.

DU GOÛT.

ARTICLE I.er — Notions générales.

Tout spécialisé qu'est ce sens, il se rapproche néanmoins beaucoup encore du toucher, et il faut convenir, en effet, que les animaux à peau molle et humide, qui se montrent si sensibles à l'impression des substances âcres, semblent pouvoir faire, de toute leur surface extérieure, ce que l'homme fait de sa langue. Aussi, comme on le verra plus bas, les nerfs gustatifs sont-ils bien moins spécialisés que ceux des trois sens suivants, et un appareil purement tactile se joint-il souvent, sur la langue même, au dégustateur. Reconnaître des *saveurs*, et par conséquent les *différencier*, c'est toutefois un attribut exclusif des organes du goût, et qui suffit pour établir une démarcation bien intelligible entre eux et la peau dénudée par un vésicatoire. Touchez cette surface avec le vinaigre ou l'alcool, avec le bois ou le fer, rien ne vous indiquera de différence, si la température, la concentration, le poli sont semblables; la langue, au contraire, reconnaîtra même le métal quoiqu'il soit assurément insoluble dans la salive. Toutefois, la plupart du temps, il faut au moins qu'un corps soit soluble pour être sapide (1); il l'est directement s'il est liquide, bien

(1) Il y a même quelquefois action chimique entre cette humeur et les corps solubles; selon Raspail, la saveur urineuse des alcalis tient à un dégagement d'ammoniaque.

qu'insoluble dans l'eau, comme les huiles essentielles; et l'état gazeux peut aussi en lui-même être une condition de sapidité, comme le prouve l'introduction, dans la bouche, de la fumée de tabac, du gaz oxidule d'azote.

Cette dernière circonstance établit quelque analogie entre le goût et l'odorat, et ces deux sens ont des liaisons effectivement très-intimes, tous deux servent à l'exploration des aliments, et sont ainsi les sentinelles avancées de l'appareil digestif; tous deux siègent dans des organes fort voisins, et dont les rapports directs et sympathiques sont nécessairement très-nombreux. Les rapports directs ont lieu du côté de l'arrière-bouche, où la base de la langue est si près des arrière-narines; les sympathiques tiennent sans doute à la communauté d'origine d'une partie des nerfs qui se rendent à la langue et au palais, et d'une partie de ceux qui se jettent dans la pituitaire, les uns et les autres partant de la branche moyenne du nerf trifacial; ils peuvent tenir aussi en partie à la communication des nerfs palatins avec le naso-palatin de Scarpa, dans le ganglion de même nom décrit par Hippolyte Cloquet, et placé selon lui à l'orifice inférieur des canaux incisifs. Là aussi d'ailleurs est, chez les ruminants, les rongeurs, peut-être même chez l'homme, une autre communication très-directe entre le palais et les fosses nasales; les conduits incisifs ou de Stenon sont assez larges chez les premiers, très-étroits chez le dernier (Santorini) ou même oblitérés tout-à-fait (Morgagni, Heister, Albinus, Scarpa). Dans plusieurs mammifères, ces conduits de communication entre le nez et la bouche sont accompagnés d'une autre disposition, sur laquelle Jacobson a appelé le premier l'attention des anatomistes ; nous avons bien vu, chez le mouton, deux canaux cartilagineux tapissés par une membrane muqueuse, et qui, s'ouvrant dans ceux de Stenon, se portaient un peu en haut et en arrière sur les côtés de la cloison du nez, entre les rameaux fournis par la portion ethmoïdale et la sphéno-palatine de la cinquième paire. Jacobson dit que ce sinus communique toujours au moins avec les fosses nasales, lorsque, comme chez l'homme et le cheval, l'orifice inférieur du canal de Stenon est fermé. Voir dans ces particularités anatomiques la cause d'une synergie des deux sens, qui favorise le discernement des aliments de bonne et de mauvaise nature, qui permette ainsi aux animaux herbivores d'éviter les plantes pernicieuses, c'est la seule manière rationnelle d'admettre l'opinion de Jacobson sans admettre un sixième sens à cet effet. De cette liaison naturelle dépend l'influence qu'un de ces sens exerce sur l'autre, comme quand un coryza fait perdre le goût, ou du moins le goût des aromes. Chevreul a fait remarquer qu'on annulle un grand nombre de saveurs, toutes celles des substances aromatiques, celles des métaux même, de l'étain par exemple, celle des substances ammoniacales, si on les goûte en fermant les narines. Moi-même ayant perdu depuis long-temps l'odorat, je ne distingue nullement dans les ragoûts ou les liqueurs l'arome des truffes, de la rose, de la vanille, etc. Ici donc il y aurait évidemment synergie, c'est-à-dire action simultanée et fusion des deux sens. Au reste, l'analogie et la fusion dont il s'agit sont plus faciles à concevoir encore, quand on sait que la langue, bien qu'elle soit le principal siége, n'est pas le siége exclusif du goût. Sans entrer ici dans des détails déplacés, nous pouvons dire que, en particulier, le haut du pharynx et la partie postérieure et molle du palais reçoivent très-bien les impressions de sapidité; aussi les gourmets roulent-ils dans toute l'étendue de la bouche, le vin qu'ils veulent bien déguster.

La langue est, disions-nous, l'organe principal de la gustation, du moins chez l'homme et les mammifères auxquels s'appliquent plus spécialement ces généralités; les papilles dont elle est hérissée servent, non-seulement à sentir, mais encore à retenir la substance savoureuse; elles s'en imbibent, et quelquefois d'une manière très-opiniâtre, soit que la saveur persiste telle qu'elle était d'abord, soit qu'elle change de nature (arrière-goûts). C'est à une véritable imbibition de salive amère ou acide que sont dus ces mauvais goûts dont se plaignent les malades; sensations qu'on croirait idéales, si l'état de la langue ne démontrait visiblement le contraire; d'ailleurs, quelques recherches chimiques de Donné ont prouvé que l'état acide ou alcalin de la salive, dans diverses indispositions, n'était rien moins qu'imaginaire; et nous connaissons des faits où une expérience plus directe encore a donné des notions très-positives à cet égard. La nécessité de cette imbibition pour que la gustation s'opère est facile à prouver : mettez une goutte d'eau sucrée sur le milieu de la langue, vous n'en sentirez le goût qu'au bout d'une demi-minute ou même davantage ; il faut moins de temps à la pointe ou à la base, et c'est ce qui a fait croire à Vernière que la partie moyenne de la langue était insensible aux saveurs. Le plus souvent, cette imbibition n'empêche pas qu'un nouveau corps ne soit apprécié, et souvent même ne soit apprécié plus vivement que si son impression n'eût pas été précédée par une autre ; le vin paraît aigre après le sucre et fade après le vinaigre ; c'est l'effet d'un contraste tout-à-fait *vital*, et une conséquence facile à déduire de ce que nous avons dit plus haut sur les modifications accidentelles de l'agent nerveux.

Les papilles sont de plusieurs sortes; il en est de cornées, crochues, représentant des dents rudimentaires; elles ne sont point gustatives, mais servent à pousser les aliments vers le gosier ou à d'autres usages du même genre ; on a nommé calicinales celles qui, toujours grosses mais peu nombreuses, représentent un petit globe charnu, pédiculé et contenu dans une cavité cupuliforme. Mais les plus nombreuses et les plus utiles à la gustation sont les fongueuses, ordinairement rouges et arrondies, et les coniques ou cylindriques, très-fines, assez longues et blanchâtres qui donnent à la langue un aspect velouté et souvent la rendent très-douce au toucher (*fig.* 19). Sont-elles érectiles ? Quelques physiologistes l'ont cru, et les fongueuses sont assez vasculaires pour cela; Magendie le nie, et pourtant il est certain qu'elles ne sont pas toujours proéminentes au même degré, et qu'un aliment de haut goût en augmente la rougeur et la saillie. Breschet et Roussel de Vauzème ont trouvé la texture nerveuse des papilles cylindriques du bœuf, comparable à celle des papilles de la peau chez la baleine; et beaucoup d'autres anatomistes ont pu, comme nous-même, soit chez l'homme, soit chez le mouton, etc., suivre les filaments du nerf lingual jusque dans la membrane muqueuse et papillaire de la langue et même dans les papilles (Gerdy); tandis qu'on voit l'hypoglosse et une bonne partie du glosso-pharyngien se perdre dans les muscles.

C'est donc le rameau lingual de la cinquième paire qui paraît spécialement chargé de la gustation; toutefois, à la base de la langue, où la sensibilité gustative n'est certainement point douteuse, on voit se distribuer plus particulièrement les filets du nerf glosso-pharyngien, portion de la huitième paire; mais là, il se trouve évidemment plus de glandes muqueuses que de véritables papilles, et l'opinion de Panizza, qui attribue à ce nerf la faculté gustative et ne laisse au lingual que des qualités tactiles, nous paraît, pour ne rien dire de plus, beaucoup trop exclusive. Quant au nerf hypoglosse ou neuvième paire des anciens anatomistes, il se perd dans les muscles de la langue et paraît uniquement moteur. Richerand a cherché à confirmer cette distribution d'usages spéciaux par le galvanisme; mais le galvanisme ne pourrait-il pas traverser des nerfs sensitifs et arriver aux muscles à travers leur substance, tout aussi bien qu'à travers un fil quelconque, bien que les derniers filaments ne se perdissent pas dans la fibre musculaire? L'agent électrique, nous l'avons dit, n'est pas, comme l'agent nerveux, coercé par le névrilème; aussi a-t-on pu obtenir au moins quelques frémissements en faisant passer le courant électrique par l'artère linguale (Magistel). Ces ingénieuses tentatives laissent donc beaucoup d'incertitude, et il en est de même des expériences faites sur des animaux vivants à l'aide de substances sapides; car s'il n'est pas difficile de couper le nerf lingual sur un chien, il l'est davantage de s'assurer qu'il a perdu la sensation des saveurs. Ajoutons que même cette perte ne saurait être complète, puisque le reste de la bouche n'est pas étranger à ce genre de sensations. Tenons-nous-en donc aux probabilités que l'anatomie nous donne et qui nous semblent du reste assez satisfaisantes.

ARTICLE II. – Vertébrés.

A. L'*homme* et les *mammifères*, après tout ce que nous venons de dire, ne doivent pas nous arrêter longuement; nous nous bornerons à signaler quelques particularités anatomiques dont les conséquences physiologiques seront faciles à saisir.

La langue de l'homme, molle, musculeuse et muqueuse, susceptible d'allongement, d'élargissement, libre complétement dans une bonne partie de son étendue, et baignée par une abondante salive, est un organe favorablement construit pour la gustation, et ses nombreuses papilles villeuses ou cylindroïdes, ses papilles fongueuses disséminées çà et là en assez grand nombre, lui donnent la facilité de s'imbiber et de sentir vivement. On n'a pas encore décidé si les deux genres de papilles qui garnissent sa surface sont destinés à des usages différents, quoiqu'on ait reconnu que des régions différentes de la langue sont plus sensibles à telles ou à telles saveurs ; la pointe sent mieux le sucre, et la base apprécie mieux l'amertume, etc. etc.

Nous trouvons une langue plus longue et plus mobile encore chez la plupart des mammifères, sans parler même de ceux qui, comme les fourmiliers, l'oryctérope, et comme aussi, du reste, l'echidné parmi les monotrèmes, les pics, les colibris parmi les oiseaux, ont cet organe très-long, visqueux, sans papilles, et destiné seulement à la préhension des aliments. La langue des singes, des chiens est plus mince que la nôtre, mais pourvue des mêmes papilles ; les chauves-souris ont ces papilles plus longues, plus villeuses encore ; et chez les roussettes elles sont pointues, multifides et cornées. Je les trouve aussi multifides, presque palmées, dures, plates et imbriquées, en rangées obliques et très-régulières chez la belette. Le vampire a, sur la langue, un cercle de verrues munies chacune d'un tendon, pouvant se rapprocher en forme de cupule, comme le disque des sangsues, pour exercer la succion du sang après qu'une des dents canines a percé la peau d'un animal endormi, ou peut-être même sans cette blessure préliminaire (Geoffroy-St-Hilaire).

Les papilles villeuses et fongueuses des chats sont entremêlées de papilles cornées et crochues dirigées en arrière, et qui peuvent, dans les grandes espèces, râper et entamer la peau par la simple action de lécher ; du reste, leur langue aussi longue, plate et mince leur sert, comme aux chiens la leur, à lapper les liquides en même temps qu'à les déguster. Les ruminants ont aussi, mais seulement sur la moitié postérieure et relevée de la langue, de grosses papilles coniques ou hémisphériques revêtues d'un épiderme corné; ils en ont, sur l'intérieur des joues, d'aussi volumineuses mais plus pointues, recourbées en arrière en forme de griffe, et bien évidemment destinées, de même que les rides du palais, à aider à la déglutition des herbages dont ils se nourrissent : les vraies papilles gustatives couvrent, du moins chez le mouton, la majeure partie de la langue; il y en a, comme chez l'homme, de lenticulaires ou fongueuses et de coniques, et nous avons remarqué que les dernières sont hérissées de plusieurs pointes, mais toutes assez molles, et que, d'ailleurs, leur volume et leur consistance sont bien loin de permettre de les assimiler à celles dont nous avons parlé d'abord ; elles ne se distinguent bien qu'à la loupe; leur usage n'est point aussi mécanique que celui des premières, auxquelles il faut assimiler les écailles dentelées qu'on trouve chez le porc-épic.

Les papilles commencent à disparaître chez les phoques, il n'y en a plus chez les cétacés au dire de Cuvier; selon Breschet et Roussel de Vauzème elles sont seulement très-courtes, d'un blanc mat, terminées en bouton et solidement encapuchonnées par une gaîne de couleur grise. En somme, leur langue petite (Ravin), graisseuse et fixe, doit difficilement distinguer les saveurs, et c'est peut-être pour ces animaux un avantage que de ne point déguster l'eau salée et plus ou moins altérée dans laquelle ils vivent : cette réflexion concorde avec une remarque judicieuse faite par de Blainville, savoir que les organes du goût se montrent très-imparfaits en général chez les animaux aquatiques.

B. Cependant les *oiseaux*, même les plus aériens, sont loin d'être avantageusement partagés en ce qui concerne cette fonction ; en effet, à part les oiseaux de proie, surtout les nocturnes, plusieurs palmipèdes (*fig.* 18), quelques gallinacés et les perroquets, presque partout on trouve une langue cartilagineuse et portant à peine quelques papilles à sa base : encore sont-elles, le plus souvent, dures et comparables à des dents rudimentaires. Chez les oiseaux même qui ont la langue la plus charnue, les perroquets, l'absence d'une salive suffisante ou son extrême viscosité la rendent peu propre à la gustation : sur un amazone, je ne vois que des plis à sa portion la plus épaisse (*fig.* 17), mais il est vrai de dire qu'il s'y rend de très-gros nerfs · elle semble véritablement plutôt tactile et préhensile que gustative. Celle du coq, veloutée en dessus, offre, en dessous, vers la pointe, une sorte d'ongle mou, comparable à celui qui garnit l'extrémité de nos doigts et propre à faciliter l'exercice du toucher (*fig.* 15). L'étui corné est aussi épais, aussi lisse en dessus qu'en dessous à toute la portion avancée en fer de flèche chez la plupart des autres oiseaux (*fig.* 16), qui ne peuvent goûter les saveurs que par la portion basilaire, la plus humide, la plus molle et que garnissent des papilles et non des dents cornées. C'est, au reste, un sens à peu près inutile aux oiseaux qui se nourrissent de graines sèches et les avalent sans les écraser : mais les colibris, les oiseaux-mouches sentent indubitablement la saveur du miel qu'ils sucent; les oiseaux carnassiers et ceux qui vivent de fruits peuvent aussi, à défaut d'une langue bien sensible, déguster au moyen du palais et même du gosier, et la préférence qu'ils donnent à tel ou tel aliment en est la preuve.

C. Les *reptiles* ont du moins la langue généralement plus molle et une salive plus abondante, mais non chez tous au même degré. Celle des crocodiles est fixe ; il en est de même du pipa, des salamandres : de là vient qu'on l'a crue absente chez certains de ces animaux ; elle est effectivement à peu près nulle chez le pipa, mollasse et muqueuse chez les autres. Elle est aussi charnue, molle, mais plus susceptible d'avancement chez les tortues, notamment les terrestres ; elle est encore molle, humide, mais très-exsertile chez les batraciens anoures qui s'en servent pour saisir leurs aliments, comme nous le dirons ailleurs ; chez tous aussi elle est couverte de papilles assez grosses et longues, mais très-molles, serrées et comme incorporées l'une à l'autre par une mucosité très-visqueuse, de sorte qu'on les a presque toujours méconnues. La langue, en effet, semble lisse à l'état frais ; mais on en reconnait facilement, à l'œil nu, et mieux encore à la loupe, les mamelons allongés quand elle a macéré dans l'alcool. Les lézards (*fig.* 13) en ont de plus saillantes encore, lamellées, régulièrement imbriquées et saillantes sur les bords de la langue, si bien que Needham les a prises pour des dentelures cornées ; mais elles sont charnues, et c'est seulement aux deux pointes de leur langue bicuspidée, qu'on trouve en dessous un épaississement en fer de pique, de consistance presque cartilagineuse, tout-à-fait comparable à ce que nous avons vu chez le coq, et destiné uniquement au toucher; mais le goût doit être chez eux très-développé à en juger par le volume de leurs papilles; aussi les lézards mâchent-ils, écrasent-ils au moins les insectes qu'ils ont pris, tandis que les serpents (*fig.* 12) avalent leur proie tout entière. La majeure partie des ophidiens est effectivement dépourvue d'une langue gustative; cachée sous la gorge dans une gaîne ouverte très-près de la symphyse du menton, cette langue bifide, très-mince et cylindroïde, est sèche et ne peut servir que d'organe tactile.

Une langue plus singulière encore, plus exsertile et spécialement destinée à saisir une proie éloignée, est celle du caméléon (*fig.* 14); à ce dernier titre elle ne devrait pas nous occuper ici, puisque nous aurons à en parler ailleurs; mais nous y avons reconnu une partie gustative qui paraît avoir échappé jusqu'ici aux naturalistes : dans l'ouvrage même si savant et si exact du reste, de Duméril et Bibron, ce relief est indiqué mais non apprécié pour ce qu'il est réellement. Le renflement qui termine cette langue en forme de massue, est formé d'une portion de membrane muqueuse en forme de bourse peu profonde, susceptible de se renverser totalement et de mettre en dehors sa surface excessivement visqueuse, quand la langue elle-même est projetée en avant. C'est là ce qui englue l'insecte; mais arrivée dans la bouche, la bourse rentre dans le renflement lingual et dégage la proie que les dents saisissent alors : des deux bords de l'ouverture de cette bourse rentrée, l'inférieur est un peu allongé, presque comme le doigt qui termine la trompe de l'éléphant, tactile et préhensile comme lui ; le supérieur semble pourvu d'un prolongement triangulaire plus long et plus large encore, mais qui serait renversé en arrière de manière à avoir la pointe tournée vers le gosier, et fixé dans cette position par une adhérence intime ; ce prolongement, cette sorte de relief est épais, charnu, piqué de points noirs et garni de papilles nombreuses et bien distinctes ; c'est la *langue gustative*, renversée comme chez les batraciens anoures, ayant sa base portée plus en avant encore que chez eux, mais non libre comme la leur. Le caméléon mâche et déguste évidemment les insectes qu'il a saisis.

ARTICLE III. – Poissons et invertébrés.

S'il est difficile, d'homme à homme, de juger des sensations d'autrui par les siennes propres, combien ne doit-il pas l'être quand on veut établir la comparaison entre ce qui se passe en nous et ce qu'éprouvent des animaux d'une organisation très-différente ? Aussi ne perdrons-nous pas le temps à établir des conjectures relativement à l'existence et au siége du goût chez les *monadaires*, les *radiaires*, les *elminthes*. Le polype rejette le corps qu'il a saisi s'il n'est pas propre à le nourrir ; est-ce affaire du goût ou du tact ? Les *mollusques* nous laissent dans la même incertitude ; toutefois, les espèces terrestres semblent rechercher certaines plantes de préférence à d'autres ; mais ce ne saurait être à l'aide de ce renflement ou appendice charnu ou cartilagineux qu'on a nommé langue, chez les céphalopodes et les gastéropodes, que la gustation s'exécute; car, le plus souvent (seiches, patelles, buccins, etc.), il est armé de pointes, de dents cornées. De même, chez les *poissons*, nous voyons la langue nulle, ou remplacée par une simple saillie de l'hyoïde que souvent encore garnissent des dents bien osseuses, de véritables dents; cette langue est un peu plus molle dans les cyprins, qui d'ailleurs ont au palais une épaisse garniture charnue qu'on nomme aussi *langue de carpe* en langage culinaire; mais rien ne prouve que ce palais soit apte à déguster, comme l'a soutenu Desmoulins; car si la carpe choisit ses aliments, le brochet choisit aussi les siens, et la condition d'animaux herbivores, carnivores, insectivores, etc., tient à beaucoup de particularités instinctives autres que celles du goût. Toutefois rien n'empêche non plus d'admettre l'opinion susdite, et ce ne serait pas une raison à faire valoir en opposition, que la nature des nerfs qui pénètrent ce palais charnu; ils viennent de la huitième paire, et cette paire en donne aussi à la langue et au pharynx de l'homme et des mammifères.

Parmi les animaux *articulés*, les annélides nous prouvent aussi l'existence du sens du goût, du moins dans plusieurs; les sangsues aiment la saveur du lait, de l'eau sucrée, du sang; et c'est en humectant de ces liquides la peau de l'homme qu'on les détermine à mordre quand elles y montrent peu de propension. Morren a observé que les lombrics mangeaient de préférence la terre saupoudrée de sucre : c'est la bouche tout entière, sans doute, qui exerce cette gustation.

On ne peut rien dire de plus, si l'on veut s'en tenir aux probabilités les plus valables, en ce qui concerne les cirrhipèdes, les crustacés, les arachnides, les insectes et les myriapodes. Le sens du goût ne peut leur être refusé; telle chenille ne mange que la feuille de tel arbre, telle autre peut se contenter de trois à quatre végétaux différents, mais pas davantage; chaque espèce d'ichneumon attaque un insecte particulier, il en est de même des sphex, etc.; les mouches communes préfèrent les aliments sucrés à tous les autres; enfin, presque tous les insectes nous démontreraient ainsi, par leur choix, la spécialité de leur goût.

Dans la bouche ou l'entrée du pharynx de tous ces animaux articulés, nous trouvons une surface molle, humide, souvent baignée de salive et très-propre à savourer les sucs et même les aliments pulpeux; en serait-il de même des autres organes auxquels on a voulu assigner la faculté gustative? Mettons en première ligne la *langue :* celle des crustacés (languette) est cornée ; celle de la majeure partie des insectes (lèvre et languette) l'est également; elle est sèche et hérissée de poils roides chez les coléoptères : à la vérité les orthoptères ont un renflement charnu sur la lèvre, et la languette des hyménoptères est très-allongée, villeuse et molle, de façon que les abeilles peuvent sans doute goûter, dans le nectaire même des fleurs, le miel qu'elles recèlent. Ce sont là des exceptions peu nombreuses; car, là même où la languette est distincte du menton ou lèvre proprement dite, elle est souvent sèche et cornée; celle des hémiptères (punaise) et des diptères (cousin, taon) est dans ce cas : ces insectes goûtent cependant, car ils piquent et sucent plus volontiers certaines personnes que certaines autres. Ceci nous fait présumer que les papillons ne goûtent point non plus par le bout de leur trompe en spirale et composée de deux mandibules fortement allongées, mais que c'est dans la bouche proprement dite, où ces mandibules conduisent le suc des fleurs, que la gustation s'opère ; notons d'ailleurs que la gustation est, chez eux, bien réelle quoique la langue leur manque complétement. Les bourrelets charnus qui forment l'empâtement de la trompe des mouches et appartiennent à leur lèvre inférieure, ont passé également pour servir à la gustation ; mais ils manquent à l'hippobosque, au stomoxe, au cousin, à la puce et à tous lēs hémiptères. Les arachnides n'ont pas non plus de langue véritablement digne de ce nom, quoiqu'on l'ait donné parfois à quelques renflements avoisinant l'ouverture du pharynx ; nous avons trouvé aux araignées une langue et un palais simplement membraneux et appliqués assez étroitement l'un contre l'autre : rien n'empêche de croire que, dans ce trajet, les sucs avalés ne donnent des sensations gustatives ; mais c'est en revenir à l'opinion énoncée ci-dessus.

Enfin, les palpes seraient, selon Knox et autres, les vrais organes de la gustation ; mais ni leur position, ni leur structure ne permettent d'adopter une pareille supposition. Les palpes des crustacés, des arachnides, des insectes, placés hors de la bouche, durs, cornés, articulés souvent par grands segments qui laissent peu de parties molles à nu dans leurs intervalles, ou bien composés de petits segments si serrés que la peau membraneuse ne se montre pas entre eux (crustacés), ne sauraient servir à une fonction qui exige, par-dessus tout, mollesse et humidité; ils servent à palper, à conduire même les aliments, mais point à en apprécier la saveur. J'appuierai cette opinion sur un dernier fait : je trouve leur extrémité renflée assez molle (1), au point de se flétrir dans l'alcool et de laisser un creux à bords arrondis chez plusieurs sauterelles qui ne vivent que de feuilles assez sèches, tandis que la mante, insecte carnivore, qui mâche une proie succulente, a ses quatre palpes terminés par une extrémité conique et toute cornée.

CHAPITRE IV.

DE L'ODORAT.

ARTICLE I.er – Notions générales.

Ce que le goût est à la digestion, l'odorat l'est à la respiration; il explore l'air que les poumons doivent admettre; mais nous avons déjà vu aussi que, conjointement avec le goût, il sert fréquemment à l'exploration des matières alimentaires.

Nous ne devons pas nous arrêter longuement sur la nature du sens et des qualités qu'il apprécie dans les objets; de longues discussions sur les odeurs seraient surtout ici déplacées; toutefois, nous devons

(1) Je la trouve aussi telle à l'extrémité des quatre grands palpes du procruste (*carabus coriaceus*).

rappeler que leur excessive ténuité n'empêche pas qu'elles n'aient toujours quelque chose de matériel : on sait les calculs qui ont été faits relativement à l'odeur du musc, qui, sans perdre sensiblement de son poids, répand au loin ses effluves; mais le camphre, corps aussi fort odorant, nous donne, par sa complète volatilisation lorsqu'il est long-temps en contact avec l'air, la preuve qu'il s'agit, en pareil cas, d'une vaporisation réelle. Plusieurs métaux ont aussi une odeur qu'on pourrait croire *dynamique, galvanique*, en un mot immatérielle en raison de la fixité de ces corps (cuivre, etc.); mais ce qui prouve qu'il y a là de la matière en mouvement, c'est que l'odeur du métal s'attache aux doigts qui le frottent ou le tiennent pendant quelque temps. Ces émanations subtiles sont probablement sous l'empire d'une loi plus générale qu'on ne l'imagine communément; car il s'en faut bien que toutes frappent nos sens d'une manière perceptible. Combien de miasmes que l'odorat ne nous décèle pas! Combien d'odeurs perdues pour nous, sensibles pour des animaux mieux partagés sous ce rapport! Au reste, il faut se rappeler aussi que ces qualités oléfiantes ne sont pas uniquement liées à l'état gazeux; un liquide odorant, aspiré par le nez, produit sur la pituitaire son impression spéciale ; il en est de même d'une poudre, comme le tabac en fournit la preuve.

Chez tous les animaux dont l'olfaction est bien connue à cause de leur ressemblance avec nous-mêmes, cette fonction s'exerce par le passage de l'air ou de l'eau chargés d'arome à travers une cavité à parois anfractueuses, garnies d'une membrane villeuse et enduite de mucosités tenaces et abondantes. On ne doute même pas que cette dernière condition ne soit de rigueur, et, en effet, la sécheresse de la membrane ou la qualité séreuse de sa sécrétion contribuent beaucoup sans doute à l'anosmie qui accompagne le coryza. De même que les saveurs imbibent la surface papilleuse de la langue, de même les villosités extrêmement fines et serrées, transparentes, conoïdes ou en massue, que le microscope démontre à la surface de la pituitaire, et surtout les mucosités tenaces dont l'enduisent perpétuellement ses cryptes muqueux, absorbent et conservent les particules odorantes pour donner le temps aux nerfs de les reconnaître. Les sinus, qui généralement accompagnent les fosses nasales, passent aussi pour conserver l'air odorant et le laisser échapper peu à peu de manière à prolonger la sensation; on ne se débarrasse pas toujours, en effet, aussi vite qu'on le voudrait, d'une mauvaise odeur, quoiqu'on y parvienne souvent en se mouchant ou en provoquant la sécrétion d'un nouveau mucus par l'emploi d'une poudre irritante.

Chez les mêmes animaux, c'est-à-dire les vertébrés, on a, presque dès l'origine de l'anatomie, attribué au nerf olfactif ou de la première paire la prérogative de sentir les odeurs. Effectivement, ce nerf ou *processus* cérébral répand et incorpore ses filets nombreux, mous et grisâtres dans la membrane de la cloison des fosses nasales et des cornets supérieur et moyen, mais non sur l'inférieur (Scarpa). D'un autre côté, la membrane pituitaire reçoit aussi presque partout des filets plus blancs et plus fermes d'un autre nerf sensitif, de celui même dont un rameau paraît être le principal agent de la gustation; la cinquième paire ou nerf trijumeau donne, de sa branche ophthalmique un filet nasal vers la voûte, et de sa branche sus-maxillaire un filet sphéno-palatin, aux deux parois, et notamment sur le cornet inférieur recouvert d'une portion de membrane moins spongieuse, moins molle et moins veloutée que celle qui revêt les deux autres (*fig.* 20). Quel est l'usage de ces derniers nerfs? Une expérience de Magendie semblerait prouver qu'ils peuvent suppléer le nerf olfactif, ou même qu'ils réduisent à néant ses prérogatives; mais que de chances d'erreur dans de tels essais! Un chien dont le nerf olfactif était coupé a pris la viande enfermée dans du papier, n'aurait-il pas pris le papier même, affamé qu'il était et privé d'odorat comme on doit le supposer? Il était sensible à l'impression de l'ammoniaque, etc., je le crois; mais c'est là justement qu'il faut établir la distinction. Le sens de l'odorat, chez le chien et beaucoup d'autres animaux, est, par sa finesse et l'immense variété des sensations, des notions qu'il procure à l'animal, un sens de premier ordre et bien supérieur au goût; il est sur la même ligne d'importance que le sens de la vue; aussi non-seulement a-t-il des cornets admirablement subdivisés en innombrables canaux cylindroïdes, une membrane pituitaire d'une immense étendue, mais encore un nerf olfactif si volumineux que les anciens n'avaient pu y méconnaître un vrai prolongement du cerveau; c'est un *processus* plutôt qu'un nerf: chez les vertébrés inférieurs, c'est un lobe tout entier qui est destiné à recevoir les impressions olfactives et à réagir sur elles ; c'est évidemment là le véritable agent de l'olfaction proprement dite. Quant aux filets de la cinquième paire, ils ne sont presque que tactiles ; car plusieurs venant des mêmes rameaux se distribuent à la peau du nez, au palais, etc. : en fait d'odeurs, ils ne sentiront que celles des vapeurs âcres, irritantes ; ils opéreront sur la pituitaire une sorte de gustation assez analogue à celle de la langue, ou mieux encore peut-être à la sensation que fait éprouver à la peau excoriée l'apposition d'un acide, de l'alcool, de l'ammoniaque : la conjonctive est dans le même cas ; on sait ce que la fumée y produit, et il est à remarquer qu'elle doit aussi sa sensibilité à des filets de la cinquième paire. J'ai depuis long-temps perdu l'odorat, mais le vinaigre, l'ammoniaque, l'alcool rectifié, l'éther, le tabac occasionnent chez moi l'éternuement comme chez tout autre, excitent également le larmoiement, et tout cela par suite seulement d'un picotement plus ou moins vif selon la concentration et la volatilité de la matière, mais toujours à peu près identique. Le nerf olfactif est, je n'en doute point, paralysé chez moi, mais tout me prouve que la cinquième paire a conservé la parfaite intégrité de ses fonctions. En résumé, la cinquième paire aide à l'olfaction ; mais elle ne suppléerait que très-imparfaitement le nerf olfactif, de même qu'elle ne supplée que très-imparfaitement le nerf optique chez certains animaux, dont nous parlerons plus tard.

ARTICLE II. — Vertébrés.

A. Homme et mammifères (fig. 20). L'homme est bien loin d'avoir un nerf olfactif comparable à celui de la plupart des quadrupèdes, et ses cornets rudimentaires ne sont qu'une ébauche des leurs; les nègres, les sauvages de l'Amérique sont, selon Sœmmering et Blumenbach, mieux partagés que l'Européen; leurs fosses nasales sont plus vastes, et aussi leur odorat plus fin. Toutefois, cette finesse d'odorat et la variété des notions qui en proviennent, tiennent peut-être chez l'homme plus encore à l'éducation du sens qu'à la structure de l'organe; des aveugles, cherchant ainsi à suppléer à la vue qui leur manquait, ont su tirer un parti étonnant de leur odorat, et les parfumeurs renouvellent chaque jour, sous nos yeux, cette preuve des effets surprenants de l'exercice réfléchi. Les cétacés offrent une organisation bien plus défavorable au sens de l'odorat, telle même qu'on doute de son existence chez ces animaux; car on conteste encore pour savoir s'il y a chez eux quelques filaments rudimentaires du nerf olfactif (Jacobson, Blainville, Treviranus, Desmoulins), ou s'il n'y a rien de semblable (Rudolphi, Otto, Tiedemann); et d'ailleurs, leurs fosses nasales sont si peu favorablement disposées à l'olfaction, que Cuvier a cru pouvoir admettre que cette fonction s'opérait dans une cavité particulière communiquant avec les sinus frontaux d'une part, et d'autre part avec l'arrière-bouche par la trompe d'Eustache. Le reste des fosses nasales n'est qu'un passage pour l'eau rejetée en jet rapide après avoir inondé la bouche ; des sacs musculeux servent à cette éjection, et ne peuvent avoir d'autre usage ; le nèz, réduit à un trou fort reculé sur le chaufrein, n'est nullement conformé non plus de manière à recueillir des odeurs ; et pourtant quelques faits semblent prouver que les cétacés ne sont pas dépourvus d'odorat : on dit qu'on a fait fuir les baleines, en jetant à la mer des eaux chargées de matières putrides, faits difficiles à constater et plus encore à apprécier à leur juste valeur. Après cette digression sur des conformations exceptionnelles, donnons quelques vues comparées sur les usages des principales portions de l'appareil olfactif dans différents mammifères.

1° Le *nez* ou partie extérieure, ordinairement raccourci, mais situé à l'extrémité d'une face allongée et dont il est la partie la plus saillante, est fréquemment aussi dépourvu de poils et enduit d'une humidité muqueuse ; ces conditions en font un organe de toucher assez utile, comme nous l'avons vu déjà ; il l'est surtout, quand aux avantages de sa situation se joignent ceux d'un allongement et surtout d'une mobilité considérables : le grouin du hérisson, du tenrec, du coati, de la musaraigne, du condylure, de la taupe, l'extrémité discoïde de celui du cochon, sont dans un mouvement perpétuel pour palper les objets, chez la taupe surtout, qui est privée de la vue. Mais cette mobilité et cette longueur ne servent pas moins à l'olfaction : voyez la taupe chercher les vers qu'elle dévore avec tant d'avidité ; son nez se meut vivement, s'allonge dans tous les sens pour en aspirer les émanations qu'elle reconnaît à la distance de quatre à cinq pouces. Il en est de même, à plus forte raison, de la trompe du desman, de celle du tapir, du macrorrhin ou phoque à trompe. Celle de l'éléphant, bien plus longue encore, n'est pas peut-être aussi favorable à l'odoration ; elle est spécialement utilisée pour la préhension des aliments et des boissons. Au contraire, le nez de la souris, du rat, de l'ours, médiocrement développé, celui du chien, moins saillant encore, se tournent évidemment vers les objets à flairer et aident ainsi à l'olfaction. C'est, sans doute, aussi dans le même but que le lapin et d'autres rongeurs impriment au leur des mouvements continuels d'élévation et d'abaissement ; au contraire, l'immobilité complète du nez de l'homme et de la guenon nasique, si l'on excepte, pour le premier, quelques mouvements de ses ailes, le rend peu propre, tout saillant qu'il est, à favoriser beaucoup l'opération du flaire; toutefois, on sait que son ablation diminue singulièrement l'aptitude à sentir les odeurs. Nous doutons aussi de l'utilité, comme organes olfactifs, des feuilles membraneuses qui environnent et surmontent le nez du rhinolophe ou chauve-souris fer-à-cheval ; c'est seulement comme organe de tact aérien que nous en concevons les avantages. Enfin, une dernière disposition toute spéciale, qui mérite d'être indiquée, et dont le but est probablement de rendre plus facilement supportable le séjour sous les eaux, c'est celle des narines chez les phoques ; entourées de muscles puissants, elles peuvent se fermer tout-à-fait à la volonté de l'animal, et ceci prouve qu'ils ne flairent point comme les poissons au moyen d'un véhicule liquide, mais que leur odorat est tout aérien quelle qu'en soit d'ailleurs la finesse, point sur lequel les observateurs sont loin de s'accorder entre eux.

2° *Sinus*. Médiocres chez l'homme et tapissés par une membrane fort mince, ils prennent chez d'autres mammifères une grande extension, et, si j'en juge par le mouton, sont revêtus, au contraire, d'une membrane muqueuse d'une épaisseur considérable. L'éléphant, le cochon ont les deux tables des os du crâne dédoublées jusqu'à l'occiput par le prolongement des sinus frontaux; chez les bœufs et les moutons, ils s'étendent dans les cornes, mais à quelques pouces seulement de profondeur chez ceux-ci, beaucoup plus loin dans ceux-là, dans le buffle surtout, dont la corne est large et courte; aussi, selon Bailly, le buffle court toujours le nez au vent comme pour permettre à l'air d'arriver tout d'un coup jusque dans ses vastes sinus frontaux et mieux éventer l'approche de ses ennemis.

3° *Cornets*. L'homme n'en a que de petits et simplement courbés en coquille; ils sont comparativement énormes chez les ruminants, qui d'ailleurs offrent leurs lames subdivisées dichotomiquement en un certain nombre de lamelles; mais c'est surtout aux cornets des animaux carnassiers qu'on trouve cette sous-division portée à l'extrême, et leur masse constituée par une sorte d'éponge tubuleuse dont tous les tuyaux sont dirigés d'avant en arrière; c'est, par conséquent, sur une immense surface que la pituitaire se déploie, et le sens de l'odorat acquiert un degré de finesse dont nous ne pouvons nous faire une idée. Qui ne sait que les chiens suivent à la piste les hommes et les animaux, et reconnaissent même les individus, leur maître surtout, à ces traces imperceptibles pour nos sens. Mais si l'anatomie explique la délicatesse de leur olfaction, elle ne saurait expliquer leurs préférences ou leurs aversions qui parfois nous paraissent assez singulières : telle est, par exemple, la prédilection des chiens pour l'odeur du fumier ou des charognes dont ils se parfument à plaisir, tandis qu'ils fuient, avec une sorte d'horreur, les odeurs qui nous semblent les plus suaves ; tel est aussi le goût des chats pour le *nepeta*, pour la racine de valériane, sur lesquels ils se roulent de même, comme pour charger leur fourrure de ces odeurs pour nous si rebutantes.

B. Oiseaux. Ce n'est pas sans raison que Scarpa fait observer l'ampleur de la cavité nasale chez la majeure partie des oiseaux ; mais il y a une grande différence entre leurs cornets cartilagineux et presque aussi simples que ceux de l'homme, et ceux des mammifères carnassiers. A la vérité, leur nerf olfactif est très-volumineux ; mais d'ailleurs la vue, ordinairement chez eux très-perçante, aide beaucoup sans doute, ainsi que la facilité des investigations par le moyen du vol, à la découverte des substances alimentaires que l'on a trop exclusivement peut-être attribuée à l'odorat chez les oiseaux rapaces, les corbeaux, etc. Pour ces derniers, il paraît indubitable que c'est la vue seule et une défiance naturelle, mais non pas l'*odeur de la poudre* qui leur fait fuir le chasseur.

Toutefois, l'odorat jouit d'une finesse dont les

degrés sont très-différents chez différents ordres d'oiseaux, et Scarpa trouve cette graduation proportionnelle à celle des grandeurs du nerf olfactif et du cornet supérieur qui seul en reçoit les rameaux. Voici, sous ce rapport, dans quel ordre il dispose les grands groupes de cette classe de vertébrés: 1° les gallinacés que, dans d'ingénieuses expériences, il a vu n'être rebutés par aucune odeur que celle de l'ammoniaque liquide; 2° les passereaux qui refusent les aliments imprégnés de camphre, d'assa-fœtida, etc.; 3° les oiseaux de proie qui craignent la plupart des odeurs que nous trouvons suaves et aromatiques; 4° les palmipèdes qui montrent plus de susceptibilité encore (1), à tel point qu'un canard n'a avalé du pain parfumé qu'après l'avoir lavé dans un étang voisin; 5° enfin, les échassiers qui paraissent avoir une sensibilité olfactive supérieure à tous les autres oiseaux. A part ces différences et celles qui dépendent de la forme du bec et de son volume, les fosses nasales des oiseaux sont à peu près toutes semblables; toutes sont ouvertes par des narines immobiles; toutes, selon Scarpa, communiquent, par leur cornet supérieur, avec une poche sous-orbitaire qui fait saillie sous la peau quand elle est remplie d'air, et leur tient lieu des sinus dont ils manquent en général. Une seule particularité mérite d'être notée, c'est l'ample perforation de la cloison chez les palmipèdes, comme si la nature avait voulu suppléer à l'occlusion d'une des narines par la boue dans laquelle ils barbottent si souvent.

(1) Cette règle est-elle applicable au pélican dont les narines sont si étroites, au cormoran qui semble les avoir imperforées? Ce serait alors par les arrière-narines que l'olfaction s'exercerait chez eux.

C. Reptiles. On ne trouve ici, non plus, que des cornets assez simples, quelquefois nuls, de façon que la fosse nasale ne représente plus qu'une sorte de boîte ou un court canal tapissé par une pituitaire souvent colorée en noir. Si l'on en excepte les crocodiles en effet, les arrière-narines s'ouvrant au palais ne permettent point aux fosses nasales de se prolonger aussi loin en arrière que chez les mammifères et même les oiseaux ; cependant le nerf olfactif, véritable lobe, souvent de moitié aussi volumineux que l'hémisphère cérébral, suppose des sensations assez fortes et assez variées; mais nous possédons peu d'observations propres à nous éclairer sur ce point. Scarpa assure que, si l'on a manié des grenouilles ou crapauds femelles, et qu'on plonge les mains dans l'eau, les mâles accourent d'assez loin et les embrassent d'une amoureuse étreinte. Ce fait nous paraît au moins singulier ; car les batraciens anoures adultes n'attirent point l'eau par leurs narines, ils en seraient bientôt suffoqués; ils les ferment au contraire en plongeant, et sont à cet effet pourvus de valvules cutanées qu'on retrouve également chez les sauriens et les ophidiens. Il n'en est pas ainsi des larves ou têtards et des batraciens à branchies permanentes, qui aspirent l'eau comme les poissons ; le protée a même déjà, dans les cavités nasales, des feuillets membraneux tels que ceux dont il sera parlé dans le paragraphe suivant, et offre aussi cette particularité que les arrière-narines s'ouvrent en dehors des arcades dentaires et fort en avant.

D. Poissons. Ici les arrière-narines sont, quand

elles existent, sur le même plan que les narines antérieures; les fosses nasales, situées en dessus du museau chez les poissons osseux, en dessous chez les cartilagineux, sont formées d'une cavité ouverte extérieurement par un ou par deux orifices qui, dans ce cas, ne sont séparés que par une bride plus ou moins large. L'antérieur est contractile, le postérieur toujours béant; l'eau passe de l'un à l'autre par les mouvements du premier: chemin faisant, elle se met en contact avec de nombreux feuillets de la membrane pituitaire disposés en double peigne (carpe, *fig.* 21), ou en rayons (esturgeon), dans lesquels s'épanouissent les filets d'un énorme nerf ou mieux lobe olfactif, lobe effectivement aussi volumineux, quelquefois même plus que l'hémisphère cérébral qui lui fait suite. Cette organisation, appropriée au milieu dans lequel vivent ces animaux, leur donne des sensations souvent très-délicates; on ne saurait douter que ce ne soit par l'odorat que le requin et autres squales sont attirés souvent en foule autour d'un cadavre jeté à la mer; chez ces poissons, d'ailleurs, la cavité olfactive est vaste, les lamelles membraneuses larges, surchargées de feuillets secondaires; et le lobe olfactif forme un gros cordon terminé par un bulbe considérable. Au reste, je trouve aussi la cavité nasale fort grande chez le pagel: deux larges et longs sinus membraneux communiquant avec le fond de chaque narine s'étendent, l'un en dedans, l'autre en dehors, vers le bout du museau.

Jusqu'ici nous avons vu toujours les organes olfactifs cachés dans la tête et en forme de cavité;

nous trouverons désormais une disposition tout opposée, et nous y arrivons par une transition frappante en rappelant la remarquable structure de ceux de la baudroie. Scarpa les a, le premier, reconnus; il les décrit et les figure, sous forme de deux petites coupes cylindroïdes, portées sur un pédicule de plusieurs lignes de longueur et implanté sur le devant de la tête; l'intérieur de ces cupules offre les mêmes feuillets que chez les autres poissons et reçoit les filets du même nerf.

ARTICLE III. – Invertébrés.

Nous ne nous arrêterons pas sur les raisons qui peuvent faire croire à l'existence de l'odorat chez les mollusques, les annélides, etc., comme le choix des plantes dont se nourrit la limace, l'arrivée des sangsues vers un animal dont l'agitation, il est vrai, leur a d'abord décélé la présence; et nous insisterons moins encore sur les probabilités qui pourraient faire attacher ce sens à telle ou telle partie, comme les tentacules inférieurs des limaçons (1), qui manquent à d'autres gastéropodes, etc. etc. En fait de conjectures, tenons-nous-en aux plus curieuses et aux plus vraisemblables, comme celles que nous permettront les crustacés, les insectes et les myriapodes.

1° Si l'on regarde comme identiques les nerfs qui, chez les vertébrés et les invertébrés, naissent du cerveau au-devant des optiques, ce sont ceux des antennes qu'on devra regarder comme olfactifs

(1) Owen regarde comme organes olfactifs, dans le nautile, une série de lamelles membraneuses serrées parallèlement au-devant de la bouche, et recevant des nerfs fournis par de petits ganglions en rapport avec les sous-œsophagiens. Il compare ces lamelles à celles qu'on trouve aux narines des poissons.

chez ces derniers, ainsi raisonnent de Blainville et Robineau; Réaumur, Rœsel, Carus se sont fondés sur d'autres raisons pour attribuer l'olfaction aux antennes. Mais les antennes sont si évidemment des organes de tact chez les grands crustacés et chez beaucoup d'insectes! A cette objection répondons en rappelant que, dans l'organe olfactif des animaux supérieurs, se distribuent un nerf d'odorat et un nerf de tact, et que le nez proprement dit est souvent organe de toucher: nous ne nous étonnerons plus, dès-lors, de voir la partie tactile l'emporter quelquefois sur la partie olfactive, et même cette dernière être tout-à-fait sacrifiée à l'autre. Ainsi l'antenne en fil du criquet, celle en soie de la sauterelle, ne serviront plus guère à percevoir des odeurs et ne feront que toucher, tandis que l'antenne courte mais feuilletée (1) du hanneton (*fig.* 29 *et* 30), celle plus longue et pectinée de la phalène (*fig.* 28), seront l'instrument d'une olfaction pure et simple, et par conséquent se montreront avec un développement considérable chez le mâle pour l'aider à trouver la femelle autour de laquelle il vient voler, même sans la voir, quand elle est enfermée, par exemple, dans la boîte du naturaliste.

Dans d'autres antennes, on trouverait à la fois l'un et l'autre. Ainsi, les antennes antérieures ou internes, nommées aussi petites antennes de l'écrevisse, terminées chacune par deux filaments articulés, certainement tactiles, et qui, selon Scarpa,

(1) Chaque feuillet se montre garni de très-petites vésicules, comparables aux glandes de la feuille d'un hypericum; cette disposition (*fig.* 30) a sans doute quelque utilité pour l'olfaction; elle n'existe pas à la surface libre du premier feuillet, qui ne peut pas emprisonner l'air comme les autres.

reçoivent de la partie postérieure du cerveau un nerf probablement analogue à la cinquième paire, offrent, à leur article basilaire, un organe dans lequel Rosenthal a vu se perdre un autre nerf parti de la région antérieure du cerveau. Cet organe est, d'après nos observations, une cavité *(fig. 24)* membraneuse ou plutôt cartilagineuse en forme de coquille, ouverte assez largement à la face supérieure de l'article susdit, et au point même où il est en contact avec l'œil qu'il faut soulever pour voir l'entrée de ce cornet olfactif *(fig. 23)*. Cette entrée est d'ailleurs entièrement couverte par un grillage de poils parallèles, serrés, que le microscope montre eux-mêmes hérissés de villosités secondaires *(fig. 25)*: c'est là sans doute ce que Rosenthal a pris pour un organe pectiniforme ou *branchiforme ;* mais on trouve, dans beaucoup d'autres régions du même animal, des poils tout pareils. C'est un appareil plus semblable à celui des poissons qu'à celui des mammifères ; aussi reçoit-il uniquement, de l'eau, les émanations odorantes : on sait avec quelle promptitude les écrevisses se portent sur les appâts qu'on jette dans les ruisseaux qu'elles habitent.

Nous trouverons également deux parties dans l'antenne du mâle, chez le *sphinx atropos (fig. 27)*, et mieux encore dans celle d'insectes plus évidemment pourvus d'odorat, tels que les mouches, dont beaucoup d'espèces recherchent, pour leurs larves, les corps d'animaux en putréfaction : on sait qu'elles vont même s'insinuer dans les linges qui enveloppent les cadavres ; qu'elles pondent sur les tissus qui les recouvrent, si elles ne peuvent les traverser ; qu'elles se méprennent à l'odeur, et déposent leurs œufs sur quelques plantes fétides. Or, leur antenne présente une pièce volumineuse, épaisse, charnue, discoïdale ou prismatique, et une autre en forme de soie, très-fine et composée de plusieurs articles allongés; la première est, selon nous, la portion olfactive, mais elle n'est point revêtue de ce mucus qui arrête et fixe les particules odorantes sur la pituitaire des animaux vertébrés, et n'est pas non plus disposée de manière à permettre à l'animal d'attirer sur elle un courant d'air chargé de molécules oléfiantes. A la première objection nous répondrons par l'inspection microscopique, qui nous fait voir cette pièce toute couverte d'un duvet serré comme un velours bien fourni (*fig.* 26) : or, on sait que les poils réunis, et les tissus qui en sont faits, absorbent et retiennent l'air; c'est ainsi qu'ils se chargent de miasmes malfaisants, et les gardent souvent pendant un temps considérable; c'est en vertu de cette propriété que l'argyronète et tant d'animaux aquatiques, d'insectes en particulier, plongent et vivent sous les eaux sans cesser d'être environnés d'air, une couche étant toujours retenue à leur surface veloutée, à laquelle elle donne l'aspect de l'argent ou de la nacre. Quant à la seconde objection, nous remarquerons que les insectes ailés suppléent, par la rapidité de leur vol, au courant d'air qu'ils n'excitent pas en eux-mêmes, et c'est effectivement en se balançant dans les airs qu'ils découvrent les émanations qui les guident ; c'est ainsi que les bousiers reconnaissent les excréments dont ils se nourrissent eux et leur progéniture, que les nécrophores éventent les cadavres des petits animaux qu'ils enterrent pour leur future famille ; et remarquez que tous ont des antennes lamelleuses, flabelliformes ou perfoliées, qu'ils étalent et épanouissent dans leur vol (1) : chez d'autres, les antennes sont plumeuses comme chez les papillons de nuit, les cousins, les tipules ; chez beaucoup d'autres encore, quoique sétacées, elles sont molles et velues surtout à leur extrémité (cérambyx, *fig.* 31), et peuvent remplir, en conséquence, le même office. On les voit d'ailleurs souvent agitées de vifs mouvements oscillatoires (ichneumons, sphex, etc.) qui les mettent continuellement en rapport avec de nouvelles portions d'air.

J'ai fait diverses expériences, médiocrement concluantes il est vrai, mais que je ne crois pas devoir néanmoins passer sous silence. J'exposai au goulot d'une fiole contenant de l'alcool, de la térébenthine, de l'éther, la tête d'une scolopendre ; les antennes à l'instant se contractèrent, se roulèrent en spirale. Je pris, dans la campagne, deux mâles du *bombyx*

(1) L'hydrophile, qui fait servir ses antennes feuilletées à la respiration, comme nous le dirons ailleurs, les tient, tant qu'il nage, repliées dans la couche d'air qui tapisse sa surface inférieure. Le dytisque, au contraire, tient toujours étendues en nageant ses antennes sétacées ; celles-ci serviraient-elles plutôt à l'odoration dans l'eau ? Voici une expérience qui semble prouver qu'elles servent aussi à cet office dans l'air même : dans une boîte métallique à deux compartiments, sans autre communication qu'un très-petit écartement entre le bord de la cloison et le verre qui couvrait le tout, j'ai placé d'un côté une grosse araignée maçonne, de l'autre deux petits grillons des bois : l'un, qui avait ses antennes entières, exécutait des gesticulations bizarres, des soubresauts, lançait des ruades ; tout cela cessait quand on ôtait l'araignée qu'il ne pouvait voir pourtant en aucune manière ; trois fois les mêmes phénomènes se sont reproduits ainsi : l'autre grillon avait les antennes coupées, il ne paraissait se douter en rien de ce dangereux voisinage ; mais mis en présence de l'araignée, c'est-à-dire dans le même compartiment, il donnait les mêmes signes de malaise et d'inquiétude que le premier.

pavonia minor, qui vinrent successivement voltiger autour d'une femelle déjà accouplée avec un troisième ; je leur coupai les antennes et les laissai libres dans mon cabinet, où je tins aussi la femelle dans un cornet de papier assez inexactement clos ; ni l'un ni l'autre, durant trois jours que je la conservai ainsi, ne vinrent à sa recherche. J'ai coupé aussi les antennes à un assez grand nombre de mouches bleues (*musca vomitoria*) qu'avait attirées l'odeur de viandes en putréfaction commençante ; aucune ne s'en est approchée ensuite; elles ne cherchaient qu'à sortir du cabinet où je les avais abandonnées. Une grosse mouche vivipare (*M. carnaria*), mise sous un verre avec un nouet de linge rempli de viande, y a jeté une douzaine de vers; après la section des antennes elle n'en a plus jeté aucun, bien qu'elle en eût encore dans le ventre au moins six tout près de naitre. Il est vrai qu'après l'opération, qui du reste ne semble nullement affecter ces insectes, j'avais mis ce dernier dans un vase plus grand qu'auparavant, et que la viande était enfermée dans une petite tasse couverte d'une gaze.

2° Les palpes ont été regardés comme organes d'odorat par Lyonnet, Marcel de Serres, etc. ; mais nous les avons déjà présentés comme organes de tact. Dans les palpes labiaux, nous ne pouvons voir autre chose qu'un dédoublement de la langue et de l'hyoïde des vertébrés en organe gustatif et tactile; le premier est constitué quelquefois par une langue véritable, comme on l'a vu plus haut, ou bien les parois de la bouche seules goûtent les saveurs, et si les palpes s'agitent dans la gustation, ce n'est pas une preuve qu'ils soient le siége de la sensation. Ce raisonnement doit s'appliquer à ce que nous avons vu dans plusieurs de nos expériences : la tête de quelques coléoptères carnassiers, comme le staphylin, le dytisque bordé, celle de divers orthoptères, même séparée du tronc, étant exposée à la vapeur de l'alcool ou de l'éther, a remué les palpes. Tout ce qu'on peut conclure de là, c'est que la bouche sent les fortes odeurs ou plutôt les vapeurs très-odorantes et par cela même, jusqu'à un certain point, sapides.

3° Enfin, spéculativement et par analogie, on a cru aussi devoir placer l'odoration des crustacés dans l'expansion membraneuse qui accompagne leurs branchies, et celle des insectes à l'entrée des stigmates qui servent à la respiration (Cuvier, Duméril, etc.). On ne voit pas qu'il soit possible d'expliquer autrement l'odorat dont paraissent jouir de petites arachnides privées d'yeux, et qui savent pourtant bien rencontrer leurs victimes quoique agiles et souvent même ailées : je parle des gamases et des dermanysses ; ces derniers surtout abandonnent fréquemment, durant le jour, les petits oiseaux conservés en cage pour les assaillir de nouveau durant la nuit. J'ai fait une expérience qui paraît au premier abord assez parlante, sur des scolopendres décapitées et même sur des tronçons d'un géophile. En approchant du flanc, sans le toucher, une des substances fortement odorantes que nous avons mentionnées ci-dessus, l'animal ou le tronçon se recourbait pour s'éloigner, et s'infléchissait ainsi tantôt à droite, tantôt à gauche, selon le côté où nous lui présentions l'effluve spiritueux ; il y a donc là aussi quelque chose ; mais parce que les vapeurs âcres nous font tousser, ou nous excitent, dans les bronches et la trachée, une sensation désagréable, s'ensuit-il que l'olfaction siège pour nous dans la poitrine?

4° Je ne dirai qu'un mot de l'opinion de Tréviranus, qui croit l'œsophage siége du flaire chez les insectes ; il y a bien peu de probabilités théoriques et encore moins d'observations en faveur de cette opinion qui n'a guère de partisans.

CHAPITRE V.

DE L'OUÏE.

ARTICLE I.er – Notions générales.

Le mouvement des masses dans les corps qui nous entourent est ordinairement accompagné d'un mouvement moléculaire désigné par le mot de vibration, mouvement plus susceptible encore que le premier de se transmettre d'un corps à un autre, susceptible surtout de se propager à travers des corps de nature fort diverse et d'arriver ainsi jusqu'à nous, de manière à nous donner connaissance de ce qui se passe au loin. Le sens qui reçoit ces vibrations, c'est l'ouïe. Si ces vibrations sont irrégulières, confuses, il en résulte du *bruit ;* le *son* proprement dit ne peut se rapporter qu'à des vibrations rhythmiques, c'est-à-dire régulières. Attribuer le son à un fluide spécial (Lamarck), à une polarisation de l'air

(Geoffroy-St-Hilaire), c'est oublier qu'il peut se produire et se transmettre sans l'intervention de ce fluide, comme le prouvent les expériences faites sous l'eau, et comme on en acquiert facilement la certitude en appuyant sur un piano le front, l'occiput ou les dents, et fermant exactement les oreilles.

Pour que le son se propage d'un corps à un autre, une condition nécessaire est la contiguité immédiate ou médiate; un timbre placé sous le récipient de la machine pneumatique vibre sans transmettre le son au-dehors quand on a fait le vide; le son devient au contraire perceptible, quoique le timbre reste enfermé sous la cloche, dès qu'on y a laissé rentrer l'air. Au sujet des résultats de cette dernière expérience, nous ferons deux remarques essentielles: la première, c'est que le son se propage du corps solide où il a pris naissance à un corps gazeux, de celui-ci à un autre corps solide, la paroi de verre du récipient, et enfin de cette paroi à l'air extérieur qui l'apporte à l'oreille. L'autre remarque a trait à la propagation du son à travers ces corps différents avec *ses qualités fondamentales*, savoir: la force, le ton et le timbre, qualités qui peuvent néanmoins trouver, à leur conservation et à leur transmission, des facilités ou des obstacles plus ou moins puissants, selon la nature des corps conducteurs.

En ce qui concerne la première remarque, il est important d'observer qu'une paroi membraneuse, même quand elle n'est que peu tendue, de même qu'une paroi solide, une muraille par exemple, pourvu qu'elle soit peu épaisse et composée d'éléments élastiques, n'empêchent pas l'air de mettre ses vibrations à l'unisson des deux côtés. Il faut noter encore qu'un liquide, l'eau par exemple, peut également recevoir les vibrations sonores par son contact avec un corps solide ou avec l'air animés de ce mouvement moléculaire, qu'elle peut aussi transmettre ses vibrations à un corps solide ou gazeux, et qu'enfin des corps mous, des chairs peuvent être, jusqu'à un certain point, soumises aux mêmes lois, surtout si une contraction spontanée ou une compression étrangère les rapprochent de la consistance et de l'élasticité des corps solides proprement dits. Mais c'est toujours par ces derniers que la propagation se fait avec plus de force et de rapidité, comme le prouve l'expérience de la poutre qui transmet, d'un bout à l'autre, jusqu'à l'oreille, le bruit du frottement d'une épingle, etc.

Nous devons encore rappeler ici une des lois principales de la transmission du son, c'est qu'il se propage en tous sens, en suivant des règles fort semblables à celles de l'équilibre des fluides : aussi est-ce surtout dans l'air qu'il se transmet ainsi selon des directions très-variées, puisqu'on peut très-bien se parler sans se voir, quelque épaisseur qu'ait la cloison de séparation si elle est incomplète; néanmoins, l'impulsion vibratoire est certainement plus forte en ligne droite qu'en ligne brisée, et la propagation plus complète dans un sens parallèle aux frottements ou à la percussion qui ont fait résonner le corps d'où part le son, que dans tout autre sens, même dans les corps les plus solides. De là, ce que, dans l'air principalement, on nomme en physique rayons sonores, lignes idéales, qui du point choqué partent comme d'un centre commun pour se perdre en divergeant dans l'espace, à moins que quelque obstacle ne les arrête. On sait que, dans ce dernier cas, ils ne se bornent pas toujours à communiquer leur mouvement oscillatoire à l'objet qu'ils rencontrent, mais qu'ils sont réfléchis sous un angle égal à celui d'incidence, et peuvent ainsi revenir tout près de leur point de départ, en produisant le phénomène connu sous le nom d'écho.

Un mot encore relativement à la deuxième des remarques que nous avons énoncées plus haut, savoir : que le ton et, ce qui est plus étonnant, le timbre se propagent, en général, à travers un corps quelconque. C'est un fait aujourd'hui bien connu en physique pour ce qui concerne la propagation du son par l'air ; mais on a cru long-temps que les vibrations transmises par ce milieu ne se répétaient, dans un corps solide, que quand celui-ci était tendu à l'unisson ou de manière à pouvoir reproduire des tons harmoniques du son primitif ; et l'on s'expliquait la chose en voyant, dans ce dernier cas, une corde, ainsi animée, se partager en plusieurs *ventres* par des *nœuds* spontanés : or, la raison dit que, si ce partage peut se faire en deux, trois, cinq portions, rien ne doit le rendre impossible pour des nombres bien plus variés encore, et pour ainsi dire infinis. De même, en ce qui concerne les masses, il est évident qu'elles peuvent recevoir tous les genres d'oscillations moléculaires, et se sous-diviser en portions et portioncules proportionnelles aux tons à reproduire ; c'est aussi ce que l'observation a prouvé (Savart).

Ces brèves notions, dont la physique fournit bien plus d'exemples et de plus amples démonstrations, suffisent pour notre objet actuel ; de plus longs détails ne serviraient qu'à nous le faire perdre de vue.

ARTICLE II. – Vertébrés.

Passer en revue les différentes parties de l'appareil auditif, et en apprécier le mode d'action probable, ce sera faire l'histoire de la fonction entière autant qu'il est possible de la tracer, et nous aurons ainsi toute facilité pour discuter les problèmes dont elle se compose, et qu'ont trop négligés les ouvrages consacrés à la physiologie de l'homme. Jetons cependant d'abord un coup-d'œil rapide sur l'ensemble de l'appareil auditif chez les animaux vertébrés (*fig.* 32).

1° Constamment double, situé sur les parties latérales et inférieures du crâne et faisant partie de la troisième vertèbre céphalique, cet *appareil* tire de cette situation plusieurs avantages en ce qui concerne la réception des ondes sonores. Communément il les reçoit et les concentre au moyen d'un *pavillon* plus ou moins évasé, et dont le fond ou *conque* proprement dite offre l'embouchure d'un tube, partie cartilagineux, partie osseux, dit *conduit auditif*: c'est là ce qui constitue l'*oreille externe*. L'*oreille moyenne* ou *caisse du tympan* est une cavité séparée du conduit par une *membrane* sèche et élastique, contenant de l'air qui lui vient de l'arrière-bouche le long d'un autre canal nommé *trompe d'Eustache*, et agrandie par des cellules dites mastoïdiennes, creusées dans l'os temporal et quelquefois dans plusieurs autres os du crâne. Dans cette cavité est suspendue une chaîne de quatre osselets articulés ensemble, *marteau, enclume, lenticulaire* et *étrier*, que meuvent *quatre muscles*, l'antérieur, l'interne et l'externe du marteau et le postérieur de l'étrier. L'*oreille interne* ou *labyrinthe* est un assemblage de cavités sinueuses, savoir : le *vestibule*, qui communique avec le tympan par la fenêtre ovale quand on a enlevé l'étrier qui la bouche; les *canaux demi-circulaires;* le *limaçon*, qui d'ordinaire communique aussi avec le tympan par l'intermédiaire d'une ouverture dite *fenêtre ronde*, et fermée par une membrane. Dans le labyrinthe est contenu un appareil membraneux, enfermant une *lymphe* particulière et recevant les expansions du nerf auditif. Telle est sommairement la disposition de l'appareil de l'ouïe le plus complet, de celui, par exemple, de la plupart des mammifères. Passons aux détails.

2° *Surface extérieure de la tête.* Ce qui étonne le plus en physiologie, c'est de reconnaître que la vision existe chez des êtres dont la rétine semble voilée par un enduit noir et opaque, et que l'audition n'est pas moins réelle chez des animaux privés de toute communication apparente entre l'air extérieur et les organes internes de l'ouïe. Nous examinerons plus loin le premier de ces deux problèmes; quant au second, nous en allons trouver sur-le-champ la solution, d'après l'observation de l'homme même. Fermez exactement les conduits auditifs externes; évitez seulement de comprimer, par une forte pression, l'air contenu dans ces conduits, et de violenter ainsi la membrane du tympan, et il vous sera facile de vous convaincre que les sons peuvent encore arriver au nerf auditif avec toutes leurs qualités, pourvu qu'ils aient une force suffisante. La parole humaine, proférée à voix haute, est ainsi parfaitement entendue, surtout quand on la dirige vers la région latérale de la tête du sujet qui se met en expérience. Donc, conformément à l'une des lois signalées plus haut, l'air transmet ses vibrations au crâne, même couvert de chairs et de peau, et celui-ci les reporte à l'organe auditif. Cette observation de Scarpa, confirmée par Esser, nous en avons constaté l'exactitude ; nous avons remarqué qu'on entend alors moins bien si l'on ferme la bouche et les narines, moins bien aussi quand on tient le pavillon de l'oreille entre les doigts au lieu de le laisser libre; mais la sensation n'est qu'affaiblie et non annihilée. C'est ainsi qu'entendait un homme présenté par Larrey à l'Académie des sciences, et qui, disait-on, exerçait l'audition par des cicatrices au crâne, accidentellement privé d'une partie de ses parois osseuses. C'est évidemment de cette manière qu'entendent la baleine, le cachalot, dont le conduit auditif n'est point ouvert à la surface de la peau; de même pour les tortues, les serpents, l'ophisaure, l'orvet, le caméléon, chez lesquels il n'y a point de conduit auditif ni de membrane tympanique libre ; les sons ne pouvant être transmis, en conséquence, au nerf acoustique que par l'intermédiaire des parois crâniennes et de l'osselet en forme de trompette, fixé par son manche dans les chairs souscutanées, et par son évasement sur la fenêtre ovale. Ce dernier mode de transmission ne saurait même avoir lieu chez les batraciens urodèles, salamandre, protée, sirène, amphiume, cécilie, et les batraciens anoures du genre *bombinator*, l'osselet étant réduit chez eux à une calotte cartilagineuse collée sur l'ouverture vestibulaire et masquée par les chairs et la peau. Peut-être, pour les tortues, le caméléon, l'orvet, pourrait-on croire que l'air, véhicule du son, passe par les narines et les trompes d'Eustache, pour aller frapper l'intérieur de la cavité tympanique et la membrane de la fenêtre ronde; cela ne serait plus admissible chez les serpents, les batraciens urodèles et les sonneurs, qui n'ont pas plus de fenêtre ronde, de cavité tympanique, de trompe d'Eustache, que de conduit auditif externe.

Il en est de même des poissons, auxquels l'eau transmet, il est vrai, des vibrations plus puissantes, et dont le crâne est généralement plus nu que chez les mammifères, les oiseaux et même les reptiles. Les poissons cartilagineux ont, de plus, une portion de leur labyrinthe bien rapprochée de l'extérieur, un des angles du vestibule venant se placer immédiatement sous la peau. Chez les mammifères et les oiseaux, ce mode de réception des sons n'est, au contraire, qu'accessoire; mais il est favorisé par une augmentation d'élasticité, de sonoréité dans les os du crâne, surtout au voisinage de l'oreille : je veux parler de l'homogénéité, de la compacité du rocher, entièrement dépourvu de moelle, et surtout du développement des cellules dites mastoïdiennes qui, dans les oiseaux de nuit en particulier, envahissent toute la périphérie du crâne.

3° *Oreille externe et conduit auditif.* Ces parties

extérieures de l'appareil acoustique manquent, non-seulement dans les animaux dont il a été question ci-dessus, mais encore dans plusieurs autres où la membrane du tympan effleure la peau, dont elle prend plus ou moins l'aspect et l'épaisseur ; tels sont les batraciens anoures, et en particulier les crapauds. Les lézards, les seps n'ont qu'une fossette peu profonde, où l'on voit aisément la membrane du tympan mince, sèche, noirâtre. Les crocodiles ont cette fosse recouverte par un opercule cutané, mais point de conque ou cornet auriculaire. Les oiseaux ont un véritable conduit, mais cutané, court et large, et ressemblant assez à la fossette des lézards avec plus de profondeur; il est généralement grillagé par de petites plumes qui n'empêchent pas le passage des sons, mais ne sauraient le favoriser; celles qui se disposent en rayons au pourtour de l'œil, chez les oiseaux de proie nocturnes, ne peuvent servir à la concentration des rayons sonores; et les aigrettes en forme d'oreilles, qu'on voit dans plusieurs genres *(bubo, scobs)*, ne peuvent pas avoir, sous ce rapport, des avantages plus réels; au contraire même, un large tragus, situé au-devant de l'oreille, semble être, chez l'effraie, destiné à fermer, au besoin, les abords d'un organe trop sensible (1). Enfin, les monotrèmes, et parmi les mammifères, les cétacés, les phoques (à part le genre otarie), manquent d'oreille externe et ne possèdent que le conduit. A ce conduit s'adjoint, chez la taupe, un évasement cartilagineux, rudiment de

(1) Il en est de même de plusieurs échassiers et palmipèdes, selon Breschet. Ici, sans doute, ce tragus empêche l'entrée de l'eau dans l'oreille.

conque caché par les poils. Voilà bien des animaux qui pourtant jouissent d'une ouïe non douteuse et chez plusieurs même très-délicate : la conclusion à tirer de là, c'est que les organes du dehors ne sont pas indispensables à l'audition, et l'expérience a prouvé, pour l'homme même, qu'effectivement l'ablation du pavillon de l'oreille était médiocrement nuisible à la perfection de ce sens. Que deviennent, d'après cela, ces subtils calculs où l'on a cru trouver la démonstration mathématique d'une utilité positive de chaque relief de ce pavillon, pour diriger dans le conduit les rayons sonores? A-t-on remarqué, chez les chiens, que ceux à oreilles pendantes ou écourtées fussent plus sourds que les autres? L'âne entend-il beaucoup mieux que le cheval, le lapin que le chat?

Cependant, en réduisant les prérogatives attribuées à l'oreille externe, nous ne prétendons pas en nier totalement l'utilité. Déjà plus haut nous avons reconnu, avec Savart et Esser, qu'elle augmente l'intensité du son en vibrant et propageant à l'intérieur ses vibrations; les petits muscles qu'on découvre à la surface de son cartilage ont, sans doute, pour objet d'en augmenter la tension et l'élasticité; mais il n'y a guère que la conque ou cavité centrale du pavillon qui puisse, chez l'homme, faire converger les sons; le tragus et l'antitragus nuiraient plutôt à cet effet qu'ils ne lui seraient avantageux. L'antitragus même peut fermer presque complétement l'orifice du méat auditif chez les chauves-souris, chez les chats lorsqu'ils couchent l'oreille en arrière et de côté; il en est de même du galago, qui, selon

Geoffroy-St-Hilaire, fronce et efface ses amples cornets durant le sommeil; la musaraigne, selon le même savant, ne se sert que de son antitragus pour fermer aussi l'entrée du conduit. Scarpa avait, à tort selon nous, accordé le même office au tragus des chauves-souris; s'il est incapable de réfléchir utilement pour l'audition les rayons sonores, il nous paraît du moins constituer une lame vibrante propre à produire l'effet de renforcement dont il a été question ci-dessus. Sous ce rapport, il concourt à augmenter l'effet de ces vastes conques (nyctère, oreillard), qui parfois se réunissent même sur le vertex (mégaderme) et présentent aux vibrations aériennes une étendue, une ténuité et une forme concave des plus propres à les recueillir, les répéter et les transmettre aux parties profondes de l'appareil auditif. Moins favorablement disposé, incapable de jouer le rôle de cornet acoustique, le pavillon large et pendant de l'éléphant, et surtout de l'espèce africaine, n'offre qu'une partie de ces avantages; aussi ne pourrait-on dire de lui rien de pareil à ce qu'on affirme de l'oreillard, qui, dans l'obscurité, se dirige, dit-on, par l'ouïe seulement sur la trace des insectes qui voltigent dans l'air.

Chez beaucoup d'autres mammifères, indépendamment de la grandeur, le cornet auriculaire, ce grand déploiement de l'hélix, offre encore l'avantage de la mobilité. Le conduit même est susceptible de s'allonger ou de se raccourcir par l'emboîtement de ses pièces cartilagineuses; et quant au pavillon, généralement plus ample dans les espèces timides, il tourne à volonté sa large ouverture vers le point d'où l'animal peut avoir à craindre ou à espérer quelque chose. Un cheval qui voit quelque objet qui l'effraie, tourne les oreilles en avant ; frappez-le sur la croupe, il les tourne en arrière. Mais la direction du conduit ne varie pas à volonté ; elle est fixe, quoique différente d'un animal à un autre. A peu près transversal et horizontal chez l'homme, le chien, il a son orifice externe un peu tourné en avant dans le chat ; beaucoup dans le putois, la belette ; en arrière et en haut dans le lapin et les rongeurs en général ; en bas et en dehors, un peu en avant même chez les ruminants. Ces variations sont, jusqu'à un certain point, en rapport avec les besoins de l'espèce ; les carnassiers vermiformes poursuivent souvent leur proie dans un terrier, et cette proie fuit devant eux ; l'un a intérêt à entendre en avant, l'autre en arrière. Le lapin, tapi contre terre, dresse l'oreille vers le haut ; le ruminant, élevé sur de longues jambes, n'a à reconnaître que des ennemis situés plus bas que sa tête relevée encore par un long cou, et s'il veut se défendre, c'est en avant, c'est sur le front qu'il porte les seules armes puissantes que la nature lui ait données.

Pour terminer ce qui a rapport à l'oreille externe, disons que quelques-uns de ses mouvements sont sans rapports réels avec l'audition ; ainsi l'habitude de coucher les oreilles, qu'on remarque sur le chat menacé d'un coup, n'est qu'un phénomène d'expression ; elle tient au même instinct qui lui fait fermer les yeux, serrer la queue, retirer les pattes, etc. Quant à l'abaissement qui tient à la mollesse des conques auriculaires, à leur forme pendante chez les chiens, elle pourrait être rangée dans le même ordre de phénomènes, si on l'admettait avec Buffon comme signe de domesticité. Cette signification peut être admise pour le chien, puisque l'oreille se redresse chez ceux qui dans les déserts de l'Amérique ont repris la vie sauvage; mais il faut convenir qu'elle est du moins bien restreinte, car l'oreille n'est que médiocrement abaissée dans le cochon et les ruminants, si l'on en excepte quelques races de chèvre; l'âne ne nous en offre qu'un premier degré; le cheval ne présente rien de semblable.

4° *Tympan et osselets.* On se rappelle que la membrane du tympan n'existe pas chez les serpents, les tortues, certains batraciens qui pourtant ne sont point sourds; il est, par cela même, évident que cette membrane n'est pas nécessaire à l'ouïe; mais il n'en reste pas moins probable qu'elle concourt pour beaucoup à la perfection de ce sens. Selon Esser, elle ne servirait qu'à tempérer la force des impressions acoustiques; les chiens sur lesquels il en avait opéré la perforation témoignant d'une excessive sensibilité, donnant des signes de vive douleur quand on produisait près d'eux des sons aigus: mais on sait que le simple contact d'un corps dur sur la membrane du tympan est fort douloureux; que ne doit-on pas attendre d'une déchirure récente? C'est la membrane blessée, et non les parties profondes de l'oreille qui étaient devenues plus sensibles. Flourens, au contraire, détruit totalement cette membrane sur des pigeons sans observer cette exquise sensibilité, parce qu'il n'en laisse que des lambeaux désunis, sans tension, sans vibrations possibles. L'ouïe ne lui en a pas paru affaiblie non plus; mais comment s'en bien assurer sur ces animaux? On en juge mieux chez les hommes qui ont eu accidentellement cette membrane perforée ou détruite; tous ont au moins l'ouïe très-affaiblie sinon perdue, et nous en avons observé plusieurs exemples, qui ne sauraient être infirmés par quelques cas contraires. Dans celui qu'a cité A. Cooper, on peut assurément soupçonner un peu d'exagération ou d'illusion de la part de l'individu même. Nous aussi, nous avons connu une personne très-sourde, qui s'occupait volontiers de musique, quoiqu'elle ne perçût assurément que la moindre partie des sons de l'instrument sur lequel elle aimait à s'exercer. Recevant les ondulations de l'air extérieur, la membrane du tympan les répète avec bien plus de facilité et de délicatesse que les parois osseuses et charnues du crâne. Elle les répète et les communique, d'une part, à l'air contenu dans le tympan, pour être transmises, *avec tous leurs modes*, à la membrane de la fenêtre ronde qui nous occupera plus loin, et d'autre part, aux osselets de l'ouïe, pour être transmises au vestibule par la fenêtre ovale que ferme l'étrier : et, d'après ce qui a été dit plus haut, il n'est pas besoin pour cela de tant de raisons que les physiciens ou les physiologistes en ont cherché; car si une verge métallique, un fil même, tenus entre les dents, peuvent transmettre aux organes de l'ouïe toutes les modulations d'un morceau de musique exécuté sur un seul instrument (piano) auquel ils sont fixés par un bout; si l'air qui nous environne répète et nous apporte ainsi les milliers de sons différents qui se mêlent dans l'exécution d'un orchestre, pourquoi n'en serait-il pas de même d'une membrane ? Le fait est admirable ! soit ; mais tout autant en ce qui concerne les corps bruts que les corps vivants. Pour ces derniers même, le problème offre quelques adjuvants à son interprétation : ainsi, la membrane du tympan renferme, selon Home, des fibres musculaires, qu'il a vues du moins dans celle de la baleine ; on dit qu'il en est de même de l'éléphant : ce qu'il y a de plus certain, c'est que, chez tous les animaux qui en ont une, à l'exception de la baleine, elle est soutenue par l'osselet nommé marteau ou par quelque autre de la chaîne, et peut se tendre ou se relâcher selon les mouvements que cet osselet exécute.

Pour l'homme, lorsque le muscle interne du marteau se contracte, il enfonce, vers la cavité du tympan, le centre naturellement déprimé de cette membrane et en augmente la tension, comme on peut s'en assurer sur le cadavre. Il y a relâchement, au contraire, si c'est le muscle externe qui agit, muscle fort petit, mais que nous avons trouvé conforme aux figures données par Sœmmering. Si, enfin, il y a contraction du muscle antérieur, le marteau entraîne en avant la membrane dont la partie antérieure se relâche, tandis que la postérieure se tend ; de manière qu'elle offre, dans son étendue, toute restreinte qu'elle est, des portions à divers degrés d'élasticité, et qui peuvent plus aisément, en conséquence, se mettre en harmonie avec des tons variés, simultanément portés à l'oreille ; effectivement, bien que tous les tons puissent être répétés par un corps

12

élastique, il est manifeste que ceux-là seront plus énergiquement reproduits qui se trouveront en harmonie avec son degré de tension, d'élasticité.

Chez les oiseaux, dont la membrane tympanique est saillante en dehors (1), la pyramide à quatre ou cinq pans et très-déprimée qu'elle représente, n'est mue que par un seul muscle (*fig.* 36, d) : l'os carré ne l'entraîne pas dans ses mouvements, car elle ne s'y attache pas, et le touche seulement par un bord épaissi et ligamenteux. Son seul moteur est le muscle postérieur de Scarpa : attaché, près du bord postérieur de la membrane, au cartilage qui la soutient, il la tend nécessairement d'une manière fort inégale ; on peut, en le tiraillant, s'assurer qu'il y fait naître des rides, et qu'il n'agit directement que sur la bande du milieu.

Résulte-t-il quelque avantage du même genre de la disposition généralement infondibuliforme de la membrane tympanique, et de la grande obliquité du plan représenté par son cadre relativement au conduit auditif, dont elle semble chez l'homme (*fig.* 32, f), les mammifères et la plupart des oiseaux, continuer la paroi supérieure plutôt que couper la direction ? C'est ce dont on ne saurait guère douter ; car, outre que cette double circonstance permet, dans le même espace, une étendue de surface plus considérable, selon la remarque de Cuvier, l'influence de cette obliquité ressort encore des expériences de Savart, qui a vu l'ordre des vibrations changer suivant qu'on exposait, perpendiculairement ou parallèlement au

(1) C'est, dit-on, la même chose chez la baleine, et l'inverse dans tous les autres mammifères.

corps résonnant, la surface d'une membrane. Il est à noter que, véritablement, l'obliquité est surtout très-grande, ainsi que le fait aussi observer l'auteur des Leçons d'anatomie comparée, chez des animaux dont, pour la plupart, l'ouïe est très-fine, la taupe, le hérisson, le lièvre, le mouton parmi les mammifères, la chouette parmi les oiseaux. Chez la taupe, la grande obliquité du plan compense l'aplatissement de la surface qui est très-peu enfoncée dans la caisse.

Quant à la forme de cette membrane eu égard à la circonférence, elle varie du cercle à l'ellipse : la figure presque circulaire paraît appartenir à ceux dont l'ouïe est plus délicate, la taupe, les rongeurs, l'homme ; car, pour la taupe, c'est bien à tort que Esser prétend qu'elle a l'ouïe obtuse, surtout hors de terre.

La grandeur absolue ou relative nous offrira des conditions plus importantes et plus faciles à déduire : Savart remarque judicieusement que, chez les grands animaux, la perception des tons graves doit être plus facile, plus naturelle ; aussi, ajouterons-nous, ces animaux ont-ils également la voix plus basse et plus sourde (éléphant, bœuf), par cela même que le larynx est plus grand, tandis que les petits quadrupèdes ont la voix aigüe pour une raison contraire. C'est aussi aux sons aigus que les souris se montrent surtout sensibles ; le petit bruit qu'on produit, par une sorte de succion, en fronçant les lèvres, les fait tressaillir vivement : leur ouïe est donc en harmonie avec leur voix. Sans doute, il faut aussi tenir compte de la tension que les animaux, petits ou grands, peuvent donner à leur membrane; celle du veau est, selon Savart, deux fois aussi grande que celle de l'homme; elle s'harmonisera aux mêmes tons en se tendant au double; mais il faut remarquer que cette aptitude à des changements de tension est assez limitée, que d'ailleurs elle ne peut être mise en jeu que secondairement, et qu'elle devient nulle pour les sons qui surprennent l'animal avant que son attention soit éveillée; il y a donc une autre condition qui rend les tympans les plus larges capables de recevoir des tons du moins assez aigus encore; nous la trouvons dans la présence même du marteau ou de tout autre osselet dans l'épaisseur de la membrane : il est clair, en effet, que, tout près de cette adhérence, il y a moins d'aptitude à d'amples oscillations, plus d'harmonie avec les tons aigus; cette qualité manque, par conséquent, au tympan de la baleine et des cétacés, dont la membrane n'a pas, avec l'osselet en question, les rapports ordinaires. Quant aux tympans de petite dimension, ils doivent, au contraire, être peu harmoniques aux sons graves, quel que soit le degré de relâchement dont on les suppose capables; il est même évident que, à un certain degré de petitesse, les tons les plus aigus que nous connaissions ne sauraient plus être appréciés distinctement; voilà pourquoi on ne trouve point les organes auditifs réduits à l'extrême; pourquoi ils sont toujours proportionnellement bien plus grands chez les petits animaux : le tympan de la poule est moitié aussi grand que celui de l'homme. Il ne faut donc pas exagérer la vérité de cette assertion, que plus l'ensemble de l'appareil auditif est développé, proportion gardée au reste du corps, plus l'ouïe est parfaite; il faut encore faire entrer en ligne de compte les particularités du volume absolu et celles de la forme, de la disposition des organes de recueillement, de renforcement et de sensation; presque toutes ces conditions, par exemple, se trouvent réunies chez les chauves-souris.

Nous avons indiqué déjà l'un des usages de l'osselet adhérent à la membrane; il en est un autre qui lui appartient en propre et qui, soupçonné antécédemment, a été réduit en théorie régulière par Savart. Une règle solide attachée à une membrane en partage les vibrations, et par conséquent les transmet aux autres parties solides qui lui font suite: tel est le rôle essentiel des quatre osselets de l'ouïe, d'autant plus aptes à produire cet effet qu'ils sont généralement compactes; ils sont même creux et comme soufflés chez la taupe. On les connaît sous les noms de marteau, d'enclume, de lenticulaire et d'étrier (*fig.* 32, g); le premier formant l'extrémité externe, et le dernier l'extrémité interne d'une chaîne comme suspendue dans la cavité tympanique, chez les mammifères, par la grosse branche de l'enclume qui adhère à sa voûte. Nous connaissons déjà les connexions de l'extrémité externe de cette chaîne; l'interne, formée par la base de l'étrier, bouche la fenêtre ovale du vestibule auquel elle transmet ainsi les vibrations de la membrane du tympan. Indépendamment de son élasticité, cette chaîne peut être aussi tendue ou du moins tiraillée par ses muscles. Le muscle interne du marteau pourrait être supposé capable d'agir sur la fenêtre ovale en y enfonçant l'étrier, si l'articulation de l'enclume avec ce dernier osselet n'était très-mobile, surtout quand le lenticulaire n'est point soudé encore : cet enfoncement de l'étrier, favorisé par l'action du muscle propre à cet os, ne saurait, au reste, être considérable; et tel qu'il a lieu, il ne peut que donner un peu plus de tension aux parties qui constituent le labyrinthe. On l'a même révoqué en doute : un jeune médecin de Montpellier, Teule, dans un travail estimable sur l'oreille, émet l'opinion que le muscle de l'étrier sert à relâcher la fenêtre ovale. Il est bien certain que ce muscle ne peut que faire basculer l'osselet, en tirant sa tête en arrière, et ce mouvement de bascule est en rapport avec la conformation de sa base, dont le contour est mince à ses bords supérieur et inférieur, épais au contraire à l'extrémité antérieure et à la postérieure ; mais ce mouvement fait-il saillir en dehors l'extrémité antérieure, ou enfonce-t-il la postérieure en dedans ? Cette dernière opinion est rendue probable par cette remarque, que l'étrier est plus facile à enfoncer dans le vestibule qu'à extraire du côté du tympan; que le bord de son disque offre souvent un biseau et parfois même une petite languette qui peuvent bien empêcher les mouvements d'abduction mais non ceux d'adduction.

Au reste, les muscles tenseurs, c'est-à-dire celui de l'étrier et l'interne du marteau, sont, à ce qu'il paraît, les seuls qui subsistent dès qu'on s'éloigne de la forme humaine, et il en est ainsi déjà chez les singes, selon Magendie. D'après cet habile observateur, les autres mammifères même n'auraient plus, au lieu de muscles, que des corps élastiques d'un blanc nacré; cependant il leur reconnaît des tendons, dans lesquels se trouve même quelquefois une petite concrétion sésamoïde (bœuf, cheval), et les considère comme équivalent à des muscles en contraction permanente. Nous avons étudié ces corps chez un certain nombre de mammifères, et nous avons, en effet, reconnu qu'il n'y a point en eux de *fibre* musculaire proprement dite; tandis que celui de la poule ne diffère pas de tout autre muscle. Mais s'il n'y a pas dans ceux-là comme dans celui-ci de vraies *fibres*, il y a du moins des filaments parallèles et selon nous contractiles; ce sont des faisceaux de *fibrilles* telles que nous en retrouverons dans l'iris et le cristallin; ils ont donc identité suffisante avec des muscles pour être supposés soumis à l'action de la volonté; et c'est sans doute dans l'*attention* qu'ils s'emploient, comme le font, chez les quadrupèdes, ceux de la conque auditive (*arrigere aures*). Mais par leur contraction augmentent-ils la susceptibilité de l'organe, ainsi qu'on l'a assez généralement pensé de nos jours ? Savart croit le contraire en ce qui concerne les muscles tenseurs et de la membrane tympanique et de la fenêtre ovale ; il se fonde sur des expériences faites sur l'animal mort ou sur des machines. En voici une, à l'appui de son opinion, bien facile à répéter sur l'homme vivant : appuyez le pulpe du doigt sur l'orifice du conduit auditif, de manière à fouler l'air et à presser fortement en dedans la membrane du tympan et sans doute, consécutivement, la chaîne des osselets et le vestibule; vous affaiblirez la perception des sons propagés même par les parois de la tête ou par les dents; vous cesserez d'entendre le balancier d'une montre serrée entre les mâchoires, etc. etc. Mais rien ne prouve qu'à un degré modéré cette tension ne soit utile ; surtout quand des sons multipliés frappent simultanément l'oreille, et que les plus forts étoufferaient, sans cela, les plus faibles.

Les oiseaux, outre le muscle dont il a été parlé, en ont un autre petit qui même n'est peut-être qu'un ligament (Scarpa et de Blainville) attaché à l'étrier; et il y a, de même, dans les reptiles, ou un muscle ou plutôt un ligament (Windischmann) propre à maintenir un certain degré de tension dans la chaîne; l'attention serait donc, chez eux, permanente en tant que siégeant dans le sens; car il faut se rappeler qu'elle siège aussi, en grande partie, dans l'encéphale.

Bien que les considérations anatomiques ne soient que secondaires dans un ouvrage comme celui-ci, nous ne saurions passer sous silence la détermination des osselets de l'ouïe ou de ceux qui leur correspondent, dans les deux classes que nous venons de mentionner et dans celle des poissons; nous verrons qu'on peut croire les usages de plusieurs, ou même de tous, totalement changés, et c'est certainement là une vue toute physiologique. Et d'abord, dans les oiseaux, les reptiles, on voit évidemment changer l'os tympanique ou de la caisse; immobile et le plus souvent ampulliforme chez les mammifères, où il forme à lui seul le cadre du tympan, cet os, chez les ovipares mentionnés, n'en constitue plus que la partie antérieure, devient mobile, fait, pour ainsi dire, partie de la mâchoire inférieure et sert à ses mouvements. Chez les serpents même, il est tout-à-fait étranger à l'oreille; comme l'est, chez les poissons, celui ou ceux qui en tiennent la place. On l'a nommé os carré chez les oiseaux.

Quant aux osselets, chez les mêmes animaux (oiseaux et reptiles, *voy. fig.* 36, 40, 41), celui qui ferme la fenêtre ovale par sa partie élargie, soit que la platine y suffise, soit qu'elle s'accompagne d'un petit opercule accessoire (ad-stapéal), est évidemment l'étrier; un cartilage coudé, branchu, qui vient ensuite, précédé quelquefois (sauriens) d'un petit lenticulaire aussi cartilagineux, ne peut être que l'enclume; mais il est en connexion avec la membrane du tympan; que serait donc devenu le marteau? Cet osselet n'est plus dans la cavité du tympanique (1), dont il a imité en quelque sorte la désertion. Déjà, dans les cétacés, le marteau ne touche plus la membrane; il est posé sur le bord du tympan; il en est presque tout sorti dans les tatous (de Blainville), chez l'oryctérope (Cuvier). Dans les oiseaux, il sert à joindre l'os tympanique au sus-maxillaire, constituant une sorte de zygoma inférieur au zygoma véritable, ce qui l'a fait prendre pour un jugal. Il en est exactement de même chez les batraciens où il n'a, comme chez les oiseaux, que de petites dimensions qui lui conservent de la ressemblance avec ce qu'il était chez les mammifères. Mais, chez le crocodile, les lézards, les tortues, il

(1) Breschet adopte une tout autre division pour retrouver les quatre osselets dans la chaîne des oiseaux : elle m'a paru tout arbitraire, malgré la sagacité et l'exactitude bien connues de ce savant anatomiste.

s'est élargi, s'est emboîté parmi les os du crâne, et a été déterminé sous le nom de temporal écailleux par Cuvier et autres. Je renvoie pour les preuves et les détails aux ouvrages spéciaux (1), et je me borne à ajouter que ces déterminations rigoureuses d'un osselet sorti du tympan, parvenu à d'autres destinations, à d'autres formes, donnent un haut degré de vraisemblance à l'hypothèse, si téméraire au premier abord, de Geoffroy-St-Hilaire qui a cru devoir chercher, dans les quatre osselets des mammifères, l'analogue des quatre pièces principales de l'opercule respiratoire des poissons, situé, comme on sait, derrière l'articulation de la mâchoire inférieure avec le crâne.

5° *Vestibule et canaux demi-circulaires* (*fig.* 32, h, i). De toutes les parties dont se compose l'appareil auditif chez les vertébrés, celles-ci sont les plus générales, les plus constantes, et il est à remarquer même qu'on les trouve à un degré de développement d'autant plus remarquable, soit proportionnellement, soit même absolument parlant, que le reste est plus imparfait; c'est effectivement chez les poissons que les canaux demi-circulaires et les sacs du vestibule acquièrent les proportions les plus considérables, et que ces derniers renferment des concrétions de carbonate de chaux souvent très-volumineuses et très-dures (*fig.* 43, 44).

Les travaux de Scarpa, Breschet et autres ont bien fait connaître la grande ressemblance, la presque identité qui existe, sur ce point d'organisation,

(1) Voyez en particulier les recherches sur l'ostéologie et la myologie des batraciens à leurs différents âges, pag. 26, 29 et suiv., 197 et suiv.

dans toute la série des vertébrés; si partout il n'y a pas une enveloppe osseuse, moulée sur les parties membraneuses, ces dernières sont soutenues par leur consistance sub-cartilagineuse, quelquefois même par une croûte saline, mince et cristallisée (1), et conservent leurs directions réciproques. C'est à Breschet qu'on doit surtout les investigations les plus récentes et les plus délicates à ce sujet; il a confirmé, rectifié, accru ce que ses devanciers avaient fait; il a prouvé la plénitude des cavités labyrinthiques due à une humeur séreuse (périlymphe ou lymphe de Cotugno) qui baigne extérieurement le labyrinthe membraneux; il a fait ressortir, avec de Blainville, l'analogie de cette humeur et de l'humeur aqueuse de l'œil, de même que l'analogie qui existe entre la matière vitrée contenue dans les canaux et le vestibule membraneux (vitrine auditive), et celle du corps hyaloïde; il a mieux précisé ce qui a rapport aux trois ampoules ou renflements de ces canaux, et à plusieurs sacs distincts (2) dans le vestibule (*fig.* 33), tous recevant des nerfs particuliers fournis par l'auditif; il a fait remarquer surtout que l'épanouissement de ces nerfs dans les sacs du vestibule répond, même chez les mammifères, à une concrétion tantôt amylacée, tantôt pierreuse, connue seulement jusqu'alors chez les poissons et les reptiles. Ces concrétions, comparées déjà par de Blainville au cristallin de l'œil, doivent, selon

(1) Chez les oiseaux, d'après Huschke et Carus.

(2) D'après la baudroie, il établit l'existence: 1° d'un sinus médian recevant les embouchures des canaux demi-circulaires; 2° d'une utricule attachée à l'extrémité antérieure de ce sinus; 3° d'un sac vestibulaire suivi d'un cysticule et placé au-dessous du même sinus. L'utricule, le sac et le cysticule renferment des concrétions; celle du sac est la plus considérable (*fig.* 44).

Breschet, remplir le rôle d'*étouffoir* pour arrêter les vibrations sonores ; nous pencherions plutôt vers l'opinion de Cagniard-Latour, qui les regarde comme propres à rendre ces vibrations plus efficaces dans leur action sur les pinceaux nerveux. Les oscillations moléculaires des organes auditifs sont trop resserrées, trop brèves pour avoir besoin d'être étouffées comme celles des longues cordes d'une harpe ou d'un forte-piano.

Considérée en masse, la portion du labyrinthe, dont il est ici question, offre donc une disposition très-avantageuse pour recevoir les oscillations qui lui sont transmises : 1° par les parois solides du crâne ; 2° par la chaîne des osselets de l'ouïe, avec l'extrémité desquels la périlymphe est en contact à la fenêtre ovale ; 3° par le limaçon dont nous parlerons plus loin. Mais ne peut-on pas, conjecturalement, tirer quelques conséquences de plus, d'une conformation si complexe et néanmoins si constante ? Une cavité sphérique n'eût-elle pas suffi pour la fonction générale que nous venons d'envisager ?

Ce que nous venons de dire des concrétions contenues dans les sacs vestibulaires nous autorise, jusqu'à un certain point, à regarder cette portion du labyrinthe comme propre à recueillir le *bruit* en général, à en mesurer l'*intensité*, et par conséquent à faire juger de la *distance*. Aussi trouverons-nous que c'est la seule partie qui subsiste évidemment chez les invertébrés, dont l'ouïe est bornée sans doute à l'appréciation de ce mode des mouvements sonores ; et il ne doit pas nous paraître surprenant que l'oreille des poissons contienne les concrétions les plus grosses, les plus dures et partant les plus propres à renforcer le bruit des chocs opérés sous les eaux.

Quant aux canaux demi-circulaires, cette constance dans leur nombre et leur direction, cette direction mutuelle dont chaque plan correspond si évidemment aux trois dimensions des corps, largeur, longueur, hauteur (un horizontal, un longitudinal, un transversal); ne sont-ce pas là des preuves favorables à l'opinion d'Autenrieth et Kœrner, celle de leur utilité pour instruire l'animal de la *direction* du son, et par conséquent de la situation du corps d'où il est parti. En effet, bien que les vibrations se propagent en tous sens, les expériences de Savart ont prouvé qu'elles ont surtout de la tendance à se transmettre dans le sens de l'impulsion primitive, dans le sens du mouvement suivi par l'instrument frappant ou frottant (archet); et nous avons vu que, dans l'air même, c'est à cette particularité qu'il faut attribuer l'existence des rayons sonores. Or, remarquez, quant aux nerfs, qu'il en existe ici trois seulement comme trois ampoules, un pour chaque canal demi-circulaire (*fig.* 33). Sans doute, la force de la sensation, plus grande dans l'une des oreilles que dans l'autre, nous aide dans la détermination dont il s'agit ici; mais ce signe ne peut indiquer que le *côté* vers lequel est le point de départ des ondulations sonores; il ne nous apprendrait rien sur le haut, le bas, l'avant ou l'arrière de sa position : Savart l'a si bien senti qu'il a cherché à expliquer ces distinctions par la différence des mouvements moléculaires excités dans la membrane du tympan selon l'inclinaison des rayons sonores. Mais, sans relever ce que cette explication a d'hypothétique, voici une expérience qui prouve tout-à-fait contre elle : bouchez hermétiquement, mais sans compression, les deux oreilles, et faites exciter autour de vous quelque bruit assez fort pour être ainsi entendu ; vous en distinguerez parfaitement le point de départ ; c'est donc par l'intermédiaire des parois du crâne que les canaux demi-circulaires reçoivent les éléments de la fonction spéciale que nous leur assignons. A ces arguments, en faveur de l'opinion vers laquelle j'incline, je n'ajoute qu'en hésitant les résultats des expériences de Flourens : la section du canal horizontal sur un pigeon produisait des mouvements de la tête dans le sens horizontal ; celle du canal vertical antérieur en produisait du haut vers le bas ; celle enfin du canal postérieur, du bas vers le haut. Je ne sais jusqu'à quel point ces remarques seraient applicables à l'audition ; et d'ailleurs on a jeté quelques doutes sur la cause de ces phénomènes : Müller et Windischmann paraissent croire que, dans ces expériences, on a blessé le lobule du cervelet qui s'engage dans une excavation circonscrite par les trois canaux et surtout par l'antérieur.

6° *Trompe d'Eustache, air du tympan, limaçon.* Voici la liaison physiologique qui nous a fait rapprocher, dans un même article, les fonctions de ces trois portions de l'appareil auditif : la caisse du tympan est remplie d'air qui lui est amené par son conduit guttural (*fig.* 32, e), et cet air ne sert pas seulement de support à la membrane tympanique ; il en partage les ébranlements et les transmet aux parois de la cavité, mais surtout à la fenêtre ronde, ouverture de la rampe tympanique du limaçon, bouchée par une membrane qui constitue un tympan secondaire, comme l'a appelée Scarpa (*fig.* 34 *et* 37, c).

La dénomination de tympan lui conviendrait plus directement encore, si les sons y pouvaient arriver d'emblée, en passant avec l'air par la trompe d'Eustache; mais, en ce qui concerne les mammifères, bien que Esser ait vu ce tube habituellement un peu entr'ouvert (1), il ne saurait l'être assez pour servir à un pareil usage. Nous en avons trouvé les parois en contact dans les cadavres humains; et, chez le mouton, les bords de son orifice, loin d'être évasés en pavillon cartilagineux comme chez l'homme, sont mous et si bien collés l'un sur l'autre, qu'au premier abord il échappe à la vue, et qu'on le cherche, tout à côté, dans un enfoncement conoïde et aveugle que présente, à droite et à gauche, la voûte du pharynx. Il est facile d'observer sur soi-même que, pour pousser de l'air dans la cavité du tympan en fermant la bouche et les narines, il faut employer un certain effort; qu'il y arrive avec explosion, quelque ménagement qu'on y mette; et c'est la même chose, en sens inverse, quand on fait un effort d'inspiration, les narines et la bouche fermées. Qu'on mette une montre dans la bouche ouverte, sans lui faire toucher les dents, on n'en entendra plus le balancier ou même la sonnerie, si l'on s'est

(1) Les cétacés seraient-ils dans un cas différent? Je ne connais pas assez la structure de leur trompe d'Eustache pour répondre à cette question. Quant aux reptiles qui les ont fort larges et fort courtes (grenouilles, lézards), les narines sont, chez eux, si étroites, qu'elles leur feraient perdre tout l'avantage de la largeur de leur conduit gutturo-tympanique.

fermé les oreilles. De même, ainsi que l'observe Esser, qu'on applique la montre sur la joue soulevée par l'air accumulé dans la bouche, on n'entendra rien absolument (les oreilles bouchées), tandis qu'on entendra à merveille dès qu'on la pressera sur l'os malaire ou sur les arcades dentaires, à travers la joue affaissée. On sait, d'ailleurs, que le conduit gutturo-tympanique est pourvu de muscles dilatateurs, les péristaphylins externes : on peut s'exercer à les mettre volontairement en mouvement; on entend alors une sorte de craquement intérieur, et aussitôt on peut faire bourdonner dans l'oreille sa propre voix ou seulement un souffle renforcé, ce qui n'avait pas lieu auparavant. Si, durant cette expérience, on ouvre la bouche devant un miroir, on verra que, dans les efforts destinés à ouvrir le conduit dont il s'agit, la partie la plus antérieure du voile du palais s'élève, se creuse d'une double fossette; c'est le lieu qui répond à l'insertion des muscles susdits, qui en partie attachés à l'os ne peuvent prendre là un point d'appui que pour agir en arrière sur la trompe d'Eustache : c'est donc à tort que Boyer révoque en doute cette fonction du muscle péristaphylin externe, qui nous prouve que les sons ne peuvent habituellement pénétrer dans le tympan par cette voie. Il est une expérience du même genre qui pourrait sembler contraire à nos assertions, mais qui, loin de là, va nous conduire à d'autres considérations physiologiques. Sans faire l'effort dont il vient d'être parlé, sans ouvrir la trompe d'Eustache, si l'on bouche les deux oreilles, on entend également sa propre voix résonner dans la caisse du tympan ; mais cet effet se soutient, bien qu'à un moindre degré, lors même que, soulevant fortement tout le voile du palais, on en fait une cloison transversale qui intercepte toute communication directe entre la glotte et le haut du pharynx où sont les pavillons des trompes d'Eustache. Ce n'est donc plus la même chose que dans le cas précédent, c'est une résonnance dont il a déjà été question dans l'un des précédents paragraphes, un retentissement dû aux surfaces caverneuses de la bouche et du nez; mais pourquoi a-t-il lieu quand on a obturé l'oreille et non auparavant? C'est qu'auparavant il se confondait avec le son pénétrant par la voie ordinaire, et c'est aussi parce que, lors de l'expérience, on a emprisonné dans le conduit une masse d'air qui ajoute beaucoup à la sonorité du rocher.

Ainsi, cette expérience nous explique, tout d'un coup, l'utilité de l'air contenu dans la caisse du tympan et dans les cellules mastoïdiennes (*fig.* 22, dd'), indépendamment même de ce qui concerne la fenêtre ronde ou *cochléenne*, comme l'appelle Cuvier. On a donc eu raison de dire que ces cellules *renforcent* les sons. C'est pour cela, en partie, qu'elles sont si développées chez les *oiseaux de nuit*; de même que, chez les *mammifères nocturnes*, la caisse du tympan est renflée en une bulle osseuse à plusieurs enfoncements (chat, lion, etc.). Chez le tarsier, les deux caisses sont si grandes qu'elles se touchent sous la base du crâne; elles sont fort grandes aussi chez les loris, les nycticèbes, selon Geoffroy-St-Hilaire. Nul doute que ce ne soit là le véritable usage des rapports que l'oreille des poissons osseux a manifestement avec la vessie natatoire, d'après les observations de Weber, de Breschet et autres. Donc aussi Treviranus s'est trompé en donnant pour fonction aux cellules mastoïdiennes de détourner, d'absorber les sons pour prévenir l'*écho* dans les cavités auditives. Mais, au reste, Esser n'était pas mieux fondé à croire la trompe d'Eustache destinée à dériver cet écho imaginaire : on comprendra sans peine qu'il ne saurait y avoir écho, ou répétition de son, là où les oscillations sont si courtes en raison de l'étroitesse des lieux : il faut de l'espace pour que l'écho se produise ; sinon les vibrations répercutées se confondent et s'identifient.

En résumé, la trompe d'Eustache a pour usage unique de donner de l'air au tympan ; mais lentement, par portions, lorsqu'il en a été absorbé ou chassé une partie. On a cru nécessaire qu'il existât une grande liberté dans le passage de cet air ; l'expérience démontre tous les jours le contraire ; des angines ou des coryzas, dans lesquels l'inflammation s'est étendue à la trompe, comme le prouvent la douleur d'oreille, les explosions quand on se mouche, etc., ne sont que bien rarement accompagnés de dureté d'ouïe : pour que la surdité ait lieu par une cause de ce genre, il faut que le tube soit entièrement oblitéré ou bouché, de telle façon que l'air ne puisse plus pénétrer, même de loin en loin, dans la caisse du tympan. L'élasticité de cet air intérieur doit, selon la plupart des physiologistes, varier parallèlement à celle de l'air extérieur ; selon Savart, il faudrait, au contraire, qu'elle fût constamment la même ; et la membrane du tympan compterait ainsi, parmi ses fonctions les plus essentielles, celle de conserver à cet air une température constante. Eh bien! remplissez ou videz en partie la caisse par les procédés indiqués plus haut, et vous entendrez, avec la même facilité, les mêmes sons. C'est donc bulle à bulle, et selon le besoin, que l'air entre dans la cavité tympanique, probablement à chaque déglutition de la salive qui provoque la contraction des muscles de l'arrière-bouche. Le *renforcement* des sons est un premier effet de sa présence : il est réel, car il est le seul chez les grenouilles et crapauds (1), puisqu'ils n'ont point de fenêtre cochléenne. Le deuxième effet, c'est la mise en branle de cette fenêtre ou tympan secondaire (2) et du *limaçon* chez les animaux qui en sont pourvus.

La membrane de la fenêtre ronde ou cochléenne répond à l'une des rampes du limaçon seulement, à la rampe tympanique. Une cloison, partie osseuse, partie membraneuse ou cartilagineuse, sépare effectivement, dans toute sa longueur, la cavité spirale du limaçon en deux rampes, dont l'autre est nommée vestibulaire ; toutes deux communiquent au sommet de l'hélice par une absence de la cloison; toutes deux sont remplies d'une humeur limpide et ténue, la même qui entoure les sacs et les canaux membraneux du labyrinthe. Il suit de là que, d'une part, les trémoussements du tympan secondaire

(1) Il en serait de même du pipa, d'après Mayer, quoique sa membrane tympanique soit recouverte d'une peau épaisse. Selon de Blainville, la trompe n'irait pas jusqu'au pharynx; il paraît du moins qu'elle est singulièrement rétrécie chez cet animal.

(2) C'est, avons-nous dit, le nom que donne Scarpa à la membrane de la fenêtre cochléenne; Breschet dit avoir trouvé, plus loin, chez les oiseaux, une seconde membrane qui sépare, de la rampe interne du limaçon, un espace rempli de liquide; disposition qui ne change rien aux usages de cette partie.

peuvent être propagés en partie au vestibule, aux canaux demi-circulaires, et se confondre avec ceux que ces parties reçoivent d'ailleurs par la chaîne des osselets et la fenêtre ovale ; et, d'autre part, qu'il peut y avoir réciprocité, non-seulement pour les vibrations, mais aussi pour la compression que le vestibule reçoit de la base de l'étrier, et qui, refoulant le liquide dans tout le labyrinthe, peut et doit tendre le tympan secondaire chaque fois que le tympan proprement dit est tendu lui-même, c'est-à-dire enfoncé de dehors en dedans. Tel est le double usage du liquide que Cotugno a, le premier, signalé à l'attention des anatomistes : harmoniser, dans tout le labyrinthe, et les tensions et les ondulations; faire que toutes les qualités d'un même son soient simultanément senties, quoique dans des organes multiples.

Mais le limaçon n'a-t-il pas des usages spéciaux comme les canaux demi-circulaires et le vestibule? La forme singulière de cette partie, si bien rappelée par son nom chez les mammifères, a dû frapper naturellement tous ceux qui se sont occupés de l'audition : aussi, soit qu'on y supposât contenu de l'air, comme Lecat et autres, soit qu'on y eût reconnu de l'eau, comme Cotugno, on n'en était pas moins disposé à voir, surtout dans sa cloison en forme de longue bande graduellement étrécie, une série de cordes ou de filets osseux de grandeur successivement décroissante, propres, en conséquence, à vibrer à l'unisson de tous les tons possibles, et aptes à communiquer leurs secousses aux filaments nerveux qui s'épanouissent sur toute l'étendue de cette bande osseuse. Sans admettre cette théorie, que l'anatomie comparée repousse, j'admettrais volontiers le corollaire avec quelques additions, et le limaçon serait pour moi le principal organe appréciateur des *tons*, et surtout l'organe propre à recevoir les sons formés dans l'air, ayant un *timbre* aérien et des modifications que l'air seul comporte bien; en un mot, les *voix* et les *articulations*. Ma théorie différerait de celle dont il vient d'être question en ceci, que j'accorderais la faculté vibratile, et par conséquent l'aptitude à impressionner les nerfs, plutôt à la portion membraneuse de la cloison qu'à la portion osseuse; celle-ci ne pouvant vibrer que comme le reste de l'os. Quant à la bandelette molle, tendue entre la cloison osseuse et la lame des contours (*fig.* 33, f), je remarque qu'elle est partout d'une largeur à peu près égale, et non rétrécie de la base au sommet de l'hélice, où elle s'élargit au contraire (Breschet); c'est donc selon qu'elle vibrera dans une plus ou moins grande longueur (1), et se partagera par des *nœuds* plus ou moins rapprochés, qu'elle produira, sur telle ou telle étendue de la frange nerveuse, telle ou telle impression qui nous donnera l'idée de tel ton musical; les tons les plus bas et les plus graves devront seuls la faire vibrer dans toute sa longueur, qu'on peut estimer chez

(1) Un de nos confrères, aussi savant musicien que savant physiologiste, le docteur Seidlitz, de Pétersbourg, avait remarqué que ses deux oreilles n'étaient point montées au même ton; il lui était impossible d'accorder un instrument quoiqu'il sût très-bien s'en servir quand on lui avait rendu ce bon office, et qu'il pût faire sa partie dans un orchestre; les deux oreilles étant sans doute en proportion harmonique, à la quinte par exemple. Comment expliquer ce fait sans une théorie d'oscillations intérieures en rapport mathématique avec celles du dehors?

l'homme à près de deux pouces. Remarquons que ce *ruban cochléen* commence tout près du tympan secondaire; qu'il le touche, et que ses ondulations pourront fort bien reproduire, en conséquence, celles des deux membranes tympaniques que l'air a mises en mouvement. C'est donc là que se feront surtout sentir les particularités du chant et de la déclamation, l'accent, la prosodie, toutes qualités que le son vocal perdrait en se transmettant à travers des corps durs. Car, si tous les corps peuvent, *plus ou moins bien*, comme nous l'avons dit plus haut, propager le son pourvu de toutes ses qualités, il est certain aussi que telle de ces qualités est plus purement transmise que telle autre par telle nature, telle consistance, dans le corps conducteur : par exemple, si, étant couché, je couvre mes oreilles et du bonnet et de la couverture à la fois, je ne distingue plus ni le ton ni le timbre de ma pendule, j'en compte pourtant fort bien les coups; mais ce n'est plus qu'un bruit sourd, grave, tel que le produirait le choc de deux morceaux de bois volumineux; le son n'a rien perdu de sa force ou n'en a perdu que fort peu, en perdant ses autres qualités à travers des tissus épais et mous.

Achevons de prouver que le limaçon est favorablement disposé pour recevoir les modifications aériennes, en ajoutant, à ce qui précède, quelques arguments empruntés de l'anatomie comparée.

D'après nos propres observations, le limaçon est grand, et les canaux demi-circulaires médiocres chez les chauves-souris, dont la vie est presque toute aérienne, et dont le cornet acoustique est très-développé; il est petit, comparativement aux canaux, chez la taupe qui vit dans la terre, et dont l'oreille externe ne fait aucune saillie. D'après les figures de Scarpa, le limaçon l'emporte chez le chat (*fig.* 34) qui vit à l'air et grimpe volontiers, comme on sait; ce sont les canaux chez le lièvre (*fig.* 35). Veut-on d'ailleurs une mesure comparative, qu'on prenne la proportion des deux fenêtres, comme l'a fait Cuvier; elle donne des rapports exacts entre le limaçon et le reste du labyrinthe; aussi est-ce la fenêtre cochléenne qui est plus grande chez les chauves-souris, les chats et les carnassiers en général; la vestibulaire chez la taupe et le lapin. Il est juste d'avouer qu'on tirerait difficilement des conséquences pour ou contre cette opinion de ce qui se voit chez d'autres quadrupèdes, et qu'on trouverait même des faits jusqu'à un certain point contradictoires, puisque le cochon, l'hippopotame et les cétacés ont la fenêtre cochléenne plus grande que la vestibulaire.

Mais une objection bien plus grave, à laquelle nous aurons à répondre, est celle-ci : les oiseaux, qui certainement entendent et distinguent les tons et les voix, puisqu'ils apprennent à répéter des airs et des paroles, n'ont qu'un limaçon rudimentaire. Ceci n'est vrai que sur le squelette, et encore doit-on remarquer que le limaçon conoïde et peu courbé, découvert par Scarpa, est proportionnellement assez volumineux; puisque, dans la poule, je lui trouve à peu près le tiers, en diamètre, de celui de l'homme (*fig.* 37, b); et nous ajouterons, tout de suite, qu'il est bien plus allongé chez les oiseaux chanteurs que chez les autres. Quand on l'examine à l'état frais, comme nous l'avons fait après Tréviranus et Windischmann, on reconnaît bientôt que cet organe n'est nullement imparfait, pour être construit sur un plan un peu différent de celui de l'homme. Une longue ellipse cartilagineuse (*fig.* 38, a) (1) sert de cadre à une membrane fine et régulière sur laquelle se répandent parallèlement les filets du nerf acoustique ; elle se termine dans une ampoule membraneuse (*fig.* 38, b) contenant une concrétion amylacée, et où s'épanouissent, avec une merveilleuse régularité, d'autres filets du même nerf ; elle commence contre le tympan secondaire. L'origine et la terminaison se rapprochent donc beaucoup de ce qu'on voit chez les mammifères, le sommet de leur limaçon offrant une cavité qui représente l'ampoule susdite. Seulement ici le *ruban cochléen* est plus court et proportionnellement plus large, mais aussi plus mince ; c'est donc là un instrument qui paraît être aussi parfait, dans son genre, que celui de l'homme ; et s'il a moins de longueur, il a aussi moins de tons à reproduire : les airs qu'apprennent les oiseaux, comme leurs chants naturels, sont toujours dans un ton assez élevé, et les instruments dont on se sert pour les instruire ne portent pas plus d'une octave, c'est-à-dire douze ou treize notes, y compris les demi-tons.

Le limaçon se montre bien moins parfait chez les reptiles, qui généralement ont la voix beaucoup plus réduite que les oiseaux ; toutefois, cette imper-

(1) Cuvier n'avait vu que deux bandes cartilagineuses ; Geoffroy-St-Hilaire a cru l'ellipse incomplète : c'est l'étrier selon la manière de voir de ce célèbre zoologiste ; mais nous n'avons pas été convaincu par les raisons qui l'ont porté à cette détermination, malgré notre confiance dans la sagacité d'un aussi profond observateur.

fection est moins prononcée chez les crocodiles dont l'oreille externe et la moyenne sont aussi plus rapprochées de celles des oiseaux, que chez les tortues et les lézards (*fig.* 39); les premières surtout ayant la membrane du tympan couverte par la peau, aussi leur limaçon est-il tout-à-fait rudimentaire (Comparetti, Cuvier, Windischmann). Plusieurs batraciens sont dans le même cas sous les deux rapports, et chez ceux même qui ont la membrane du tympan presque libre et doublée seulement par la peau, le limaçon n'est pas annulé comme on l'a cru (1), mais très-réduit aussi, et la fenêtre cochléenne ou ronde est confondue avec la fenêtre ovale ou vestibulaire ; un cartilage annexé à la base de l'étrier (ad-stapéal) remplace la membrane du tympan secondaire : on sait que ces animaux ne profèrent guère, pour toute voix, qu'un cri uniforme. Mais l'atrophie est plus complète encore chez les serpents, qui sont presque muets, et qui n'ont

(1) Voici ce que nous ont appris des préparations faites avec soin et que nous avons pu mettre sous les yeux de Windischmann même ; elles ont été fournies par le *Bomb. fuscus* et le *Rana escul.* 1° Les trois canaux demi-circulaires grands et bien distincts, sans étui osseux dans quelques endroits, finissent chacun par une ampoule dans laquelle se rend un faisceau nerveux ; 2° un sinus commun ou vestibulaire reçoit leurs embouchures, et porte, en arrière et en dehors, c'est-à-dire près de l'ampoule postérieure, deux petits sacs aplatis pourvus de nerfs, et contenant une matière crétacée, molle ; 3° un grand sac, en dehors et en avant des précédents, est en contact avec les ampoules antérieures ; c'est l'analogue du limaçon ici fort développé, mais caché intérieurement. Dans ce sac on trouve, au voisinage de la fenêtre commune dont il est parlé dans le texte, une grosse concrétion calcaire, tout-à-fait pierreuse ; plus profondément une lame cartilagineuse, ovale (*fig.* 42), adhérente seulement par sa base aux parois du sac, et recevant sur sa face interne un gros nerf épanoui en éventail et qui fait environ la moitié de l'acoustique. Cette dernière pièce est évidemment analogue à l'appareil cartilagineux du limaçon des oiseaux et des lézards ; elle sert sans doute à la réception des sons aériens, tandis que la concrétion pierreuse doit, comme chez les poissons, faciliter celle du bruit dans l'eau.

pas de tympan, ni de fenêtre cochléenne, ni de trompe d'Eustache, si j'en juge d'après mes propres observations (1). Enfin les poissons, dont le mutisme est passé en proverbe, n'ont également ni tympan, ni osselets, ni fenêtre cochléenne, et l'on peut à peine reconnaître un représentant de limaçon dans l'un ou l'autre des trois renflements vestibulaires que Breschet leur a assignés avec des déterminations dont quelques-unes pourraient être contestées, mais qu'il serait oiseux de discuter ici.

Malgré les rapprochements que nous venons de faire, il ne faut pas croire pourtant qu'il y ait proportion infaillible entre la voix et l'audition d'un même animal : les exceptions seraient assurément bien nombreuses si l'on voulait descendre des sommités aux détails. Une foule de mammifères se rangerait aisément dans cette catégorie exceptionnelle ; ainsi, le chien, l'éléphant, le cheval, qui ne peuvent imiter la voix humaine, témoignent pourtant par leurs démonstrations d'obéissance, de

(1) De Blainville leur accorde une communication de la fenêtre ovale à l'arrière-bouche, et donne l'oreille interne comme semblable à celle des lézards ; Windischmann, élève de Müller, décrit, d'après le *dipsas*, une fenêtre cochléenne et un limaçon dont il donne même la figure. Voici ce que nous ont appris la couleuvre à collier, celle d'Agassiz et surtout celle de Montpellier. L'osselet est, *de tous côtés*, environné par les chairs ; son extrémité externe, cartilagineuse, est attachée, par un ligament, à l'os tympanique ; son extrémité interne ou platine ferme la fenêtre vestibulaire, et il n'y a pas d'autre trou, à son voisinage, que le trou de la huitième paire qui n'a rien de commun avec le labyrinthe. Les canaux demi-circulaires, tout osseux, offrent un trou de communication entre l'horizontal et le vertical postérieur à leur point de contact. La partie antérieure du vestibule forme un enfoncement conique séparé du reste par une crête osseuse, et là se loge un sac ovale soutenu intérieurement par une ellipse cartilagineuse : c'est bien un limaçon rudimentaire comme aux lézards, mais plus isolé du dehors et sans fenêtre ronde. Une partie du nerf auditif, se jette sur cette plaque ovale, l'autre va dans le vestibule ; c'est bien ce que Windischmann a figuré, mais il en attribue à tort les deux portions au limaçon du dipsas, quoiqu'il ait bien reconnu leur divergence.

joie ou de crainte, de leur aptitude à nous entendre : on sait quels effets produit, sur le cheval, une musique militaire ; comment les bœufs, les chameaux sont attentifs aux airs que chante ou siffle leur conducteur. Parmi les reptiles mêmes, l'anatomie doit nous faire penser que le crocodile, si peu favorisé pour la voix, entend cependant à peu près comme les oiseaux, dont il a presque le limaçon (Windischmann), et ceux-ci varient assurément plus entre eux par le ramage que par l'ouïe.

En résumé, la structure du limaçon des oiseaux n'a rien qui répugne à notre opinion, et si les lois connues de l'acoustique n'en expliquent point parfaitement les usages, peut-être est-ce faute de notions suffisantes. Savart a obtenu des résultats tout nouveaux en imitant, autant que possible, le tympan ; il faudrait étudier, avec la même sagacité que lui, les effets produits par des imitations du limaçon de l'homme et de l'oiseau. Et si néanmoins on s'étonne par trop de la dissemblance de ces deux formes de limaçon, nous ferons observer que, sans doute, elles sont nécessitées par celles qu'offrent et la membrane du tympan et les osselets de l'ouïe ; peut-être aussi y a-t-il plus de rapport entre telle forme des organes auditifs et des organes vocaux si disparates d'une classe à l'autre, comme nous le verrons plus tard ; on peut présumer que le ruban cochléen ne reçoit que les tons susceptibles d'être reproduits par la voix de l'oiseau, et que l'ampoule terminale sert à distinguer ceux qui sont trop graves, et n'ont, pour l'animal, rien de vraiment musical.

7° *Nerfs acoustiques.* Nous n'insisterons pas longuement sur ce qui concerne le nerf auditif, portion molle de la septième paire, et sur sa naissance du plancher du quatrième ventricule et du cervelet; sa distribution immédiate au labyrinthe, aux trois ampoules des canaux demi-circulaires, aux deux sacs du vestibule, au limaçon ou à l'utricule, sa division en filets nombreux et régulièrement parallèles ou en éventail dans toutes ses parties, sont des circonstances communes à tous les vertébrés à quelques variations près. Nous nous bornerons à faire remarquer que ces filets se tamisent, pour ainsi dire, d'autant plus à travers l'os, avant de se rendre aux parties molles, que l'animal est plus élevé dans l'échelle organique; d'où il résulte que le trou auditif interne percillé, criblé dans son fond, chez les mammifères et l'homme, communique largement avec le labyrinthe chez les oiseaux et les reptiles, et que la cavité auditive finit par se confondre, pour ainsi dire, avec celle du crâne chez les poissons.

Le nerf facial, ou portion dure de la septième paire, traversant l'os pétreux après avoir côtoyé le nerf auditif, et donnant même des filets à l'oreille externe, semblerait avoir, avec l'audition, quelques rapports; il en aurait de très-réels s'il fournissait, comme le croyaient les anciens anatomistes, les filets nerveux des muscles du marteau et de l'étrier, et la corde du tympan: en rapportant ces filets à la cinquième paire, qu'on les attribue ou non au ganglion otique d'Arnold, on explique l'importance que Magendie est tenté d'accorder, avec doute il est vrai, d'après quelques expériences, au nerf trijumeau pour l'exercice de l'audition ; il en est du moins un utile auxiliaire. L'anastomose de ces filaments avec le nerf glosso-pharyngien et le grand sympathique (Jacobson), peut donner la clef de quelques phénomènes morbides ou sympathiques; mais il nous paraît que les anatomistes modernes ont exagéré l'importance de ces particularités en ce qui concerne la fonction à l'état normal. Présider à la tension ou au relâchement des membranes auditives, à l'ampliation de la trompe d'Eustache, c'est à cela que se borne leur rôle ; mais il est tout-à-fait impossible qu'ils suppléent le nerf auditif, qu'ils entendent à proprement parler. On doit supposer seulement qu'ils donnent de plus au conduit, à la membrane du tympan, etc., une sensibilité *tactile*, mais non spéciale, comme nous l'avons vu déjà pour les organes de l'olfaction. Cette sensibilité va-t-elle jusqu'à leur permettre d'entrer directement en activité, et de produire les contractions musculaires sous l'influence des vibrations de l'os ou de l'air qu'il renferme ? Ces trémoussements ne pourraient guère agiter notablement que la corde du tympan (Sœmmerring) suspendue entre les osselets dans la caisse même ; mais il est plus probable d'ailleurs que les mouvements musculaires en question s'opèrent *automatiquement* sous l'influx cérébral, comme ceux de l'iris auxquels on les a comparés. Nous entrerons, à l'occasion de ces derniers, dans quelques détails qu'ici par conséquent nous pouvons omettre.

ARTICLE III. — Invertébrés.

Entraîné par des discussions que rendait indispensables l'état actuel de la science, nous n'avons pu donner un tableau comparatif et régulier des organes de l'ouïe dans les différentes classes et ordres des vertébrés ; nous y suppléerons ici en quelques mots, et nous arriverons, par une gradation ménagée, aux dispositions anatomiques et physiologiques propres aux animaux sans vertèbres. De l'homme aux autres *mammifères*, il n'y a que des variations tantôt à l'avantage de l'un, tantôt des autres (surtout chez les animaux nocturnes); partout, à quelques exceptions près, on trouve un pavillon auriculaire, un conduit auditif externe, une membrane tympanique concave en dehors, une cavité du tympan avec son conduit guttural ou trompe d'Eustache, quatre osselets de l'ouïe, une fenêtre cochléenne et un limaçon turbiné, un vestibule et trois canaux demi-circulaires.

La conque manque déjà aux mammifères aquatiques ; elle est toujours nulle chez les *monotrèmes* et les *oiseaux;* mais ils ont encore un conduit auditif, une membrane du tympan convexe en dehors, une cavité tympanique avec sa trompe, deux osselets seulement, dont le plus externe est cartilagineux, une fenêtre cochléenne et un limaçon court et légèrement courbé, un vestibule et des canaux demi-circulaires.

La conformation est presque la même chez les *crocodiles*. Les *lézards* n'ont plus de conduit auditif, le tympan est presque à fleur de peau, et le limaçon est ovale; mais il y a encore une fenêtre cochléenne; du reste, même nombre d'osselets, même labyrinthe que chez les oiseaux ; la trompe d'Eustache est large aussi bien que la cavité tympanique. Les *tortues* en diffèrent peu, mais leur membrane du tympan est couverte d'une peau épaisse, écailleuse; il en est de même du *caméléon.* Plusieurs *batraciens* (grenouille, crapaud, rainette) ont le tympan doublé d'une peau un peu amincie; leur cavité tympanique est étroite, l'étrier en grande partie caché dans les chairs; la trompe d'Eustache est large, mais il n'y a point de fenêtre cochléenne distincte de la vestibulaire : il y a deux osselets, plus un opercule cartilagineux sur cette fenêtre commune; un limaçon volumineux oblong, mais renfermé dans le vestibule avec les sacs et les canaux demi-circulaires du labyrinthe. D'autres *batraciens* (sonneurs, urodèles) diffèrent de ceux-ci en ce qu'ils n'ont pas d'osselets, mais seulement l'opercule cartilagineux; pas de cavité ni de membrane tympanique; et pourtant, chez plusieurs encore (sonneurs) il y a une trompe d'Eustache terminée en cul-de-sac contre le rocher. Au contraire, chez les serpents, il n'y a pas plus de trompe que de cavité ou de membrane tympanique, mais il y a un osselet appliqué à la fenêtre vestibulaire, suivi d'un cartilage caché sous la peau; le tout au milieu des chairs; limaçon intérieur et rudimentaire sans fenêtre cochléenne.

Les *poissons chondroptérygiens* n'ont pas non plus de conduit, soit extérieur, soit guttural, en rapport avec les organes de l'ouïe, et ce n'est que par hypothèse qu'on peut regarder, comme représentant ces deux canaux abouchés, l'*évent* qui s'étend de la gorge aux parties supérieures et latérales de la tête; une communication du vestibule jusque sous la peau non perforée rappelle la fenêtre vestibulaire; point d'osselets; rien enfin de l'oreille externe et de l'oreille moyenne ; mais une oreille interne amplement développée, à l'exception du limaçon que remplacent probablement le grand sac vestibulaire et son cysticule : l'utricule, représentant le sac vestibulaire des vertébrés, est très-petite, mais les canaux demi-circulaires très-amples. C'est la même chose chez les *poissons osseux*, où les concrétions vestibulaires sont très-volumineuses et très-dures (otolithes de Breschet), et dont l'oreille interne est encore plus complétement séparée du dehors et n'a, pour rappeler ce genre de relations, que des communications médiates avec la vessie natatoire chez certaines espèces (cyprins). On trouve encore un degré de réduction plus marqué chez les *lamproies*, le *myxine*, etc., dont l'organe auditif ne diffère guère de celui des mollusques céphalopodes et le cède par conséquent à celui même des *crustacés*.

Chez ces animaux, en effet, du moins chez les *macroures*, l'écrevisse, le homard, la langouste, etc. (*fig. 45 et 46*), la base de l'antenne externe, grande antenne ou antenne postérieure, offre une petite saillie cylindroïde, percée d'un trou arrondi, fermé par une membrane que Scarpa a cru plane et entière; elle est, en réalité, perforée d'une fente ou d'une ouverture oblongue, à laquelle fait suite un cul-de-sac intérieur, à ce qu'il nous a paru. Cet enfoncement, selon Audouin et Milne Edwards, aurait plus de profondeur que nous ne lui en avons trouvé, et servirait à l'olfaction. Quoi qu'il en soit de ce dernier détail, il paraît constant que, dans le creux de la saillie cylindroïde susdite, se porte un nerf dont le tronc représente à la fois les deux parties de la septième paire des vertébrés. Une partie est destinée à l'organe dont il s'agit ici, une autre à l'antenne même. Nul doute qu'il n'y ait là, non un tympan, comme le pensaient Fabrice d'Aquapendente et Minasi, mais un labyrinthe rudimentaire, un sac vestibulaire avec sa fenêtre ovale, selon la détermination de Scarpa. On peut surtout comparer cet appareil au vestibule des poissons cartilagineux, qui, par un conduit plus ou moins long, vient toucher la peau souvent déprimée et amincie au point de contact. Plusieurs décapodes brachyures, comme le cancer ménas, n'ont point de membrane à la saillie cylindroïde; chez eux, le vestibule est tout intérieur comme chez les poissons osseux. D'autres ont un appareil un peu plus compliqué, le maia, par exemple, d'après Milne Edwards : l'ouverture existe, mais fermée par un opercule mobile, dont un prolongement caché porte une membrane susceptible de tension et de relâchement. On ne saurait, au reste, douter que les crustacés décapodes n'entendent aussi bien que les poissons; le silence n'est pas moins recommandé dans la pêche des uns que des autres ; cette membrane, qui du moins ressemble à celle du tympan cochléen, donne même aux premiers une aptitude à recevoir les sons aériens qui ne peut guère exister pour les seconds; l'expérience en a donné la preuve : des crabes, enfermés dans un vase et grattant, frottant pour tâcher d'en sortir, restaient immobiles chaque fois qu'on agitait une petite sonnette comme pour leur imposer silence (Minasi).

Une circonstance bien frappante dans la disposition anatomique dont nous venons de donner l'esquisse, c'est cette ressemblance entre l'organe de l'audition et celui de l'olfaction des crustacés : tous deux en forme d'antenne dont la base porte l'organe spécial, tandis que le reste n'a plus que des fonctions tactiles; et faudra-t-il rappeler encore les dispositions analogues qu'on retrouve chez les vertébrés? Mêmes relations, chez eux, entre l'appendice externe et le véritable organe sensitif, entre l'oreille externe quelquefois si longue et le tympan, le labyrinthe; mêmes relations entre le nerf auditif et le facial, auquel il faut ajouter aussi une portion de la cinquième paire.

De tous les invertébrés, après ceux qui viennent de nous occuper, les *mollusques* céphalopodes (*fig.* 47) sont les seuls qui portent de vrais organes d'ouïe, découverts par Hunter, décrits et figurés ensuite par Scarpa. Le cartilage céphalique des seiches, des poulpes, des calmars est creusé, en dessous et en arrière, de deux cavités ovalaires où se perd un nerf, et qui renferment aussi une petite concrétion pierreuse chez les uns (*fig.* 48), farineuse chez les autres. Owen n'a point découvert d'organe auditif chez le nautile, peut-être faute d'avoir pu faire des recherches suffisantes. Au reste, ces mollusques ne peuvent jouir que d'une ouïe semblable à celle des poissons, puisque leur oreille est toute intérieure.

Dans la nombreuse classe des insectes, on trouve beaucoup d'animaux pourvus d'une sorte de voix qui ne semble destinée qu'à leur servir de moyen d'appel; on ne peut même méconnaître l'entraînement que décide, chez un grand nombre d'individus, le chant d'une seule cigale; il en est de ces insectes comme des rainettes et des grenouilles d'un étang, qui se mettent toutes à crier dès qu'une seule s'est hasardée à rompre le silence que l'arrivée d'un promeneur avait causé. Nous avons constaté, de la manière la plus positive, que la grosse sauterelle à front blanc est douée de l'ouïe; car des individus renfermés dans une boîte de bois se taisaient, à l'instant, si l'on froissait un papier à peu de distance; un simple chut! produisait, de plus loin, le même effet. On a cru observer aussi que les abeilles se communiquaient quelques idées à l'aide de bourdonnements particuliers; on a remarqué souvent que toute une ruche répétait le bruissement émis d'abord par un seul individu. Aussi est-ce sur les insectes chantants ou bourdonnants qu'on a cherché surtout l'organe de l'audition. Nous ne reproduirons point les descriptions de Comparetti, qui nous semblent appuyées sur des observations insuffisantes, et nous ne mentionnerons que pour mémoire certaines indications données, un peu à la légère, par des hommes de mérite, comme celle des membranes qui unissent les antennes à la tête (Carus), celle de prétendues vésicules ou d'enfoncements vers les mâchoires (condyle ou cavité articulaire), etc. Sur les cigales, de Blainville a vu deux petits trous en forme de stigmates à la partie postérieure de la tête, et ce savant zoologiste se demande si ce ne serait point là un organe d'audition. Latreille a vu aussi ces trous; nous avons aisément retrouvé, sur plusieurs espèces, ces faux stigmates, et nous avons pris la peine de constater que ce ne sont point des perforations mais seulement des dépressions, et qu'il ne se trouve intérieurement, sur ce point, ni vésicule, ni tronc de trachée, ni épanouissement de nerf; une membrane, commune à tout le crâne, tapisse cette région comme les autres, sans saillie, sans ouverture. Tréviranus a trouvé, derrière l'insertion des antennes de la *blatta orientalis*, un espace membraneux, blanc, ovale ; nous ne l'avons pas examiné sur cet insecte ; mais l'*acrydium lineola*, grande espèce d'orthoptères, nous a fait voir, entre l'antenne et le stemmate latéral, un espace membraneux, linéaire, transversal et terminé en dehors par un élargissement ovalaire, le tout offrant une couleur blanchâtre; rien de pareil ne s'est offert à nos yeux chez les *locusta albifrons*, *viridis* et *ephippiger*, espèces aussi grandes et qui ont une sorte de voix, tandis que le criquet linéole ne produit aucune sorte de son, pas même la strideur des petites espèces du genre auquel il appartient; la blatte n'est pas moins muette : or, c'est toujours non une certitude négative, mais une conjecture peu favorable à l'admission de l'ouïe, que ce mutisme, comme nous l'avons dit précédemment. C'est sur des conjectures plus hasardées encore qu'on a placé, dans les antennes ou dans des vésicules intérieures, le siége de l'ouïe des insectes.

Remarquons à ce sujet que presque tous les prétendus organes acoustiques, ainsi attribués aux insectes, ont des dimensions si petites que, même en les admettant pour tels, on ne devrait leur accorder que la faculté de percevoir le bruit, mais sans distinguer les sons, du moins les sons appréciables pour notre oreille ; car ils ne pourraient être vraiment harmoniques d'aucun ton connu. Il n'en est pas de l'ouïe comme de la vue : la lumière est infiniment subtile ; les corps solides qui tantôt produisent, tantôt reçoivent les vibrations sonores, sont matériels et grossiers, leurs oscillations ont des limites assez restreintes, comme il a déjà été dit, et nous ne saurions supposer une véritable oreille *microscopique*. Dès-lors nous écartons, pour ces animaux, la question de la *spécialité sensoriale ;* l'ouïe se réduira, chez eux, au *tact* des vibrations moléculaires telles que nous percevons celles que produit, dans le sol qui nous porte, le roulement d'une voiture, celles encore qui, propagées par l'air, ébranlent notre poitrine au bruit d'un tambour ; dès-lors aussi, nous pouvons chercher le siége de l'audition partout ailleurs qu'à la tête. Nous avons pu par quelques mutilations nous assurer, sur la mante, sur des chenilles, que l'impression des sons bruyants était indépendante des antennes ; mais la décapitation entraîne trop de troubles pour pouvoir procéder ainsi à la détermination du sens, c'est donc uniquement sur des conjectures que se base ce que nous allons dire.

L'organe de la voix, chez les cigales, a certainement des parties bien propres à recevoir et répéter les sons : telle est la membrane transparente, irisée, qui se présente la première sous les opercules écailleux, et que je retrouve, quoique moins développée, chez la femelle même. Et, par induction, les grands stigmates à boîte, bien figurés par Léon Dufour et que Marcel de Serres a nommés trémaëres, ne peuvent-ils pas remplir l'office d'un tympan ? Je note principalement celui de la base de l'abdomen (thoraco-gastre) chez les criquets (1), du prothorax (protodère) chez les locustes ou sauterelles proprement dites. Je vois, dans la larve des grands coléoptères, chaque stigmate garni d'une lame cornée, plate, tournée en cercle presque complet, sous-tendue par une membrane dont le centre n'offre qu'une très-étroite boutonnière. Cette forme rappelle le limaçon des lézards, et mieux encore la membrane auditive externe du homard, de la langouste. Remarquez toutefois que ces organes ne sauraient manquer de propager les vibrations sonores à tout l'intérieur, en raison de leur communication avec les trachées, et qu'ils ne peuvent ainsi servir qu'à une sensation, pour ainsi dire, universelle. Aussi sommes-nous fortement porté à partager, avec cette condition, l'opinion des zoologistes qui attribuent beaucoup d'importance aux vésicules aériennes, aux grandes cavités pneumatiques qui soufflent en quelque sorte le corps de beaucoup d'insectes. Il est bien probable aussi que les ailes, les antennes, les appendices caudiformes, les grands poils, en un mot, toutes les parties membraneuses et filamenteuses de l'extérieur, servent à percevoir les vibrations aériennes. Chez les sauterelles dont nous parlions plus haut, le souffle dirigé sur la boîte, le mouvement imprimé à l'air de l'appartement en ouvrant une porte dans une chambre éloignée, suffisaient pour produire instantanément le silence.

C'est aussi à un trémoussement général que nous

(1) Signalé comme organe spécial d'ouïe par Müller ; mais il n'existe ni chez les grillons, ni chez les locustes, espèces bien plus bruyantes et auxquelles on devrait plutôt supposer une oreille.

rapporterons les apparences d'audition qu'on peut observer chez les arachnides, et qui suffisent pour les avertir de quelque grand danger que la vue ne leur aurait pas fait découvrir, ou de quelque mouvement voisin intéressant pour elles. Ainsi la mygale maçonne, en embuscade à l'entrée de son terrier, sans autres embûches que sa sensibilité aux moindres oscillations du sol et que sa promptitude à en tirer parti, sait se jeter à propos sur la fourmi qui passe à son voisinage : et ce n'est pas la vue qui lui procure cet avertissement, car elle en fait de même si on frotte légèrement la terre avec une paille au pourtour de son nid. Pour achever de prouver qu'il n'y a point là véritable ouïe, nous avons fait quelques remarques sur un scorpion d'Europe : le son d'une montre à répétition, quelque près qu'on l'approchât de l'animal, n'excitait aucun mouvement ; le sifflement le plus fort et le plus aigu ne l'agitait pas davantage, mais le moindre frottement du doigt sur le sol le faisait tressaillir ; de même une vive secousse de tous ses membres témoignait assez de sa sensibilité aux vibrations de l'air, quand on tendait brusquement une feuille de papier, quand on frappait cette feuille d'une chiquenaude, quand on faisait claquer les doigts l'un sur l'autre, tout cela à distance assez grande, et même quelquefois derrière un écran, pour qu'on ne pût pas croire que le vent seul agissait sur lui. Il est évident, d'après cela, que ces animaux ne *sentent le bruit* que comme une personne privée d'odorat sent l'ammoniaque et autres odeurs aussi âcres, aussi pénétrantes ; l'ouïe, chez eux, n'est plus qu'une dépendance du tact. Les anecdotes racontées par diverses personnes au sujet du goût des araignées pour la musique, ne prouvent autre chose sinon que ces animaux ressentent, avec quelque plaisir, les vibrations que leur communique l'air mis en vibration par une harpe, comme dans le cas rapporté par Walckenaër, ou que leur imprime plus directement encore la table d'un piano comme pour l'araignée de Grétry; c'est une sorte de chatouillement.

CHAPITRE VI.

DE LA VUE.

ARTICLE I.er – Notions préliminaires.

La vue ne doit pas être confondue avec une douteuse appréciation de la lumière et de l'obscurité (*voy. Toucher*); la vue est le sens par le moyen duquel la lumière donne aux animaux la connaissance des objets dont ils sont entourés; la *vision* est l'exercice de ce sens, l'*œil* en est l'organe: c'est un appareil généralement composé d'un nerf pour sentir la lumière, de lentilles pour la concentrer, la régulariser, et de matière opaque pour en absorber le superflu.

Les corps dont il peut apprécier la situation, la forme, la grandeur, doivent donc de toute nécessité être ou *lumineux* ou *éclairés*. Les corps lumineux émettent des *rayons*, c'est-à-dire des séries de molécules lumineuses marchant avec une excessive rapidité en ligne parfaitement droite, ou bien (dans une autre hypothèse) des oscillations, des vibrations en ligne droite à travers un fluide lumineux universellement répandu. Les corps éclairés, s'ils sont opaques et dépolis, réfléchissent les rayons qu'ils ont reçus; et chaque point des uns et des autres (*fig.* 49) peut être considéré comme un centre d'où émanent, par scintillation dans tous les sens, des rayons divergents et qu'on peut idéalement séparer en autant de *pinceaux* ou de *cônes* qu'on supposera d'écrans disposés aux alentours pour les recevoir; de même, on peut idéalement diviser en *faisceaux* la masse des rayons parallèles qui émanent des divers points d'une surface lumineuse ou éclairée. Les pinceaux lumineux vont en s'élargissant et en s'affaiblissant à mesure qu'ils s'éloignent de leur source. Les faisceaux et les rayons isolément considérés, quel que soit leur point de départ, sont soumis également, dans des circonstances particulières, à des lois de déviation, dont nous devons rappeler les plus essentielles.

1° A la rencontre d'une surface régulière et transparente, tout faisceau lumineux y entre en totalité s'il est perpendiculaire, en partie s'il est oblique. Dans ce dernier cas, la partie pénétrante se dévie, se *réfracte* en s'écartant d'une ligne perpendiculaire à cette surface si le milieu nouveau est moins dense que le milieu précédent, en s'en rapprochant dans le cas contraire (*fig.* 49, A'), et faisant ainsi un angle de réfraction, plus grand dans le premier cas, plus petit dans le second, que l'angle d'incidence, avec la même ligne perpendiculaire. L'effet des surfaces courbes sur les faisceaux lumineux (*fig.* 49, B) s'explique aisément d'après ce qui vient d'être dit, en se rappelant que chacun de leurs points a pour perpendiculaire le rayon du cercle dont la courbe ferait partie. Un coup-d'œil jeté sur la figure suffira pour faire voir comment une lentille fait converger des rayons parallèles ou divergents, etc.

2° Si la surface de rencontre est polie (miroirs), le faisceau oblique est en partie réfléchi, et la quantité réfléchie est d'autant plus grande que l'angle d'incidence est plus grand *(fig. 49, A)*, si on le mesure entre la ligne de direction du faisceau et la perpendiculaire à la surface réfléchissante. L'angle de réflexion est toujours égal à celui d'incidence *(fig. 49, A')*, par rapport au *point* de la surface où la réflexion s'opère ; et les rayons réfléchis par un miroir plan le sont avec toutes leurs qualités, vivacité, coloration, disposition mutuelle.

3° Si la surface de rencontre est inégale, dépolie, le faisceau lumineux, soit direct, soit oblique, rencontrant une foule de saillies, et par conséquent de petites surfaces dirigées, pour ainsi dire, en tous sens, est disséminé dans l'espace sous tous les angles possibles *(fig. 49, C)*; aussi les corps ternes ne reproduisent-ils pas, comme les précédents, l'image des objets qui leur ont envoyé des faisceaux lumineux (1); seulement leurs divers points renvoient de toutes parts d'autant plus de lumière qu'ils en reçoivent davantage, et c'est de ces intensités diffé-

(1) Un faisceau de rayons solaires, passant par le trou d'un volet et tombant sur un miroir, ira donner, dans l'œil d'un seul assistant convenablement placé, l'image du soleil, et rien ne sera vu sur le miroir par tous les autres assistants, s'il est parfaitement poli ; au contraire, si ce faisceau tombe sur un papier blanc, il fera voir à tous un espace circulaire très-éclairé, mais non une véritable image du soleil.

rentes que résultent, pour nos yeux, les apparences d'*ombre* et de *clair*, et par suite celles de *relief* et de *forme*.

4° En se réfléchissant ainsi irrégulièrement sur une surface terne, de même qu'en traversant des lames minces de matière transparente, ou bien des prismes à surfaces très-inclinées l'une sur l'autre, la lumière subit des modifications (décomposition newtonniene; *fig.* 49, D) d'où résultent les couleurs.

5° Il y a encore déviation et décomposition quand un faisceau lumineux rase un bord, un biseau appartenant à un corps opaque ; mais ceci ne peut avoir lieu que dans des limites très-restreintes et peu applicables aux phénomènes de la vision.

Ce petit nombre de lois nous suffira pour l'intelligence des faits physiologiques dont nous allons nous occuper.

ARTICLE II. – Vertébrés.

§ 1er. *Généralités.*

Chez tous les animaux de ce sous-règne, l'œil, lorsqu'il n'est pas atrophié comme chez la taupe, le zemni, le protée, les cécilies, etc., consiste en une chambre sub-globuleuse, transparente en avant, opaque en arrière, mue par des muscles assez nombreux, lubrifiée par des organes sécréteurs, protégée par des rideaux mobiles (paupières), qui peuvent la soustraire momentanément à l'action de la lumière et de l'air (*fig.* 51). On peut le considérer comme essentiellement formé, quant à son mécanisme général, des parties suivantes (*fig.* 50) : 1° une membrane nerveuse (rétine) qui en tapisse le fond et reçoit l'impression des images ou représentations des objets extérieurs ; 2° un diaphragme (iris) percé d'une petite ouverture (pupille) qui ne permet aux pinceaux lumineux, simultanément envoyés à l'œil par *les divers points* d'une surface éclairée, d'arriver au fond de cet organe, qu'en se croisant et peignant ainsi sur la rétine des images renversées, comme cela a lieu dans une chambre obscure ordinaire ; 3° une surface convexe et transparente (cornée) et une lentille convexe (cristallin), l'une et l'autre assez denses et servant, comme dans la chambre obscure des physiciens, à convertir, par la réfraction et la convergence que produisent ces sortes d'appareils, les cônes ou pinceaux envoyés par *chaque point* d'une surface éclairée (cônes objectifs) en cônes ou pinceaux intérieurs (cônes visuels), de manière à reproduire sur la rétine un point tout semblable à celui d'émission. Voilà l'ensemble ; mais chaque partie de l'appareil visuel prête à des considérations de détail si intéressantes et si peu connues ou si mal connues pour la plupart, que nous nous voyons forcé de nous en occuper ici avec une étendue presque monographique.

§ II. *Protection extérieure.*

Le globe oculaire est contenu dans une cavité généralement osseuse, nommée orbite, qui sert à la fois à le garantir des chocs extérieurs et à le soutenir dans tous ses mouvements. Cette cavité est, à cet effet, ordinairement remplie d'une graisse abondante ; chez les raies et les squales seulement, son fond s'élève en un pédicule cartilagineux sur lequel s'articule et se meut l'œil, dont l'enveloppe a aussi beaucoup de consistance. La situation, la direction des orbites détermine celle des yeux : dirigés en avant et rapprochés dans la face des singes, du tarsier, plus écartés et un peu plus divergents chez l'homme, les yeux sont bien plus déjetés encore chez les mammifères carnassiers; ils sont presque absolument latéraux dans les ruminants, les solipèdes; ils le sont tout-à-fait chez les rongeurs, les cétacés, chez presque tous les oiseaux, les reptiles et les poissons. Beaucoup de ces animaux peuvent néanmoins voir encore des deux yeux à la fois un objet situé devant eux ; plusieurs le font même habituellement, comme les chouettes et autres oiseaux de nuit. Il en est dont les yeux sont dirigés tous deux à la fois aussi dans le même sens, mais en dessus : tels l'uranoscope, les raies et autres chondroptérygiens; c'est d'un seul et même côté du corps chez les pleuronectes à face tordue. Plusieurs, au contraire, ne peuvent absolument voir, ou du moins bien voir, que d'un seul œil un objet déterminé ; certains même meuvent isolément l'un et l'autre œil dans des directions différentes, comme le caméléon parmi les reptiles, l'hippocampe parmi les poissons (Lyonnet); et peut-être beaucoup d'autres reptiles ou d'oiseaux seraient-ils dans le même cas, si leurs paupières et leur pupille ne s'ouvraient bien plus largement que celle du saurien cité tout-à-l'heure. On pourrait s'étonner que, dans le sensorium de ces animaux, il n'y ait point conflit ou confusion perpétuelle des deux tableaux différents contemplés par l'un et l'autre œil; mais il en est de ces deux tableaux comme des deux moitiés de celui que nos yeux nous permettent d'embrasser, et l'attention peut se fixer sur l'une ou sur l'autre partie de la représentation, à la volonté de l'animal.

Au-dessus de l'orbite est une saillie garnie de poils, très-proéminente chez les singes, moins chez l'homme dans l'état de repos, moins encore, et même tout-à-fait nulle, chez la majeure partie des autres vertébrés : beaucoup néanmoins portent encore au sourcil quelques poils longs et roides; ils ne peuvent leur servir, comme à nous, à tempérer l'éclat éblouissant d'une lumière trop vive, mais peut-être avertissent-ils l'œil de l'approche d'un corps étranger, et décident-ils l'animal à fermer instantanément ses paupières.

Celles-ci sont le plus souvent au nombre de trois: une supérieure, une inférieure, une interne. Cette dernière, nommée aussi membrane clignotante, paupière verticale, paupière nasale, n'est jamais cutanée, toujours muqueuse et sous-jacente aux deux autres. Elle est rudimentaire chez l'homme: les ruminants, le cheval, l'éléphant, le lamantin, le lapin ont un cartilage assez large dans son épaisseur. Elle est grande mais membraneuse chez beaucoup d'autres mammifères; plusieurs et surtout les premiers y montrent des fibres charnues, aussi peut-elle couvrir toute la cornée transparente, pour peu que celle-ci se tourne en dedans. Celle des oiseaux est bien connue, parce que c'est à elle qu'on attribue le pouvoir qu'a l'aigle, dit-on, de fixer ses regards sur le soleil. S'il en était ainsi, la pie, le corbeau jouiraient de la même prérogative; car ils tirent souvent au-devant de la cornée leur rideau interne, qui paraît alors d'un blanc bleuâtre. Tous les oiseaux ont d'ailleurs un muscle spécial à deux corps, destiné à opérer ce mouvement; mais la plupart ne semblent s'en servir que quand les paupières extérieures sont closes : il en est de même des lézards. Chez les batraciens anoures, cette paupière interne est transparente, et se continue directement avec le bord ordinairement libre de l'inférieure, de sorte que l'animal y voit presque aussi bien l'œil demi-fermé que l'œil ouvert, sans qu'il soit exposé au desséchement. La paupière supérieure est la plus grande et la plus mobile chez les mammifères; elle est grande aussi chez les oiseaux de nuit, l'autruche, mais bien réduite chez les autres, de même que chez les reptiles; celle des lézards est grande sans doute, mais presque toute osseuse, et ne fait guère que compléter la voûte orbitaire. L'inférieure est alors la plus considérable, la seule vraiment mobile, et l'on y trouve ordinairement un disque cartilagineux. L'homme et les mammifères peuvent, au contraire, à peine la mouvoir, si ce n'est pour la serrer contre la supérieure à l'aide du muscle orbiculaire; elle n'a point, comme sa congénère, un muscle particulier; elle est néanmoins susceptible d'abaissement, chez l'homme surtout, par exemple quand nous dirigeons en bas la cornée transparente. Ce n'est point, à notre avis, la saillie de cette cornée qui pousse la paupière, comme l'a pensé Gerdy; c'est la conjonctive (*fig.* 51, e), membrane muqueuse réfléchie de l'hémisphère antérieur du globe sur la paupière, qui entraîne celle-ci dans les mouvements de celui-là. Quelques expériences faciles à comprendre nous en ont donné la certitude; il ne faut pour cela que pincer la peau de cette paupière, la tirer un peu en avant et regarder en bas; on la sent alors tiraillée dans ce sens, quoiqu'elle ne touche plus la face antérieure du globe.

Quelques animaux offrent une conformation particulière qu'il nous suffira de mentionner, les détails à ce sujet appartenant plutôt à l'anatomie ou à la zoologie. Ainsi le caméléon n'a, pour ainsi dire, qu'une seule paupière adhérente à l'hémisphère antérieur de l'œil et percée d'une petite fente horizontale; les serpents, les geckos ont une paupière unique aussi et sans ouverture, mais immobile, transparente, semblable à un verre de montre et tapissée en dedans par la conjonctive. La plupart des poissons manquent en réalité de paupières; le poisson-lune aurait seul, selon Cuvier, une paupière susceptible de constriction complète. Quelques autres, le muge par exemple, ont un repli cutané irrégulièrement circulaire, qui ne leur en tient lieu qu'imparfaitement, car il est immobile et largement ouvert; mais, chez tous, la peau, prenant une transparence parfaite, passe au-devant de l'œil et représente ainsi une épaisse conjonctive : circonstance bien propre à prouver que cette membrane, chez les autres vertébrés, existe aussi au-devant de la cornée ou se confond avec elle; ce qui semble confirmé par la difficulté qu'on éprouve à les séparer, même à l'aide du scalpel, chez les mammifères.

§ III. *Lubrifaction.*

Pour entretenir la transparence et le poli de la surface antérieure de l'œil, et pour faciliter le glissement des paupières, des humeurs plus ou moins visqueuses sont perpétuellement versées entre leurs surfaces. Les *larmes* en constituent la majeure partie; elles sont sécrétées par une glande ordinairement volumineuse, située en dehors ou en arrière de l'œil, et versées par plusieurs canaux, un seul chez le lapin selon Cuvier, six ou sept bien visibles chez le mouton et le bœuf. Elles sont reprises ensuite et portées dans les fosses nasales par deux oscules, un à chaque paupière, chez l'homme et la plupart des mammifères; par une fente assez large, chez les rongeurs, les lézards; par une ou deux fentes semblables, chez les oiseaux. Les serpents ont une grosse glande lacrymale qui verse son fluide entre la cornée et la paupière transparente; un conduit le porte ensuite dans la fosse nasale (Cloquet). Les cétacés, les poissons manquent d'appareil lacrymal, et il est facile de comprendre qu'ils peuvent aisément s'en passer: on n'en a pas trouvé non plus chez les batraciens anoures, peut-être faute de recherches suffisantes (1): l'éléphant n'a également point de glande lacrymale ni de conduits lacrymaux, mais il a du moins une glande interne dite de Harderus, qui se retrouve aussi chez presque tous les autres mammifères, à l'exception de l'homme et des singes, et chez tous les oiseaux (2); d'ailleurs, les follicules

(1) La région antérieure de l'orbite offre un petit trou chez le crapaud brun *(bombinator fuscus)*; il n'y en a pas chez les autres anoures.

(2) On compte en sus une glande nasale chez les mammifères (Jacobson), les oiseaux (Nitzsch), les serpents (Müller).

sébacés des paupières, dits glandes de Meibomius, ne manquent non plus à peut-être aucun vertébré. C'en est bien assez pour remplir les usages dont nous avons parlé plus haut, et pourtant on trouve encore, chez les ruminants, un organe de plus, un larmier, comme on l'appelle, cavité sous-cutanée, située vers le grand angle de l'œil et sécrétant une humeur grasse.

Les larmes sont sécrétées surabondamment dans l'œil de l'homme, et se répandent extérieurement sous l'influence d'un vif chagrin : quelques mammifères seulement sont dans le même cas; on l'observe parfois pour le chien, on le dit du cerf aux abois.

§ IV. *Direction.*

Le globe de l'œil n'est parfaitement fixe chez aucun vertébré; aussi est-il constamment pourvu de muscles, et celui même de la taupe, tout rudimentaire qu'il est, sert encore de point d'attache à quelques faisceaux musculaires; mais cette mobilité, si grande chez presque tous les mammifères, si prononcée en particulier chez le caméléon qui, sans changer d'attitude, peut tourner ses regards sur tous les points de l'espace qui l'environne, directement en arrière, comme directement en avant; cette mobilité, dis-je, diminue considérablement, sans néanmoins s'annihiler tout-à-fait, chez les oiseaux et les poissons, dont l'œil large et aplati remplit assez exactement son orbite. Les premiers y suppléent par l'excessive mobilité de leur tête portée sur un cou long et flexible, susceptible de torsion, comme le prouvent si bien en particulier les mouvements des oiseaux de nuit, dont l'œil, selon Sœmmerring le fils, est presque absolument fixe aussi bien que celui de l'aigle. Pour les seconds, suspendus dans un milieu d'une excessive mobilité, et où le moindre mouvement fait varier leur position, c'est tout le corps qui change de direction avec autant d'aisance et de promptitude que la tête d'un oiseau, que l'œil d'un mammifère.

J'ai dit que nul vertébré n'avait l'œil immobile; on peut, en effet, reconnaître, par l'observation sur des animaux captifs, les mouvements assez bornés, il est vrai, de celui des serpents sous leur paupière immobile et cornée, de celui des poissons sous l'épaisse conjonctive qui le couvre et qu'il entraîne dans ses faibles oscillations. Comme il est facile de l'imaginer, la force des muscles de l'œil est en rapport avec les effets à produire : on connaît les quatre muscles droits de l'homme *(fig. 51)*, bien suffisants pour imprimer à l'axe du globe oculaire des mouvements dans toutes les directions imaginables, soit qu'ils agissent isolément comme élévateur, abaisseur, adducteur, ou abducteur de la cornée transparente, soit qu'ils combinent leur action pour produire des mouvements en diagonale : aussi ces muscles ne manquent-ils jamais qu'aux vertébrés dont l'œil est atrophié.

Chez tous les vertébrés aussi il y a deux muscles obliques, un supérieur et un inférieur, dont l'usage nous semble avoir été inexactement indiqué; ils roulent évidemment le globe sur son axe, soit que l'un d'entre eux soit réfléchi, comme le grand oblique de l'homme *(fig. 51 et 52)* et des mammifères, dans une anse ligamenteuse, à l'angle interne de l'orbite, soit qu'il parte immédiatement de ce point, comme celui des oiseaux et des reptiles. Il nous paraît certain que leur fonction réelle est de maintenir l'axe de l'œil dans une direction constante eu égard aux objets qu'il contemple, malgré les oscillations, les balancements du corps et de la tête en particulier; aussi ces objets semblent-ils osciller eux-mêmes dès que les mouvements de la tête sont trop forts, trop rapides, ou trop imprévus pour être compensés par l'action des muscles obliques; et cette liaison d'habitude est telle, que la rotation de l'œil ne saurait être opérée seule et sans les balancements de la tête.

Les muscles obliques peuvent encore aider à la vision comme antagonistes des muscles droits, en tirant le globe en dedans et en avant, tandis que ceux-ci le tirent en arrière; mais ce n'est que pour fixer cet organe, quand nous regardons avec attention quelque objet très-menu. Le fait prouve même que, en pareil cas, c'est le muscle droit interne qui fatigue le plus, parce que, pour voir de près, il faut diriger en dedans les deux axes optiques : de là, la fatigue qu'on ressent vers l'angle interne de l'orbite, après une observation longue et minutieuse. Veut-on la preuve de cette action du muscle droit interne? Qu'on fixe bien un seul œil sur un objet placé à huit ou dix pouces; qu'on ouvre ensuite l'autre œil; et constamment on apercevra tout d'abord une deuxième image de l'objet, image située du côté opposé à l'œil qu'on vient d'ouvrir, mais qui se reporte rapidement sur la première pour n'en faire plus qu'une seule; il y a strabisme momentané. C'est que l'œil fermé, et conséquemment en *repos*, est toujours dirigé tout-à-fait en avant par l'antagonisme de ses muscles, et qu'il faut un effort du droit interne pour porter en dedans l'axe optique et le mettre en rapport direct avec l'objet qu'on regarde.

L'antagonisme des muscles droits et obliques peut bien aussi tendre la cornée, lui donner toute la régularité de courbure nécessaire au parfait exercice de ses fonctions; mais il ne nous paraît pas qu'il puisse changer cette courbure, en augmenter la convexité, ou comprimer l'œil de manière à en allonger l'axe antéro-postérieur. C'est de cette manière pourtant qu'on a voulu expliquer l'aptitude de l'organe de la vue à s'accommoder aux distances des objets qu'il aperçoit, à voir distinctement à des éloignements si différents que le foyer des rayons qu'ils émettent ne saurait être à la même profondeur pour tous. Cette question, qui se représentera de nouveau dans les paragraphes suivants, ne nous arrêtera ici qu'autant qu'il le faudra pour prouver l'insuffisance de la théorie dont il s'agit. Une première preuve se tirerait des contradictions auxquelles a donné lieu cette prétendue influence des muscles; pour les uns, les obliques seuls servaient à l'élongation du globe, et les droits à son raccourcissement; pour d'autres, il fallait l'action simultanée des droits et des obliques, et l'allongement qui en résultait suffisait pour tout expliquer. Cette dernière interprétation est celle qui se présente avec le plus de vraisemblance, et mérite du moins quelque examen. On prouve aisément, par des expériences toutes physiques, qu'un objet lointain produit une image nette derrière une lentille de verre, à une distance bien plus courte que si cet objet est très-rapproché; donc, si notre œil s'allongeait pour regarder un objet très-voisin (Lecat), il pourrait en recevoir nettement l'image sur sa rétine, mise ainsi au foyer des rayons les plus divergents; et en se raccourcissant par son élasticité naturelle, il ramènerait son fond au foyer des rayons peu divergents ou parallèles émanés d'un objet éloigné; mais il faudrait pour cela que les variations en longueur fussent d'une ligne et même plus, d'après la force réfringente approximativement connue de la cornée et du cristallin (1). Or, cet allongement, équivalent à un sixième de la longueur de l'œil, comme l'a estimé Dulong, serait certainement appréciable pour un observateur attentif, et l'expérimentation ne démontre rien de pareil. D'un autre côté, la sclérotique osseuse ou presque osseuse des poissons, celle des oiseaux et des reptiles, garnie d'un cadre de pièces osseuses (*fig.* 55, b), *incapables de glissement*, parle hautement contre cette théorie.

Mais si du moins la compression pouvait rendre la cornée plus convexe, donnant plus de force réfringente à cet organe, elle le rendrait apte à ramener sur la rétine le foyer des rayons divergents émanés d'un objet voisin (Olbers) : or, on a attribué cet effet, comme le précédent, non-seulement aux muscles dont nous avons déjà parlé, mais encore à de prétendus muscles situés entre la choroïde et la sclérotique chez le rhinocéros (H. Leigh Thomas), entre la sclérotique et la cornée

(1) Voyez plus loin, § VI, A, c.

chez les oiseaux de nuit (Crampton, Carus), dans l'épaisseur même de la sclérotique chez la baleine (Ramsome); mais il paraît qu'on s'en est laissé imposer par des nerfs et des vaisseaux qu'on a confondus avec des fibres musculaires, et l'iris est trop faible pour agir de la même manière, ainsi que l'ont voulu quelques personnes. Conjecture pour conjecture, j'aimerais mieux encore attribuer à une contraction de la cornée même ses changements de forme, s'ils étaient réels, puisque Berzélius y a trouvé de la fibrine. Mais les observations d'Young, et celles moins minutieuses que nous avons faites nous-même sur des personnes douées d'une vue excellente, ont prouvé que les images réfléchies par la cornée ne changent point de dimension quand on regarde près ou loin, ce qui devrait être si sa convexité variait d'intensité. Young a poussé le soin jusqu'à examiner, au microscope, la distance entre les images produites par deux bougies, il n'a pu reconnaître la moindre variation; et il a répété l'expérience sur la sclérotique pour prouver aussi qu'elle ne change pas de forme, et que l'œil, en conséquence, ne s'allonge ni ne se raccourcit. Enfin, on peut, par des pressions artificielles, essayer de produire, sur ses propres yeux, des effets analogues à ceux qu'on suppose dans cette théorie; mais on ne fera que troubler ainsi la vision, quelque circonspection qu'on y mette. J'ai également tenté d'observer l'influence de ces compressions latérales sur des yeux de lapins albinos; je n'en ai vu résulter aucune variation quand les membranes de l'œil étaient suffisamment tendues; mais, était-il flétri, la tension rendait aux images une netteté due uniquement à la régularité de la courbe réfringente (cornée) et de celle qui recevait l'image (rétine).

Outre des muscles droits et obliques pareils à ceux de l'homme, la plupart des mammifères en ont d'autres qui se retrouvent encore chez plusieurs reptiles : souvent (ruminants, solipèdes, etc.) c'en est un très-considérable qui, en forme d'entonnoir, environne le nerf optique et la partie postérieure du globe ; c'est le suspenseur ou choanoïde : d'autres fois (carnivores), partagé en quatre portions, il double les muscles droits. Les batraciens en ont un de plus encore ; c'est une sorte de sangle musculaire qui soulève l'œil, lorsque, dans un effort violent de déglutition, il a été enfoncé vers la bouche, dont l'orbite n'est séparée que par des parties molles assez minces.

Ces muscles sont animés par des nerfs spéciaux, nés de la masse encéphalique, la troisième, la quatrième et la sixième paire ; c'est une preuve de leur grande importance, et l'on peut faire entrer cette particularité en ligne de compte pour l'explication du rôle important qu'ils jouent, et dans l'exploration du monde ambiant, et dans l'expression des sentiments qui agitent le moral.

§ V. *Revêtement.*

A. Nous avons dit quelque chose déjà des usages attribués à la *sclérotique* ou cornée opaque, et à la *cornée transparente ;* nous ne les considérerons ici que comme servant d'enveloppe extérieure aux autres parties du globe de l'œil, et nous n'en dirons même que quelques mots, devant revenir sur ce qui concerne leur forme, leur courbure, au sujet de l'appareil de réfraction et de ses modifications tant organiques que fonctionnelles. Quoique formant ensemble la coque extérieure de l'œil, ces deux membranes ne doivent pas pourtant être considérées comme une seule qui aurait subi, dans une de ses parties, quelque changement de contexture; on a reconnu, depuis long-temps, que ce sont deux pièces distinctes et que la macération peut, même chez l'homme, séparer dans leur suture, quoiqu'elle ait plus de largeur que les deux membranes ne sont épaisses, en raison de la coupe oblique des bords par lesquels elles se touchent. A l'état frais, chez l'homme et mieux chez le bœuf, on distingue parfaitement les limites de l'une et de l'autre par leur différence d'organisation, la sclérotique n'étant qu'un feutrage de fibres albuginées, disposées pour la plupart longitudinalement surtout en avant; tandis que la cornée est lamelleuse, au point même que la membrane préaqueuse (membr. de Descemet), qui s'en détache toutefois bien aisément dans l'œil du bœuf, du chat, de l'homme, ne semble en être qu'une lamelle plus dense, plus parcheminée, une sorte d'épiderme intérieur *(fig. 57)*. Cette différence de structure devient plus sensible après quelque temps de macération dans l'eau, la cornée se gonflant beaucoup alors et la sclérotique fort peu. On sait d'ailleurs que, indépendamment de sa transparence, la cornée conserve toujours une certaine souplesse (1), tandis que la sclérotique, déjà

(1) Elle est très-molle chez les serpents; ce qui est dur et poli, au-dehors de l'œil, c'est une paupière sans ouverture.

si épaisse et fibro-cartilagineuse chez les cétacés, devient dure et souvent osseuse chez les poissons, et s'ossifie, du moins en partie, chez les oiseaux et les reptiles; car c'est bien dans son épaisseur que siège l'anneau de pièces osseuses qu'on observe près de son union avec la cornée.

Si donc la sclérotique est un prolongement de la dure-mère, il n'en saurait être ainsi de la cornée; et loin qu'elles soient une membrane continue et se présentant seulement sous deux aspects différents, on peut croire que ce sont deux organes séparés par d'autres. Chez le bœuf, le mouton, il y a, dans l'enchevêtrement des fibres qui constitue leur suture, infiltration de la même matière noirâtre qui colore la conjonctive autour de la cornée et qui est si abondamment imbibée dans le tissu de la choroïde : il semble donc qu'il y ait continuité entre cette dernière et la membrane muqueuse, qui est si évidemment une continuation de la peau; et cette continuité serait incontestable, d'après Cuvier, dans le squale milandre. On pourrait admettre, en conséquence, que la conjonctive s'enfonce entre la cornée et la sclérotique pour constituer la choroïde et l'iris, dont la ruyschienne et l'uvée constituent seulement une doublure analogue au corps muqueux de la peau et contenant aussi les organes sécréteurs du pigment coloré. Il est à remarquer, en effet que le pigment manque à la fois dans l'œil et à la peau chez les albinos. Ce que nous avons dit de la continuité de la conjonctive à la surface antérieure de l'œil, semblerait prouver aussi que la cornée est du moins une production des couches les plus superficielles de la peau, le système choroïdien en représentant les couches les plus profondes.

B. La *choroïde* et la *ruyschienne* sont deux feuillets bien distincts, sinon chez l'homme, du moins chez le bœuf (*fig*. 57, f, g), l'éléphant, la baleine, les oiseaux, les poissons, etc. La première offre ceci de remarquable, qu'elle est resplendissante, imbibée d'un vernis nacré chez les poissons, et séparée de la deuxième par un corps vasculaire très-épais (1); que, chez les oiseaux, elle est cartilagineuse, et a toujours été confondue avec la sclérotique fibreuse et en partie osseuse, dont il est pourtant bien facile de la détacher : elle semble, chez les poissons et les reptiles, se continuer immédiatement avec le feuillet antérieur de l'iris, également orné d'un vernis brillant et d'aspect métallique. La ruyschienne se continue, au contraire, avec l'uvée, et sécrète de même un vernis opaque, foncé en couleur, ordinairement noir et destiné à absorber un superflu de lumière qui apporterait du trouble dans la vision.

C'est à elle qu'appartiennent plusieurs productions particulières : tels sont d'abord les plis nommés *procès ciliaires*, et qu'il vaudrait mieux appeler *procès ruyschiens* (*fig*. 57, h), formant, autour du cristallin, une couronne simple chez l'homme et la plupart des mammifères, double chez d'autres comme le bœuf, et se continuant avec les plis radiés de l'iris; plis très-peu saillants chez les oiseaux, moins encore chez les poissons. Les procès ruyschiens sont uniquement vasculaires et n'ont rien de con-

(1) (*Fig*. 56.) C'est la glande choroïdienne ; elle manque aux chondroptérygiens.

tractile, rien qui leur permette, comme on l'a cru, d'avancer ou reculer le cristallin (Brewster); nous nous en sommes bien assuré après Zinn, Sœmmerring, etc. On peut croire, en conséquence, que ces sortes d'épiploons en miniature servent à l'absorption et peut-être aussi à l'exhalation de l'humeur vitrée; ils s'enfoncent effectivement dans le corps hyaloïde dont la partie membraneuse est bien déliée et bien peu apte, en apparence du moins, à des fonctions tant soit peu actives.

2° Cette opinion est rendue plus probable par la présence d'un repli en forme de *peigne*, de bourse, d'éventail (oiseaux), ou de cloche (poissons), quelquefois de fil (caméléon, muge, etc.), formé dans le fond de l'œil par la ruyschienne *(fig. 55)*, comme pour suppléer à la faible saillie des procès ciliaires chez ces animaux. Nous ne saurions, du moins, attribuer d'autre usage à cette expansion plissée, toujours teinte en noir, et qui s'élève de l'insertion du nerf optique pour se diriger vers le centre du cristallin. Comme le *peigne* est bien loin d'atteindre à cette lentille chez la majeure partie des animaux qui le possèdent, et n'a d'ailleurs rien de musculaire, il ne saurait servir à la tirer en arrière pour rapprocher son foyer de la rétine, bien qu'on lui ait attribué cet usage : toutefois, comme il adhère fortement au corps vitré, il peut contribuer à la fixité, à la tension des parties intérieures de l'œil, et Magendie observe, en effet, que l'œil des oiseaux se fronce moins vite, que la cornée s'affaisse moins, malgré la transsudation de l'humeur aqueuse après la mort, quand ce *processus* est coupé que quand il est dans son intégrité complète. Desmoulins le croit destiné à soustraire une portion de la rétine à l'impression des objets situés devant l'animal et à mieux isoler les deux yeux; mais, si on l'examine en ouvrant l'œil encore placé dans l'orbite et découvert par en haut, on voit que sa direction n'est nullement favorable à l'idée de ce physiologiste; l'insertion du peigne, comme celle du nerf optique, représente une ligne dirigée d'arrière en avant et un peu en bas, située hors du centre par conséquent, et son plan répond assez bien à l'axe de l'œil, de façon à faire croire qu'il n'intercepte aux faisceaux lumineux qu'un espace égal à son épaisseur : il doit ainsi fort peu nuire à la vision; car, chez l'homme même, l'insensibilité du point où le nerf optique s'insère, ne nuit pas à la netteté de la vue. Toutefois, on peut croire que c'est pour suppléer au trouble qu'apporterait sa présence lors d'un examen attentif de quelque objet voisin, que les oiseaux, en pareil cas, inclinent la tête en divers sens, avec cet air de vivacité et de curiosité qu'on leur connait.

3° Beaucoup de mammifères ont une partie de la ruyschienne dépourvue du pigment noir, et brillante au contraire comme la choroïde des poissons; cette portion, ordinairement opposée à la pupille, située par conséquent au fond de l'œil, porte le nom de *tapis*. Elle est tantôt d'un blanc d'argent, tantôt jaunâtre, bleuâtre, rougeâtre même (1). C'est en

(1) Ces colorations ne doivent pas produire plus d'effet, sur la vision, que l'usage des lunettes bleues ou vertes chez une personne tout-à-fait accoutumée à leur emploi. Il en est de même de la coloration du vitré, jaunâtre chez beaucoup d'animaux, surtout de poissons; l'un de mes yeux sans doute a été

quelque sorte un miroir concave légèrement terni par la rétine, mais qui peut pourtant réfléchir la lumière si l'animal en reçoit beaucoup étant placé en face d'un lieu éclairé; il en résulte alors un éclat d'autant plus vif qu'il sera environné, de tout autre côté, d'une obscurité plus profonde : de là, la prétendue *phosphorescence* des yeux du chat sur laquelle nous reviendrons ailleurs. Les ruminants, les solipèdes ne sont pas moins bien partagés, sous ce rapport, que les carnassiers; le chien ne l'est guère moins que le chat. Tous ces animaux voient mieux que l'homme dans l'obscurité, et l'on peut penser, avec Monro et Desmoulins, que le tapis ajoute à la force des impressions visuelles qu'ils peuvent recevoir, puisque la rétine est traversée deux fois par les mêmes faisceaux; il n'en saurait résulter de trouble ou de confusion, puisque ces faisceaux, réfléchis en avant, traverseront la pupille pour se jeter au-dehors, ou se perdront sur l'uvée et les procès ciliaires toujours garnis d'une épaisse couche de vernis noir. Ainsi tombent les déclamations des écrivains qui ont voulu trouver là une cause d'infériorité entre les quadrupèdes et l'homme; certes ce n'est pas ici qu'il faut en chercher.

C. L'*iris* est un diaphragme dont l'ouverture ne permet le passage qu'aux faisceaux lumineux propres à produire une vision régulière, et qui arrête, absorbe tous les autres. A cet effet, il est pourvu d'une assez grande épaisseur et doublé d'une couche de vernis

dans le même cas pendant quelque temps; je voyais alors la couleur jaune beaucoup plus pâle de l'œil gauche que de l'œil droit; mais je ne m'en apercevais qu'en étudiant cette circonstance par une comparaison très-attentive.

noir qui ne manque que chez les albinos; aussi, chez ces derniers, la vue est-elle rendue confuse et péniblement affectée par l'éclat du jour, qui traverse en partie les parois de l'iris comme il traverse aussi l'épaisseur des paupières (1). L'uvée, c'est-à-dire la lame postérieure de l'iris, continuation évidente de la ruyschienne, offre presque constamment des plis radiés qui en augmentent l'épaisseur, sans gêner les mouvements qui nous occuperont tout-à-l'heure (*fig.* 57, i). La lame antérieure de ce diaphragme, continuation de la choroïde (j), est quelquefois épaisse et colorée comme elle (poissons, reptiles), plus souvent elle est très-fine et si transparente qu'on pourrait douter de son existence sans les reflets qu'elle donne, même après avoir été bien abstergée; elle se plisse d'ailleurs en rides concentriques, du reste fort peu saillantes, quand la pupille ou prunelle s'élargit, et cette souplesse, aussi bien que les raisons déjà données de sa continuité avec la choroïde et même la conjonctive, prouvent que ce n'est pas une continuation de la membrane préaqueuse, qui s'arrête manifestement vers la circonférence de la cornée.

La transparence de la lame antérieure de l'iris, chez les mammifères et l'homme, permet de voir, comme à nu, un lacis admirable de vaisseaux et de

(1) On voit les éclairs même les yeux fermés, et l'on distingue parfaitement ainsi l'obscurité des ténèbres; la lumière du soleil, quand elle traverse ainsi les paupières, prend une couleur rouge comme quand elle traverse le bord des doigts réunis : c'est la couleur du sang dont ces parties sont pénétrées : de là, la couleur rouge que semblent prendre les caractères noirs d'un livre quand on lit au soleil; l'image de ces caractères, tracés en noir, c'est-à-dire sans couleur aucune, sur la rétine, est colorée en rouge par la lumière qui traverse et les paupières et même la sclérotique et la choroïde : on comprend qu'il faut pour cela qu'elle soit bien vive, bien intense.

nerfs blanchâtres les uns et les autres, et qui constituent ces dessins filamenteux, irrégulièrement rayonnés, que tout le monde connaît; s'ils conservent leur blancheur, laissant seulement paraître la nuance foncée du pigment de l'uvée, ils donnent à l'iris une couleur bleue ou grise; si du pigment est disséminé entre leurs filaments entrelacés, il en résulte des yeux bruns, verdâtres, rougeâtres, comme on les voit chez divers oiseaux et quadrupèdes, chez divers individus de l'espèce humaine. Les nerfs nommés ciliaires ou iriens partent, dans l'homme et les mammifères, du ganglion ophthalmique, dépendance du moteur commun et d'une branche de la cinquième paire. Selon Desmoulins, les oiseaux, et notamment l'aigle, ne reçoivent de nerfs ciliaires (et ils sont d'un très-grand volume chez celui-ci surtout) que de la troisième paire ou moteur commun; il n'y en a pas, dit-il, chez les poissons. Nous reviendrons, dans un instant, sur l'importance physiologique de ces particularités anatomiques : finissons, en rappelant que c'est un véritable plexus très-serré et à filaments très-fins, une sorte de ganglion, que ces nerfs forment tout autour de l'iris et des procès ciliaires en dehors de la choroïde; cette structure du corps ou prétendu ligament ciliaire ne saurait être révoquée en doute chez l'homme, pas plus que chez le bœuf, le chat, le lapin surtout; Scarpa et d'autres anatomistes ont été certes bien fondés à le considérer comme un ganglion.

Jusqu'à présent nous ne voyons dans l'iris que des plis de membranes, que des stries vasculaires et nerveuses qu'on a crues, bien à tort, les unes ou les autres, douées de contractilité; cependant la pupille s'élargit et se rétrécit; donc l'iris contient quelque organe de raccourcissement ou d'ampliation; l'augmentation des flexuosités dans les stries susdites lorsque l'iris se rétrécit en agrandissant son ouverture, selon la remarque de Cuvier, prouve assez qu'elles ne sont que passives dans ce mouvement; d'un autre coté, la vivacité des oscillations de la pupille, la manière dont elles s'opèrent quand on les observe de près, et surtout à la loupe, ne peuvent en aucune façon être rapportées à une érectilité comparable à celle de la verge, comme le voulait Bichat; on y reconnaît évidemment la soudaineté des oscillations musculaires: l'écartement obtenu, dans des opérations exécutées sur l'homme même (pupille artificielle), lorsqu'on coupait l'iris dans tel ou tel sens (Maunoir, Faure, etc.), puis encore l'action paralysante de la belladona appliquée sur la conjonctive, et les mouvements décidés par l'application du galvanisme sur l'iris d'un animal ou d'un homme récemment mort, sur la tête d'un supplicié par exemple (Nysten), ne permettent aucun doute à l'égard de cette opinion, à laquelle sont favorables encore les faits de contraction par irritation directe ou presque directe durant la vie: ainsi, la cautérisation de la cornée transparente chez l'homme resserre la pupille (Serre d'Alais); on a vu le même effet produit en touchant avec un corps dur l'œil d'une grenouille (Petit), en portant sur la face antérieure de l'iris une aiguille à cataracte chez des chiens et des lapins (Carus). Et, en effet, il existe dans l'iris un tissu contractile masqué par ceux dont

16

il a été question jusqu'à présent et qui l'ont dérobé aux recherches des anatomistes : ce tissu médiocrement épais chez l'homme, le singe, le lapin, l'est beaucoup au contraire chez les ruminants : chez tous, on peut le découvrir, l'étudier au microscope en déchirant l'iris avec la pointe d'une aiguille ; et même, sur celui du lapin, on peut découvrir les *fibrilles* dont il se compose sans déchirement préliminaire, pourvu qu'on ait bien nettoyé les membranes ou qu'elles se trouvent naturellement décolorées (albinos). Le plus grand nombre de ces fibrilles est disposé en rayons, et sans flexuosités ; des faisceaux circulaires entourent la pupille (*fig.* 58) et lui forment un sphincter dont la largeur égale à peu près la cinquième partie de l'iris. Parmi les premières, les plus antérieures, dans l'œil du bœuf, du mouton, sont attachées par petits faisceaux distincts et séparés à la suture cornéo-scléroticienne, et représentent une foule de cordages très-courts et très-rapprochés, servant à tendre le diaphragme irien : les plus postérieures remontent en arrière jusque sous le corps ciliaire (*fig.*, 57, k), et peuvent ainsi donner beaucoup plus d'ampleur à la pupille que ne le comporterait leur étendue, si elle était bornée à celle de la face visible de l'iris.

J'ai parlé de *fibrilles*, et, en effet, ce ne sont point des *fibres* musculaires. Celles-ci, aussi grosses au moins qu'un cheveu, sont toujours formées d'un faisceau de nombreuses fibrilles que nous avons pu souvent isoler par l'écrasement. Ces fibrilles, transparentes et extrêmement déliées (*fig.* 59), se montrent tantôt linéaires, tantôt transversalement striées, élargies, crénelées sur les bords, tantôt enfin ressemblant à un chapelet de globules : ces apparences, la même fibrille les offre dans plusieurs points de son étendue, du moins après la mort; elles dépendent évidemment de leur contraction, médiocre dans le dernier cas, très-considérable dans le deuxième, nulle dans le premier. Telles se présentent les fibrilles de l'iris, telles nous les retrouverons bientôt dans une autre portion de l'organe visuel, le cristallin; telles aussi nous les avons trouvées dans la matrice de la femme hors l'état de grossesse, dans les muscles des ascarides et même des lombrics et des mollusques. On ne doit donc pas s'étonner que Berzélius ait reconnu de la fibrine dans l'iris.

Non-seulement nous tenons à prouver ici que les mouvements de l'iris sont musculaires, mais encore qu'ils sont *volontaires* (1). Remarquons d'abord, avec Desmoulins, qu'il reçoit ses nerfs, en tout ou en partie, du même tronc qui anime la plupart des muscles de l'œil, si évidemment soumis à l'empire de la volonté ; que la section de ce tronc sur un oiseau ou un chien paralyse l'iris et laisse la prunelle largement ouverte ; que si ce nerf, enfin, n'envoie point de filets à l'iris des poissons, la pupille est sans mouvements chez ces animaux (2); Cuvier le dit, et Sœmmerring le fils a exposé aux rayons du soleil, concentrés à l'aide d'une lentille, l'œil d'un brochet vivant, sans déterminer aucun

(1) « *Et observandum est, hunc motum voluntarium esse dicendum, licet ut plurimùm a nobis ignorantibus peragatur ; neque enim ob hoc minùs dependet, aut minùs sequitur voluntate quam habemus benè videndi.* » Descartes, Dioptr., cap. III.

(2) Les raies ont à l'iris une sorte de soupape qui peut être conçue comme [illegible]sent quelquefois sur la pupille ; ce fait n'a pas, que nous sachions, été [illegible]té sur le vivant.

mouvement de l'iris. Cette membrane se montre également peu et lentement contractile chez la plupart des reptiles ; elle jouit, au contraire, d'une grande mobilité chez la plupart des oiseaux, et l'on a toujours cru que les perroquets la meuvent *à volonté*, parce que, chez eux, les oscillations de la pupille sont sans relation évidente avec les variations de la lumière autour d'eux. Monro dit aussi que le chat ouvre et ferme sa pupille *à sa volonté ;* ici du moins ce n'est pas sans nécessité que ces mouvements s'opèrent. Suivant Kieser, la prunelle d'un animal dont on a coupé les paupières se contracte chaque fois qu'il fait un effort inutile pour fermer l'œil. Nous avons constaté plusieurs fois, sur des enfants (et Cuvier le dit d'une manière générale), que la pupille est resserrée, comme les paupières sont fermées, durant le sommeil; et cette remarque avait été faite aussi sur la rainette par Petit. Pour l'homme même, on ne peut du moins méconnaître que les mouvements de l'iris ne sont pas d'irritabilité pure et toute locale, puisque la lumière projetée sur lui seul, et non sur la rétine, le laisse immobile : ce n'est pas non plus un effet de sympathie directe et immédiate, car il n'y a aucune relation anatomique entre l'iris et la rétine; nous nous en sommes minutieusement assuré, et d'ailleurs voici des faits qui prouvent que la contraction ou la dilatation de la pupille sont des mouvements *cérébraux*, c'est-à-dire influencés par le centre sensitif. 1° On sait que les narcotiques agissent sur l'encéphale et en paralysent les fonctions; or, ils dilatent la pupille en soustrayant l'iris à l'influence de la volonté et l'abandonnant à la seule élasticité de ses fibrilles, dont les rayonnées sont les plus fortes, étant les plus nombreuses (1). 2° Observez avec soin l'une de vos prunelles, en laissant l'œil toujours dans les mêmes conditions de lumière, près d'un miroir par exemple ; couvrez et découvrez alternativement l'autre œil, et vous verrez les oscillations, déterminées par ces alternatives dans l'œil qui y est exposé, se répéter aussi dans l'iris de l'œil que vous tenez cependant à l'abri de toute variation directe de la lumière : c'est que la volonté ne saurait agir sur l'un sans agir sur l'autre, pas plus que mouvoir simultanément les deux yeux dans deux sens différents.

Ces mouvements de l'iris s'observent dans deux circonstances distinctes où l'influence de la volonté se manifeste également pour peu qu'on y réfléchisse. 1° La pupille s'ouvre dans l'obscurité pour saisir plus de faisceaux lumineux ; elle se resserre au grand jour pour éviter l'éblouissement. Nous n'avons nullement la conscience de ce mouvement ; notre attention n'est pas indispensable pour qu'il s'opère, et l'on croirait que la volonté y est étrangère ; mais n'en est-il pas de même du froncement des sourcils, de l'élévation des joues, du rapprochement des paupières quand nous sommes exposés à un soleil éclatant, à des réverbérations éblouissantes ? Faut-il l'intervention d'une volonté nette et d'une conscience attentive, pour cligner les paupières dans ce mouvement perpétuel par lequel nous étendons les larmes sur la cornée ? Certes, ces mouvements, la volonté

(1) Ce semblerait être le contraire chez les lapins et les cobaies, puisque, d'après Desmoulins, la section du nerf optique produit chez eux, en même temps que l'immobilité de l'iris, le resserrement de la prunelle.

peut les exécuter; mais, à la longue, ils deviennent *automatiques* (1) comme tant d'autres, ceux de l'équilibre, de la marche, de la respiration, de la déglutition pour la salive, etc. etc.; ils nous sont devenus insensibles par l'habitude : il en est de même de ceux de l'iris; et si ces derniers ne sont pas appréciés par nous, c'est qu'ils produisent si peu de frottements qu'il n'en saurait résulter aucune sensation distincte ou appréciable. 2° Si l'influence de la volonté n'est ici que conjecturale, elle est incontestable (2) du moins quand nous regardons attentivement un objet éloigné ou rapproché, dilatant la prunelle dans le premier cas, la resserrant dans le deuxième. Cette vérité est si bien connue, que Lahire, Haller, Sabatier, Magendie, ont pensé que c'était en cela seul que consistait le mécanisme de la *vision distincte à des distances différentes.* Pour nous, nous ne trouverons là qu'un phénomène tout semblable à celui dont nous parlions tout-à-l'heure; nous ouvrons la pupille pour les objets éloignés, parce qu'ils envoient peu de rayons lumineux à notre œil; tandis que, pour les objets très-voisins, une ouverture beaucoup plus petite en reçoit tout autant et davantage encore.

Quant à la manière dont l'œil s'accommode vérita-

(1) La présence d'un ganglion à l'origine des nerfs iriens peut-elle rendre cet automatisme plus complet? Nous ne le pensons pas, puisque nous avons prouvé plus haut que l'intervention de l'encéphale est constante dans la production des mouvements de l'iris. C'est en confondant les mouvements automatiques avec les mouvements involontaires, que Ch. Bell a pu croire que les mouvements du grand oblique de l'œil rentraient dans cette dernière classe.

(2) De là des contradictions singulières dans le langage des physiologistes. « Les mouvements que la branche ciliaire de la troisième paire imprime à l'iris sont *involontaires.* » .... « Comme notre pupille se dilate ou se rétrécit selon que nous regardons le même objet de près ou de loin, il faut bien que notre volonté s'exerce, dans ce cas, à notre insu. » (Desmoulins, p. 693 et 694.)

blement aux distances, nous tenterons de l'expliquer plus loin ; réfutons seulement ici la théorie qui fait tout consister dans les mouvements de la pupille. Invoquons successivement la théorie et l'expérience. Un point très-voisin de l'œil, a-t-on dit, lance, sur un espace donné du cristallin, des rayons bien plus divergents que ne le fait un point éloigné, puisqu'à un certain degré d'éloignement, les rayons peuvent être considérés comme parallèles ; donc ces rayons seront plus difficilement rapprochés par la lentille cristalline dans le premier cas, plus facilement dans le second ; le cône objectif ou extérieur sera moins aisément converti en cône visuel ou intérieur dans celui-là que dans celui-ci : rien n'est plus vrai. Voici l'erreur : donc, ajoute-t-on, pour compenser ces différences, il ne s'agit que d'intercepter, dans le premier cas, les rayons les plus extérieurs, qui sont les plus divergents et qui se réuniraient le plus loin en cône visuel ; de les admettre, au contraire, dans le deuxième, et c'est ce que fait l'iris en se fermant pour les uns et s'ouvrant pour les autres. Mais la forme du cristallin, comme on le verra plus loin, est telle que, au contraire, la réfraction est bien plus considérable pour la périphérie que pour les régions centrales, et même en considérant ses surfaces comme sphériques, l'*aberration de sphéricité*, loi d'optique bien connue, nous amènerait à des résultats tout opposés à ceux qui viennent d'être énoncés. Il est bien positif, en effet, que, parmi les rayons partis d'un même point et qui tombent sur une lentille, ce sont, non les plus centraux, les moins divergents, mais au contraire les plus excentriques qui éprouvent la plus forte réfraction, qui se réunissent le plus tôt en cône derrière la lentille (*fig.* 66), parce qu'ils tombent sur une partie plus oblique de sa surface; tandis que ceux du centre, y tombant presque parallèlement à la perpendiculaire, n'ont presque point de réfraction à subir; aussi ces derniers, *mais ces derniers seulement*, se comportent-ils indifféremment de la même manière, qu'ils viennent d'un objet lointain ou proche : ainsi, un trou d'épingle au travers d'une carte, permet, même à un myope, de voir distinctement ce qui est très-près et ce qui est très-loin de lui ; c'est pour cela que les myopes rapprochent fortement les bords ciliés de leurs paupières pour regarder au loin sans lunettes, manœuvre dont le résultat est en partie, comme on voit, contradictoire à la théorie dont il est ici question, et selon laquelle les myopes auraient le plus grand avantage à ouvrir largement les yeux et les pupilles. Ceci répond surabondamment à l'interprétation que Mile a voulu tirer de l'expérience susdite, en la rapprochant des phénomènes de diffraction par les biseaux, phénomènes d'un ordre d'ailleurs tout différent.

Voici d'autres observations non moins parlantes: j'ai observé que la pupille change moins notablement de dimensions dans de bons yeux que dans des yeux myopes, et je ne sache pas qu'on ait jamais attribué la presbytie et la myopie proprement dites, à la dilatation ou à la constriction des pupilles; ne devrions-nous pas, dans la théorie de Lahire, être myopes le jour et presbytes la nuit? Chez des malades opérés de la synezizis (oblitération de la pupille), et dont la pupille artificielle offrait trop de largeur, il y avait trop grande sensibilité de l'œil à la lumière; mais des lunettes opaques, percées d'un trou médiocre, ont rendu à cet organe toutes ses facultés (Janin, Lallemand). J'ai vu un cas de mydriasis (dilatation morbide de la prunelle) d'un côté seulement; l'œil malade avait la même portée que celui du côté opposé. Si Magendie a observé des changements dans la portée des yeux dont la belladona avait dilaté la prunelle, on peut se demander si la paralysie n'avait frappé que sur l'iris (1); rien n'empêche de croire que le cristallin aussi, et même la rétine, ressentent l'influence de cette application toxique sur l'œil; la section du nerf optique sur un animal produit, comme celle de la troisième paire, l'immobilité de la pupille (Mayo, Desmoulins, Flourens), et cette immobilité est un des symptômes de l'amaurose ou paralysie de la rétine.

Quelques faits encore: dans une chambre peu éclairée, la pupille se dilate, et pourtant il faut approcher beaucoup les objets de l'œil pour les bien voir. Je regarde une de mes prunelles dans une glace; l'autre œil est alternativement exposé et soustrait au jour; par sympathie, l'œil que je regarde éprouve des oscillations très-marquées dans la grandeur de la pupille, et cependant je ne cesse pas de voir l'iris avec la même netteté; le foyer de réfraction n'a pas changé. Enfin, un assistant observe les mouvements de ma prunelle, tandis que je regarde d'abord une

(1) On pourrait même conclure des expériences dont parle Carus, que la dilatation de la pupille n'a point alors pour cause une paralysie directe de l'iris; car il peut encore se contracter si on le touche par-devant avec une aiguille à cataracte sur les chiens et les lapins mis en expérience.

campagne très-éclairée mais lointaine, puis (sans presque changer de direction) un objet tout voisin mais de couleur sombre; la prunelle augmente dans ce dernier cas, ou tout au moins conserve les mêmes dimensions.

Terminons ce qui concerne l'iris par quelques remarques sur la forme de la pupille : arrondie pour le plus grand nombre des vertébrés, elle est allongée chez plusieurs, et cette forme nous paraît lui donner plus d'aptitude au resserrement, à l'occlusion presque complète, de même qu'à une ampliation considérable; aussi la rencontre-t-on notamment sur des animaux nocturnes ou du moins qui, la nuit, voient bien mieux que l'homme; leur prunelle s'élargit alors à un point étonnant, et ajoute beaucoup ainsi à cette faculté qu'ils doivent plus essentiellement à la grande sensibilité de la rétine : de même, au grand jour, cette sensibilité les exposerait à l'éblouissement sans la réduction de l'ouverture destinée à donner passage à la lumière; on la voit effectivement alors devenir linéaire et s'effacer presque entièrement (chats, geckos, etc.). Voilà pourquoi, sans doute, les oiseaux de nuit, les chauves-souris, les makis, etc., dont la prunelle est ronde, ne peuvent pas, comme les chats, supporter l'éclat du jour, car un cercle ne se ferme pas aussi facilement qu'une fente; sous ce rapport, les plus favorisés seront évidemment ceux qui auront une prunelle non-seulement allongée, mais terminée par des extrémités anguleuses comme les chats, et non arrondies comme le cheval et les ruminants; ceux-ci, et le cheval surtout, ont, à la vérité, au bord supérieur de la pupille, des appendices imprégnés de vernis choroïdien, bien propres à en diminuer la largeur. D'ailleurs, ils ont moins besoin peut-être que beaucoup d'autres de bien clore leur pupille, et ils diffèrent effectivement des animaux essentiellement nocturnes par la direction du grand diamètre de cette ouverture. On sait qu'elle est verticale dans l'œil des chats et de tous les animaux du genre *felis*; elle l'est chez le loup, le renard, les crocodiles, les geckos, les sonneurs (1) et accoucheurs ; elle est transversale à l'œil des ruminants, du cheval, de la baleine, des grenouilles, rainettes et crapauds. Ces deux genres de forme, si singulièrement opposés, peuvent-ils s'expliquer physiologiquement ? Nous nous contenterons de faire observer que les chats, les crocodiles ont l'insertion du nerf optique, centre visuel de l'œil, presque géométriquement centrale ; qu'elle est très-écartée du centre géométrique de l'œil chez les ruminants. La grande étendue transversale de la pupille doit corriger en partie cette excentricité ; elle doit permettre d'autant mieux aux faisceaux lumineux de tomber au voisinage de cette insertion, que la plus grande largeur de la fente pupillaire est située en dedans, tandis que le nerf s'insère en dehors ; nous reconnaîtrons plus loin en quoi cette particularité est importante, et le terme de centre visuel que nous venons d'employer l'indique suffisamment déjà. En outre, les chats ont les yeux moins latéraux que les ruminants et les

(1) Le *bombinator igneus* l'a triangulaire ; celle du *gecko mauritanicus* est crénelée ; celle du crocodile subrhomboïdale. Il y a de pareilles variations de forme dans les pupilles transversales : celle du narval et du dauphin est réniforme ; celle des grenouilles, rainettes et crapauds, en losange.

solipèdes ; ceux-ci ne verraient point devant eux si la pupille était ronde (1); et l'on conçoit que cette disposition transversale augmente beaucoup le champ visuel dans le même sens ; disposition bien utile à des espèces timides et qui ont besoin d'une grande surveillance pour échapper aux atteintes des animaux rapaces : ceux-ci ont besoin de voir en avant dans la poursuite, ceux-là de voir à la fois en arrière et en avant pour surveiller l'ennemi, tout en se dirigeant dans leur fuite.

§ VI. *Réfraction.*

L'appareil qui fait véritablement de l'œil un instrument d'optique, celui qui dispose les faisceaux lumineux venus du dehors de telle manière qu'ils puissent faire, sur la rétine, des impressions régulières et distinctes, est composé de parties de forme et de densité différentes qui ont chacune leur utilité, mais qui, concourant à un même but, ne doivent pas être étudiées trop isolément. Les usages particuliers de chacune d'elles ressortiront assez de leur examen en commun, et nous verrons par là que les avantages de leur multiplicité ne sont pas aussi bornés que l'ont cru les auteurs qui n'ont vu là que celui d'obtenir l'achromatisme, comme on l'obtient dans les arts en disposant, dans un instrument d'optique, des verres de densité différente. La cornée, l'humeur aqueuse, le cristallin, le corps vitré, constituent, avec leurs annexes, l'appareil dont nous allons nous occuper ici, et que nous envisagerons successivement sous deux points de vue anatomiques

(1) Il en est ainsi effectivement pour le lapin.

et physiologiques à la fois ; savoir, l'organisation et la forme, avec les conséquences fonctionnelles qui se rattachent à l'une et à l'autre.

A. Organisation, et fonctions qui en dépendent. — *a.* La *cornée* n'est point d'une nature épidermique, comme son nom semblerait l'indiquer ; bien qu'on n'y voie point de vaisseaux dans l'état ordinaire, la facilité avec laquelle se cicatrisent ses blessures prouve assez qu'elle vit et se nourrit avec activité : du reste, ce que nous en avons dit plus haut (protection) nous dispense de plus amples détails sur sa structure lamelleuse (1), sur la conjonctive qui se confond avec elle en avant, sur la membrane pré-aqueuse qui en constitue la surface postérieure.

b. Le *corps vitré* ou *hyaloïde* est cette substance transparente qui remplit le fond de l'œil et lui donne la majeure partie de son volume. On constate aisément que c'est un organe formé d'une membrane mince, pellucide, cloisonnée de manière à représenter une sorte d'éponge. Les compartiments intérieurs, prouvés par la consistance de ce corps qui ne s'affaisse point quand on le coupe, ne sont pas aussi visibles que l'enveloppe extérieure, plus épaisse et que l'alcool rend promptement louche, opaque, tandis qu'elle ne produit que très-lentement le même effet sur le reste de l'organe. Dans cette membrane externe ainsi traitée, on voit à la loupe, et en variant l'éclairage, des vaisseaux blancs, rameux comme les capillaires sanguins, mais dont Ribes a

(1) C'est à cette structure que Peclet rapporte l'apparence de raies parallèles à une fente que traverse la lumière. Je crois que l'on pourrait plus raisonnablement attribuer cet effet au cristallin, qui est parfois comme taillé à facettes en raison de sa structure naturelle.

cru devoir nier l'existence parce qu'ils ne reçoivent point de sang, et que ses injections n'ont pu y entrer. Ces vaisseaux incolores sont, à notre avis, les véritables sources de l'humeur vitrée, et partant de l'humeur aqueuse, que, d'accord en cela avec l'anatomiste parisien cité tout-à-l'heure, nous ne croyons pas pouvoir être exhalée par la membrane préaqueuse, où l'on ne trouve rien de semblable à une membrane séreuse, ni par l'iris aussi peu favorablement organisé pour de telles fonctions que le reste du système choroïdien dont il fait partie. L'anatomie nous apprendra aisément par quelles voies l'humeur aqueuse peut passer du corps vitré au-devant du cristallin, devant et derrière l'iris (chambre antérieure et postérieure des anatomistes).

En effet, la membrane hyaloïdienne se dédouble à la partie antérieure du vitré ; une portion plus mince s'accolle à la partie postérieure de la capsule cristalline, dont la dissection la détache néanmoins avec facilité ; l'autre, plus résistante, va se confondre avec la partie antérieure de la même capsule, dont elle augmente ainsi la force et la consistance. Cette portion, plus externe et plus antérieure, s'appelle la couronne de Zinn ; entre elle et la première existe, au pourtour du cristallin, un vide à coupe triangulaire, c'est le canal de Petit que l'insufflation peut distendre quand le vitré a été mis à découvert; mais cette opération apprend aussi que ce prétendu canal est bosselé, plissé, et que, dans sa position et avec ses rapports naturels chez l'homme et les mammifères, il est véritablement *partagé* par des plis nombreux et profonds dans chacun desquels est logé un des procès ciliaires, ou plis épiploïques de la ruyschienne; si bien même qu'après la séparation forcée de ces parties, il reste, sur la couronne de Zinn et jusque dans le vitré, des traces de l'enduit noir qu'y ont laissé ces procès ruyschiens; de là, les prétendus procès hyaloïdiens de Ribes, attribués par de Blainville à une expansion de la rétine. Il résulte de tout ceci : 1° que les procès ciliaires ou ruyschiens plongent dans le corps hyaloïde et peuvent y repomper l'humeur surabondante; comme le peut faire, de son côté, le peigne des ovipares; comme le peut faire aussi, pour l'humeur aqueuse, la surface postérieure, ordinairement plissée, de l'iris ou uvée, qui contient des veines abondantes; 2° que le prétendu canal de Petit, ainsi partagé perpendiculairement à sa longueur, ne représente plus qu'un assemblage de petits conduits parallèles très-courts et dirigés d'avant en arrière, comme les procès ciliaires qui les séparent. C'est par là que coule, selon nous, l'humeur aqueuse *(fig. 77, b)*. Ribes, ayant coupé la cornée d'un œil de bœuf, le suspendit par le nerf optique; toute l'humeur du vitré s'écoula goutte à goutte par l'ouverture naturelle de l'iris. Jacobson avait déjà reconnu que le prétendu canal de Petit est percé en avant d'une multitude de petits trous; nous nous sommes assuré qu'en effet, chez le bœuf, au point d'adhérence de la couronne de Zinn avec la capsule cristalline, la première semble s'effiler en une multitude de petites lanières fort courtes, et dont les intervalles ne laissent passer qu'avec quelque difficulté les bulles d'air, dans l'insufflation dont il a été question plus haut.

D'après ce qui vient d'être exposé, l'humeur aqueuse et le corps vitré doivent jouir d'une puissance de réfraction à peu près égale et de bien peu supérieure à celle de l'eau (Descartes); car la légère viscosité de la matière limpide que laisse écouler le corps hyaloïde n'en augmente guère la densité (1). Toutefois, cette densité est bien supérieure à celle de l'air, et cette réflexion est d'une haute importance quand on veut préciser, aussi rigoureusement que possible, les usages de chacune des parties intérieures de l'œil, du cristallin en particulier. Plongée dans un milieu de cette nature, la lentille cristalline, dont le pouvoir réfringent est presque celui du verre (Descartes), n'agit pas, à beaucoup près, sur les faisceaux lumineux, comme elle le ferait dans l'air atmosphérique; sa force réfringente comparée à ce quelle serait dans ce fluide élastique se trouve ici considérablement diminuée, son foyer s'éloigne, et les images qu'elle produit sur la rétine s'agrandissent d'autant. Il y a des cristallins si convexes, si épais et si denses à la fois, que, dans l'air, leur foyer ne sort point de leur épaisseur même, tandis que, dans l'eau (2), ce foyer se trouve à plusieurs lignes de la surface postérieure. Monro donne pour les foyers d'un cristallin de morue pris alternativement dans l'air et dans l'eau, les proportions

(1) D'après Monro, la pesanteur spécifique de l'humeur aqueuse est égale à celle de l'eau distillée, et celle de l'humeur vitrée est à celle-ci comme 1,016 (bœuf) ou 1,013 (morue) est à 1,000. Mais Cuvier observe que l'humeur est filante et visqueuse chez les poissons; il est probable que l'apparence de viscosité, qu'on trouve au vitré des mammifères, tient, en grande partie, à son réseau membraneux; pressé entre les doigts, il les mouille comme ferait de l'eau, ou tout au plus de l'eau très-faiblement gommée.

(2) Densité du cristallin, d'après Monro; :: 1114 : 1000 pour le bœuf; :: 1165 : 1000 pour la morue.

de : : 3 : 16. Pour celui d'un lapin, dont les foyers ont été appréciés au moyen de l'image du soleil ou d'une fenêtre reçue sur un papier ou sur les parois d'un vase de porcelaine, j'ai trouvé dans l'air une distance d'une ligne ¹/₄ entre la lentille et l'écran destiné à recevoir l'image ; dans l'eau, cette distance était de six lignes : voilà des faits plus faciles à appliquer au vrai mécanisme de la vision que des calculs abstraits qui conduisent si facilement à des applications fausses ou exagérées. Il y a, en effet, exagération dans l'assertion des physiciens ou physiologistes qui mettent presque de niveau les pouvoirs réfringents de tous les milieux transparents de l'œil, de sorte qu'une vésicule remplie d'eau devrait produire, à peu près, les mêmes résultats que cet organe si complexe dans sa structure. Est-il besoin d'avertir le lecteur, qu'en attribuant ainsi au vitré et à l'humeur aqueuse des effets atténuants, et en attribuant la force réfringente au cristallin seul, nous employons le langage le plus propre à simplifier le problème, à faciliter l'interprétation des faits ? Sans doute, la réfraction est due aussi bien à la face postérieure de l'humeur aqueuse, à la face antérieure du corps vitré qu'aux surfaces correspondantes du cristallin, puisque c'est au passage de l'un à l'autre milieu que le phénomène s'opère ; mais, parler ainsi, c'est comme si le physicien voulait expliquer les effets d'un verre lenticulaire, en les rapportant non au verre, mais à l'air qui le touche ; c'est cependant ce qu'on fait journellement dans les traités de physiologie, du moins en ce qui concerne le corps hyaloïde.

c. Cristallin. Ce corps lenticulaire est contenu dans une capsule aussi transparente que lui, et dont la consistance, soit en avant soit en arrière, est sub-cartilagineuse, comparable à celle de la préaqueuse selon l'observation de Ribes; toutefois, nous avons dit pourquoi, en avant, elle offrait plus d'épaisseur, confondue avec la couronne de Zinn, comme le prouve l'assertion de Winslow qui dit l'avoir séparée en deux lames. Il y a, au reste, continuité de substance entre la moitié antérieure et la postérieure, et la gouttière circulaire que représente leur réunion ne m'a rien offert de semblable aux trous que Ribes a cru y voir, trompé, sans doute, par ceux de la couronne de Zinn; là seulement j'ai vu, chez le bœuf, en retournant la capsule ouverte et l'essuyant avec soin, des rides parallèles, très-fines, suivant la longueur de cette gouttière, et paraissant indiquer là des mouvements dont elles étaient la trace. Chez le même animal, la demi-capsule antérieure paraît peu ou point vasculeuse; la postérieure fait voir, au microscope, des rameaux de substance granuleuse et diaphane, plus larges et plus opaques vers la circonférence qu'en s'approchant du centre; je les crois nerveux, et je dirai plus loin d'où ils viennent. Cette demi-capsule postérieure reçoit aussi des vaisseaux blancs chez l'adulte, souvent injectés de sang chez le fœtus, comme nous l'avons maintes fois constaté, après Ruysch, Zinn, Sœmmerring qui ont vu, décrit et représenté une branche de l'artère centrale de la rétine traversant le corps vitré et s'épanouissant derrière le cristallin. Ribes n'a pas pu l'injecter chez l'adulte; c'est, sans doute, parce qu'alors elle n'admet plus que des fluides blancs et partant très-ténus. Dans le *sparus erythrinus* (pagel) je vois une grosse branche artérielle contourner le vitré, en rampant sur la rétine, pour se jeter sur la demi-capsule postérieure. Je n'ai pu, malgré tous mes soins, voir passer dans cette capsule aucun rameau vasculaire ou nerveux venant des procès ruyschiens, bien que Walter se porte garant de la première et que Young conjecture l'existence de la seconde de ces dispositions anatomiques; bien que, d'ailleurs, il m'ait été facile de distinguer, même sans injection, les grosses anses flexueuses représentées par les vaisseaux de ces replis, et que j'aie suivi, dans leur épaisseur, des filets assez volumineux partis des nerfs dits iriens ou ciliaires avant leur arrivée dans le ganglion circulaire dont il a été parlé plus haut.

La demi-capsule postérieure n'en est pas moins nerveuse et vasculaire, comme nous venons de le voir; mais le cristallin en reçoit-il des nerfs et des vaisseaux? Young parle hypothétiquement des premiers; Zinn, Winslow, Meckel croient seulement à l'existence des seconds; et la plupart des autres anatomistes modernes semblent prendre le cristallin pour une concrétion, une sorte de calcul flottant dans l'humeur de Morgagni. Cette humeur, qui le baigne effectivement, nous n'en avons reconnu l'existence qu'en avant, soit chez l'homme, soit chez divers autres vertébrés, des poissons même. Il est facile de s'en assurer en faisant baigner, une demi-heure, dans l'alcool, un cristallin encore garni de sa capsule; les corpuscules albumineux que contient cette humeur prenant alors de l'opacité, on en distingue bien les fluctuations au moindre mouvement. Ces mêmes corpuscules, dont les globules se réunissent en filaments moniliformes, sont cause, durant la vie, de ces apparences de rubans ou séries de petits cercles comme imbriqués, de ces bandelettes de gaze contournées en mille manières, qui semblent monter et descendre devant l'œil quand il regarde les nuages ou quelque autre surface blanche. Ces corpuscules descendent par leur propre poids, et leur image nous paraît aussi descendre, preuve certaine qu'ils sont au-devant du cristallin dans lequel se croisent les faisceaux lumineux envoyés dans l'œil par les divers points d'un objet étendu : derrière le cristallin, ils produiraient, sur la rétine, leurs impressions successives en sens inverse de celles des objets extérieurs, et paraîtraient remonter (1). Il y a donc contact *médiat* du cristallin avec la capsule en avant, contact *immédiat* en arrière : mais il y a quelque chose de plus ; en prolongeant la macération alcoolique et procédant sous l'eau à la dissection, on voit qu'il y a *adhérence*. Cette adhérence est filamenteuse, plus forte vers le centre de la demi-capsule, d'où partent, en divergeant, des filets qui s'enfoncent si bien dans la lentille qu'ils en déchirent quelquefois les couches superficielles quand on écarte les parties. Zinn avait

(1) Demours ayant fait sortir, par ponction, toute l'humeur aqueuse, cette humeur se reproduisit promptement, et alors l'opéré revit exactement les mêmes guirlandes, les mêmes dessins qu'auparavant : donc ces *imaginations*, comme il les appelle, n'ont pas leur cause dans l'humeur aqueuse, ainsi que l'ont pensé quelques personnes. Il est plus facile encore de se convaincre qu'elles ne dépendent pas des stries formées par les larmes sur la cornée, comme semble l'avoir cru le savant Brewster. D'après les recherches récentes de Donné, les globules de l'humeur de Morgagni sont solubles dans l'ammoniaque ; il leur attribue de 1/200 à 1/100 de millimètre en diamètre.

vu déjà une injection heureuse, sur un veau, pénétrer, par deux ramuscules, jusque dans le cristallin. Cet organe est donc, comme tous les autres, pourvu de moyens de nutrition et d'animation: une expérience curieuse m'a prouvé qu'il est effectivement susceptible de cicatrisation. A l'aide d'une aiguille bien fine, je l'ai partagé en fragments sur un lapin vivant, et l'aiguille est sortie de l'œil encore enduite de la substance cristalline qu'elle avait labourée en divers sens, en respectant, autant que possible, la capsule. Le cristallin s'est complétement *cicatrisé;* il était entier et transparent quelques semaines après l'opération. Je ne parle pas des traces d'inflammation, opacité, fausses membranes, etc., que, dans d'autres expériences, j'ai fait naître et dans le vitré et dans la capsule cristalline, preuve de plus de leur vascularité révoquée en doute aussi par d'habiles anatomistes.

Non-seulement le cristallin est *vivant*, mais il jouit encore d'une organisation bien remarquable et bien propre à expliquer des phénomènes autrement inexplicables. On connaît depuis long-temps sa structure lamelleuse et fibreuse (1), mais personne n'a bien connu la disposition des lames et des fibres qui le composent; et de là viennent les différences qu'on remarque entre les descriptions de Zinn, de

(1) Leeuwenhoeck avait connu quelques-unes de ces singularités oubliées depuis, parce qu'on n'en sentait pas l'importance. Young avait entrevu les sutures dont il sera question plus loin. Brewster, observant, sans doute, des cristallins desséchés, a publié aussi quelques observations exactes mais mêlées d'erreurs sur celui de la morue, qu'il croit formé de bandelettes dentelées. Enfin, Donné, postérieurement à nos remarques lues en 1835 à l'Académie des sciences, a aussi fait connaître à la Société philomatique quelques recherches du même genre.

Ruysch, de Young et d'autres encore. Chez l'*homme* (*fig.* 62), après un commencement d'opacité produit par quelques instants d'immersion dans l'alcool, le cristallin laisse voir, à sa surface, seize sutures rayonnantes que la loupe et le microscope démontrent formées par la rencontre anguleuse des fibrilles constituant l'organe; il est à remarquer que ces seize sutures ne se correspondent pas, mais alternent au contraire sur les deux faces de la lentille, et l'on peut s'assurer que chaque fibrille passe d'une face à l'autre en se ployant sur la circonférence de cette lentille ; que de plus elle se contourne un peu en forme d'S, et se termine d'autant plus près du centre à l'une des sutures, qu'elle commence, à l'autre, plus loin de ce centre, et réciproquement. En conséquence, l'assemblage de ces fibrilles ne constitue pas des secteurs réguliers comme on l'a cru, mais représente plutôt une lame ou tunique continue. On se fera une idée de la constitution de cette lame, si l'on imagine une ceinture divisée en seize grandes pointes alternes sur chacun des bords; ces pointes étant inclinées l'une vers l'autre et réunies par des sutures. Ces tuniques se répètent, avec la même forme, dans la profondeur de l'organe ; mais elles m'ont paru diminuer le nombre de leurs pointes et de leurs sutures à mesure qu'elles deviennent plus intérieures ; près du centre, je n'en ai plus compté que trois. C'est aussi de trois secteurs que Jules Cloquet a trouvé composé le cristallin de l'embryon ; Donné dit avoir observé un pareil nombre à celui d'un fœtus de sept mois ; et ces remarques sont bien propres à prouver que le cristallin s'accroît couche par couche (1), mais ne prouvent nullement contre la vitalité de cet organe, du moins quant à ses portions les plus molles et les plus extérieures.

Le *bœuf* et le *mouton* n'ont, à chaque face du cristallin, que trois sutures également alternes d'une face à l'autre : le *lapin* n'en a qu'une seule ; elle est longitudinale, et la direction de celle de devant croise la direction de celle de derrière : chez plusieurs *poissons*, quoique le cristallin paraisse globuleux, il a aussi cette dernière structure ; mais les sutures sont fort courtes, et les fibrilles semblent, au premier abord, décrire des méridiens régulièrement émanés de deux points polaires : cette apparence est la réalité pour les couches intérieures seulement. Cet organe, chez le poulet, offre une structure non moins singulière ; son noyau est longitudinalement ovale, la superficie lenticulaire au contraire : elle doit, en partie, cette forme à une ceinture composée de fibrilles courtes et perpendiculaires comme celles qui constituent l'émail des dents. Il sera curieux de poursuivre ces recherches, assez faciles du reste, et peut-être en viendra-t-on à des résultats piquants sur les corrélations de la structure avec les habitudes des animaux. Quant à l'homme, nous ne doutons pas que ces sutures ne soient,

(1) Quelques faits recueillis par Sœmmerring le fils sur l'homme, par Mayer, Leroy d'Etioles et Cocteau sur le lapin, sembleraient prouver que le cristallin est sécrété par sa capsule, et que, enlevé, il se reproduit de la circonférence au centre ; mais, dans ces expériences ou ces observations, s'est-on bien assuré que le croissant, l'anneau ou la lentille informe qu'on a retrouvés dans la capsule avaient la structure d'un cristallin ? Si c'était un produit irrégulièrement organisé, s'ensuit-il que le cristallin ne soit aussi qu'une concrétion presque inorganique ?

comme Young l'a pensé, la cause des irradiations que nous présente un point lumineux vu à de grandes distances, les étoiles par exemple : aussi, quand on expose au soleil le cristallin du lapin, obtient-on une lueur allongée si l'on place l'écran au-delà du foyer principal. La disposition en languettes ou pointes, des couches ou tuniques de la lentille qui nous occupe, explique aussi certains phénomènes de la myopie ; elle peut faire du cristallin une lentille à facettes comme l'avait conjecturé Prévost. Ce physicien voyait, jusqu'à sept fois en même temps, l'image d'un point noir placé à quelque distance de l'œil. Le même phénomène a été observé par le docteur Mile, et je suis sujet moi-même à l'inconvénient produit par la multiplicité et l'incomplète superposition des images, quand je regarde, sans mes lunettes concaves, un objet quelque peu éloigné : est-ce un trou de volet, le croissant de la lune, la flamme d'une bougie, je puis compter jusqu'à seize de ces images qui se débordent sur un plan circulaire. Ce genre de myopie, si j'en juge par moi-même, n'est point congénial ; il est dû au trop fréquent emploi et à l'emploi forcé de l'œil dans l'examen d'objets très-menus, dans les investigations microscopiques surtout; c'est une première raison pour croire le cristallin susceptible de contraction puisqu'il peut se déformer ainsi ; mais c'est sur des preuves plus parlantes encore que nous allons appuyer cette opinion.

Nous avons, à plusieurs reprises, parlé des *fibrilles* dont l'assemblage régulier constitue les lames du cristallin ; comme on peut aisément le penser, ces fibrilles sont transparentes, mais le microscope les montre tantôt linéaires, tantôt, et plus souvent, moniliformes, telles enfin que nous avons déjà décrit celles de l'iris *(fig. 59)*. Ce sont donc, sans équivoque et sans incertitude, des fibrilles *contractiles* qui doivent donner à cette lentille la faculté de changer de forme, de devenir plus convexe en diminuant de largeur, en se ramassant vers son centre, et de prendre alors aussi une *densité* beaucoup plus considérable. Cette opinion s'appuie sur ce que nous avons dit déjà des vaisseaux et des nerfs qui se rendent à cet organe, et nous nous croyons mieux fondé à l'admettre que Descartes, Home, Young, Arago et autres qui l'ont adoptée sur parole, ou appuyée sur des conjectures bien moins solides, ce semble, que les nôtres. Cette contractilité ne saurait, en effet, être appuyée que sur des probabilités; on ne peut la mettre en jeu d'une manière sensible à la vue d'un observateur. Hunter, Young ont vainement tenté de résoudre ce problème par l'application de l'électricité sur des animaux récemment morts: c'est que, en effet, les changements de forme peuvent être peu considérables, ceux de densité devant être comptés pour beaucoup dans ces contractions. D'ailleurs, il est de fait que, quand on regarde un objet très-rapproché de l'œil, l'iris devient plus saillant en avant (Ribes): cela ne semble-t-il pas dépendre de ce que le cristallin, devenu plus convexe, pousse davantage en avant le bourrelet postérieur de la pupille, bourrelet que, par parenthèse, Sœmmerring a eu tort de figurer comme occupant la partie antérieure du limbe de cette ouverture? L'aspect même de la substance du cristallin, et surtout de ses couches extérieures, rendues opaques par l'alcool, est, d'une part, si semblable à la chair musculaire des poissons ou des crustacés blanchie par la coction; les analyses chimiques n'ont trouvé, d'autre part, entre cette substance et la fibrine, que des différences si douteuses (Berzélius), que l'on peut croire à l'identité.

C'est à la faculté d'accommoder l'œil à la distance des objets que cette contractilité de la lentille cristalline paraît être destinée, et les arguments que nous apporterons à l'appui de cette théorie ne seront qu'une suite de ceux dont nous venons de parler. L'invraisemblance déjà démontrée des autres théories proposées à ce sujet, la facilité avec laquelle tout s'explique en admettant que le cristallin devient plus convexe, plus épais d'avant en arrière et plus dense, pour l'inspection des objets très-voisins, qu'il se rétablit à l'état normal par sa seule élasticité ou par celle de sa capsule (Young) s'il s'agit d'objets éloignés, ne sont pas, sans doute, des preuves démonstratives, mais sont du moins des conditions bien favorables à l'adoption de ces idées. On explique aisément aussi, de cette manière, la facilité que donnent l'exercice et l'habitude pour observer, soit de près, soit de loin, soit des objets très-menus; car il en est alors du cristallin comme des autres muscles du corps (Descartes): on explique également ainsi la myopie acquise des horlogers, des graveurs, dont le cristallin, perpétuellement contracté, finit par rester trop convexe ou recevoir des dépressions dans le sens de ses languettes principales. Ceci est d'autant plus probable que cette myopie peut n'être que momentanée ; après avoir lu des caractères très-menus, on se trouvera souvent incapable, pour quelque temps, de bien distinguer les objets lointains. La presbytie, au contraire, s'explique par la perte de la contractilité qui survient avec l'âge dans le muscle cristallin comme dans les autres : on a trop exclusivement attribué la vue longue des vieillards à l'aplatissement de la cornée ; l'opacité de son limbe (arc sénile) a pu souvent faire prendre le change à cet égard, en effaçant, pour ainsi dire, les limites de la cornée et de la sclérotique. Enfin, ce qui est bien plus positif encore, ce qui peut être regardé comme fournissant un argument péremptoire, c'est le résultat de l'*opération* dite *de la cataracte*. On a dit hardiment, et Cuvier lui-même a cru que cette soustraction du cristallin n'empêchait pas l'opéré de voir à des distances différentes ; mais ce n'était pas là la question ; il s'agissait de savoir s'il voyait *nettement*, et des expériences soignées ont prouvé tout le contraire ; à celles de Young et de Ware, de Porterfield, je puis ajouter mes propres observations, et certifier que la faculté de voir nettement de petits objets, de lire des caractères déliés, n'existe point ordinairement sans lunettes à verres convexes ; qu'avec ce secours, elle est bornée, chez ces sujets, dans d'étroites limites, et que la *vision distincte* est fixe et invariable quant à la distance où elle s'exerce. C'est qu'en effet la lentille de verre, qui supplée alors le cristallin absent, n'est pas, comme lui, susceptible de varier dans sa forme à la volonté de son possesseur. Dans un cas précisé par Janin, l'opérée pouvait lire sans lunettes, mais seulement à quinze ou seize pouces de distance, ni plus près, ni plus loin. A cette occasion, il est vrai, le même oculiste parle d'un jeune homme qui, après l'opération, voyait à toute distance ; mais la lentille cristalline n'avait pas été enlevée, on n'avait extrait qu'une partie de la capsule congénialement ossifiée: on sait (Morgagni, etc.), et nous l'avons constaté nous-même, que la moitié antérieure de la capsule est seule endurcie dans les cataractes dites osseuses ou pierreuses; aussi affectent-elles la forme d'une cupule concave en arrière. Nous laisserions cette démonstration bien imparfaite, si nous négligions de répondre aux objections qu'elle peut susciter.

1° Dulong, trouvant des difficultés dans toutes les théories de la *vision distincte*, a fini par croire que la netteté absolue des images peintes sur la rétine n'était pas nécessaire pour la vision. La finesse et la netteté même des détails que nous pouvons aisément découvrir à l'œil nu, prouvent assez qu'il n'en saurait être ainsi; le trouble qu'apporte, dans la vision, un verre de lunette d'un numéro plus fort ou plus faible, quoique d'une quantité très-petite, à moins qu'un effort intérieur, souvent difficile et fatigant, ne puisse en compenser les effets, achève de prouver la faiblesse de cette théorie avancée, pour ainsi dire, en désespoir de cause. On peut voir sans doute passablement, mais non nettement, si les conditions d'optique ne sont pas exactement remplies; c'est une distinction sur laquelle Arago a judicieusement insisté à propos d'un travail de Maunoir sur cet objet.

2° Deux savants distingués, le physiologiste Magendie et le physicien Biot, ont fait ensemble, sur l'œil des lapins albinos, des expériences d'où il résulterait que l'image des objets placés à diverses distances est toujours la même quoique l'on ne fasse subir à cet œil aucun changement. J'ai répété ces expériences avec tout le soin possible, en comparant les images ainsi obtenues avec celles que donnait, sur du papier gélatine, une loupe d'un foyer égal à celui de cet œil (quatre lignes et demie) : j'ai ainsi constaté que l'œil ne donnait *jamais* que des images troubles, à cause de l'épaisseur et de la demi-opacité du fond de l'œil; un papier ordinaire un peu mouillé m'en donnait de pareilles avec la loupe; et alors on ne distinguait plus, que bien difficilement, les degrés de netteté des images, si faciles à apprécier avec le papier gélatine ou le verre dépoli.

D'ailleurs, ces images deviennent si petites, pour peu qu'on éloigne l'objet (1), que cette appréciation est presque impossible, à moins qu'on n'agisse sur de grandes masses fort éclairées, qu'on n'observe par exemple une campagne, des maisons exposées au soleil et comparées avec des objets placés à quatre pouces de distance environ. C'est ce que n'ont probablement pas fait ces savants dont l'autorité aurait entraîné mon suffrage, s'il n'avait été pour moi de toute évidence qu'en agissant alors sur des distances

(1) Un objet de cinq lignes de diamètre, à trois pouces devant l'œil de lapin, donnait, sur son fond, une image de demi-ligne; à quatre pouces, elle était d'un quart seulement; à trois ou quatre pieds, elle n'était plus perceptible si l'objet était opaque, même en la cherchant à la loupe; et si c'était un objet lumineux, il ne représentait plus qu'un point.

considérablement différentes, les différences de netteté, et par conséquent de foyer, devenaient considérables, même malgré les défavorables conditions dont il a été question plus haut.

3° Outre ces expériences, l'habile physiologiste nommé ci-dessus appuyait encore, sur l'autorité d'un astronome russe, son opinion que l'œil n'avait pas besoin de faire varier sa force réfringente pour voir à toute distance. Simonoff a dit, en effet, que, depuis un demi-mètre, c'est-à-dire un pied et demi environ, jusqu'à l'infini, les variations de foyer, nécessaires pour conserver la netteté des images dans un appareil de la force de l'œil humain, sont si petites, qu'on peut les regarder comme nulles. Mais d'abord il s'ensuivrait que, du moins depuis cinq décimètres jusqu'à un décimètre, il pourrait y avoir des variations considérables (1); or, l'œil ne s'accommode pas moins bien à ces changements de distance qu'à ceux des objets lointains. En second lieu, il n'est pas vrai qu'après un demi-mètre, c'est-à-dire un pied et demi, les variations de foyer seront insensibles, surtout dans un organe aussi délicat que notre œil : toute personne douée d'une bonne vue peut s'assurer que le même œil qui voit deux objets placés sur la même ligne, dans la direction de son axe, à des distances différentes, n'a qu'une image trouble du plus voisin s'il *regarde* le plus éloigné, et une image confuse de ce dernier si c'est le premier qu'il regarde ; cette expérience

(1) Entre trois pouces et dix-huit pouces de distance au-devant d'une lentille de force égale à celle de l'œil humain, la différence du foyer est de sept lignes à six.

réussira aussi bien dans le cas où l'un des objets serait placé à trois pieds et l'autre à douze, que si l'un est à huit pouces seulement et l'autre à dix-huit ou vingt-quatre. Ce fait bien connu, et de Lecat, et l'on pourrait dire de tout le monde, suffit, à lui seul, pour détruire tous les arguments des trois objections précédentes.

4° Il en est de même de l'interprétation qu'a donnée un physicien non moins réputé. Le cristallin, dit Pouillet, étant composé (et cela est vrai) de couches dont les plus profondes sont les plus courbes et les plus épaisses (*fig.* 68), au point que son noyau est presque globuleux, il doit avoir un nombre infini de foyers pour toutes les zones qui le composent du centre à la circonférence; et selon que la pupille se resserrera plus ou moins, ce sera tel ou tel foyer qui donnera des images nettes sur la rétine. Le savant auteur de cette hypothèse n'a pas réfléchi que si cette théorie était applicable à la vision des corps très-voisins, elle ne l'est nullement à celle des corps éloignés; la pupille, dilatée alors, laissant tous les foyers se confondre et leurs images diffuses couvrir et brouiller celle, bien faible, du foyer convenable à la distance de l'objet. Dans une lentille à courbures sphériques, jamais vous ne sauriez avoir l'image nette de la flamme d'une bougie, au foyer des zones les plus rapprochées de la circonférence, parce qu'elle est offusquée, masquée par les rayons qui passent près du centre, et ne doivent se réunir que plus loin: cela est si vrai que j'ai obtenu cette image à un foyer beaucoup plus court que le foyer principal, en couvrant la majeure partie de la lentille avec un corps opaque, et ne laissant de libre qu'un limbe étroit à son pourtour. D'ailleurs, nous avons prouvé plus haut que les mouvements de l'iris ne sont pas indispensables à la vision nette des corps lointains ou voisins. Quant au cristallin, comment concevoir que des couches exactement contiguës, quoique de courbure différente, agissent autrement qu'un tout à substance continue? Et ne sait-on pas que c'est la forme des surfaces extérieures, de celles où se touchent des milieux de nature ou de densité différentes, qui agit essentiellement dans la réfraction? Voudrait-on tirer parti de la différence dans la densité des couches mêmes du cristallin, qui va croissant de l'extérieur à l'intérieur? Cette dégradation insensiblement nuancée peut bien influer sur la marche des rayons dans la lentille, mais non lui donner des foyers multiples. Enfin, supposer au cristallin des foyers nombreux, c'est évidemment lui refuser un foyer principal; et pourtant il suffit d'expérimenter avec un peu de soin sur des cristallins frais et non déformés de divers animaux, pour leur reconnaître un foyer principal constant et qui n'est pas sensiblement changé par les dimensions de divers diaphragmes apposés à sa surface. Les variations qu'on produirait ainsi seraient même indubitablement inverses de celles que Pouillet suppose.

B. Forme en courbure des organes réfracteurs, et fonctions qui en dépendent. — 1° *Cornée.* Depuis que Petit a cherché à déterminer le rayon des courbures dans les diverses parties transparentes de l'œil (1), il a paru comme mathématiquement établi que ces courbures étaient toutes de nature sphérique, et c'est en partant de là qu'on a disserté sur leurs fonctions. Toutefois, Demours avait déjà reconnu qu'il n'en était pas ainsi pour la cornée de l'homme, dont la courbure, selon lui, serait hyperbolique ; Chossat accorde aussi cette forme à la cornée de l'éléphant, mais dans le bœuf il a déterminé, par des procédés rigoureux de physique et de mathématique, le genre de courbure propre à cette membrane ; la forme qu'il lui assigne est celle d'un segment d'ellipsoïde de révolution autour du grand axe de l'ellipse, ayant sa partie la plus saillante un peu plus en dedans que le centre apparent de la cornée même, de sorte que l'*axe physique* n'est pas identique avec l'*axe apparent*, c'est-à-dire celui qui traverse par le milieu toutes les parties constituantes de l'œil, sans égard pour leurs courbes particulières (*fig.* 54). J'ai reconnu la même forme et la même obliquité à la cornée du mouton, à celle du lapin ; toujours le sommet de l'ellipsoïde est un peu plus en dedans (c'est-à-dire du côté du nez) qu'en dehors. La même forme m'a paru celle de la cornée du poulet, de la tourterelle que j'ai en ce moment sous la main (2). Par l'inspection la plus attentive, je crois pouvoir accorder aussi la

(1) Voici les mesures que donne Cuvier, pour l'homme, d'après les observations de Petit et les siennes propres : rayon de la courbure de la cornée $0^m,017$; de la courbure antérieure du cristallin $0^m,016$; de la courbure postérieure du cristallin $0^m,012$; mais ces mesures ne doivent être considérées que comme donnant une idée approximative de la plus ou moins grande convexité de ces surfaces.

(2) Dans l'effraie, je trouve la cornée très-saillante, mais sa courbure est assez régulièrement sphéroïdale.

forme ellipsoïdale à la cornée humaine; c'est au gros bout d'un œuf de poule que je la comparerais (*fig.* 53); elle n'est point aussi voisine de la forme conique que le ferait croire la détermination de Demours (1), mais il est facile de prouver qu'elle n'est point sphéroïdale, rien qu'en considérant la saillie si marquée qu'elle forme au-devant du globe oculaire, et la pente douce et presque insensible par laquelle néanmoins elle s'unit à la sclérotique : ce qui prouve assez que sa courbure, très-intense vers le milieu que nous nommerons le *sommet*, tend à s'effacer de plus en plus du centre à la circonférence.

Voici une expérience qui le prouvera à ceux que l'examen direct n'aurait pu convaincre : observez sur le milieu ou le sommet de la cornée d'un homme placé convenablement, l'image d'une fenêtre ou la flamme d'une bougie qu'il regarde (2); commandez-lui ensuite de tourner lentement ses yeux d'un autre côté, de manière que cette image se rapproche peu à peu du limbe ou base de la cornée; vous la verrez grandir peu à peu aussi, jusqu'à près de deux fois en diamètre : or, on sait que plus un miroir courbe est convexe, plus sont petites les images qu'il reflète. J'ai constaté la même chose sur la cornée du chat.

(1) Ce n'est que chez quelques individus qu'on observe un état de choses encore plus voisin de la forme conique. La cornée est pointue chez certains sujets : Scarpa en cite un exemple, et Williams Adams en a observé plusieurs; il en résulte toujours un trouble de la vue, et le plus souvent une excessive myopie; à tel point que ce dernier praticien a conseillé d'enlever le cristallin pour diminuer l'excès de force convergente de l'œil. Nous avons vu une femme chez laquelle cette opération, faite pour une cataracte ordinaire, n'avait point diminué l'excessive myopie à laquelle toute sa vie elle avait été sujette en raison d'une pareille conicité de la cornée transparente.

(2) Il n'est ici question que de l'image la plus vive, et non de celles qui peuvent être produites par la face postérieure de la cornée et par la capsule du cristallin peut-être.

Le principal effet de cette saillie de la cornée est évidemment d'augmenter le champ visuel, non-seulement en avançant la surface destinée à recevoir la première les rayons lumineux, mais encore en présentant aux objets les plus périphériques un plan de réfraction plus oblique et plus propre à les incliner vers l'axe de l'œil, à les faire passer à travers la pupille (*fig.* 63). C'est grâce à cette disposition que nous voyons à nos pieds, à nos côtés et un peu derrière nous, en haut et en avant, sans que l'œil change de place : chez les oiseaux qui vivent au milieu des airs et ont intérêt à découvrir simultanément un grand espace, la cornée est portée fortement au-dehors, surtout chez les oiseaux de haut vol et les rapaces en général ; l'anneau osseux de la sclérotique forme, chez eux, un cône tronqué quelquefois plus long que le reste du globe et portant la cornée sur son extrémité : nul, sous ce rapport, n'est mieux partagé que le grand duc dont l'œil, dans son profil, représente presque une cloche dont la culasse serait figurée par la cornée transparente (Sœmmerring fils).

Les poissons, au contraire, vivant au sein d'un liquide dont la transparence douteuse ne permet pas à la vue de s'étendre bien loin, ont la cornée plus ou moins aplatie; moins pourtant qu'on ne l'a dit généralement, parce qu'on l'a trop souvent examinée après la mort de l'animal et avec un commencement d'affaissement.

La forme ellipsoïde et presque parabolique de la cornée a aussi son avantage, c'est de diminuer l'aberration dite de sphéricité, comme l'a si bien démontré

Descartes, objet sur lequel nous reviendrons bientôt au sujet du cristallin.

2° *Cristallin.* Il est plus facile encore ici, que pour la cornée, de reconnaître que la courbure des surfaces n'appartient point à la sphère, et dans beaucoup de figures même, les dessinateurs, forcés par l'évidence, se sont mis en contradiction avec le texte. La plus simple inspection, pour peu qu'on ait le coup-d'œil juste, démontre que le cristallin de l'homme ressemble à un *globe comprimé*, comme l'a dit Galien, c'est-à-dire qu'il a une coupe elliptique *(fig.* 53*)*; mais les ellipsoïdes de révolution auxquels appartiennent ses deux faces ne sont pas du même genre que celui de la cornée ; bien loin de se rapprocher de la forme parabolique ou hyperbolique, suivant l'opinion de Maître-Jan et Sœmmerring fils, elles sont *méplates*, ou en *goutte de suif*, et on peut les déterminer mathématiquement, comme l'a fait Chossat pour le bœuf, des portions d'ellipsoïdes de révolution autour du petit axe de l'ellipse. La courbe est donc d'autant plus prononcée, plus convexe, qu'on se rapproche davantage de la circonférence où elle se termine en constituant le bord arrondi de la lentille cristalline. Le mouton, le lapin offrent évidemment des courbures du même genre, et je trouve, chez plusieurs poissons, le cristallin, quoique d'apparence globuleuse, un peu aplati d'avant en arrière; beaucoup semblent toutefois l'avoir réellement sphérique, et il en est de même d'un bon nombre de reptiles (tortues, serpents). Sa surface antérieure au moins a encore une forme méplate chez la plupart des oiseaux que j'ai examinés, bien qu'il n'en soit pas de même de la postérieure. Voyons, aussi brièvement que possible, ce qui doit résulter de cette forme si générale, et dont on a jusqu'ici tenu si peu de compte, même en physique.

Personne n'ignore aujourd'hui que les faisceaux lumineux, partis d'une surface éclairée, se croisent dans l'œil comme dans une chambre obscure, et que l'image se peint renversée sur la rétine; il suffit de présenter l'œil d'un lapin blanc à une bougie allumée pour en acquérir la conviction la plus complète: on attribue avec raison cet effet à la pupille qui agit à la manière du trou d'une chambre obscure (*fig.* 60), mais il faut y ajouter l'action du cristallin qui complète et régularise ce renversement comme le font toutes les lentilles convexes, c'est ce qu'on n'a pas assez fait remarquer. On n'a pas observé non plus une autre particularité bien importante : c'est que, dans l'expérience susdite, l'image n'est pas moins nette quand l'objet est présenté obliquement à l'œil que quand il lui est opposé face à face, quand l'image se peint vers le pourtour, que quand c'est vers le centre du fond de l'œil; qu'elle ne devient même moins éclairée que tout près du bord antérieur de la rétine, parce qu'alors la pupille ne représente plus, pour des faisceaux lumineux très-obliques, qu'une fente étroite au lieu d'une ouverture circulaire, et n'en laisse passer qu'une quantité peu considérable. Ce n'est donc pas à une diffusion des pinceaux obliques, qu'il faut attribuer cette inaptitude à bien voir les objets qui ne sont pas dans l'axe de l'œil; cette moindre sensibilité, que chacun peut remarquer dans tous les points de la rétine autres que le centre, nous en rendrons raison plus loin; remarquons seulement ici qu'elle ne s'expliquerait point par l'aberration de sphéricité, en supposant les courbures du cristallin de nature sphérique. En effet, si, pour des lentilles à courbures de ce genre, il y a diffusion des pinceaux qui tombent obliquement sur leur surface (*fig.* 64), ce n'est que quand l'inclinaison est de dix à quinze degrés au moins (Pouillet) sur l'axe de la lentille : dans une certaine étendue par conséquent, et *non dans un point seulement*, les images sont régulières et nettes; au-delà de cette étendue limitée, elles ne peuvent plus être que troubles, même au foyer principal: nous venons de voir qu'il n'en est pas ainsi du cristallin. En expérimentant dans l'eau ou dans l'air sur cette lentille à coupe elliptique, après l'avoir extraite de l'œil d'animaux divers, j'ai confirmé les résultats de l'expérience ci-dessus notée; j'ai vu que l'on obtenait des images nettes, quelle que fût l'obliquité de la ligne partant de l'objet éclairé ou lumineux pour se rendre à la surface de l'organe. Un raisonnement bien facile, et qui n'a pas besoin de s'appuyer de calculs et démonstrations mathématiques suffit pour faire concevoir cette particularité: la courbure va croissant d'intensité vers la circonférence du cristallin; donc les pinceaux obliques à l'axe de la lentille tomberont toujours sur une partie de sa surface presque perpendiculaire à leur ligne moyenne de direction. Si, en raison de l'étroitesse de l'ouverture pupillaire, les pinceaux obliques ne peuvent toucher, sur la face antérieure du cristallin, une portion très-convexe et dont le rayon soit parallèle à leur axe, ils trouveront cet avantage à la face postérieure (*fig.* 65), et c'est pour cela que la face postérieure a toujours plus de convexité que l'antérieure, si l'on en excepte les chats (1), dont la pupille fendue de haut en bas est susceptible d'une énorme élargissement qui met à nu presque toute la face antérieure du cristallin. Une sphère complète, ou à peu près, surtout si elle est assez petite pour offrir à une grande pupille presque la moitié de sa surface, comme le cristallin des poissons, doit nécessairement produire aussi des effets semblables, puisque, dans tous les sens possibles, elle pourra recevoir des rayons perpendiculaires à sa surface, parallèles à ses axes qui sont innombrables; mais alors il lui faut un fond très-rapproché, et elle ne produit que des images excessivement petites et peu propres à donner des notions minutieuses sur des objets tant soit peu éloignés.

Le grand avantage de l'*ellipticité* du cristallin est donc d'augmenter le champ de la vision nette, et nous avons déjà vu que la forme conoïde de la cornée offrait aussi, d'une autre manière, le même avantage. Mais cet avantage est compensé par quelques inconvénients, en apparence du moins. On sait que l'aberration de sphéricité n'est point exclusive aux cônes lumineux très-obliques, ceux-ci ne peuvent avoir un foyer *régulier;* mais, même pour des cônes lumineux parallèles à l'axe d'une lentille à surface sphérique, il ne saurait exister de foyer *complet,* c'est-à-dire rassemblant tous les rayons en

(1) Je trouve aussi la face postérieure plus convexe chez le caméléon et plusieurs oiseaux. Ceux-ci ont généralement la pupille fort grande.

un même point : cela vient de ce que, comme nous avons eu déjà occasion de le dire, les rayons les plus écartés du centre, tombant sur une partie de surface dont la perpendiculaire est très-inclinée sur l'axe de la lentille, seront fortement déviés, inclinés vers cet axe, et convergeant avec plus de force que ceux qui sont voisins du centre, se réuniront plus promptement en foyer (1). Or, la disparate doit être encore exagérée par la forme ellipsoïdale que nous avons reconnue au cristallin, et l'aberration devrait être, sous ce dernier rapport, prononcée à l'extrême dans l'œil des animaux vertébrés ; mais cet effet défavorable est corrigé et singulièrement amoindri, 1° par la densité décroissante du cristallin, très-dur à son centre, très-mou à sa circonférence (2); 2° par la présence de l'*iris* qui intercepte les rayons les plus éloignés du centre (*fig.* 66) ; 3° par la nature de la courbure propre à la cornée transparente qui est plus convexe au milieu qu'alentour, tandis que celle du cristallin est plus convexe à la circonférence qu'au centre (*fig.* 67). Cette dernière cause de compensation est très-efficace, mais on ne l'appliquerait, à la vérité, bien justement qu'aux

(1) Démonstration : à une distance fixe de la flamme d'une bougie, placez une lentille d'abord nue, ensuite garnie d'un diaphragme qui n'en laisse de libre que la région centrale, puis couverte, au milieu, d'un disque qui n'en laisse libre que le limbe ; vous trouverez que l'image de la bougie se formera nettement, sur un verre dépoli, plus loin de la lentille dans le deuxième cas, et plus près dans le troisième que dans le premier (*fig* 64). Le foyer principal est donc une moyenne résultant de la prépondérance numérique des rayons intermédiaires aux centraux et aux extrêmes, et qui tombent *sensiblement* au même point.

(2) Cette cause d'atténuation est peu puissante ; un cristallin détaché de l'œil du lapin et laissé même dans sa capsule, montre, au soleil, une très-forte aberration de sphéricité, c'est-à-dire beaucoup de lumière diffuse autour de l'image du foyer principal.

mammifères. Achevons ce qui les concerne, en commençant par eux pour ce qui a trait à la forme du corps vitré et du fond de l'œil, ou du globe proprement dit.

3° *Corps vitré et fond de l'œil*. Chez les animaux dont il vient d'être question, l'appareil cornéo-cristallin, ou réfracteur proprement dit, n'a pas une force de convergence aussi grande que chez les autres vertébrés, aussi le globe de l'œil est-il généralement plus arrondi, proportionnellement moins large et plus profond; on peut remarquer, au reste, que nulle part ce genre de conformation n'est plus prononcé que chez l'homme, et que, chez les autres animaux mammifères, l'œil est d'autant moins profond que la cornée est plus saillante, le cristallin plus épais, plus convexe, parce que, en effet, le foyer principal est alors plus rapproché de sa face postérieure (1). Indépendamment de ces particu-

(1) Comparez, pour preuve de ce, les figures de la table II dans Sœmmerring fils *(De oculi sectione horizontali)*, quoiqu'on y doive soupçonner bien des inexactitudes; car il n'est pas facile de conserver les parties en place après une section horizontale. Ce n'est aussi qu'approximativement qu'il faut admettre les mesures suivantes, d'après Cuvier, pour les proportions en épaisseur, d'avant en arrière, 1° de l'humeur aqueuse, 2° du cristallin, 3° du vitré:

Homme 3, 4, 15. Chien 3, 8, 8. Bœuf 3, 14, 18. Mouton 4, 11, 12.
Cheval 9, 16, 18. Chouette 8, 11, 8. Hareng 1, 5, 1.

Nous avons mesuré, pour l'homme, deux lignes deux tiers d'épaisseur sur quatre de largeur au cristallin; on le figure, en général, trop mince; Sœmmerring père et fils lui donnent à peine deux lignes, Zinn lui en accorde trois. Chez le lapin, l'œil a sept lignes et demie d'un côté à l'autre, sept d'avant en arrière; le cristallin a trois lignes et un tiers d'épaisseur sur quatre lignes et demie de large; le vitré n'a que deux lignes et demie, restent un peu plus d'une ligne pour la cornée et l'humeur aqueuse, dont les chambres sont fort rétrécies, vu la grande convexité de l'iris poussé en avant par le cristallin. Il est à remarquer que le fond de l'œil a ici beaucoup moins d'épaisseur que l'appareil réfracteur; c'est tout le contraire chez l'homme. Ce qui n'est pas moins remarquable, c'est la coïncidence du résultat de mes expériences avec la disposition anatomique. L'appareil cornéo-cristallin du lapin, détaché avec précaution, m'a donné, dans l'air, son foyer principal à moins d'une ligne; mais dans

larités de dimensions, et pour ainsi dire de masse, l'œil des mammifères, et surtout de l'homme, offre ceci de remarquable, que la distance entre la face postérieure du cristallin et la rétine qui tapisse le fond du globe, va graduellement en diminuant du centre à la circonférence, diminution d'autant plus rapide qu'on s'approche davantage des régions antérieures (*fig.* 53) : ceci concorde parfaitement avec la courbure ellipsoïdale du cristallin, dont le foyer principal est d'autant plus court qu'il correspond à une partie plus convexe de sa surface. Il est évident, en effet, que ce foyer sera fort loin de la lentille pour son milieu aplati, fort près pour son pourtour très-convexe. De là vient que le fond de l'œil humain semble une sphère dans la paroi antérieure de laquelle serait enchâssé et à peine enfoncé l'appareil réfracteur essentiel ou cornéo-cristallin; tandis que, chez le mouton, la face postérieure du cristallin étant presque sphéroïdale, les foyers sont presque de même longueur au pourtour qu'au centre; de là, l'élargissement, l'aplatissement antéro-postérieur de son œil, plus éloigné encore que celui du bœuf de la forme globuleuse. Les animaux du

l'eau c'était à deux lignes et un quart, distance juste du fond de l'œil dans son intégrité. Voici d'autres proportions relatives à la forme extérieure de l'œil, d'après Cuvier; elles sont afférentes à ce qui a été dit dans le texte. Le diamètre antéro-postérieur est *au transverse* :

Homme } :: 137 : 136.
Singe }
Chien :: 24 : 25.
Bœuf :: 20 : 21.
Cheval :: 24 : 25.
(En dedans { Baleine :: 6 : 11.
de la sclérotique.) { Marsouin :: 2 : 3.
Chouette :: 13 : 12.
Autruche :: 4 : 5.
Vautour :: 15 : 16.

genre chat ont l'œil plus globuleux, bien que leur cristallin soit très-convexe; mais, à en juger du moins par la figure de l'œil du lynx, donnée par Sœmmerring le fils, leur rétine ne tapisse que la partie postérieure de la sclérotique, pas même la moitié; elle ne peut donc recevoir que des faisceaux réunis en foyers d'égale longueur, ce qui doit faire présumer à leurs organes de réfraction des courbures à peu près sphériques : tout ce que j'en ai pu constater, c'est que l'aberration de sphéricité produite par le cristallin du chat domestique est très-considérable, même dans l'eau (1).

Ces variations, offertes par divers mammifères, nous préparent à ce que vont nous présenter les *oiseaux* et les *poissons*. Chez les premiers (*fig.* 55), une cornée très-saillante et très-convexe, et un cristallin généralement plus épais, plus convexe que celui des mammifères, constituent un appareil de réfraction très-puissant, aussi l'œil est-il très-peu profond, très-élargi. La sclérotique représente une calotte de sphère creuse dont le bord est soutenu par la grande circonférence d'un cadre osseux assez large, un peu incliné en avant et dont l'ouverture antérieure supporte la cornée. Ainsi le fond de l'œil, et par conséquent la rétine, sont maintenus à peu près à égale distance de tous les points de la face postérieure du cristallin, au lieu de s'en rapprocher au pourtour comme chez l'homme; cette particularité s'explique par la forme de cette face postérieure qui, loin d'être

(1) Avec ces courbures sphéroïdales, il y aurait eu inévitablement aberration de sphéricité pour des faisceaux très-obliques, si la rétine n'eût été assez réduite dans ses dimensions pour n'en pouvoir pas recevoir. Il s'ensuit seulement que le champ visuel doit être peu étendu chez les *felis*.

aplatie vers son centre, comme l'est sa face antérieure, se montre (du moins dans le coq) conoïde, presque hyperbolique; il y a donc compensation d'une face à l'autre, pour la longueur des foyers. Il y a plus, cette compensation n'étant pas complète, les foyers périphériques étant plus longs que ceux voisins du centre, le fond de la rétine est nécessairement un peu plus éloigné du cristallin vers le contour de l'œil que vers son milieu. La figure de l'œil du grand duc, donnée par Sœmmerring fils, semble indiquer, chez lui, des courbures sphériques à l'appareil cornéo-cristallin; aussi a-t-il le fond de l'œil et la rétine très-bornés comme dans les mammifères du genre *felis*.

La disposition relative des parties et leur forme nécessaire sont maintenues, dans l'œil des oiseaux, en partie par le peigne ruyschien dont nous avons déjà parlé ailleurs, en partie par le cercle osseux de la sclérotique et par la consistance cartilagineuse de la choroïde; une telle consistance était inutile à l'homme, dont l'œil sphérique se soutient assez de lui-même malgré la mollesse de ses enveloppes; elle devenait plus nécessaire au bœuf, au mouton, au cheval, aux cétacés, dont, effectivement, la sclérotique s'épaissit à mesure que le fond de l'œil s'aplatit davantage; elle ne l'était pas moins aux *poissons* (*fig.* 56), dont l'œil plat est, à cette fin, pourvu d'une sclérotique osseuse ou presque osseuse. Chez eux, la forte convexité du cristallin est tempérée, dans ses effets de réfraction et de convergence, par l'aplatissement de la cornée et par l'épaisseur plus grande au pourtour qu'au milieu de cette membrane (chez le brochet surtout), qui en fait une lentille concave ou divergente. La forme sphéroïdale du cristallin suppose un fond sphéroïdal aussi, pour soutenir la rétine à distances égales dans toute son ampleur ; c'est effectivement ce qui a lieu. Nous ne devons pas entrer ici dans le détail des exceptions, et de celles que présenteraient surtout les reptiles qui tiennent le milieu entre les oiseaux et les poissons, et se rapprochent tantôt des uns, tantôt des autres; il nous suffit d'avoir montré que l'on peut, aujourd'hui, donner la raison physiologique de toutes ces diversités de forme et de structure, qui n'avaient été, jusqu'à présent, l'objet que d'un étonnement stérile.

D'après ce qui a été dit plus haut, on voit que, quels que soient le volume et la convexité de l'œil, l'aplatissement ou la rondeur du cristallin, la conformité réciproque de ses parties n'en fait pas moins un ensemble aussi parfait dans un cas que dans l'autre; on a dit que le raton était myope (Kieser), on a pu le penser du lapin; mais nous avons vu, pour ce dernier, qu'il n'en devait pas être ainsi, puisque le fond de l'œil se trouve au foyer des parallèles relativement à l'appareil cornéo-cristallin. Sans doute il y a différentes portées de vue, et nous en avons dit quelque chose plus haut, il y a surtout des différences dans l'étendue du champ visuel; mais, malgré des configurations si différentes, il ne paraît pas qu'aucun vertébré, à l'état normal, puisse être dit véritablement ou myope, ou presbyte : ces deux états opposés, si fréquemment observés chez l'homme, sont anormaux.

La myopie, ou *vue basse*, peut être de première conformation, tenir à une trop grande convexité de la cornée, ou plutôt encore, ce qui n'a pas été remarqué jusqu'ici, à un trop fort volume de l'œil qui éloigne son fond du foyer des parallèles de l'appareil cornéo-cristallin : en effet, les myopes ont souvent les yeux gros, leur globe entier *à fleur de tête*, ce qui ne suppose pas nécessairement que la cornée soit plus bombée. Ce vice de la vue peut aussi dépendre, comme il a été dit plus haut, d'une contracture habituelle du cristallin.

Quant à la presbytie, ou *vue longue*, nous avons dit qu'elle paraissait devoir être attribuée à la rigidité sénile et à l'impuissance du cristallin, très-dur chez les vieillards, très-mou et comme gélatineux chez les enfants. Si cette altération de la vue tenait, comme on le pense, à l'aplatissement de la cornée, on ne voit pas pourquoi elle se bornerait à réduire l'œil à la vision nette des objets éloignés; elle devrait finir par rendre ceux-ci impossibles à distinguer. Il est évident, au contraire, que la presbytie ne fait que changer l'œil en une chambre obscure *invariable;* elle lui ôte seulement la faculté de voir à toute distance, et en réduit la portée à celle du foyer des parallèles.

On peut penser qu'il existe quelque chose de pareil, d'un côté seulement, dans les cas de *strabisme* où l'individu néglige l'œil impuissant et l'abandonne, pour ainsi dire, au caprice de ses muscles (1).

(1) Le strabisme n'est pas toujours dû à la même cause; l'étude que nous avons faite de cet état, considéré comme morbide, nous a conduit à en établir quatre genres différents. 1° Les deux yeux conservant une égale portée quant à l'étendue peuvent être inégaux en sensibilité, en réceptivité, comme disent

Si l'inégalité est peu considérable, comme il arrive assez fréquemment aux personnes qui approchent de la vieillesse et ont déjà un commencement de presbytie, il en résultera une autre habitude non signalée encore par les physiologistes, celle de regarder de côté, établissant ainsi une plus grande distance entre l'objet et l'œil le plus affaibli. On ne saurait attribuer cet état, ni le vrai strabisme, à une obliquité du cristallin, comme l'a pensé Pravaz, puisque nous avons vu que cette lentille donnait des images aussi parfaites obliquement que directement présentée aux objets.

Quant à la portée différente de la vue chez différents animaux, sans revenir sur ce qui a été dit comparativement des oiseaux et des poissons, nous ajouterons ici que, généralement, les animaux noc-

les Allemands; alors il arrive souvent que l'œil faible est négligé, abandonné à l'action prépondérante du muscle droit interne plus exercé que les autres, ainsi qu'il a été dit ailleurs. C'est là l'espèce observée par Buffon, et donnée pour la plus ordinaire, sinon la seule. 2° Les deux yeux peuvent avoir une portée différente, l'un être myope et l'autre presbyte. Je connais plusieurs personnes qui sont dans cette condition sans strabisme : une autre est affectée de cette déviation; mais aussi l'inégalité est portée chez elle à l'extrême; l'œil gauche est si myope qu'il ne sert de rien pour la vision des objets éloignés; en pareil cas il se tourne en dedans, tandis que l'œil droit regarde directement; l'œil droit, en revanche, est presbyte, au point qu'il ne peut servir pour voir de près, et se tourne, à son tour, en dedans quand l'œil gauche regarde un objet voisin. Et cette alternative est devenue avec l'âge si naturelle, que, bien que des verres convenables corrigent le défaut de l'un ou de l'autre œil, le strabisme n'en a pas moins lieu de l'œil opposé; l'habitude de ne porter l'attention que sur les sensations d'un seul œil est telle, que la personne même, douée d'un vrai talent d'observation, a érigé ce fait en principe contrairement à ce que tout autre individu peut observer sur lui-même. 3° J'ai vu un autre sujet affecté de strabisme, parce que l'un des deux yeux portait un nuage au centre de la cornée; et il y avait, dans ce cas, ceci de remarquable, que l'individu ne louchait que quand il regardait un objet avec attention; alors seulement il sentait la nécessité de dévier l'œil imparfait; il le négligeait pour l'ordinaire. 4° Enfin, il est un strabisme qui dépend du déplacement congénial ou forcément acquis du *centre sensitif* de la rétine et des points homologues de l'une ou de l'autre de ces expansions nerveuses; il en sera question plus loin, et nous renvoyons, à cet égard, à une autre note (voyez *Rétine*).

turnes ont la vue moins étendue que les diurnes. La raison dit qu'il en doit être ainsi, et l'anatomie le prouve ; on a pu remarquer déjà, dans les détails précédents, que le champ visuel des chats, des oiseaux de nuit est peu large ; leur appareil réfracteur est, au contraire, très-puissant, et doit plus facilement s'accommoder à la vision bien nette des objets très-rapprochés, chose essentielle dans l'obscurité durant laquelle ils agissent. L'œil de ces animaux offre d'ailleurs une direction plus antérieure, une ampleur générale et surtout une grandeur considérable de la cornée et du cristallin, bien propres à recueillir une grande quantité de rayons lumineux, cause essentielle de la difficulté avec laquelle ils supportent la lumière du jour. La différence est considérable, sous ces divers rapports, entre l'œil du grand duc et celui de l'aigle, et plus encore de l'autruche (Sœmmerring fils). Chez le porc-épic et chez le rat, la cornée transparente fait, à elle seule, la moitié du globe de l'œil (Blumenbach, Carus); il en est presque de même de plusieurs autres rongeurs, le castor, l'écureuil ; c'est une chose frappante que la largeur et de l'œil et de la cornée chez le tarsier, les makis, les geckos; les chauves-souris, qui ont l'œil petit, semblent faire exception à cette règle, mais leur cornée est aussi large à peu près que le globe même, et le cristallin remplit presque le tiers de sa capacité. Au reste, il est de remarque qu'ici, comme pour l'oreille jusqu'à un certain point, l'organe n'est pas en proportion de grandeur avec la taille de l'animal ; on sait que les grands animaux ont l'œil proportionnellement fort petit ; celui de la girafe est le plus grand de tous ; mais la baleine et l'éléphant l'ont moins grand que le bœuf, et le bœuf le cède au cheval. Toutefois l'organe de la vue devient, absolument parlant, bien plus petit que celui de l'audition, surtout chez les invertébrés : c'est qu'effectivement les rayons lumineux sont d'une tout autre ténuité que les rayons sonores; et cette ténuité explique aussi comment un œil de grandeur médiocre peut très-convenablement suffire aux besoins du plus gigantesque vertébré.

§ VII. *Sensation.*

De même que le sens de l'ouïe, de l'odorat, du goût, celui de la vue est animé par des nerfs accessoires, outre celui auquel il doit son aptitude réelle aux fonctions dont il est l'organe. Les nerfs moteurs de la troisième paire se distribuent au muscle élévateur de la paupière supérieure, à l'oblique inférieur ou externe de l'œil, à trois de ses muscles droits, l'interne, l'inférieur et le supérieur, et à l'iris, par l'intermédiaire ou sans l'intermédiaire du ganglion ophthalmique. La quatrième paire est destinée à l'oblique supérieur ou interne; la sixième paire au droit interne. Il faut compter de plus les filets que le nerf facial donne au muscle constricteur des paupières; et nous retrouvons en outre ici encore une branche de la cinquième paire, douant de la sensibilité tactile les paupières, le globe de l'œil même, et présidant à l'activité sécrétoire de la glande lacrymale. Il n'y a pas jusqu'au nerf grand sympathique dont l'influence ne se fasse sentir sur l'œil, comme nous l'expliquerons ailleurs, en raison de ses communications anastomotiques avec ceux dont il vient d'être question. Mais le véritable nerf de la vision, c'est celui de la deuxième paire ou nerf optique, nerf oculaire proprement dit, et dont la *rétine* n'est qu'une dépendance. Toutefois nous examinerons successivement et séparément ces deux parties, quant à leur disposition et à leurs usages.

A. Nerf optique. Avant d'entrer dans les détails de ses particularités anatomiques et des particularités physiologiques qui s'y rattachent, commençons par résoudre ce problème : Le nerf optique existe-t-il toujours quand l'œil existe, et son existence est-elle indispensable à l'exercice de la vue?

Plus d'une fois déjà nous avons eu occasion de parler de l'importance accordée au nerf trijumeau (cinquième paire) par Serres, Desmoulins, Magendie ; les observations pathologiques du premier, les expériences du dernier sur des animaux vivants, prouvent effectivement que l'intégrité de la branche ophthalmique de ce nerf est indispensable à l'intégrité de l'organe visuel et à l'exercice complet de ses fonctions. Nous nous sommes suffisamment expliqué ailleurs, à ce sujet, pour pouvoir nous contenter de dire que, de la nécessité de ces auxiliaires, ne résulte pas leur aptitude à suppléer le vrai nerf visuel, et le célèbre expérimentateur déjà cité nous fournirait assez de preuves que la fonction fondamentale appartient ici au nerf optique. Nul médecin n'ignore que la destruction, l'altération d'une partie quelconque de ce nerf entraîne la cécité, et que la cécité, produite par d'autres causes, entraîne l'atrophie du nerf. Magendie a même reconnu que son ramollissement, sa profonde altération dans toute sa longueur suivaient de bien près, chez les oiseaux, la destruction du globe de l'œil.

Mais une autorité imposante, s'ajoutant à celle des noms déjà cités, est venue appuyer cette opinion que, *dans certains cas du moins*, le nerf de la cinquième paire pouvait servir à la vision en l'absence du nerf optique. Geoffroy-St-Hilaire a établi comme positifs les faits suivants: 1° la taupe, si souvent réputée aveugle, bien qu'on ait de tout temps connu ses yeux et l'ouverture extérieure des paupières, la taupe y voit réellement, et son petit œil offre en effet tout ce qu'on trouve dans l'œil le mieux développé; 2° cependant la taupe n'a pas de nerf optique, et c'est un rameau du nerf ophthalmique, branche de la cinquième paire, qui s'insère au fond de l'œil.

Ce problème important, auquel se rattache une question générale grave en physiologie, celle de la spécialité des nerfs, a dû nous occuper aussi, désireux que nous sommes de ne donner à nos lecteurs aucun fait appuyé seulement *in verba magistri*, toutes les fois qu'il nous est possible de le vérifier. Quelle que soit, d'ailleurs, notre conviction au sujet de la haute capacité de pareils observateurs, voici notre opinion d'après des investigations répétées de toutes les manières, avec patience et sans prévention.

1° Des mouvements menaçants, exécutés sans exciter de courant d'air bien sensible, n'épouvantent la taupe ni à un jour vif, ni à un jour médiocre, ni à la lumière artificielle ; des obstacles posés sur sa route l'arrêtent de front; elle s'y heurte. Si on lui présente, à quelque distance, lorsqu'elle est affamée, un lombric terrestre, elle ne l'aperçoit nullement; si on l'approche à moins d'un pouce de son museau, l'odorat l'avertit de la présence d'une proie pour laquelle elle montre beaucoup d'avidité; son grouin s'agite vivement en tous sens, elle tâte et cherche à droite, à gauche, en haut, en bas, et n'ouvre la gueule pour saisir le ver à belles dents que quand elle l'a touché de son museau long et mobile, ou lorsqu'il est tellement près d'elle que l'odorat ne peut lui laisser aucun doute sur sa position. Si, durant ces manœuvres, on examine attentivement les yeux, *on ne les voit point s'ouvrir*. Cependant, exposées à l'air dans une caisse découverte, les taupes que j'ai nourries semblaient rechercher les points les plus obscurs; elles enfonçaient leur tête dans les angles, tournant le dos au jour, et il m'a paru que cette manœuvre ne tenait pas seulement à leur habitude de fouïr, à leur grande sensibilité au froid (1), mais aussi au désir d'éviter la lumière qui, sans doute, suffit pour les avertir qu'elles sont exposées à des dangers auxquels elles étaient soustraites dans leurs demeures souterraines (2).

J'ai disséqué l'œil avec tout le soin possible (*voyez fig.* 69, 70, 71), et j'ai vu que l'ouverture des paupières était fort petite relativement même aux dimensions du globe de l'œil; qu'aucun muscle diduc-

(1) Elles tremblaient à une température de 10 à 12° R.

(2) Des observations semblables viennent d'être publiées par Gabriel Pelletan.

teur ne pouvait écarter les bords de cette ouverture, mais que la pointe de la cornée de l'œil pourrait s'y engager si le globe était poussé en avant. Ce dernier mouvement m'a paru possible à exécuter au moyen d'un petit *muscle oblique interne :* des autres muscles de l'œil, il n'existe qu'un *choanoïde* mince et propre à le tirer en arrière. Des glandes de Meibomius, en grappes aux deux paupières, indiquent une lubrifaction suffisante à d'aussi petits mouvements. La cornée est bien transparente, presque conique, et tellement convexe qu'elle supposerait une myopie bien intense, si l'absence du cristallin ne diminuait les effets de cette grande puissance convergente. Geoffroy-St-Hilaire croit à l'existence de cette lentille que je n'ai pu apercevoir; mais j'ai reconnu un corps vitré, une choroïde, une rétine. L'iris surtout a une largeur proportionnelle et une régularité de forme qui supposent des fonctions véritables.

En résumé, donc, je crois pouvoir dire que la taupe y voit, mais de si près et si mal que ce sens ne lui sert véritablement qu'à distinguer la lumière des ténèbres. Il s'en faut donc de bien peu qu'elle ne soit exactement dans les mêmes conditions que les animaux dont l'œil est recouvert par la peau amincie comme la chrysochlore, dont elle est d'ailleurs si voisine, ou conservant son épaisseur comme le zemni ou *mus typhlus*, le protée, la cécilie, le typhlops, l'amphisbène, l'acontias et même la taupe des Apennins qui, quant au reste, diffère à peine de la nôtre (*talpa cœca*, Savi).

2° Tout imparfaite qu'elle est, cette vue n'en

est pas moins sous la dépendance du *nerf optique*. Tous les anatomistes ont connu la portion de ce nerf qui adhère à la base du cerveau et son chiasma, représentant ensemble une sorte de commissure transversale; beaucoup ont vu partir du chiasma des filaments, mais que quelques-uns ont dits cellulaires ou vasculaires (Serres). En disséquant sous l'eau et avec de grands ménagements, on ne peut méconnaître que ces filaments, assez fins mais bien visibles, ne soient les nerfs optiques, comme l'ont pensé plusieurs savants d'Allemagne (Koch, Carus) et de France (Cuvier, *Règ. an.*). Je les ai parfaitement suivis dans leur marche presque transversale jusqu'à un trou assez étroit mais constant, situé, comme de coutume, dans l'épaisseur de l'ingrassial (*fig.* 72, cc). Ces trous optiques ont pu échapper souvent aux investigations anatomiques, à cause du grand écartement qui existe ici entre eux en raison de la grande largeur de la selle turcique, à cause aussi de leur petitesse et surtout de leur obliquité considérable. Je n'ai point suivi le nerf à travers ce trou jusqu'à l'œil, comme l'a fait Koch, mais j'en ai vu assez pour être convaincu qu'il s'y rend. Déjà, chez l'ours, le castor, le hérisson, les chéiroptères, nous voyons diminuer à la fois le volume de l'œil et celui du nerf optique. D'ailleurs, le rameau de la cinquième paire ne s'enfonce point dans l'œil en masse comme le nerf optique doit le faire, mais bien en se disséminant en filets qui représentent évidemment les nerfs dits ciliaires ou iriens. Nous ne doutons pas qu'en opérant les mêmes recherches avec les mêmes soins, on ne pût suivre les nerfs optiques avec plus de facilité dans tout leur cours chez le rat-taupe du Cap, qui, au témoignage de Serres (d'après Delalande), jouit d'une vue assez étendue, et dont les yeux sont aussi bien plus grands que ceux de la taupe de nos contrées : peut-être, avec de l'attention, arriverait-on au même résultat sans de très-grandes difficultés sur les musaraignes, malgré leur petite taille, puisque Serres assure également que leur vision n'est point douteuse.

Nés presque exclusivement des tubercules quadrijumeaux ou lobes optiques chez tous les vertébrés, les nerfs de ce nom ne se comportent pas dans tous de la même manière : chez les poissons, les deux nerfs optiques se croisent par superposition *(fig. 74)* pure et simple : les reptiles ont, à la partie postérieure du croisement, une arcade ou commissure transversale, et la portion essentielle de chaque nerf s'enchevêtre avec celle de son congénère, de telle sorte qu'une portion de l'un traverse une boutonnière de l'autre *(fig. 76)* : chez le caméléon même, le nerf gauche semble traverser tout entier celui du côté droit. La décussation est donc encore ici bien évidente. Elle a pu sembler plus douteuse pour les oiseaux et les mammifères ; mais des faits d'atrophie propagée diagonalement de l'œil perdu aux tubercules cérébraux du côté opposé (Sœmmerring, Ebel, etc.), une anatomie minutieuse chez de jeunes embryons (Serres), plusieurs oiseaux (Petit), le cheval (Cuvier), divers mammifères carnassiers (Desmoulins), le singe vert (Tréviranus), et même l'homme (Caldani, Wenzel, Müller, Walker), nous forcent à reconnaître et la décussation et la commissure transversale, et de plus, des fibres marchant directement d'avant en arrière et sans croisement *(fig. 75)*. Si l'usage particulier de ces diverses portions n'est pas facile à conjecturer, on verra ailleurs qu'il n'en est pas absolument ainsi des divers points d'origine d'où partent les racines de ce nerf; disons ici, en deux mots, qu'il ne paraît rien emprunter à la couche optique (1), malgré l'ancienne opinion et quelques apparences de pure contiguité; disons que les tubercules quadrijumeaux ou lobes optiques en sont les principales sources *(fig. 73)*, et que les pédoncules cérébraux, ou la partie du cerveau qui avoisine leur insertion, peuvent aussi leur donner quelques filaments : on sait, en effet, que le nerf optique adhère fortement à cette région de l'encéphale avant sa décussation et à l'endroit même encore où elle s'opère; d'où l'erreur de Carus, qui pense que les petits nerfs optiques, observés chez la taupe, naissent du plancher du troisième ventricule plutôt que de la décussation des parties postérieures.

Ce qui ressort le plus évidemment de tout ceci, c'est que, chez les vertébrés, le nerf optique ayant des racines multiples dans différents points de l'encéphale, nous pourrons sans invraisemblance attribuer, à quelques-unes de ses productions, des influences locomotrices ou relatives à la contractilité; on concevra aisément ainsi qu'elles ne sont pas plus incompatibles avec les fonctions sensitives que dans

(1) Wrolik a rapporté l'observation d'un enfant aveugle, dans le cadavre duquel on trouva une atrophie des nerfs optiques, des tubercules quadrijumeaux et des couches optiques; mais cet enfant était *idiot* et difforme depuis les premiers temps de son existence.

le nerf trijumeau, ou dans tout autre nerf sorti du prolongement rachidien de l'encéphale.

Quant à la décussation, ou *chiasma*, comme on l'appelle en anatomie, deux avantages peuvent lui être attribués physiologiquement parlant; mais nous allons voir qu'ils offrent bien des points douteux.

1° Cette fusion des nerfs optiques aide-t-elle à *confondre en une seule les sensations des deux yeux?* Une seule remarque suffit pour prouver l'inutilité d'une pareille disposition anatomique pour obtenir cet effet; les deux oreilles ne croisent point leurs nerfs et n'en apprécient pas moins l'unité d'un son; c'est une opération intellectuelle que cette fusion. D'ailleurs, quand nous voyons double pour peu que les nerfs optiques soient dérangés, nous avons bien la preuve que les sensations des deux yeux ne sont point *organiquement* confondues dans le chiasma, etc. etc.

2° De ce que la décussation est partielle et non totale dans les vertébrés supérieurs, il résulte évidemment que *chaque œil, même isolément impressionné, intéresse dans ses opérations les deux moitiés de l'encéphale*, et que, dans leurs sensations simultanées, ils doivent doubler ou à peu près l'intensité des perceptions, en rendre l'appréciation plus vive, plus rapide, en même temps que la fusion des deux impressions reçues à la fois est plus facile. De là, sans doute, la grande importance du sens de la vue dans la vie intellectuelle de l'homme, importance telle que, chez l'homme sain et entier, presque toutes les opérations mentales s'effectuent à l'aide des idées ou images que ce sens fournit ou a fournies à l'intellect. C'était une conception bien plus étroite et d'ailleurs fausse, que Wollaston avait tirée de ce fait anatomique qu'il n'admettait même que par hypothèse. Wollaston avait été sujet à l'*hémiopsie*, et un autre savant non moins distingué, Arago, en a éprouvé passagèrement aussi les atteintes : dans cet état, comme le savent bien les pathologistes, on ne voit plus que la moitié des objets ; du moins c'est ainsi que s'expriment les malades, et c'est le plus souvent une moitié latérale qui est ainsi soustraite à la sensation : or, comme la même moitié d'un objet visible qui frappe le côté externe d'une des rétines, frappe nécessairement l'interne de la rétine opposée, Wollaston, pensant que dans l'hémiopsie il y a affection d'un des nerfs en arrière de l'entre-croisement, en concluait que chacun d'eux se divisait dans le chiasma en deux parties égales, l'une allant directement former la moitié externe de la rétine de son côté, l'autre marchant obliquement au contraire vers la moitié interne de la rétine du côté opposé. De là vient, ajoutait-il, que nous voyons comme simple, parce que nous le voyons par un seul nerf, tout objet qui frappe à la fois ces deux moitiés *hétéronymes* des deux yeux, comme cela doit naturellement arriver pour tous les objets visibles d'après les lois de l'optique. L'œil du lapin où le nerf optique se divise en deux bandelettes latérales pour former la rétine ; le partage en deux moitiés que Serres dit avoir observées dans l'embryon très-jeune de plusieurs oiseaux et mammifères, pour le nerf même, appuieraient cette opinion ingénieuse (1) ; disons ce qui nous a empêché de l'adopter.

(1) Voici encore un fait qu'on pourrait citer en sa faveur ; mais il est facile

Déviez, par une pression latérale, un des axes optiques, et les objets vous paraîtront doubles ; vous diriez, avec Wollaston, que, par cette déviation, vous avez mis en rapport avec l'objet deux moitiés de rétine provenant des deux nerfs et non d'un seul ; mais, si la déviation est peu considérable, il est clair qu'elle ne suffit pas pour empêcher l'image d'un même objet de tomber sur deux portions de rétine supposées émanées de la même souche, et pourtant vous y voyez double. Il y a plus, opérez la pression en haut ou en bas de l'un des deux yeux, vous y verrez double également sans avoir aucunement changé les rapports des deux moitiés *latérales* de l'œil avec celles de l'autre œil ; donc, ce n'est pas à cause d'une division *organique* en deux moitiés que nous voyons simples les objets peints dans les deux yeux, c'est en raison de l'*habitude* qu'ont certains points de la rétine de sentir ensemble : ces points *synesthétiques* se sont, aussi bien que ceux qui leur correspondent dans le *sensorium*, harmonisés ensemble par l'effet de l'éducation (1), qui nous a appris que, toutes les fois que la même image se produit à la fois sur ces points, elle répond à un seul objet et équivaut à une seule image. J'ai d'ailleurs moi-même éprouvé l'hémiopsie nerveuse et passa-

de sentir, pour peu qu'on y réfléchisse, qu'il n'est pas concluant. Une dame de beaucoup d'esprit et de sens, devenue aveugle par suite d'un double glaucome, me disait voir constamment (dans l'obscurité comme au jour) une lueur blanche en dehors de l'œil gauche et une barre noire en dehors aussi à l'œil droit.

(1) Ce qui a déterminé cette synesthésie, c'est la nécessité où nous sommes de fixer toujours le même point, le point central des deux rétines, sur l'objet que nous voulons examiner ; la fixation de ces deux points détermine la fixation simultanée de tous les autres, et partant leur habitude de sentir ensemble.

gère dont il a été question plus haut ; mais il ne m'a nullement paru rationnel d'en déduire les mêmes conséquences que le savant physicien anglais (1).

B. Rétine. Le nerf optique n'est nullement différent de la plupart des autres ; c'est, dans beaucoup de poissons et d'oiseaux, un écheveau de filets bien distincts ; d'autres fois ils sont réunis en une sorte de nappe longitudinalement plissée (Malpighi, Desmoulins, etc.) : chez les mammifères, ce n'est pas, comme l'ont dit Reil et Cuvier, une masse perforée de canaux parallèles, remplis de substance nerveuse ; c'est un assemblage de filets nerveux un peu adhérents entre eux au moyen d'une cellulosité pourtant assez lâche, et l'œil nu le reconnaît très-bien chez le bœuf ; mais le microscope apprend que chacun de ces filets est formé d'une réunion de filaments bien plus fins et composés eux-mêmes d'une série de globules nerveux. Cet assemblage est, au reste, entouré d'un double névrilème ; le plus épais, suite de la dure-mère, se confond avec la sclérotique ; le plus fin est une continuation de la pie-mère et peut-être de la choroïde; en effet, il est un peu noirci aux approches de l'œil, et on trouve aussi du pigment noir entre

(1) Il y avait en même temps une hémicrânie (migraine) assez forte. Je commençai par ne point voir la lettre que je traçais en exécutant ma signature, puis *à peu près* la moitié du champ visuel à ma gauche cessa d'être visible, l'œil droit paraissait être seul affecté ; il y avait douleur profonde dans l'orbite de ce côté-là ; toutefois, en regardant de l'œil gauche, l'obscurité couvrait encore la moitié du champ visuel, mais à un moindre degré ; et, ce qui est à remarquer, l'œil droit, ainsi clos, voyait comme en feu et en mouvement tout l'espace mal distingué par l'œil ouvert. J'en ai conclu qu'il n'y avait de malade qu'une partie du côté externe de la rétine droite, et que l'œil droit ne troublait la vision du gauche qu'en reportant au sensorium ses sensations morbides avec les sensations normales de son congénère. Je m'en suis assuré plus tard par l'expérience ; car j'obtenais les mêmes effets en dirigeant, sur la même partie de la rétine, le reflet brillant d'un miroir.

les principaux filets qui criblent la sclérotique et la choroïde pour s'épanouir dans l'œil en formant la rétine.

Ce n'est pas par conjecture, mais d'après l'inspection directe que nous établissons la continuité du nerf et de la membrane médullaire de l'œil, bien que le premier se resserre notablement au moment de traverser les enveloppes du globe oculaire. Les filaments de l'un sont clairement la suite des filaments de l'autre : nous l'avons reconnu facilement chez le bœuf, plus facilement chez le lapin, qui avait fourni la même remarque à bien d'autres anatomistes ; et nous verrons bientôt jusqu'à quel point l'analogie fournie par les animaux invertébrés est favorable à cette assertion et contraire à celle de Desmoulins, qui ne veut voir, dans la rétine, qu'un organe à part, une membrane pulpeuse, et seulement soudée au bouton terminal du nerf optique. Cette opinion concordait assez bien avec celle d'une forme purement membraneuse, d'une agrégation irrégulière de globules disposés sans ordre, attribuée à la rétine par beaucoup d'anatomistes, et récemment encore par Lauth. Cependant Valsalva, Morgagni, Haller avaient reconnu l'état fibreux de la rétine dans l'œil des poissons, du héron, de la chouette, du cochon. Cuvier en dit aussi quelques mots pour les mammifères. Quelques jours de macération dans l'alcool nous ont permis de bien voir, à l'aide d'une forte loupe, les filaments de la rétine chez l'homme, le macaque, le bœuf, le mouton, les oiseaux, les poissons; nous avons pu même les suivre jusqu'à la partie antérieure de cette membrane, c'est-à-dire au niveau de la naissance des procès ciliaires. Là une partie de ces filaments semble s'arrêter; une autre partie, celle peut-être qui a ses racines à la base du cerveau, ou dans les tubercules quadrijumeaux postérieurs, se continue en languettes pour se porter au cristallin et lui donner l'activité vitale, la faculté contractile dont nous le croyons doué et dont il a déjà été question plus haut.

C'est chez l'homme surtout (*fig.* 77) que nous avons bien vu ces languettes rétinales, soit à travers le vitré coupé par son milieu et les laissant distinguer entre les procès ciliaires de la ruyschienne, soit sur la couronne de Zinn dont elles recouvrent les saillies : nous les avons vues, quoique moins facilement, dans l'œil du bœuf, du mouton, où elles ne constituent que des fascicules de filaments presque isolés et imbibés souvent du pigment ruyschien qui les masque; Wagner paraît les avoir exactement observées sur le lapin albinos : les oiseaux, les poissons ne nous ont montré, à leur place, qu'une expansion membraniforme, continuation de la rétine très-amincie et surtout très-facile à déchirer et bien souvent rompue, dans toute son étendue, si l'on n'a pas opéré sous l'eau et avec de minutieuses précautions. C'est sur la demi-capsule postérieure du cristallin que ces filaments se portent et se divisent, comme il a été dit précédemment. Ce sont ces languettes qui ont été connues imparfaitement et sous des noms divers: Brewster y a vu des tendons à l'aide desquels les procès ciliaires, supposés contractiles, reculeraient le cristallin; Jules Cloquet ne leur attribue d'autre usage que de fixer cette lentille ; Ribes les a prises pour des canaux conduisant, dans les deux chambres de l'œil, l'humeur aqueuse sécrétée par le vitré ; Young, Walter et Meckel les ont crues vasculaires ; de Blainville n'a vu là qu'un dédoublement de la rétine qu'il a confondu avec la couronne de Zinn, production de la membrane hyaloïde, et qui n'a rien de nerveux. Il ne faut pas considérer non plus comme nerveuse la membrane (1) qui, chez l'homme et chez beaucoup d'autres vertébrés, double, en dehors, la rétine ; membrane amorphe, qui s'ossifie dans certains cas de cécité, mais qui n'a d'autre usage apparent que d'empêcher les filaments rétiniens de s'imbiber du pigment ruyschien, dont on a voulu aussi faire une membrane à part quand il se détachait en une couche continue, comme cela arrive quelquefois.

Dans la rétine même, ces innombrables filaments sont très-régulièrement étendus côte à côte et rayonnant dans tous les sens, de leur point de départ (insertion du nerf) vers la circonférence (2); nulle division réelle, nulle anastomose ne s'y fait remarquer, et tout nous porte à croire qu'une impression faite sur un de ces filaments est directement propagée, par continuité de substance, jusqu'à l'encé-

(1) Je n'ai point vu, du côté du corps vitré, la lame vasculaire, dite arachnoïde, de certains anatomistes, mais seulement un réseau de vaisseaux sanguins très-fins, continus sans doute à des vaisseaux incolores et qui paraissent nourrir à la fois la rétine et le vitré : de là, la propagation de l'inflammation de l'un à l'autre dans le glaucome qui détruit à la fois la limpidité du vitré et la sensibilité de la rétine, après y avoir causé de vives douleurs

(2) Au microscope, la rétine du mouton m'offre des points ronds, blancs, disséminés peu régulièrement et surtout trop écartés pour qu'on puisse les croire des terminaisons de filets nerveux propres à recevoir directement l'action de la lumière.

phale ; circonstance qui, jointe à leur excessive ténuité, à leur nombre immense, est bien propre à expliquer la netteté des impressions si complexes que nous donne simultanément le sens de la vue, et la ténuité des images qu'il nous permet d'apprécier, surtout quand l'éducation en a perfectionné l'exercice. Mais, de cette disposition même, résulte inévitablement que les filaments, parallèles au pourtour de l'œil, se superposent à mesure qu'ils se rapprochent du centre commun ; que la rétine est d'autant plus épaisse qu'on la considère plus près de l'insertion du nerf optique *(fig. 78)*. La conséquence physiologique de cet état de choses est que les filaments diaphanes de la rétine doivent être, presque tous à la fois, pénétrés par les images lumineuses peintes vers leur centre d'origine, puisque là ils sont réunis, superposés, serrés les uns sur les autres. Les objets qui se peignent dans cette partie du fond de l'œil sont donc les mieux vus, parce qu'ils impressionnent un plus grand nombre de fibrilles nerveuses à la fois, et qu'ils les impressionnent plus près du point de transmission à l'encéphale, effaçant ainsi, en partie, les impressions reçues dans des points plus excentriques. Ainsi s'explique ce fait que nous ne voyons bien clairement que les objets situés dans l'axe de l'œil. Déjà nous avons prouvé, à l'occasion des courbures du cristallin, que cette faiblesse des impressions périphériques ne saurait être attribuée à une diffusion physique, à une aberration de dioptrique ; et un examen attentif suffit pour nous prouver que les objets qui nous entourent sont vus *faiblement, mais nettement*, c'est-à-dire sans trouble et sans confusion (1), quoique l'œil soit dirigé vers les objets situés devant nous. L'expérience sur l'œil de lapin albinos a démontré cette netteté des images périphériques : donc c'est dans la rétine et ses fonctions qu'il faut chercher l'interprétation du fait; Young l'avait senti sans l'expliquer; il se contente d'admettre, dans cette membrane, une sensibilité moindre à la circonférence qu'au centre, et de dire que tel a été le vœu de la nature. Ne pouvant nous en tenir à ces données générales, nous devons d'abord préciser notre langage : ce point central plus puissant, plus sensible, nous l'appellerons *centre visuel ou physiologique*, et l'*axe visuel* sera la ligne qui de ce point s'élèvera à travers les centres de réfraction du cristallin et de la cornée transparente; nous éviterons ainsi de confondre ce dernier avec l'*axe apparent*, c'est-à-dire avec une ligne qui traverserait l'œil par le milieu de la cornée et du globe considéré en masse, ou même avec l'*axe physique ou optique*, axe de réfraction, qui n'est pas toujours identique avec le visuel, bien qu'il s'en rapproche beaucoup en général. La différence est souvent au contraire fort grande entre l'axe apparent et le visuel, et cela ressort d'une particularité bien connue, l'insertion plus ou moins latérale du nerf optique au fond de l'œil (*voy. fig.* 54.) Le genre *felis* (lynx, lion, chat, etc.) et les phoques ont cette insertion à peu près centrale ; aussi, chez eux, l'axe visuel, l'axe optique, l'axe apparent se confondent-ils

(1) Cette expérience réussit mieux vers le soir ou à une lumière faible, parce qu'alors la pupille est plus dilatée; elle offre des résultats plus sensibles si les objets vus de côté sont en mouvement, parce que les impressions n'ont pas le temps de s'atténuer par épuisement ou fatigue.

à peu près en un seul, et de là vient la douceur, l'air d'intelligence qu'on trouve dans leur regard. Mais presque tous les autres mammifères et surtout les ruminants (*fig.* 54), les solipèdes, les oiseaux, les reptiles, les poissons (1) ont l'insertion fortement déviée en bas et en dehors, ou plutôt en arrière, quand les yeux sont très-latéralement placés ; il s'ensuit que l'axe visuel est dirigé bien plus en dedans ou en avant que l'axe apparent : cette direction concorde avec celle de l'axe physique, la cornée ayant son sommet plus en dedans que le centre : c'est aussi du côté interne que la cornée est plus large et la pupille plus ouverte chez les ruminants. Tout cela peut compenser l'inconvénient de la position latérale de l'œil ; mais il s'ensuit que, quand ces divers animaux veulent voir devant eux un objet des deux yeux à la fois (ce qui est possible au plus grand nombre, quoiqu'on ait souvent dit le contraire), ils nous paraissent *loucher* fortement en dehors et un peu en bas. Ce strabisme divergent, nous l'avons constaté directement et à de nombreuses reprises, sur le bœuf, le cheval, le mouton, la gazelle, la girafe, le chien, l'autruche, l'aigle, etc. Chez les premiers, il est si fort qu'il doit contribuer beaucoup à leur donner cette étrangeté dans le regard, cet air farouche ou stupide qui n'est jamais plus frappant que quand on les regarde en face. Pour le chien,

(1) On a souvent parlé de cette excentricité sans déterminer le côté où elle a lieu ; Haller a même déterminé faussement ce côté pour plusieurs espèces, sans doute parce qu'il examinait les yeux enlevés de l'orbite. Sœmmerring fils, de Blainville, Desmoulins, ont mieux précisé le fait pour un certain nombre d'animaux. Nous pouvons donner, comme règle générale, que, à part l'homme et les singes qui ont l'insertion interne, tous les vertébrés l'ont plus ou moins externe ou postérieure (yeux très-latéraux).

au contraire, il est si faible qu'on ne s'en aperçoit pas au premier abord, bien qu'il soit très-réel (1) : l'écartement des yeux, modéré chez ceux-ci, considérable chez ceux-là, est en partie, sans doute, la cause de cette différence, due aussi, en partie, au degré d'excentricité du nerf optique. Ces effets pourraient être diminués dans le mouton, par un faisceau de filaments plus serrés qui se dirige vers le centre de l'œil ; dans le lapin et le lièvre, par la division du nerf en deux bandelettes horizontales d'où partent toutes les fibrilles nerveuses; dans les oiseaux, par les plis larges et multipliés de leur rétine, si remarquables surtout sur les oiseaux de haut vol (Desmoulins). Ces plis augmentant, en divers points, l'épaisseur de la membrane, renforcent la sensation dans une plus grande étendue, diminuent la prépondérance du centre visuel et expliquent en partie pourquoi les oiseaux même qui peuvent voir devant eux, comme l'aigle, préfèrent regarder d'un seul œil, en tournant la tête de côté, lorsque quelque geste menaçant excite fortement leur attention.

C'est à peu près la seule manière dont regardent les gallinacés, les palmipèdes, les passereaux, les perroquets, les lézards, les lièvres, etc., qui, quoique voyant des deux yeux deux tableaux différents, ne les en voient pas moins distincts, ainsi que nous l'avons dit plus haut, selon qu'ils dirigent leur attention sur l'un ou sur l'autre, de même que nous pouvons le faire en plaçant entre nos yeux un écran qui cache à l'un ce qui est visible à l'autre :

(1) Le plan des deux iris regarde en dehors au lieu de regarder en dedans; on peut s'en assurer sans peine.

c'est ce que le caméléon nous prouve par les mouvements indépendants qu'il imprime à ses deux yeux, tandis que les nôtres se suivent si régulièrement par l'effet de l'éducation et de l'habitude (1).

Chez l'*homme* et (suivant Sœmmerring fils) chez les *singes*, l'insertion du nerf optique se fait plus en dedans que le centre du fond de l'œil; ils devraient donc, d'après ce qui a été dit précédemment, *loucher* en dedans; et ce *strabisme convergent* (2) n'est effectivement pas rare, soit pour un œil, soit pour tous deux : sans doute, alors le centre visuel est bien réellement à l'insertion du nerf optique ou s'en rapproche beaucoup; mais c'est un état anormal, car, dans la conformation ordinaire, le centre visuel est à quelques lignes plus en dehors que cette insertion, il répond exactement au centre géométrique de l'hémisphère postérieur du globe oculaire; de sorte que, l'*axe visuel étant le même que l'axe apparent*, il n'y a pas de strabisme. On connaît la tache jaune de Sœmmerring, c'est là le centre en question; on sait qu'il est facile, par distension, de faire paraître une dépression, un trou au milieu de cette tache,

(1) La preuve que cette liaison des mouvements est un effet de la volonté devenu automatique, c'est que l'accord des deux yeux n'est plus complet quand l'un est fermé et l'autre ouvert, puisque, quand on rouvre le premier, on voit double, les deux axes visuels n'étant plus en rapport.

(2) Ce strabisme doit être nommé *sensitif* pour le distinguer du *strabisme de réfraction* dont nous avons parlé plus haut. Celui dont il s'agit ici avait été admis, d'une manière moins précise, par les médecins qui l'ont défini une déviation des points homologues (synesthétiques) des deux rétines. Dans le cas où un état convulsif ou paralytique des muscles de l'œil change les axes optiques, on a remarqué que l'individu voit d'abord les objets doubles, mais que, à la longue, il s'accoutume à les voir simples, le strabisme étant devenu parfait. Certes, alors le centre visuel ne saurait avoir changé, mais l'attention a pris l'habitude de se porter sur un autre point dans l'œil dévié, ou bien de n'en pas tenir compte, comme dans le strabisme par réfraction.

c'est le point de divergence des fibrilles nerveuses qui s'en échappent en rayonnant de toutes parts; on a noté aussi l'épaississement ou pli qui se trouve entre l'insertion du nerf et la tache, c'est un gros faisceau qui reporte immédiatement la masse (1) des filaments nerveux au centre visuel, d'où ils s'épanouissent en tous sens (*fig.* 77, a). Les détails que nous venons de formuler, nous les avons reconnus, chez l'homme, par une inspection attentive et réitérée à des grossissements assez forts; car les filaments rétinaux sont ici plus fins que dans l'œil du bœuf, quoique tout aussi régulièrement agencés. Sur l'œil du macaque nous avons vu le pli offrant beaucoup d'épaisseur et s'enroulant en forme de crosse d'évêque autour de la tache jaune.

Quant à l'insensibilité de l'insertion même du nerf optique, qu'on a cru démontrer par l'expérience de Mariotte (2), nous croyons qu'elle ne prouve autre chose que l'insensibilité du point par lequel l'artère centrale de la rétine entre dans l'œil; on n'en saurait

(1) D'après cela, c'est peut-être sur ce faisceau qu'il faudrait supposer le centre visuel, qui serait ainsi un peu plus en dedans que le centre géométrique; s'il en était ainsi, la déviation serait si peu sensible qu'il n'y aurait pas strabisme apparent; nous avons déjà vu que, pour le chien, on ne s'aperçoit qu'à peine du strabisme divergent qui lui est naturel, bien qu'il soit assez considérable : d'ailleurs, chez l'homme même, cette déviation est rendue moins nécessaire, vu la forme de l'iris dont l'ouverture pupillaire est plus rapprochée du côté interne que de l'externe. Il semble aussi que la position transversale de l'épaississement ou pli de la rétine, doit amener quelques effets particuliers; nous y rattachons ceux qu'a récemment signalés Plateau de Bruxelles. De diverses expériences il conclut qu'il y a dans la vision quelque chose qui altère la symétrie et établit une différence notable, selon qu'un même objet est vu dans un sens vertical ou horizontal.

(2) Placez deux pains à cacheter de couleur vive sur une muraille à un demi-pied de distance et celui de droite un peu plus élevé que celui de gauche, regardez celui-ci de l'œil droit en reculant peu à peu; arrivé à la distance de deux pieds vous cesserez de voir l'autre, dont l'image doit effectivement tomber alors au centre de l'insertion du nerf optique.

donc tirer aucune conséquence contre la sensibilité de la rétine même avec Mariotte et Lecat, ou contre la dépendance, la continuité bien réelle entre cette membrane et le nerf.

Ainsi, tout nous démontre que le centre visuel est au point le plus épais de la rétine ; aussi le dirigeons-nous constamment vers les objets que nous voulons examiner. Toutefois, la vision moins claire des corps environnants ne nous en est pas moins utile, puisqu'elle nous avertit, vaguement sans doute, mais suffisamment, de l'approche de quelque ennemi, de la présence de quelque objet de désir, de tous les mouvements notables qui s'exécutent autour de nous, et qu'elle nous détermine, en conséquence, à diriger plus positivement nos regards vers les points qui excitent plus puissamment notre curiosité (Descartes).

Nous n'arrêterons pas le lecteur sur d'autres faits relatifs aux fonctions de la rétine, tels que le jugement qu'elle nous permet de porter au sujet de la situation absolue et relative des objets, de leur forme, de leur couleur, de leurs mouvements ; tout cela est évidemment en rapport avec la situation, la grandeur, les nuances et les teintes, le changement de place des images peintes au fond de l'œil, et la connaissance pratique que nous avons de la marche en ligne droite des rayons lumineux ; toutes circonstances que l'éducation et l'habitude apprennent à apprécier, tant aux animaux qu'à l'homme. Pour ce qui est de la durée des impressions sur la rétine, de la transmutation des spectres oculaires dans l'œil fermé, etc., ce sont des faits dont nous avons tiré parti pour résoudre certains problèmes des sensations en général ; il serait donc superflu d'y revenir encore.

§ VIII. *Récapitulation comparative.*

En prenant l'*homme* pour type et basant l'histoire des fonctions sur celle des organes, nous avons vu les yeux un peu plus écartés chez lui que chez les singes, plus rapprochés au contraire et plus antérieurs que ceux de presque tous les autres vertébrés ; renfermés dans une cavité osseuse, garnis de paupières et de voies lacrymales, pourvus de muscles propres à les mouvoir dans toutes les directions, à les rouler même sur leur axe : nous les avons vus affecter la forme globuleuse et une mollesse qui pourtant ne leur permet de changer notablement ni de dimensions ni de forme. Nous avons reconnu que l'iris exécute des mouvements automatiques, sans être le véritable organe qui accommode la vision aux distances ; que le cristallin est contractile, animé par des filaments nerveux émanés de la rétine, et préposé à cette importante harmonisation entre nos besoins et nos sensations ; que sa faible convexité se lie avec la profondeur du globe oculaire ; que ses courbures et celles de la cornée ne sont nullement de nature sphérique, mais ellipsoïdales et bien mieux accommodées à leur destination ; que le vitré soutient le fond de l'œil à la distance convenue, et sécrète l'humeur aqueuse qui soutient également la saillie de la cornée transparente ; qu'enfin le nerf optique s'insère en dedans du centre géométrique du fond de l'œil, mais que le vrai centre visuel, centre d'émanation des filaments nerveux dont se compose la rétine, est néanmoins en rapport avec ce dernier, soit sur la tache jaune, soit sur le pli qui la joint à l'insertion susdite.

Quant aux *autres mammifères*, à part les singes qui diffèrent bien peu de l'homme, une véritable paupière interne ou clignotante; plus d'épaisseur et de fermeté dans leur sclérotique qui n'est plus soutenue par une forme exactement sphérique, mais qui est plus ou moins élargie; un globe oculaire moins profond, mais aussi des appareils de réfraction plus aptes aux effets de convergence; souvent un tapis ruyschien; l'insertion du nerf optique et le centre visuel plus en dehors, et donnant lieu à un strabisme divergent qu'on peut appeler normal : voilà les différences générales qu'on peut établir entre eux et l'homme.

Aux *oiseaux* on peut assigner : une paupière clignotante fort étendue et très-mobile; un œil grand, large et aplati, forme soutenue par un anneau de squames osseuses au bord antérieur de la sclérotique et par la consistance cartilagineuse de la choroïde; une cornée, un cristallin proportionnellement petits, mais à réfraction puissante; un éventail ou peigne ruyschien; des procès ciliaires peu saillants; une rétine souvent large et plissée.

Aux *reptiles*, à peu près mêmes caractères; transition entre les oiseaux et les poissons : ainsi, cercle osseux à la sclérotique des sauriens, nul chez les batraciens et les serpents; rudiment de peigne ruyschien; cristallin souvent globuleux. Ce qui leur est particulier, c'est le croisement des nerfs optiques traversés l'un par l'autre.

Enfin aux *poissons*, paupières et voies lacrymales communément nulles ou rudimentaires; œil grand et plat; sclérotique osseuse ou presque osseuse sans segmentation; choroïde argentée, séparée de la ruyschienne par un ganglion vasculaire dont l'usage est inconnu; rudiment de peigne et de procès ciliaires; iris immobile; cornée peu saillante; cristallin sphéroïdal; nerfs optiques croisés sans adhérence : tels sont les caractères distinctifs de leurs organes visuels.

Mais parmi tous ces vertébrés de classes différentes, il en est qui se trouvent dans des conditions analogues, et présentent quelques dispositions communes essentiellement physiologiques.

1° Les animaux *nocturnes*, à part quelques exceptions (comme les chauves-souris, chez lesquelles l'ouïe et le toucher suppléent à l'imperfection de la vue), ont l'œil très-grand, dirigé en avant, bien ouvert (ex. tarsier, grand duc, etc.); la cornée proportionnellement fort large; le cristallin volumineux, et par une conséquence nécessaire, le vitré peu abondant; la ruyschienne pourvue d'un tapis brillant; les procès ciliaires très-grands, et la rétine d'une médiocre étendue, ce qui peut lui donner une sensibilité plus grande, la masse restant la même. Ceux qui doivent aussi voir dans le jour ont la pupille allongée et susceptible d'un resserrement considérable.

La vision nocturne est, dans quelques cas, favorisée par l'*albinisme*; décoloration de la peau, des poils et de la ruyschienne, qui fait paraître l'iris blanchâtre et la pupille rouge, couleur du sang qui remplit les vaisseaux choroïdiens.

2° Les animaux *souterrains*, au contraire, destinés à vivre dans des ténèbres complètes, comme la taupe, la chrysochlore, le zemni parmi les mammifères, le protée, la cécilie, l'amphisbène parmi les reptiles, les ammocètes et myxines parmi les poissons, ont l'œil, ou tout-à-fait nul, ou caché sous la peau, ou réduit à des dimensions si minimes que ses usages sont presque nuls.

3° Les animaux *aquatiques* sont souvent dépourvus de paupières et de voies lacrymales; plus généralement encore, leur cornée est peu saillante, mais leur cristallin épais et convexe, globuleux ou subglobuleux : c'est le cas des poissons, de beaucoup de reptiles, des phoques, des oiseaux plongeurs, etc.

4° Enfin, les animaux *aériens* par excellence, les oiseaux de haut vol par exemple, ont la cornée saillante, le cristallin petit, mais non mince comme on l'a, trop spéculativement, prétendu. Ce qui les distingue surtout, c'est une rétine dont l'épaisseur est au moins triplée par les plis imbriqués qu'on y remarque, et qui nous semblent, comme le pensait Desmoulins, expliquer suffisamment cette puissance visuelle qu'on a, de tous temps, admirée chez l'aigle et le faucon, mais que l'amour du merveilleux a souvent empreinte d'une exagération poétique.

ARTICLE III. – Mollusques.

Ce n'est pas seulement en raison de ses singularités que l'œil des mollusques céphalopodes, du calmar, de la seiche, mérite de nous occuper; c'est surtout en raison des applications que sa structure peut offrir à celle de l'œil des vertébrés et des animaux articulés, et de la transition qu'il manifeste de l'une à l'autre de ces formes si différentes au premier abord. Des discussions minutieuses sur les déterminations données de ses diverses parties par divers anatomistes, par Cuvier surtout, nous entraîneraient hors des bornes de la physiologie; nous indiquerons brièvement ce que nous ont appris des dissections délicates et des observations microscopiques.

Que la peau amincie (seiche commune, etc.) passe au-devant de l'œil comme chez les serpents, ou qu'elle y soit ouverte (calmar sagitté, poulpe, etc.), on n'en trouvera pas moins, dans une sorte d'orbite à plancher cartilagineux, une masse piriforme, mue par six petits muscles, quatre droits et deux obliques. La sclérotique revêt cette masse (*voy. l'explication de la fig.* 79); mais en avant ou en dehors elle est ouverte, la cornée *semble* manquer, on croirait voir le cristallin saillir dans le vide qu'elle laisse : c'est une demi-lentille transparente, assez petite, qu'on aperçoit ainsi collée sur la face antérieure du vrai cristallin. Cette demi-lentille antérieure est, pour de Blainville, une cornée détachée de la sclérotique et comme suspendue aux procès ciliaires, circonstance qui serait très-propre à prouver l'indépendance des membranes que je viens de nommer. Cette indépendance, au reste, ne serait pas moins manifeste encore, en rejetant l'opinion émise par de Blainville, puisqu'il y aurait absence de la cornée transparente, bien que la sclérotique ne manque pas.

La partie postérieure ou interne de la sclérotique renferme des pelotons graisseux, un nerf optique bientôt renflé en ganglion, puis sous-divisé en nombreux filets, et enfin le globe de l'œil, dont la forme extérieure est déterminée par une choroïde épaisse, de consistance cartilagineuse, doublée extérieurement d'une couche concrète de pigment nacré, percée dans sa moitié postérieure par les nombreux filets du nerf optique qui s'entrecroisent de haut en bas avant d'y atteindre, fait curieux, signalé déjà par delle Chiaje.

Cette choroïde a été souvent prise pour la sclérotique, et telle a été particulièrement l'erreur de Cuvier; une épaisse ruyschienne la tapisse en dedans, forme une couronne de procès ciliaires, à laquelle est suspendu le cristallin; entre les deux hémisphères de cette lentille s'enfonce une production membraneuse, diaphane, qui se dissémine par feuillets entre les lames de l'hémisphère antérieur comme du postérieur, ce qui semble éloigner l'idée que le premier est une cornée transparente déplacée de ses connexions ordinaires. Non-seulement, en effet, cette demi-lentille n'a avec la sclérotique aucun rapport, mais elle se trouve même placée derrière l'iris.

Ce diaphragme constitue effectivement l'ouverture pupillaire par laquelle on peut apercevoir la demi-lentille susdite, et si la détermination de cet iris pouvait laisser au premier abord quelque incertitude, parce que extérieurement la sclérotique y adhère en s'amincissant, le vernis noir qui en tapisse la face postérieure (uvée), et la continuité évidente de ses deux feuillets avec la ruyschienne et la choroïde, ne laisseraient plus aucun doute.

La ruyschienne a été communément prise pour la rétine; épaissie, dans la majeure partie de son étendue, par les filets nerveux qui la pénètrent après avoir traversé la choroïde, elle devait effectivement paraître une combinaison de la rétine et de la vraie ruyschienne qui ne reprend sa minceur et ses autres caractères qu'au voisinage de la couronne ciliaire.

Mais la rétine existe en réalité, indépendamment de la ruyschienne. Une couche épaisse de substance comme pulpeuse a été signalée par tous les anatomistes à la surface interne de celle-ci; en la soumettant par fragments à l'inspection microscopique, nous l'avons reconnue formée, non comme le pensait Cuvier, par un pigment opaque et qui rendrait impossible l'abord des rayons lumineux jusqu'à la membrane nerveuse, mais bien par un assemblage d'innombrables filaments nerveux eux-mêmes, perpendiculaires au plan de la membrane fragile mais épaisse que constitue leur ensemble, serrés comme les filaments du plus fin velours, et séparés seulement par une petite quantité de pigment coloré qui ne peut empêcher la lumière de frapper sur leur extrémité (*fig.* 80). Au moment où nous nous disposions à publier cette découverte dont nous avions rendu témoin le savant Windischmann, nous l'avons vu publier par un anatomiste anglais (Warthon Jones) arrivé, de son côté, aux mêmes résultats. La vision des céphalopodes n'est donc plus un problème insoluble comme quand on ne voyait là qu'un tapis de matière colorante, et il n'est plus nécessaire, pour échapper à cette difficulté, d'attribuer, avec delle Chiaje, le nom de rétine à une dernière tunique mince, pellucide et qui n'est autre que le sac d'un vitré totalement liquide. On peut s'étonner que cet assemblage de filaments nerveux se détache si aisément des filets dont est pénétrée la ruyschienne et qui pourtant leur donnent évidemment naissance (1); c'est qu'il y a, à leur jonction, une sorte d'articulation par une substance plus molle, comme nous voyons, dans divers faisceaux encéphaliques, les fibres blanches interrompues par des amas de substance grise, et comme le nerf optique même de la seiche en offre un exemple : entre son renflement gangliforme et le tronc qui vient de l'encéphale, il y a une intersection grise bien manifeste. Nous retrouverons, dans les animaux articulés, l'analogue de cette disposition et de cette constitution de la rétine assez différente de ce que nous avions vu précédemment chez les vertébrés, à l'œil desquels celui des céphalopodes ressemble sous tant d'autres rapports. C'est avec l'œil composé des crustacés et des insectes que celui de ces mollusques offrira des analogies ; d'autres mollusques vont nous présenter des yeux comparables aux ocelles ou stemmates des mêmes animaux et des arachnides.

D'après les intéressantes observations de Swammerdam rectifiées par J. Müller, le limaçon aurait, à l'extrémité de son tentacule supérieur (*fig.* 81),

(1) On en voit flotter les débris en observant dans l'eau, au microscope, une portion de ruyschienne ainsi dépouillée.

un œil véritable, composé d'une choroïde transparente en avant, noire en arrière, et contenant un fluide vitré dans lequel est suspendu un cristallin lenticulaire et très-mou. Cet œil reçoit un nerf très-fin, émanation du gros tronc qui donne au tentacule sa sensibilité tactile. Cet organe, probablement très-myope, ne paraît pas être d'une très-grande utilité à l'animal, qui ne le retire guère, comme on sait, dans l'intérieur du corps, que quand on l'a touché ou du moins approché de bien près.

D'autres mollusques gastéropodes ont l'œil sessile, inséré à la base du tentacule et plus imparfait encore ; on trouve aussi un cristallin, mais volumineux, dur et peu régulier dans le *murex tritonis* (Müller), remplissant presque tout l'œil dans le *voluta cymbium* (de Blainville), la ptérotrachée et la carinaire (delle Chiaje) : la choroïde y forme, en avant, une couronne noire qui rappelle ou l'iris ou les procès ciliaires. Au reste, quelqu'insuffisants que soient ces organes de vision, ils peuvent encore guider l'animal dans sa marche.

Un tel secours devenait inutile à la plupart des mollusques acéphales, qui ne quittent point le lieu de leur naissance ; aussi sont-ils tout-à-fait aveugles, de même que les cirrhipèdes, animaux articulés qui vivent également immobiles au sein des eaux.

ARTICLE IV. – Animaux articulés ou astacaires, etc.

Un caractère presque général des yeux de ces animaux, c'est la rigidité de leur enveloppe extérieure que nous avons vue déjà chez les serpents et les geckos ; c'est aussi leur immobilité. Les crustacés décapodes seuls (astaciens) ont un œil porté, comme celui des limaçons, sur un appendice mobile, mais corné, et dont nous trouvons déjà l'analogue dans l'œil des raies et des squales qui, bien que renfermé dans un orbite, n'en est pas moins articulé sur un pédicule cartilagineux ; les diopsis parmi les insectes, les trombidions parmi les arachnides, ont aussi l'œil pédiculé, mais immobile.

Nous avons déjà fait entendre que les organes de vision dont il nous reste à nous occuper, sont de deux ordres : *simples* ou *composés*.

A. Les yeux simples nommés aussi *yeux lisses*, *ocelles*, *stemmates*, coexistent avec les composés chez quelques crustacés, le cyame, l'apus, le limule (Milne Edwards), chez les insectes orthoptères, névroptères, hémiptères, hyménoptères, diptères à l'état parfait, et le plus souvent il y en a trois placés en triangle sur le front. On ne trouve que deux stemmates latéraux chez les puces et les poux ; ils sont plus nombreux chez les myriapodes ; pour les arachnides, ils sont au nombre de deux (faucheurs, beaucoup d'acarides (1)), de quatre ordinairement plus ou moins confluents (trombidions, érythrées, bdelles et quelques autres acariens, obisies, nymphons), de six (ségestrie, dysdère, scythode), de huit (la plupart des autres arachnides), parfois même de dix et de douze peut-être (certains genres de scorpions). Variables dans leur grandeur proportionnelle, dans leur situation qui fournit

(1) Beaucoup d'acariens parasites sont totalement privés d'yeux ; il en est de même pour la puce des chauves-souris, et pour la nyctéribie.

d'importants caractères zoologiques, dans leur forme tantôt ronde, tantôt ovale, ils offrent aussi des directions souvent très-différentes, trop peu remarquées, et telles qu'ils peuvent faire découvrir à l'animal ce qui se passe autour de lui dans presque tous les sens à la fois : c'est ce que Lyonnet a bien représenté dans ses planches pour l'araignée domestique en particulier. Nous donnons ici la figure de ceux de la mygale maçonne (*fig.* 82).

Chacun de ces *ocelles* (*fig.* 83) est composé, 1° d'une cornée lisse, transparente et fort convexe (1); 2° d'un cristallin dense, sphérique ou lenticulaire, collé derrière la cornée; 3° d'un corps vitré beaucoup moins dense, mais plus large et plus épais que cette lentille, environné par l'expansion rétinale du nerf optique que recouvre elle-même une épaisse couche d'enduit choroïdien. La découverte de ce vitré appartient à J. Müller; Sœmmerring fils n'avait vu qu'une rétine dans cette masse sous-jacente au cristallin; l'alcool, en effet, la rend opaque et pulpeuse, comme nous l'ont montré les grands scorpions, la mygale aviculaire et même la mygale maçonne. Cette structure est exactement la même dans les stemmates des insectes (Sœmmerring, Müller); nous donnons comme exemple la figure de ceux de la cigale plébéienne.

Voilà donc un puissant appareil de réfraction, appareil à foyer très-court et peut-être invariable, vu la grande dureté du cristallin, ce qui peut faire penser que de tels yeux ne sont bons qu'à voir des

(1) Elle l'est fort peu, et même tout-à-fait plate chez les grillons, les locustes.

objets très-voisins : on conçoit d'ailleurs que quand il en existe plusieurs de grandeur, de profondeur et de convexité diverses, comme chez la plupart des araignées, comme chez les scorpions, il y aura aussi des portées de vue assez diversifiées pour le même animal. Les grands yeux médians du scorpion d'Afrique ont une divergence d'axe (Müller) qui prouve assez qu'ils sont destinés à voir au loin ; et leur situation, au milieu de la face supérieure du céphalo-thorax, démontre qu'ils ne peuvent servir, comme les marginaux, à découvrir les petits objets gisants sur le sol. Les quatre gros yeux des saltiques, araignées qui poursuivent une proie ailée, sont tout-à-fait dirigés en avant ; les quatre autres sont tout-à-fait latéraux ; ils ne sauraient voir que confusément de loin, et non assez pour apprécier au juste comme les premiers, dont le développement est souvent énorme eu égard à la taille de l'animal. Les autres arachnides n'ont pas généralement besoin de voir de bien loin ; celles mêmes dont les yeux sont les plus développés, comme les saltiques, ne poursuivent leur proie qu'à la distance de quelques pouces ; et si une araignée rentre dans son trou à l'approche de l'homme, même quand il est encore éloigné de près d'une toise, il n'est pas besoin, pour expliquer ce fait, de lui supposer une vision *distincte* jusqu'à cette distance, mais seulement la perception des masses.

Quant aux insectes, j'ai reconnu, par des expériences, comme Réaumur et Marcel de Serres, qu'ils se passaient beaucoup mieux de leurs stemmates que de leurs yeux composés ; je n'ai pu en déduire aucune autre conclusion certaine si ce n'est qu'il leur restait, avec les premiers, la distinction des ténèbres et de la lumière. Les mantes qui, seules parmi les insectes, tournent le devant de leur tête vers les objets propres à fixer leur attention, continuent à exécuter ce mouvement lors même qu'on a détruit ou couvert les yeux lisses; les guêpes, les sauterelles volent ou sautent comme avant l'opération. En un mot, ces yeux paraissent destinés, comme ceux des limaçons, à faciliter seulement la recherche directe des aliments, la manducation; ils sont effectivement les seuls organes de vision des larves, qui n'ont autre chose à faire que de se nourrir: exemple, les chenilles. Beaucoup d'autres larves sont totalement aveugles.

Ces animaux, aussi bien que les aptères parasites, les myriapodes et les arachnides, ont d'autant moins besoin d'yeux à longue portée qu'ils vivent communément dans l'obscurité; on sait que la plupart des araignées sont nocturnes; beaucoup ont même une partie au moins de leurs yeux à fond brillant, blanc, nacré comme le tapis des mammifères du genre chat: c'est ce qui a fait dire que les yeux de la tarentule luisaient dans les ténèbres. Sur l'œil composé de l'atropos, ou papillon tête de mort, j'ai reconnu que cette couche brillante est formée par des filaments rétinaux courts, parallèles, perpendiculaires au bulbe du nerf optique; y a-t-il quelque chose de semblable dans les stemmates brillants? Les espèces diurnes ont souvent une sorte d'iris soit noir, soit vert, comme certains saltiques, mais nous ne pensons pas qu'il y ait là aucune contractilité.

Les yeux de quelques annélides sont encore moins

grands et moins parfaits que les précédents; Müller a trouvé ceux des néréides composés d'un nerf épanoui derrière un globule de substance blanche mais non transparente, entouré pourtant de pigment foncé en couleur, et recouvert d'un épiderme très-mince. Ceux des sangsues sont, d'après Weber, des corps cylindroïdes assez longs, mais transparents seulement à leur extrémité saillante. On sait que ces ocelles sont souvent nombreux (deux à quatre dans diverses néréides, jusqu'à dix dans les sangsues), et l'on voit qu'ils ne peuvent guère servir à l'animal que pour distinguer la clarté de l'obscurité. Quant aux plaques noirâtres, brunes, rouges qui se remarquent sur la tête des rotifères et même sur le corps de quelques méduses, astéries et de plusieurs monadaires (Ehrenberg), ce ne sont tout au plus que des rudiments d'organe de vision, qui rappellent à peine les yeux véritables des animaux supérieurs, et ne méritent guère d'autre nom que celui de *points oculiformes* qui leur est généralement donné. Ceux des planaires sont certainement formés d'un pigment choroïdien caché sous un épiderme pellucide, mais je n'y ai pas vu le corps vitré et la cornée transparente dont parle Fréd. Schulze.

B. Les *yeux composés*, yeux à facettes ou à réseau, appartiennent presque exclusivement aux crustacés et aux insectes; il faut y joindre seulement les scutigères et peut-être les galéodes. Au reste, 1° le rapprochement, le groupement de tous les ocelles chez certaines araignées (mygales); 2° la confluence de quelques-uns d'entre eux chez d'autres arachnides (épéires, hydracnés, érythrées et trombidions);

3° la contiguité des stemmates de grandeur et de forme diverses chez les scolopendres, si voisines des scutigères; 4° cette considération, plus remarquable encore, que la chenille n'a qu'une couronne de sept à huit stemmates là où le papillon aura un œil à réseau; 5° la transformation (*fig.* 87, 88, 89) successive de l'un de ces groupes dans l'autre, que nous avons observée dans la chrysalide où les stemmates pullulent à mesure que le nerf optique se forme comme un prolongement fibreux de l'encéphale, et que les filaments rétinaux qui en partent se raccourcissent et se multiplient: voilà assez de preuves de la prochaine analogie, ou pour mieux dire de l'identité des stemmates et des yeux composés. Elle se manifeste plus nettement encore chez les crustacés: déjà, depuis long-temps, on a signalé les yeux des cloportes comme composés chacun d'un groupe de onze à douze stemmates représentant vraiment un œil à réseau. Les branchipes (Burmeister) ont l'œil évidemment composé d'un groupe d'ocelles complets réunis seulement en faisceau ou en masse. Milne Edwards a trouvé, chez les callianasses, des yeux à réseau, dont chaque facette, représentant une petite cornée, offre, à son centre, un épaississement lenticulaire évidemment formé par un cristallin tel que celui des yeux lisses, mais soudé avec la cornée. Lyonnet dit la même chose au sujet du *cossus*; et les rhipiptères nous ont paru être exactement dans le même cas.

Chez la plupart des autres insectes, chez la majeure partie des crustacés, la cornée commune de l'œil à réseau, dont les facettes sont innombrables pour la plupart, semble donc être formée de la réunion d'une multitude de cornéules particulières, et d'une multitude égale de cristallins soudés et presque confondus ensemble (1); aussi trouve-t-on, à cette portion transparente de l'œil (*fig.* 84), une grande épaisseur, et peut-on en séparer assez constamment la lame externe ou épidermique.

Sous cette couche dure et sèche, on trouve, dans l'œil à réseau, en nombre égal à celui des cornéules, des corps hyalins (*fig.* 85) le plus souvent coniques, rangés parallèlement entre la cornée et le renflement du nerf optique ou le ganglion qui le coiffe (langouste, *fig.* 84), et perpendiculaires aux surfaces de l'un et de l'autre, la partie la plus épaisse toujours tournée en dehors: on ne peut voir là que des corps vitrés. Ils avaient été bien vus, bien figurés dans l'abeille par Swammerdam, dans le papillon du *cossus ligniperda* par Lyonnet, dans la blatte orientale par Tréviranus, les crustacés par Cavolini, etc. J. Müller les a mieux connus encore chez beaucoup d'insectes et de crustacés, et nous les avons décrits ailleurs d'après les libellules (*fig.* 90), qui les ont fort longs et cylindriques: ils sont prismatiques et à coupe carrée chez la langouste.

De leur extrémité interne, toujours amincie, part un filament nerveux qui se porte directement sur le gros renflement optique.

Dans les interstices de ces organes est répandu un pigment choroïdien plus ou moins abondant, coloré

(1) Ces facettes ou cornéules sont le plus souvent hexagonales; beaucoup de crustacés les ont carrées, tels l'écrevisse, la langouste, etc.

de diverses manières (1), et dont la teinte, combinée avec celle des parties qu'il environne, forme, sur la coupe de l'œil, et même quelquefois extérieurement, des zones, des taches, des marbrures variées selon l'espèce, le genre de vie, etc. Ces zones, sur la tranche de l'œil, sont aussi dues en partie à des changements dans la disposition des filets nerveux, des masses dont ils partent, et des intersections plus molles qui assez souvent les divisent en plusieurs couches, comme nous l'avons dit des céphalopodes.

Une couche épaisse et opaque de l'enduit choroïdien revêt la face interne de la cornée ; on l'a crue continue parce qu'elle n'est communément perforée que d'ouvertures assez petites (*fig.* 86), et qui disparaissent toujours quand on dissèque les parties sans attention suffisante ; ces ouvertures, admises mais non démontrées par Marcel de Serres et Müller, niées par Cuvier bien que la vision devînt alors inexplicable, nous les avons vues chez tous les insectes où nous les avons cherchées. On les découvre en plongeant dans l'eau la cornée débarrassée des corps vitrés, mais non de son pigment ; et l'inclinant, en divers sens, sous le microscope, pour faire flotter les petites cloisons choroïdiennes qui, sans cette précaution, se couchent sur les ouvertures en question et les font disparaître. Ces ouvertures, par la réunion de celles qui se présentent à peu près perpendiculairement à l'œil de l'observateur, constituent cette tache obscure et mobile, cette sorte de pupille complexe qu'on voit

(1) Il est rouge chez les mouches ; c'est lui que le vulgaire prend pour du sang quand il en écrase la tête.

sur l'œil composé des sauterelles, des mantes, des libellules, etc.

Avant d'entrer dans l'explication des fonctions de cet œil qui semble si singulièrement construit comparativement au nôtre, faisons comprendre au lecteur que cette différence est, en réalité, peu considérable : supposez tous ces cônes vitrés réunis sans pigment intermédiaire, détachez idéalement de la cornée ces cristallins déjà soudés ensemble, effacez en esprit les facettes de la cornée commune, et n'aurez-vous pas un œil de vertébré ? Or, une partie de ces conditions est en effet remplie dans la nature. Les nymphes des hémiptères, des cigales, ont les gros yeux de l'insecte parfait, mais la cornée en est lisse (1) : une cornée lisse recouvre aussi l'œil composé de l'apus : sous cette même cornée lisse, le groupe des cristallins et des vitrés se meut, chez les daphnies, comme l'œil du serpent sous sa paupière transparente. Quant à la complexité, nous avons déjà vu combien elle était variable, et les daphnies nous en offrent un exemple de plus, puisque leurs deux yeux, d'abord isolés, se confondent en un œil impair chez l'adulte. Et les animaux précédemment examinés ne présentent-ils donc aucune trace de division ? Les céphalopodes n'ont-ils pas aussi un gros nerf optique, coiffé d'un ganglion qui émet de sa surface une foule de filets finalement disposés en une couche à fibres perpendiculaires ? Les vertébrés eux-mêmes n'ont-ils pas des filaments nerveux innombrables, émanés du nerf optique, pour

(1) Elle est à facettes dans les nymphes des libellules. Celles des cigales vivent sous terre et ne se servent pas de leurs yeux.

constituer la rétine ? Il y a plus, en faisant congeler les humeurs d'un œil de bœuf, on a remarqué que le vitré se partageait en glaçons prismatiques, parallèles et dirigés perpendiculairement à la surface du cristallin. C'en est bien assez pour nous faire voir qu'il n'y a, chez les arachnides, les crustacés, les insectes, que partage et dissémination d'éléments plus serrés, mieux confondus chez les vertébrés, comme on en a tant d'autres exemples, soit dans leurs centres nerveux, soit dans les segments mêmes dont leur corps se compose (1).

Mais cet œil fonctionnera-t-il comme celui de l'homme ? Chose évidemment impossible. Il en pouvait être ainsi des stemmates, mais non des yeux composés. Y aura-t-il, dans ces derniers, répétition du même mécanisme autant de fois qu'il y a de cornéules représentant des stemmates, des ocelles ? On ne peut le supposer, malgré les analogies ci-dessus rapportées ; car ces ocelles, dont se compose l'œil à réseau, ont une forme particulière ; ils sont toujours pyramidaux ou coniques et allongés, tandis que les vrais stemmates sont toujours subglobuleux et courts. Il ne saurait donc y avoir ici aucun effet analogue à celui de la chambre obscure, aucun croisement de faisceaux parvenant au fond de chaque

(1) Une autre analogie moins importante et moins certaine mérite pourtant d'être mentionnée ; nous avons représenté la cornée et la choroïde des vertébrés comme des dépendances et des modifications de la peau chez les vertébrés ; or, voici ce que dit Milne Edwards pour les crustacés : « La tunique externe se continue avec les téguments, et constitue une cornée transparente. .... Derrière la masse formée par les diverses parties intérieures de l'œil, on trouve une tunique membraneuse percée dans son milieu pour livrer passage au nerf, et qui n'est qu'un prolongement de la membrane tégumentaire moyenne, de sorte que c'est entre les deux couches externes de la peau qu'est creusée la chambre oculaire. »

ocelle ; car ce fond n'est qu'un point pour ainsi dire géométrique ; et tout faisceau croisé, tombant sur les parois du cône vitré, serait absorbé par le pigment choroïdien. Chaque ocelle d'un œil composé ne peut donc admettre qu'un pinceau direct, un cône objectif dont l'axe est perpendiculaire à la cornéule, et qui devient, en vertu de la réfraction opérée par la convexité généralement très-faible de ces cornéules, un cône visuel. Ce cône serait même souvent trop court pour porter son sommet sur le filament nerveux qui s'insère à l'extrémité du corps vitré, si celui-ci, dont la densité est bien moindre que celle de la cornéule, ne servait à en réduire la convergence au degré convenable (*fig.* 91). De cette façon, on peut concevoir que tout objet visible peint sur l'*ensemble des filaments rétinaux*, sur cette sorte de houppe qui s'élève du ganglion du nerf optique, une image *directe*, en faisant passer directement, ou presque en regard de chacun des points de la surface (*fig.* 90), les faisceaux lumineux qu'il envoie à travers les ocelles. Cette image ponctuée se peint, comme celle de toutes les lentilles, au foyer principal ; mais aucun appareil ou instrument de physique ne peut nous donner une idée juste de ce qui se passe alors, parce qu'aucun n'a été conçu et exécuté sur de pareils principes.

J'ai dit que la convexité de chaque cornéule est généralement faible ; elles sont presque plates chez beaucoup d'orthoptères, de névroptères (1), etc.,

(1) C'est un point qui mériterait d'être étudié comparativement aux habitudes et à la structure interne. Je trouve ces facettes très-plates chez la mante ; l'œil est presque lisse chez le hanneton foulon ; elles sont très-convexes chez le *cerambyx heros*, le taon commun.

et la faiblesse de convergence qui en résulte est parfaitement d'accord, et avec la longueur des cônes ou cylindres vitrés, et avec la destination présumée, pour les yeux à réseau, de voir les objets éloignés, les stemmates étant destinés aux plus voisins. Il est une autre convexité dont il faut tenir compte, c'est celle de la cornée générale, c'est la saillie et la rondeur de tout l'œil : elle ne représente pas, à beaucoup près, toujours une courbe uniforme; elle est plus prononcée dans certains points, moins dans d'autres; et ces différences en amènent quelquefois dans la grandeur des cornéules; ainsi, celles de la partie antérieure et inférieure de l'œil sont de moitié plus petites que les autres chez les libellules : le pigment y est aussi d'une autre couleur, ce qui indique d'autres usages. Cette saillie, qui renfle généralement les deux côtés de la tête, permet le plus souvent à l'animal de voir, autour de lui, presque dans tous les sens, et supplée efficacement ainsi à l'immobilité de l'œil et de la tête; elle étend considérablement le champ visuel dont l'ampleur lui est évidemment subordonnée. Quant à la netteté de la vision, elle est liée, au contraire, avec une convexité moindre et une surface plus étendue, qui suppose d'ailleurs un nombre plus considérable de cornéules; l'œil reçoit alors un plus grand nombre de faisceaux lumineux partant du même objet. La même cause diminue encore la myopie, parce que plus l'œil est gros, plus les cônes transparents sont longs ; aussi les insectes ailés ont-ils généralement des yeux très-amples, tels les libellules, les papillons, les taons, les mouches; tandis que ceux qui vivent à terre ou dans des trous, comme beaucoup de coléoptères, les fourmis, etc., les ont peu volumineux. C'est aussi, généralement, le cas des insectes *nocturnes;* mais si leurs yeux sont petits, leurs cornéules ou facettes sont grandes et par conséquent peu nombreuses; le champ visuel est ainsi peu vaste, et la vue assez courte, comme chez les vertébrés nocturnes; de plus, le fond de chaque ocelle est resplendissant comme celui de quelques stemmates, de sorte que la tache mobile et en forme de pupille, dont il a été question plus haut, au lieu d'être obscure, est au contraire brillante; il y a d'ailleurs peu de pigment choroïdien, circonstance reconnue déjà par Marcel de Serres; il y en a peu aussi chez les crustacés, la langouste en particulier.

On pourrait trouver encore quelques autres modifications en rapport avec le genre de vie des insectes, dire que l'œil des carnassiers est très-convexe (Marcel de Serres), parce qu'il leur faut explorer un plus grand champ de recherches (Müller), etc.; mais ce sont des objets plus afférents à l'étude extérieure ou zoologique de ces animaux qu'à leur étude intérieure ou physiologique; nous terminerons donc ces détails en rappelant que l'œil composé des insectes diffère surtout en ceci de celui des vertébrés, relativement à ses fonctions: 1° que l'image des objets s'y peint sans renversement; 2° que cette image est ordinairement peu éclairée, parce qu'il y a beaucoup de lumière perdue sur le pigment choroïdien; 3° qu'il n'y a point, chez eux, de centre visuel; et que, de tous les objets qui entourent l'animal, aucun ne peut être plus particulièrement apprécié que par l'attention qui se fixe sur lui, si l'on en excepte peut-être le cas où l'insecte s'arrange (la mante, par exemple) pour que l'objet qui l'intéresse frappe les deux yeux à la fois et en même temps les stemmates.

CHAPITRE VII.

DES SENSATIONS CENTRALES CONSIDÉRÉES DANS LES DIVERS CENTRES DU SYSTÈME NERVEUX ET DANS LES NERFS QUI EN ÉMANENT.

ARTICLE I.er – Généralités.

Nous avons précédemment dit quelques mots des *sensations internes;* soit dans les généralités qui servent d'introduction à notre troisième partie, soit à l'occasion du système ganglionnaire, du nerf trisplanchnique dans la deuxième ; nous venons d'étudier en détail les *sensations externes;* il nous reste maintenant à analyser les opérations centrales, autrement dit intellectuelles ou mentales, qui résultent du transport des sensations internes et externes jusqu'aux masses principales du système nerveux, et notamment à l'encéphale des vertébrés et de l'homme : c'est supposer que nous n'allons parler que des animaux à système nerveux centralisé ; et en effet, qu'aurions-nous à dire de ceux dont toutes les molécules paraissent également nerveuses, sentantes et voulantes, s'il est permis de s'exprimer ainsi ? Chez eux, il y a évidemment ces trois éléments fondamentaux des fonctions sensoriales, *impression*, *réaction* et *transmission*, puisque l'ensemble participe aux sensations d'une partie, puisque le tout prend des déterminations universelles à propos d'une excitation partielle. Nous avons expliqué dans la deuxième partie comment ce phénomène pouvait se concevoir ; nous y renvoyons le lecteur, en ajoutant seulement ici que cette diffusion est un signe d'imperfection organique, puisque, avec l'individualisation, la centralisation des organes, marchent de front la perfection, la complication dans leur structure et dans leur office : il va sans dire que chaque organe remplit mieux une fonction spéciale, exclusive, quand il est revêtu de formes et doué d'une composition à lui propre, que des fonctions multiples avec une organisation mélangée et semblable à celle du reste du corps. Aussi, bien que le polype *sente* sa proie, *veuille* s'en saisir et se mette en mouvement à cet effet, quand il a *jugé* qu'elle convient à sa nourriture, ce sont là des opérations bien élémentaires, des sensations bien obscures, des volontés et des jugements réduits à leur plus simple expression.

Ces opérations deviennent bien autrement variées et parfaites dès que la matière nerveuse s'isole de la musculaire ; mais il y a, sous ce rapport, de grandes différences encore entre les animaux qui jouissent de cet avantage ; et nous serons du moins forcé de jeter d'abord un coup-d'œil sur ceux où la coalescence des centres nerveux est imparfaite ou nulle, avant de parler des autres : cette distinction nous acheminera vers une interprétation plus facile de ce qui se passe chez les animaux à centres confondus en une seule masse. Je désigne ainsi ceux qui, placés au premier rang dans l'échelle, occuperont en conséquence la plus grande place dans ce chapitre, où nous donnerons le peu que la science possède sur les fonctions de chaque portion notable de l'appareil encéphalique. Dans un chapitre subséquent nous présenterons l'exposé complet des opérations mentales qu'il nous serait impossible, dans l'état présent de nos connaissances, de rattacher, avec quelque exactitude, à la distribution anatomique qui doit ici nous servir de guide.

ARTICLE II. — Invertébrés.

Si, chez les animaux vertébrés on peut révoquer en doute cette opinion, que *toutes les parties quelconques du système nerveux sont douées des mêmes facultés*, et que les fonctions spéciales dévolues à certaines d'entre elles tiennent, non à des propriétés spéciales, mais à des particularités de masse, de configuration et de rapports, cette vérité ne saurait être méconnue quand on en cherche la preuve chez les animaux à texture neuromyaire et encore dans ceux qui vont faire l'objet de cet article.

Ici nous trouvons, pour centres nerveux, une chaîne de ganglions plus ou moins éloignés, mais toujours associés par des communications directes (*fig.* 6, 7 *et* 8). Les cordons de communication, essentiellement filamenteux dans leur contexture microscopique, paraissent doués à un haut degré de la faculté de *transmission;* tandis que les ganglions pulpeux, globulaires, souvent colorés en jaune, en brun, même en rouge à leur centre, entourés d'une substance blanche et filamenteuse aussi (*fig.* 92), paraissent plus particulièrement aptes à recevoir les *impressions*, à les élaborer et à exercer les *réactions* diverses qui constituent la *sensation*, la *volition*, et déterminent les *mouvements* musculaires. L'expérience prouve bien aisément en effet que, dans chaque ganglion (1) d'un insecte, d'une annélide, etc., siègent également ces aptitudes que nous sommes accoutumés à n'accorder qu'aux masses céphaliques, d'après ce que nous montrent les vertébrés supérieurs. Sans doute, elles y sont réduites encore à peu de complication, et pourtant on peut y observer même des actes, jusqu'à un certain point, raisonnés. C'est sur cette vérité, aussi bien que sur la segmentation extérieure qui répond à la segmentation nerveuse, que nous avons principalement basé notre doctrine de la conformité organique, dans laquelle on considère tout animal articulé (astacaire) et tout vertébré (hominiaire) comme composé d'animaux simples soudés ensemble. Aristote connaissait déjà la faculté qu'ont les segments des insectes et des scolopendres de conserver la vie et le mouvement, quoique séparés du tout; Latreille (2), Marcel de Serres, Carus ont plus ou moins explicitement parlé de cette vie particulière à chaque anneau d'un invertébré; Moquin l'a fait bien nettement ressortir pour les hirudinés; il a répété les expériences que j'avais précédemment faites sur des insectes, et il en a confirmé le résultat. J'enlève rapidement, avec des ciseaux, le protho-

(1) Quoique souvent je parle au singulier du ganglion appartenant à chaque segment, on ne doit pas oublier qu'il est en réalité composé d'une paire de ganglions plus ou moins intimement confondus.

(2) « Chaque ganglion semble être lui-même, pour ces parties, un cerveau spécial. » (*Mém mus.*, *t. V*, *p.* 117.)

rax ou protodère de la *mantis religiosa ;* le tronçon postérieur resté appuyé sur ses quatre pattes, résiste aux impulsions par lesquelles on cherche à le renverser, se relève et reprend son équilibre si on force cette résistance, et en même temps témoigne, par la trépidation des ailes et des élytres, d'un vif sentiment de colère, comme il le faisait, pendant l'intégrité de l'animal, quand on l'agaçait par des attouchements ou des menaces. Mais ce tronçon postérieur contient une bonne partie de la chaîne des ganglions ; on peut poursuivre l'expérience d'une manière plus parlante : le long corselet (prothorax ou protodère), qu'on a détaché des autres segments, contient un ganglion bilobé *(fig. 93)*, qui envoie des nerfs aux bras, ou pattes antérieures armées de crochets puissants (pattes ravisseuses) ; qu'on en détache encore la tête, et ce segment isolé vivra pendant près d'une heure avec son seul ganglion ; il agitera ses longs bras, et saura fort bien les tourner contre les doigts de l'expérimentateur qui tient le tronçon, et y imprimer douloureusement leur crochet. Donc ce seul ganglion thoracique ou dérique *sent* les doigts qui pressent le segment auquel il appartient, *reconnaît* le point par lequel il est serré, *veut* s'en débarrasser et y *dirige* les membres qu'il anime.

J'ai dit que les cordons intermédiaires étaient chargés de la transmission ; on conçoit qu'ils doivent ainsi harmoniser les fonctions de tous ces centres de sensation et d'action, individualiser cet ensemble. Mais laissons là les conjectures, voici les faits : coupez, sur une mante, le double cordon de communication entre la première paire de pattes et la deuxième ; plus d'harmonie dans les mouvements ; impossibilité d'une progression suivie, malgré la vive agitation de tous les membres à la fois. Même opération sur une grande sauterelle, sur l'*acrydium lineola* par exemple, même irrégularité des mouvements; prenez l'insecte par la tête, il ne saura pas reculer ; il ne se défendra que des pattes antérieures, tandis que, à l'état d'intégrité, il sait fort bien diriger de ce côté ses pattes postérieures armées de fortes épines : mais touchez - le vers l'anus, à l'instant il débandera ses deux grandes pattes, soit pour frapper vos doigts, soit pour s'élancer en avant avec la même vigueur qu'avant l'expérience. On peut varier diversement ces essais, enlever une paire de ganglions au lieu de couper simplement les cordons intermédiaires; toujours on aura des résultats analogues. D'autres faits viennent prouver que la transmission des réactions nerveuses d'un bout de la chaîne à l'autre, bien que pouvant s'opérer dans les deux sens, est néanmoins un peu plus facile d'avant en arrière que d'arrière en avant. On conçoit qu'il en doit être ainsi d'après ce qui se passe chez les vertébrés : le cerveau, moins prépondérant ici, n'en est pas moins le centre le mieux partagé, comme nous le verrons tout-à-l'heure, et certainement il est plus à même de donner aux autres ganglions que d'en recevoir; aussi, même chez des animaux dont la tête n'est que rudimentaire, les lombrics terrestres, voit-on, après une solution de continuité instantanée, le tronçon postérieur donner par ses contorsions de violents signes d'irritation, tandis que le tronçon antérieur n'exécute guère que des mouvements de progression ordinaire, seulement plus hâtifs.

La transmission s'opère aussi, d'un côté à l'autre du corps, à travers la commissure qui réunit les deux ganglions de chaque paire. On en acquiert la preuve par une expérience assez délicate, et qui consiste à ne couper qu'un des cordons de communication entre la première paire de pattes et la deuxième ; nous l'avons fait souvent sur l'*acrydium lineola*, après avoir enlevé préalablement une petite partie du plastron pour mettre ces cordons à découvert. On observe alors que toute relation entre la tête et les membres répondant au cordon coupé, n'est pas pour cela détruite comme elle le serait, chez un vertébré, par la section d'une moitié de la moelle épinière ; seulement il y a ralentissement dans les communications: attaquez la tête de l'insecte, pincez les antennes, il se défendra d'abord avec la grande patte épineuse, c'est-à-dire la troisième patte, du côté sain ; mais bientôt il y emploiera aussi celle du côté blessé. Si la section a été faite entre la deuxième et la troisième patte, la lenteur sera bien plus grande encore, et l'animal ne portera même que rarement vers la tête la patte du côté opéré, bien qu'elle jouisse de toute son énergie, de toute sa promptitude quand il s'agit de défendre les ailes, l'abdomen, ou de sauter en avant. Dans ces mêmes expériences, on peut aussi remarquer que, si l'on touche légèrement l'anus ou les ailes, les pattes antérieures se mettent en mouvement aussi vite que les autres pour faire avancer l'insecte. Il y a donc là des conditions *organiques* suffisantes pour expliquer l'harmonie et l'ensemble des actes de sensation centrale chez les invertébrés; mais c'est surtout l'habitude et l'instinct héréditaire qui rendent cette harmonie, cette individualité plus complète : les frères siamois, réunis ventre à ventre, avaient appris spontanément à coordonner tous leurs mouvements, comme un homme coordonne ceux du côté droit et du côté gauche; il en est de même d'un invertébré composé de nombreux segments.

Terminons cet article par quelques remarques sur chaque centre ou ganglion considéré en particulier. J'ai déjà dit que le volume et les rapports constituaient en grande partie l'importance et la spécialité de chacun de ces centres; c'est donc un perfectionnement réel que la fusion de deux masses ganglionnaires ou davantage en une seule, et c'est là en partie ce qui constitue la supériorité des vertébrés sur les invertébrés (1). Chez ceux-ci nous voyons déjà les plus industrieux, les araignées par exemple, nous offrir une coalescence de toutes les masses ganglionnaires en trois masses (2), une au-

(1) La centralisation qui en résulte offre, en effet, cet avantage que chaque partie, au lieu d'être obligée de produire toutes les fonctions d'innervation, peut n'en exécuter qu'une seule toute spéciale, et par conséquent plus parfaitement exercée. De l'ensemble de toutes ces actions spéciales résulte nécessairement un tout bien plus complexe et bien plus varié. La vie commune y gagne donc en perfection, en vivacité. Sous ce rapport, on peut comparer chaque ganglion de la chaîne d'un invertébré à un homme isolé, obligé de pourvoir par lui-même à tous ses besoins, et chaque portion des centres nerveux d'un vertébré, à l'habitant d'un pays policé qui livre aux autres les produits de son industrie spéciale, et jouit de tous ceux que lui procurent les nombreuses professions qu'exerce chacun de ses concitoyens. C'est une application naturelle du principe de la division du travail si souvent rappelé par Milne Edwards.

(2) Les mollusques n'en ont pas communément davantage; mais ce ne sont pas des animaux élémentairement composés de nombreux segments, comme

dessus de l'œsophage, une autre au centre de l'origine des pattes, la troisième à l'entrée de ce qu'on nomme l'abdomen. Chez les insectes, la larve contient, le plus souvent, autant de renflements gangliformes qu'il y a de segments au corps (treize), tandis que, dans l'animal *parfait*, plusieurs coalescences se sont opérées.

Nous les avons constatées dans quatre points, en suivant les métamorphoses de la chenille en papillon. 1° La masse nerveuse la plus postérieure est, chez l'insecte parfait, l'une des plus volumineuses; trois des ganglions de la chenille y sont confondus; mais, chez elle, les organes génitaux étaient comme nuls; ils ont acquis, chez l'adulte, un énorme développement et une activité, une importance telle que la vie même est bientôt totalement sacrifiée à leur exercice. 2° Dans la région qui porte les appendices locomoteurs, le thorax, ou mieux le dère, deux et quelquefois trois ganglions s'approchent, se soudent, se renflent, tandis qu'un des suivants s'atrophie presque complétement (*comparez les fig.* 94 *et* 95); aussi, chez l'animal parfait, cette région acquiert-elle une tout autre importance que chez la larve; c'est l'origine des ailes qui manquaient absolument à cette dernière; la totalité de cette région a acquis aussi un développement général, proportionné à son importance nouvelle, au nombre et à la grandeur des muscles qu'elle contient, et il est à noter que plus le papillon a les ailes développées (diurnes,

le sont évidemment les araignées, si voisines des scorpions, etc. Les crabes, assez peu industrieux, ont aussi une coalescence assez grande des ganglions antérieurs, mais ceux de l'abdomen sont toujours en chapelet.

paon de nuit), plus la soudure des trois ganglions est complète ; le premier des trois reste fort éloigné des autres dans le bombyx écaille. 3° Enfin, deux ganglions encore se sont soudés pour n'en faire qu'un seul, représentant le cervelet et la moelle allongée des vertébrés, situé à la partie inférieure et postérieure du crâne, et qui s'est d'ailleurs rapproché beaucoup du premier renflement de tous, le sus-œsophagien ou cerveau, par le raccourcissement du collier œsophagien, que nous comparons aux pédoncules cérébraux. Ce rapprochement et une notable augmentation de volume annoncent des usages plus parfaits, des fonctions plus importantes : toutes les parties de la bouche ont changé de la chenille au papillon, tant dans leur forme que dans leurs fonctions; et c'est de la masse inférieure de cet encéphale imparfait que naissent les nerfs qui se rendent à ces organes gustatifs et masticateurs (1). Mais, par-dessus tout, les yeux et les antennes montrent un accroissement, un perfectionnement merveilleux; aussi la partie sus-œsophagienne des centres céphaliques a-t-elle pris une ampleur considérable (*fig.* 87, 88, 89); les nerfs antennaires ou olfactifs offrent parfois, à leur origine, un renflement bulbeux qui peut être comparé au lobe olfactif des vertébrés, tandis que la masse principale de ce premier ganglion représente, à la fois, l'hémisphère cérébral et le lobe optique, portant d'ailleurs quelquefois (2) des lobules accessoires qu'on pourrait assimiler à d'autres tubercules encéphaliques.

(1) Il faut y joindre les auditifs chez les crustacés.
(2) Dans le hanneton, d'après Strauss.

Mais, nous l'avons déjà fait comprendre, c'est surtout en raison de ses relations que ce premier centre nerveux des invertébrés a, sur les autres, une influence prépondérante ; c'est comme présidant à la vision, au jeu des antennes, comme conduisant toute cette cohorte aveugle, qu'il prend une plus haute importance ; importance bien moindre pourtant que chez les vertébrés, où il acquiert de nouvelles prérogatives par son volume et la complication de sa structure. Lorsqu'il n'existe ni yeux, ni antennes, comme dans certaines larves et dans les lombrics, le cerveau perd beaucoup de sa prépondérance ; on peut, chez ces derniers, l'enlever, même avec quelques-uns des renflements qui le suivent, et voir l'animal, non-seulement survivre à cette mutilation, mais encore reproduire et les centres nerveux détruits, et les segments du corps enlevés avec eux. Il n'en est pas autrement de ceux de la région postérieure, seulement on peut impunément supprimer et voir renaître un bien plus grand nombre des derniers que des premiers.

ARTICLE III. – Vertébrés.

§ Ier. *Prolégomènes.*

Bien qu'il ne soit pas permis de méconnaître l'identité des centres nerveux chez les invertébrés et chez les vertébrés, nous devons convenir que leur segmentation est ici masquée, d'un côté, par leur centralisation, leur coalescence, et de l'autre, par les grandes différences qui s'observent, sous le rapport de la forme et du volume, entre ceux qui appartiennent à des régions différentes : c'en est assez pour expliquer l'erreur des physiologistes qui ont cru toute comparaison impossible de l'une à l'autre des deux grandes divisions du règne animal. Ce défaut de segmentation marquée, cette grande prépondérance des centres antérieurs sur les postérieurs s'observent, au reste, à l'extérieur même du corps des vertébrés aussi bien que dans leurs parties nerveuses; mais, de même que des renflements séparés par des étranglements plus ou moins profonds rappellent, dans celles-ci, une segmentation en partie effacée, de même le brisement de la colonne vertébrale par des articulations en nombre égal à celui des origines nerveuses, ou en d'autres termes, la séparation de l'étui osseux de la moelle épinière en vertèbres distinctes, rappelle la disposition annelée du squelette extérieur des invertébrés, et il n'y a pas jusqu'à la tête même où l'on ne puisse retrouver les traces de cette segmentation.

Duméril avait comparé la tête à une vertèbre hypertrophiée; Oken et de Blainville en ont compté quatre, Spix trois seulement, Geoffroy-St-Hilaire sept. Sans insister longuement sur ces détails, nous dirons qu'il nous paraît rationnel d'admettre quatre vertèbres céphaliques (*fig.* 96), auxquelles correspondent plus ou moins directement les renflements principaux des centres nerveux, les sens et des appendices mobiles. La première, olfactive ou ethmoïdale, comprend le front, le nez et les os incisifs, qui répondent au labre des animaux articulés. La deuxième, vertèbre oculaire ou protosphénale, comprend les pariétaux, les orbites, les yeux et les os maxillaires supérieurs qui répondent aux mandibules. La troisième, auditive ou deutosphénale, comprend les temporaux, les oreilles, la mâchoire inférieure, représentée ailleurs par les maxilles. La quatrième enfin, gustative ou occipitale, a pour annexes l'hyoïde et la langue; c'est par la lèvre inférieure qu'elle est figurée chez les insectes, comme on peut le voir dans le tableau annexé à notre première partie. Quant aux renflements encéphaliques fondamentaux, lobes olfactifs, lobes optiques et moelle allongée, ils correspondent plutôt physiologiquement qu'anatomiquement à cette division du squelette et des appendices, surtout chez les vertébrés supérieurs dont le cerveau et le cervelet, qui ne répondent précisément à aucune de nos quatre vertèbres, acquièrent sur le reste une énorme prédominance.

La moelle épinière, la moelle allongée, le cervelet, les lobes optiques, les hémisphères du cerveau et les lobes olfactifs, telles sont les masses centrales dont nous aurons successivement à nous occuper quant à leurs fonctions, en y joignant ce qui concerne les nerfs qui en dépendent, mais sans tenir compte davantage de leurs moyens de protection; qu'il nous suffise de dire que la première est seule contenue dans l'étui à articulations mobiles, nommé rachis ou colonne vertébrale, et toutes les autres dans le crâne.

Partout, au reste, nous retrouverons les deux substances déjà mentionnées pour les invertébrés. Nous avons vu, chez eux, la substance pulpeuse rassemblée au centre des ganglions, et la fibrillaire allongée en cordons de communication; ici nous les trouverons tantôt mélangées, tantôt accolées. La première, dite aussi substance grise ou corticale, est extérieure au cerveau et au cervelet, intérieure dans la moelle épinière et la moelle allongée; tandis qu'au contraire la substance conductrice, dite aussi blanche ou médullaire, occupe le centre des grands renflements susdits et la superficie des lobes optiques, de la moelle allongée et de la moelle épinière. Ceci suffirait pour indiquer, dans ces deux ordres d'organes, deux genres de fonctions tout différents, et c'est ce que prouveront les remarques suivantes.

§ II. *Moelle épinière.*

C'est la portion la plus longue et la plus étroite de l'agrégat qui nous occupe, mais les proportions sont bien loin d'être les mêmes entre elle et les renflements céphaliques dans les diverses classes des vertébrés: les poissons *(fig. 97)*, les reptiles mêmes, et surtout les batraciens, les ophidiens, ont l'encéphale à peine une fois plus large que le bulbe de la moelle épinière; la disproportion est un peu plus forte chez les lézards *(fig. 98)*, les tortues et les crocodiles; bien davantage chez les oiseaux *(fig. 99)* et les mammifères *(fig. 100)*, surtout les singes; mais nul animal n'offre une prépondérance aussi grande des parties céphaliques sur les rachidiennes que l'homme *(fig. 101)* (1). De là on a conclu,

(1) Le dauphin ferait exception à cette règle, à ne considérer que la largeur du cerveau; elle est effectivement comme 13 : 1 comparativement à celle du bulbe de la moelle rachidienne, tandis que l'homme n'offre que les proportions de 1 : 7 (Cuvier); mais ce cerveau si large est aussi fort court; son diamètre antéro-postérieur est presque moitié moindre que le transversal; c'est tout l'opposé chez l'homme. Pour le macaque, la proportion entre la largeur du bulbe rachidien et celle du cerveau est :: 1 : 5; pour le chien elle varie beaucoup; la plus forte différence est de 1 : 2 $^{2}/_{3}$. C'est à peu près la même chose pour plusieurs autres mammifères et oiseaux, le dindon, la chouette, le moineau franc (Cuvier).

avec quelque raison, que plus la différence est grande, plus l'animal est intelligent; mais, bien que cette opinion ait été celle d'hommes très-recommandables, Sœmmerring, Ebel, Cuvier, elle ne doit être admise qu'avec beaucoup de restrictions, puisque les proportions qu'elle semble établir mettraient au même niveau le chien, le lapin et les oiseaux, et placeraient même le dindon plus avantageusement que la chouette et le faucon (1). Il faut tenir compte aussi de la complication des formes, et surtout du nombre et de la profondeur des circonvolutions qui sont nulles ou presque nulles chez les rongeurs et les oiseaux.

Au reste, il ne résulte pas moins de ces observations, que les renflements encéphaliques sont les principaux centres d'innervation, et que la moelle épinière est plutôt destinée à *conduire* qu'à élaborer les impressions ou les déterminations mentales; toutefois, elle n'est pas incapable de tout acte de centralité, s'il est permis de s'exprimer ainsi (2); et ces actes seront d'autant plus faciles, plus prononcés, que la prépondérance de l'encéphale sera moindre, que la moelle offrira plus d'analogie avec le chapelet des invertébrés, et surtout avec celui des lombrics

(1) De même on a voulu expliquer physiologiquement les différences de longueur et de volume de la moelle épinière sur différents animaux; Desmoulins s'est livré à cet égard à des conjectures bien souvent en contradiction l'une avec l'autre : ce qui nous a semblé de plus positif à cet égard, c'est 1° que, assez généralement, la moelle est d'autant plus longue que la forme de l'animal est plus effilée; 2° que plus elle est longue, plus elle est étroite; ce qui lui conserve à peu près la même masse relativement à la masse générale du corps. Comparez, sous ce rapport, les batraciens anoures aux urodèles, les raies, la baudroie aux poissons allongés, etc.

(2) C'est ce que Marshall Hall vient de désigner comme une force spéciale, qu'il nomme excito-motrice.

et des néréides, dont les ganglions sont tout-à-fait contigus (*fig.* 102.) Cette analogie se montre dans les renflements qu'elle offre vers les origines des nerfs dans les serpents, les lézards (*fig.* 103): aussi voit-on la queue de ces derniers, séparée du corps, s'agiter vivement, et la décapitation d'une tortue, d'un lézard, d'un serpent, d'une grenouille, laisse-t-elle encore, dans ce corps mutilé, une vie qui peut se prolonger plusieurs jours; l'animal s'agite, retire ses pattes si on le pince, saute ou marche si on l'excite fortement. Legallois, répétant les expériences de Chirac, a remarqué le même phénomène chez de jeunes lapins décapités dont il entretenait artificiellement la respiration, après avoir lié les artères carotides. Les mêmes mouvements ont été observés sur des fœtus anencéphales, comme l'a plus particulièrement rapporté et expliqué notre collègue Lallemand; et l'on a dit que la même chose avait eu lieu, pendant bien peu de temps il est vrai, dans les membres d'individus adultes de l'espèce humaine décapités par la main du bourreau. Les oiseaux, d'après ce que nous avons pu voir, tiennent, sous ce rapport, le milieu entre les mammifères et les reptiles. Parmi ces derniers, de même que parmi les poissons, les plus allongés peuvent être coupés en plusieurs tronçons vivants, qui se meuvent avec régularité (couleuvre, anguille), et qui semblent même tenter d'échapper à la main qui les presse, comme l'avait observé un de nos collègues, ravi de trop bonne heure aux sciences médicales, le professeur F. Bérard. On ne s'étonnera pas, d'après cela, de voir des mouvements s'exercer dans la queue ou les membres postérieurs d'un animal dont la moelle épinière est divisée dans un point quelconque, comme m'a dit l'avoir expérimenté un autre de nos collègues (Rech). On expliquera assez bien, de la même manière, comment des paralytiques ont pu momentanément se soutenir et même marcher; et l'on trouvera dès-lors aussi, peut-être, assez rationnelle l'explication que nous avions donnée, il y a long-temps déjà, du mécanisme de certains *mouvements automatiques*, à l'exécution desquels la conscience semble momentanément étrangère, comme la marche et autres exercices *habituels*. L'encéphale nous paraît n'y être pour rien une fois que le mouvement est commencé, et n'intervenir que pour l'arrêter, le diriger. Quant à la mécanique du mouvement même, c'est la moelle épinière, peut-être la masse globulaire grise de son centre qui la dirige, comme le ganglion correspondant à chaque paire de pattes en dirige le mouvement chez l'insecte. C'est aussi une action toute locale qui nous fait retirer instantanément un membre qui reçoit quelque impression douloureuse. Cette centralité rachidienne semble également prouvée par ce fait que la moelle épinière est renflée en fuseau, là où naissent des nerfs plus volumineux, communiquant avec des parties très-actives et très-sensibles, comme à l'origine des nerfs destinés aux membres supérieurs et aux membres inférieurs : chez les oiseaux (*fig.* 107), le renflement lombaire offre même un ventricule pareil à celui du bulbe rachidien; c'est ce qu'on nomme sinus rhomboïdal. Plus parlante encore est la disposition présentée par les trigles, poissons osseux qui ont, à la moelle épinière, autant de renflements globuleux et grisâtres que de doigts libres au-devant de leur nageoire humérale.

Si l'on s'en rapportait même à Legallois, il faudrait admettre dans la moelle épinière une puissance vivifiante et une influence directe sur l'activité du cœur : en détruisant la portion cervicale et dorsale de l'une, il diminuait et anéantissait enfin les mouvements de l'autre. Mais ces expériences n'ont pas eu toujours les mêmes résultats sur des animaux à sang chaud (Wilson, Mayer, Flourens), et à plus forte raison sur des animaux à sang froid (Haller, Spallanzani), surtout quand la destruction était graduelle ; de plus, les battements du cœur ont pu durer un certain temps chez des fœtus anencéphales et sans cordon rachidien, séparés totalement de la mère (Lallemand et autres) : on peut donc croire que les résultats obtenus par Clift, Wilson et Wedemeyer (cités par Burdach), d'une destruction subite, ne prouvent autre chose, aussi bien que les expériences de Legallois, sinon que la moelle épinière, comme masse nerveuse assez considérable, aide, par son influence, à l'action des ganglions du grand sympathique, source des nerfs cardiaques et qui reçoivent des filets de communication de toutes les paires cervicales et des premières dorsales. La moelle influe sur ces ganglions *auxiliairement*, soit par sa propre puissance, soit comme leur transmettant même l'influence des autres masses encéphaliques, ainsi que cela a lieu dans les passions violentes.

Elle est, nous l'avons dit tout-à-l'heure, effectivement douée, surtout chez les mammifères et l'homme, de propriétés éminemment conductrices; c'est ce que prouvent les paralysies produites par les lésions de sa continuité, dans toutes les parties qui reçoivent leurs nerfs du tronçon ainsi séparé de l'encéphale. Mais ceci est vrai surtout de la substance fibreuse qui en fait la masse principale, et qui se trouve placée à l'extérieur ; on peut croire que la substance grise centrale a plus de rapport avec ses fonctions locales et immédiates. Cette substance grise existe, à son centre, chez tous les vertébrés ; on l'a bien connue chez l'homme (*fig.* 106) et les mammifères ; mais on l'a déniée à tort aux reptiles et aux poissons, en déclarant que leur moelle épinière est fistuleuse. Cette substance (*fig.* 104, 105) y est si molle, qu'elle se détruit et laisse un canal à sa place après quelques malaxations; mais je n'y ai vu de vrai tube fistuleux que dans une courte étendue après le quatrième ventricule et avec des dimensions très-étroites; c'est du moins ce que m'ont offert évidemment les couleuvres, lézards et grenouilles que j'ai disséqués. Occupons-nous de la substance blanche ou extérieure, eu égard aux fonctions différentes qu'on a cru pouvoir assigner à ses différentes portions.

Selon Chaussier, Gall et Ch. Bell, chaque moitié latérale du cordon rachidien serait formée de trois faisceaux, un antérieur, un postérieur, un latéral, six en tout; il n'y en aurait que quatre d'après Rolando, Magendie et autres; ce total serait double, c'est-à-dire de huit, selon Hygmore et Baillie. En réalité, chez l'homme et les mammifères, on trouve huit faisceaux, quatre de chaque côté, à la partie supérieure seulement de la moelle; et l'on n'en distingue plus que quatre, deux de chaque côté, à quelque distance de son union avec le cervelet; les pyramides postérieures s'étant confondues avec les corps restiformes pour constituer les faisceaux postérieurs (supérieurs chez les quadrupèdes, ou autrement sur-spinaux), et les faisceaux des éminences olivaires étant également réunis avec ceux des pyramides antérieures pour former les faisceaux antérieurs communs (inférieurs ou sous-spinaux). Chez les couleuvres et les lézards, nous en avons découvert deux de plus : ce sont deux rubans latéraux, fibreux, interrompus par une suture transversale à chaque origine de nerf (*fig.* 103 *et* 104, N); ils se terminent en constituant le nerf spinal, portion de la huitième paire (ancienne nomenclature); durant leur trajet, ils sont comme incrustés dans l'épaisseur des faisceaux sous-spinaux ou inférieurs. Cette structure particulière de la moelle épinière des reptiles allongés semblerait autoriser l'opinion de Ch. Bell, savoir qu'il y a des faisceaux latéraux *respiratoires;* opinion que nous réfuterons dans le paragraphe qui va suivre. Il va être question ici seulement des faisceaux sur et sous-spinaux, et des racines de nerfs qui s'y implantent.

Bellingeri croit que les faisceaux sous-spinaux président aux mouvements de flexion, les sur-spinaux à ceux d'extension; opinion que rien ne prouve. Ch. Bell, réveillant l'ancienne distinction des nerfs du sentiment et de ceux du mouvement (1), a trouvé, dans des expériences bientôt confirmées par celles de

(1) Galien pensait que les nerfs sensitifs naissaient de l'encéphale et les locomoteurs de ses membranes. Cette dernière erreur, due sans doute à des tiraillements inconsidérés, a été en partie renouvelée par Desmoulins.

Magendie, puis mieux encore par celles de J. Müller, que les faisceaux postérieurs ou supérieurs jouissent d'une vive sensibilité, que les racines des nerfs qui en émanent ne peuvent être tiraillées sans causer de vives douleurs ; tandis que les faisceaux antérieurs ou inférieurs, et les racines nerveuses qui en sortent, provoquent, quand on les irrite, de vives contractions. Le dernier de ces physiologistes a mis surtout hors de doute cette propriété sensitive des faisceaux et des racines *sur-spinales*, et locomotive des faisceaux et des racines *sous-spinales* (1). On sait que ces racines ne tardent pas à se réunir et à se mêler en fascicules, nommés nerfs, qui vont se distribuer aux membres, aux parois du ventre et de la poitrine, au diaphragme, etc ; mais on sait aussi que les sur-spinales seules forment, avant de s'unir aux sous-spinales, un ganglion piriforme (*fig.* 106), qui sans doute n'est pas sans influence sur l'exercice de leur propriété sensitive, bien qu'il ne soit pas facile de dire en quoi consiste cette influence.

§ III. *De la moelle allongée, du cervelet et de leurs nerfs.*

Le bulbe rachidien est si intimement lié au cervelet par les pyramides postérieures et les corps restiformes, le cervelet est si naturellement attaché à ses pédoncules et à la protubérance annulaire qui lui servent de commissure, et font la partie principale de cet assemblage nommé moelle allongée ou

(1) Cette division en deux ordres de racines existe chez tous les vertébrés; Desmoulins l'a, bien à tort, déniée aux serpents ; elle n'existe pas visiblement chez les invertébrés, dont les filaments nerveux sont mélangés dès leur départ même de la masse centrale. La division des ganglions en deux couches superposées (Newport) nous paraît être plutôt une hypothèse qu'un fait d'observation.

mésocéphale (Chaussier), qu'il serait déraisonnable de les séparer dans une étude physiologique.

Nous avons dit précédemment que le premier ganglion sous-œsophagien des astacaires ou articulés, souvent composé évidemment de deux renflements séparés dans la larve, réunis dans l'adulte, représentait la moelle allongée et le cervelet des vertébrés, fournissant les mêmes nerfs à peu de chose près. On peut remarquer que, de ces animaux invertébrés jusqu'à l'homme, la progression est assez ménagée pour prouver encore cette analogie : un simple renflement de la moelle épinière représente ce ganglion chez les batraciens, dont le cervelet est réduit à une petite bandelette transversale ; il y a un bulbe, et de plus un lobe cérébelleux impair chez les poissons, les autres reptiles, les oiseaux (*fig.* 97, 98, 99); seulement le cervelet montre des plis et des rides profondes chez les poissons cartilagineux et les oiseaux; mais ce n'est qu'en passant aux mammifères qu'on lui voit, outre son lobule central (*vermis*), deux hémisphères latéraux (*fig.* 100); et alors seulement apparaît la protubérance annulaire, et se montrent les éminences olivaires, dont la présence indique aussi une complication de plus dans la structure du bulbe rachidien.

C'est surtout d'après ces considérations analogiques, d'après la marche des faisceaux constituants, et d'après l'origine des nerfs à fonctions bien connues qu'on peut déterminer celles des portions diverses, comprises sous le titre de ce paragraphe. Que nous ont appris, en effet, les expérimentateurs? Pour Rolando, le cervelet est un électro-moteur entièrement destiné à l'action musculaire ; ce n'en est que le régulateur selon Flourens : le premier a cru voir l'activité des muscles anéantie par l'ablation de cet organe ; le deuxième ne l'a trouvée qu'affaiblie et désordonnée : Magendie a vu qu'en pareil cas l'animal reculait opiniâtrément, comme si le cervelet était essentiellement destiné à la production d'un ordre particulier de mouvements, ceux de progression en avant. Le même savant a vu la lésion des pédoncules du cervelet et du pont de Varole déterminer une volutation du corps sur son axe, effet que nous avons reproduit aussi sur des lapins mis en expérience : il a observé qu'en lésant les corps olivaires, on faisait exécuter à l'animal un mouvement de gyration ou de manége. S'ensuit-il que ces parties ne sont destinées qu'à entretenir des courants antéro-postérieurs et supéro-inférieurs, dont on détruirait ainsi l'équipollence, et qui n'auraient d'autre objet que de diriger la locomotion ? Ce serait assurément trop restreindre le rôle auquel sont appelés ces organes dans diverses circonstances. Voyons si l'on ne peut pas arriver, par une autre voie, à des conséquences plus satisfaisantes.

A. Pour nous, considérant que le cervelet reçoit, dans ses hémisphères, les faisceaux sur-spinaux de la moelle réunis aux pyramides sur-spinales, nous le regardions, avec Foville et Pinel-Grandchamp, comme éminemment préposé à la *sensibilité*. Nous croyons aussi qu'il préside à la *gustation* et à l'*audition*, 1° par ses rapports avec le nerf glosso-pharyngien qui s'insère au bulbe rachidien tout près du cervelet, et avec le nerf trijumeau ou trifacial qui traverse le pont de Varole ou protubérance annulaire, commissure des hémisphères cérébelleux, et se plonge dans les faisceaux postérieurs de la moelle, non loin du quatrième ventricule; 2° par ses relations encore plus évidentes avec le nerf auditif qui naît du plancher même de ce ventricule commun au cervelet et au bulbe rachidien, entre lesquels la continuité s'établit là sans équivoque.

D'un autre côté, considérant que le nerf pneumo-gastrique s'enfonce dans le bulbe rachidien, bien près du cervelet, nous attribuons à cet organe aussi quelque influence sur *la respiration pulmonaire et la digestion gastrique*, auxquelles ce nerf donne l'activité; mais nous ne le croyons ici qu'adjuvant, renforçant les effets par l'influence de la masse et du voisinage ; car les expériences de Legallois et de Magendie prouvent que le centre, le point radical du nerf pneumo-gastrique, est un peu plus bas que le quatrième ventricule, là même où ce nerf s'insère visiblement à la moelle, et où l'on trouve dans plusieurs poissons (carpe, congre) des lobes accessoires.

En conséquence, le cervelet, ainsi lié aux phénomènes de la respiration, de la digestion, de la gustation, du toucher facial et de l'audition, pourra et *devra intervenir dans les phénomènes instinctifs complexes, dans les actes industriels relatifs à l'entretien de la vie, à la nutrition, aux appétits, au besoin de respirer.*

Quant à la génération, le cervelet, quoi qu'en aient dit Gall et ses partisans, n'a sur elle qu'une influence très-indirecte par l'intermédiaire de la moelle, et quelques observations à nous connues de coïncidence réelle entre des symptômes d'irritation ou de sub-inflammation cérébelleuse et des érections du pénis, des propensions libidineuses, de même que les remarques de Serres sur la coexistence d'apoplexies cérébelleuses avec une sorte de priapisme, n'infirment nullement l'assertion qui précède.

Avant d'abandonner cet organe important, voyons encore à quelles déterminations, partielles ou communes, peuvent conduire d'autres études d'anatomie comparée et pathologique. Tréviranus observe que la réduction de l'organe de l'ouïe, et surtout du limaçon, marche de front avec celle des lobes latéraux du cervelet : remarquons, en effet, que ces lobes ne sont que rudimentaires chez les oiseaux, et enfoncés dans une cavité du rocher où ils sont restés long-temps inaperçus des anatomistes ; que non-seulement on n'en trouve plus, mais que le lobe médian est rudimentaire chez les serpents, dont l'oreille est cachée dans les chairs, et les batraciens dont plusieurs sont dans le même cas ; les uns et les autres étant privés de fenêtre ronde ou tympan secondaire. Nous avons bien constaté qu'un bruit léger n'effraie pas les grenouilles, les rainettes, la couleuvre, et que la vue seule les avertit de la présence d'un ennemi. Les poissons, privés aussi d'oreille externe, ont un cervelet plus grand mais sans lobes latéraux, et leur oreille interne est d'ailleurs énormément développée. Les volumineux hémisphères cérébelleux du dauphin coexistent avec un nerf auditif très-considérable, et l'on peut en dire autant de la taupe et même de l'homme. On peut donc croire, avec Tréviranus, que les lobes latéraux appartiennent plus particulièrement à l'élaboration des sensations auditives.

Le *vermis* ou lobe moyen sert sans doute plutôt aux fonctions de la cinquième paire ; il se montre assez généralement en rapport de volume avec le nerf trijumeau, et c'est à cette portion médiane qu'il faudrait rattacher surtout les industries *instinctives*, les hémisphères présidant plutôt aux élaborations *intellectuelles*. Nous voyons, en effet, la première acquérir une grande prépondérance chez les castors et les autres rongeurs dont on connaît les habitudes si remarquables, mais si uniformes (construction de cabanes, de bauges, de terriers, provisions de bouche), et qui ont des circonvolutions au cervelet et point au cerveau. Il en est de même des oiseaux passereaux, constructeurs par excellence, imitateurs du chant et de la voix selon des modes *invariables*. Les mammifères carnassiers ont, au contraire, les hémisphères cérébelleux très-prépondérants (Tréviranus); aussi donnent-ils plus à l'intelligence et moins à l'instinct (renard, chien).

Que les hémisphères du cervelet soient en même temps plus appropriés à l'audition et à l'intelligence à la fois, c'est une coïncidence très-rationnelle, surtout en ce qui concerne notre espèce; mais il faut ajouter, et nos premières assertions l'indiquaient déjà, que leur travail intellectuel est fort restreint, qu'il a besoin d'être perfectionné dans le cerveau, comme nous le dirons plus loin. D'après cela, on doit peu s'étonner de voir le cervelet, considéré en masse et comparé au cerveau, se montrer d'autant plus inférieur, que, chez l'animal, l'intelligence l'emporte davantage sur l'instinct, *et vice versâ*. Chez l'homme, le cervelet est au cerveau comme 1 est à 9; comme 1 : 7 chez le magot; comme 1 : 3 chez le castor (Cuvier). Il y a du vrai, mais il y a du faux aussi dans cette assertion de Reil, que plus les circonvolutions du cervelet sont nombreuses et plus l'animal est intelligent; les ruminants ont ces circonvolutions aussi nombreuses que le chien. Le développement pour les circonvolutions du cervelet est plus précoce que pour celles du cerveau (Tiedemann); c'est une raison pour le regarder encore comme plus propre aux actes d'instinct que d'intelligence; et de même, quoi qu'en ait dit Malacarne, le cervelet des idiots a fréquemment beaucoup d'ampleur, tandis que leur cerveau est fort réduit : c'est à la prépondérance du premier que Gall attribue le penchant des crétins à l'onanisme. Nous trouvons également ici la confirmation d'une de nos assertions précédentes dans le grand goût et même l'aptitude qu'ont montrée beaucoup d'idiots pour la musique, circonstance qui a bien souvent excité l'étonnement des curieux et même des physiologistes. Enfin, nous rattacherons encore, comme preuve de plus à ce que nous venons d'avancer, cette remarque de notre collègue Dubrueil, que, dans les races humaines, plus l'intelligence est développée et plus le trou auditif est voisin de l'occiput, indice certain d'une réduction proportionnelle du cervelet, eu égard au reste de l'encéphale.

B. Les pyramides postérieures, les corps restiformes, continuation des cordons sur-spinaux de la moelle, la protubérance annulaire, se rattachaient immédiatement à l'étude du cervelet; il n'en est pas aussi directement de même des pyramides antérieures et des éminences olivaires (*fig.* 108.) Les premières, continuation des faisceaux sous-spinaux, motrices comme ceux-ci, traversent, chez les mammifères, la protubérance annulaire, et constituent les pédoncules cérébraux. Dans ce trajet, elles donnent naissance à des nerfs de mouvement, qui sont l'hypoglosse, l'oculo-moteur externe, l'oculo-moteur commun, et probablement la portion musculaire et non ganglionnée du trijumeau.

Les olives offrent un degré d'intérêt de plus, comme centre nerveux particulier ; le singulier kyste formé de substance ferme et grisâtre qui leur sert de noyau (corps rhomboïde), tout semblable à celui qu'on trouve au milieu de chaque hémisphère du cervelet, semble indiquer des fonctions spéciales. Nous nous sommes figuré que son aptitude particulière pourrait bien se rapporter à l'exercice de la voix, comme moyen d'expression des idées et surtout de celles que l'ouïe aurait formulées dans les centres cérébelleux ; la ressemblance des uns et des autres, chez l'homme en particulier, est entrée pour quelque chose dans cette conjecture ; elle nous a paru expliquer la répétition facile des sons entendus, de quelque manière (soit directement, soit à travers l'encéphale) que la transmission ait lieu de l'un à l'autre de ces corps festonnés. Il est bon de noter, à ce sujet, que les olives sont plus volumineuses chez l'homme que chez tout autre animal, que les nerfs du larynx, de la langue et du pharynx naissent des faisceaux olivaires, que le facial en sort également.

Une de ces origines, celle du pneumo-gastrique, a fait dire à Charles Bell, que les faisceaux olivaires étaient destinés à la respiration; opinion insoutenable pour quiconque veut un instant y réfléchir. Ne voyons-nous pas en effet les nerfs intercostaux, le diaphragmatique, sortir des mêmes points que les nerfs des membres, des muscles, de la peau? Le trijumeau n'est-il pas en partie respiratoire chez les poissons? Est-il bien certain même que l'olive serve, en entier du moins, à l'origine du pneumo-gastrique? C'est dans le sillon qui la sépare du corps restiforme que ce nerf prend naissance. Pour nous, le faisceau latéral ou olivaire est un démembrement du sous-spinal; il est également moteur; il entre également dans la composition du pédoncule cérébral, et remontant en dessus chez les mammifères, il va se porter jusqu'aux turbercules quadrijumeaux (Tiedemann, Serres).

On s'explique ainsi comment le nerf oculo-moteur interne jouit de la propriété locomotive, quoique naissant entre les tubercules quadrijumeaux et le cervelet. Chez les oiseaux, nous voyons ces tubercules s'écarter, se rapprocher de la base du cerveau; chez les poissons les postérieurs sont tout-à-fait en dessous, et l'origine des nerfs en question a subi le même déplacement; elle est devenue inférieure comme l'a reconnu Desmoulins, et s'est mise ainsi en rapport évident avec les faisceaux sous-spinaux; mais ce qu'il n'avait pas soupçonné, c'est la nature des éminences dont ils sont restés les compagnons fidèles, et que leur déplacement a fait méconnaître par tous les anatomistes: pour les uns, ce sont des éminences mamillaires ; pour d'autres, des démembrements du corps pituitaire; pour d'autres encore, et en particulier pour l'illustre Cuvier, ce sont des couches optiques.

C. Par forme de résumé, nous reviendrons un moment sur chacun des nerfs mentionnés dans ce paragraphe, afin de récapituler ce qui concerne leur origine et leurs usages, aussi bien que ceux de leur point de départ. 1° L'hypoglosse, moteur de la langue, vient des faisceaux sous-spinaux et peut-être des olives qui agiraient, par leur intermédiaire, sur la langue comme organe de prononciation: c'est la neuvième paire des anciens anatomistes, la douzième des modernes. 2° Le spinal, le pneumo-gastrique et le glosso-pharyngien, qui constituent ensemble la huitième paire des anciens, la onzième, la dixième et la neuvième des modernes, laissent des doutes sur leurs origines, qui seraient particulières et latérales selon Ch. Bell, comme leur usage serait tout respiratoire. Il est probable qu'une partie de leurs filets vient des faisceaux sous-spinaux et surtout des olives, une autre des sur-spinaux: de là leurs fonctions à la fois motrices, sensitives et chimico-vitales, leurs usages dans la déglutition et l'élocution (spinal et glosso-pharyngien), dans la vocification, la respiration et la digestion (pneumo-gastrique), comme nous le verrons plus amplement ailleurs; de là encore cette remarque de Magendie, que tantôt le nerf vague ou pneumo-gastrique se montre très-sensible, et tantôt insensible aux stimulants. 3° Le nerf auditif constituant, avec le facial, la septième paire des anciens anatomistes, est encore la septième des modernes;

il vient de la superficie du quatrième ventricule, adhère aux faisceaux et aux pyramides sur-spinales pour se plonger avec elles dans le cervelet, et peut-être aller aux corps rhomboïdaux : on se rappelle qu'il est exclusivement destiné au labyrinthe. 4° Le facial, ou sixième paire des modernes, serait dans le même cas ; son origine est évidemment au faisceau venu de l'olive et remontant vers la protubérance annulaire ; il est respiratoire selon Bell, et Bourjot-St-Hilaire a appuyé cette opinion de quelques nouveaux faits d'après sa distribution aux évents chez les cétacés ; mais il est aussi nerf d'expression selon Bell, opinion que nous adoptons exclusivement comme il a été dit ci-dessus. 5° Le nerf oculo-moteur externe (sixième paire) sort évidemment des faisceaux sous-spinaux avant ou pendant leur passage sous la protubérance annulaire, comme le moteur commun (troisième paire) en sort aussi, mais après ce passage. Quant au moteur interne (quatrième paire), il a sa source dans la portion olivaire des mêmes faisceaux, qui remonte vers les tubercules quadrijumeaux ; il ne fait donc pas exception à la règle qui sépare, d'après leur origine, les nerfs en locomoteurs et en sensoriaux. 6° Enfin, le trijumeau, ou nerf de la cinquième paire, naît en partie du pont de Varole (protub. annul.) ou plutôt des faisceaux sous-spinaux qui le traversent ; et en majeure partie, par de profondes racines, il s'implante dans le corps restiforme (Niemeyer, Rolando). La première portion est motrice ; elle va aux muscles temporal, buccinateur, etc., et ne se confond point avec la seconde qui forme seule un ganglion, dit de Glaser, pareil à celui des nerfs vertébraux. Cette dernière portion est sensitive, et donne aux yeux, aux narines, à la peau de la face la sensibilité tactile, et à la langue, en grande partie du moins, son aptitude à la gustation; sensation dont le siége central est sans doute dans quelque partie du cervelet, peut-être dans quelque lobule de la périphérie.

§ IV. *Des tubercules quadrijumeaux ou lobes optiques.*

Ces tubercules, proportionnellement si petits chez l'homme et la plupart des mammifères, sont au contraire fort volumineux chez les oiseaux, les reptiles, et plus encore chez les poissons; là, en effet, on leur trouve un volume au moins égal à celui des hémisphères cérébraux, et de plus une grande complication de structure, un ventricule particulier contenant des renflements secondaires. On a dit, il est vrai, que les lobes optiques n'étaient plus alors qu'au nombre de deux seulement, tandis qu'il y en a quatre dans les vertébrés supérieurs; mais nous venons de voir que cette diminution de nombre n'est qu'apparente et qu'il y a seulement changement de situation dans les deux plus postérieurs. Chez les reptiles, la réduction considérable du volume de ces derniers a pu en faire aussi méconnaître l'existence. Dans les oiseaux, il est quelquefois possible de reconnaître, à chacun de ces lobes, deux lobules inégaux qui, plus souvent, se confondent en un seul.

Il a été dit ailleurs comment les différentes portions du nerf optique pouvaient être fournies par différents points d'origine. Les lobules postérieurs des poissons étant les plus inférieurs aussi, peuvent être considérés comme en rapport avec les faisceaux sous-spinaux et fournissant la portion motrice du nerf optique, celle qui, parvenue dans l'œil, se continue en filaments jusqu'au cristallin pour lui donner la contractilité volontaire que nous lui avons reconnue. Remarquons encore que les tubercules quadrijumeaux postérieurs sont également plus volumineux que les antérieurs chez les animaux carnassiers, qui ont tant besoin de bien juger des distances pour arriver à leur proie; tandis que c'est le contraire pour les herbivores, les ruminants par exemple (1), à qui cette faculté est moins nécessaire pour se procurer leurs aliments. La partie sensitive du nerf optique, née des tubercules quadrijumeaux antérieurs, a été aussi attribuée à la couche optique par la plupart des anatomistes, et le nom de cette éminence l'indique assez; Gall avait bien reconnu pourtant qu'il n'en est rien; mais c'est surtout sur les animaux à tubercules antérieurs très-volumineux, comme le mouton, le lapin, l'écureuil, que nous avons constaté le fait; on voit, chez eux, bien nettement, que l'élargissement du nerf couvre et embrasse le renflement postérieur de la couche optique, en se contournant sur elle pour se porter entièrement dans le tubercule susdit (*fig.* 73).

Nous n'avons ici encore invoqué que l'anatomie pour établir nos conjectures; voici ce que l'on peut résumer des expériences tentées dans les mêmes vues. Rolando, Flourens, Magendie ont observé que la lésion des lobes optiques faisait tourner en rond l'ani-

(1) La glande pinéale est aussi plus volumineuse chez ceux-ci ; quelle raison en donner? quel usage lui assigner, quel au corps dit pituitaire, et à tant d'autres reliefs extérieurs ou intérieurs de l'encéphale???

mal, de même que le dernier de ces expérimentateurs l'a vu pour les éminences olivaires : nous en tirons seulement cette conséquence, que la relation anatomique est bien réelle entre ces organes, et qu'ils ont un rapport physiologique avec la locomotion ; mais on a noté qu'il fallait, pour obtenir ces effets, attaquer les lobes optiques un peu profondément ; leur superficie serait seulement sensitive, ou du moins se montrerait sensible aux contacts, selon Magendie ; elle est formée par l'expansion venue du cervelet, et désignée par Vicq-d'Azyr sous le nom de colonnes de la valvule de Vieussens.

On comprendra aisément alors pourquoi les mêmes physiologistes ont vu la cécité survenir à l'occasion des lésions opérées sur les organes dont nous parlons ici. La perte de la vue s'est manifestée du côté opposé à la blessure (à part les grenouilles selon Desmoulins) ; Magendie et Desmoulins disent que l'altération de l'œil, chez les pigeons, produit l'atrophie du lobe optique du côté opposé et de toute la longueur du nerf (1) ; l'une de ces expériences est comme la contre-épreuve de l'autre, elles prouvent que ces tubercules servent à la vision, et c'est à tort que Desmoulins lui-même a infirmé cette assertion, en prétendant que les lobes optiques de la taupe n'étaient nullement réduits malgré la grande réduction de leurs nerfs ; nous nous sommes bien assuré qu'ils sont, au contraire, extrêmement aplatis et font fort peu de saillie à la face supérieure de la moelle allongée.

(1) Chez les mammifères, ils n'ont vu l'atrophie marcher que depuis l'œil jusqu'au chiasma ; nous avons dit ailleurs qu'on connaît des cas d'atrophie poussée plus loin, et prouvant la décussation des nerfs optiques.

§ V. *Des lobes olfactifs.*

Ce que nous avons dit ailleurs en parlant de l'olfaction, nous dispense de détails minutieux sur ce sujet; rappelons seulement que ce qu'on nomme nerf olfactif sur l'homme est, sur les mammifères, un fort renflement attaché au-devant du cerveau, souvent creux et communiquant avec les ventricules latéraux près des corps striés. Ceux de la taupe sont des plus volumineux; ils sont toujours aussi assez grands et constituent une expansion, ou prolongement du cerveau, dans les oiseaux, les reptiles. Chez les poissons, chacun d'eux égale souvent en volume le lobe cérébral qui lui fait suite; il est même double pour quelques-uns, l'anguille par exemple, allongé, renflé en massue chez d'autres, comme les squales: nul doute, en conséquence, qu'il n'y ait en lui aptitude à recevoir et apprécier, élaborer, jusqu'à un certain point, les sensations olfactives.

§ VI. *Des lobes cérébraux.*

A. *Volume, masse, mensuration.* Ces lobes ou hémisphères qui, dans l'anguille par exemple, ne font qu'une paire du double chapelet de renflements à peu près égaux constituant l'encéphale dont nous venons d'examiner successivement les autres parties, prennent graduellement, dans les reptiles, les oiseaux et les mammifères, une prépondérance qui devient énorme chez les espèces les plus intelligentes, l'homme en particulier. Graduellement aussi elle se complique dans sa structure, se creuse d'un ventricule dans lequel on remarque plusieurs saillies notables. Déjà reconnaissables chez les oiseaux, mais remarquables surtout chez les mammifères, deux de ces saillies méritent une mention spéciale, *la couche optique et le corps strié* (*fig.* 108, d, e,). On doit y signaler aussi des parties communes aux deux lobes ou hémisphères et servant à les réunir, à en harmoniser les opérations ; ce sont diverses commissures, dont la plus remarquable est le *corps calleux* avec la voûte à trois piliers qui n'en est qu'un prolongement replié en dessous. Ces commissures ne se trouvent bien complètes que chez les mammifères; les autres vertébrés n'en ont que des rudiments : on dit même que le corps calleux manque chez les marsupiaux, tels que kanguroo, wombat, phalanger, dasyure, opossun (Owen). N'oublions pas non plus que, tout en devenant plus volumineux chez les mammifères, le cerveau semble surtout amplifier sa surface, au point d'être forcé de se replier en mille manières pour pouvoir être contenu dans le crâne, ce qui l'a fait considérer, aussi bien que le cervelet, et non sans quelque raison, par Gall et Rolando, comme une épaisse membrane médullaire chiffonnée ou reployée pour occuper moins d'espace.

Cette ampleur de superficie paraît donner surtout la mesure de l'étendue de l'intelligence. 1° En effet, on voit les circonvolutions devenir plus nombreuses et leurs intervalles se creuser plus profondément, à mesure que l'animal est plus intelligent. Les rongeurs, dont le cerveau est proportionnellement si volumineux dans certaines espèces, n'ont point de circonvolutions notables ; les singes même en ont assez peu comparativement à l'homme : 2° chez celui-ci, les circonvolutions ne se prononcent que quand l'enfant est prêt à naître ; elles s'accroissent avec l'âge jusqu'à l'état adulte, et l'on a observé que des individus illustrés par leur vaste savoir, leur aptitude aux plus hautes conceptions, avaient un cerveau remarquable à la fois par son volume et par la multiplicité des circonvolutions, la profondeur des anfractuosités : tel fut celui que fit découvrir l'autopsie du célèbre Cuvier. Desmoulins remarque que le cerveau du chien offre beaucoup plus de circonvolutions à sa surface que celui du chat, et même qu'il y a, sous ce rapport, une prépondérance marquée du barbet sur le mâtin, comme elle existe de l'une à l'autre de ces variétés de l'espèce canine, en ce qui concerne l'intelligence et l'éducabilité. A la vérité, Tréviranus observe que le mouton en a tout autant que le chien, et l'on voit dans les figures données par Serres (*Anat. comp. du cerveau*) que ce ruminant l'emporte même, à cet égard, sur les quadrumanes et surtout sur le castor; mais, pour ce dernier, il est à remarquer que ses industries sont plus instinctives qu'intellectuelles; et quant aux quadrumanes (comme, au reste, aussi pour le castor), c'est ici le cas de revenir aux considérations relatives à la masse des hémisphères cérébraux comparés à celle des autres organes et de la totalité du corps ; cette masse proportionnelle est de beaucoup supérieure chez les singes à celle du mouton, d'après les tables de Cuvier. C'est encore ainsi que le cerveau du dauphin, très-garni de circonvolutions, à la vérité peu profondes, se montre peu considérable comparé à la masse du corps chez l'adulte, quoique ayant, en poids absolu, l'avantage même sur celui de l'homme (1).

Ce n'est donc qu'en tenant compte de ces deux conditions, volume et complexité de structure avec augmentation de superficie, qu'on peut établir un parallèle valable entre la prépondérance du cerveau et la prééminence des facultés intellectuelles ; ne tenir compte que du volume, c'est ne saisir que la moitié des éléments du problème. Parchappe observe bien que le cerveau est moins pesant et moins volumineux chez la femme que chez l'homme, mais il fait remarquer aussi que cela peut être dû à la prépondérance de taille et de poids total chez ce dernier. Il remarque que l'encéphale des idiots est proportionnellement moindre que celui des hommes sains, et que la différence porte plus sur le cerveau que sur le cervelet (observation favorable à notre opinion sur le compte de ce dernier organe); mais il donne, comme maximum du poids de l'encéphale chez des hommes à faculté ordinaire (2), un chiffre de beaucoup supérieur à celui qu'on a trouvé à l'encéphale de Dupuytren, et inférieur seulement d'un gros à celui de Cuvier.

Par des mesures appliquées au crâne ou à toute la tête à la fois, on ne peut s'assurer, tout au plus,

(1) Ces proportions varient singulièrement selon l'embonpoint du sujet ; c'est au squelette sec qu'il vaudrait mieux comparer le poids de l'encéphale. On pourrait même se contenter du poids de la tête osseuse ou seulement de la mâchoire inférieure.

(2) 1 kilogramme 829 gr., le cervelet seul pesant 0 k. 208, ce qui représente, à quelques grammes près, les trois livres, dix onces, quatre gros et demi trouvés à celui de Cuvier. On donne généralement, il est vrai, un peu moins de trois livres pour terme moyen.

que des conditions relatives au volume ; mais il s'y en joint quelques-unes aussi qui ont rapport à la forme, à la disposition réciproque des parties, et qui donnent à ces méthodes de mensuration quelques légers avantages de plus. La première de ces méthodes est celle dite de l'*angle facial*, établie par Camper (1).

Deux lignes (*fig.* 401, A B, C D) partant, l'une du front, l'autre du trou occipital, pour se couper à l'extrémité des dents incisives de la mâchoire supérieure, forment un angle qui sera d'autant plus ouvert que le crâne sera plus ample, plus avancé, la face plus petite et moins saillante ; aussi le voit-on presque droit (85 degrés environ) dans l'européen, tandis qu'il devient déjà assez aigu chez le nègre, le hottentot, le caraïbe, davantage encore sur les singes adultes, très-aigu sur les rongeurs (*fig.* 96), les ruminants, les solipèdes, les cétacés, les oiseaux, et qu'il cesse même d'être appréciable chez les reptiles et les poissons.

La méthode de Daubenton, fondée sur la position du trou occipital, d'autant plus reculé que l'animal est doué d'une masse encéphalique moindre et d'une moindre intelligence, est fondée sur les mêmes circonstances, car l'avancement du trou occipital n'est dû qu'à l'augmentation non-seulement du cervelet, mais encore des lobules postérieurs du cerveau; circonstance qui détermine l'abaissement de la ligne inférieure de l'angle facial, en même temps que

(1) Voyez, comme application frappante de cette méthode, les figures très-curieuses données par Fr. Cuvier, pour diverses races de chiens, dans les Annales du Muséum, et comparez surtout le barbet au chien de la Nouvelle-Hollande.

le développement des lobules antérieurs produit le redressement de la ligne antérieure dans la méthode de Camper.

Celle-ci est donc encore plus complète que celle-là, quoique sujette aussi à bien des inexactitudes qu'on évite, jusqu'à un certain point, en mettant en parallèle les aires de la face et du crâne sur une tête sciée verticalement. Ce perfectionnement est de Cuvier, et l'on peut en chercher les détails dans ses Leçons d'anatomie comparée (1). *(V. la fig.* 101, EF *aire de la face;* EG *aire du crâne.)*

B. Expériences. Voilà des faits bien propres à faire conjecturer que les lobes cérébraux sont les organes essentiels de l'intellect; c'était l'opinion, toujours conjecturale il est vrai, de Sœmmerring, d'Ebel, de Gall, de Vicq-d'Azyr, etc.; c'était également celle de Rolando, qui se fondait sur des expérimentations plus directes. Flourens, s'appuyant aussi sur les siennes, y place les volitions, les sensations, la mémoire. Selon Tréviranus, c'est le centre des nerfs du sentiment et du mouvement, l'organe principal de la vie sensitive. Pour Magendie et Desmoulins, il n'est que le siége de la volonté. Passons aux faits mêmes.

Parmi les expérimentateurs qui, dans ces derniers temps, ont agi sur les hémisphères cérébraux, nul n'a présenté des faits plus intéressants et mieux

(1) On peut, avec Blumenbach, objecter à toutes ces méthodes, qu'elles ne tiennent pas compte de la *largeur* du crâne et du front en particulier. On leur trouve d'ailleurs des exceptions frappantes; ainsi, dans la proportion des aires de la face et du crâne, le hérisson et l'aye-aye sont très-favorablement partagés, malgré la faiblesse de leur intelligence : le cheval l'est fort mal, au contraire, malgré sa remarquable éducabilité; l'aire du crâne égale celle de la face dans les premiers, elle n'en égale que le quart chez le dernier.

suivis que Flourens; il a pu conserver long-temps vivante, et après complète cicatrisation, une poule à laquelle les lobes cérébraux avaient été enlevés : elle était habituellement plongée dans un état soporeux, dont on la tirait aisément, sans pouvoir lui rendre l'aptitude à ses mouvements habituels; elle n'avalait que quand on lui ingurgitait les aliments, et paraissait privée de l'odorat, de l'ouïe, de la vue, mais elle pouvait marcher, voler, sauter si on l'y forçait.

Les expériences de Rolando, de Magendie et Desmoulins ont donné des résultats analogues; seulement ces derniers ont prouvé qu'il y avait encore une audition telle quelle, même après la mutilation susdite.

Nous avons aussi tenté cette expérience sur plusieurs reptiles. Un lézard vert piqueté a vécu ainsi pendant plus de quinze jours dans un état de sommeil perpétuel : les yeux étaient fermés, mais l'animal les ouvrait quand on le touchait; il ne paraissait pas voir pourtant, du moins il ne tirait aucun parti de la vue; le bruit ne produisait aucun effet sur lui, mais des attouchements le déterminaient à fuir un instant pour retomber aussitôt dans la torpeur; il avalait, mais avec peine, les liquides versés dans la gueule. Un individu de l'espèce *coluber agassizii* (Wagler), très-vif, très-méchant, devint inoffensif après l'ablation des lobes cérébraux; il rampait lentement, parvenait à sortir d'une boîte mal fermée, paraissant éviter les obstacles avant de les toucher, surtout s'ils étaient d'une couleur éclatante ou très-éclairés; des gestes menaçants n'excitaient plus en lui, comme auparavant, ni peur ni colère, mais seulement quelques légers mouvements pour détourner la tête : il semblait donc jouir encore d'une vue courte, imparfaite ; les yeux se mouvaient, les pupilles se resserraient à la lumière : si l'on posait quelques gouttes d'eau sur le bout du museau, l'animal s'essuyait contre terre ; mais si on l'abandonnait au repos, il paraissait bientôt plongé dans un profond sommeil. Cette couleuvre mourut au bout de trois semaines ; elle avait vomi une rainette et deux œufs de lézard poussés de force dans son estomac ; trois autres œufs y étaient restés pendant plus de quinze jours sans éprouver aucune altération.

Ne résulte-t-il pas évidemment de ces faits, que le sommeil semble établir principalement son empire dans les lobes cérébraux, et que ces lobes concourent à l'exercice de toutes les sensations, sans posséder exclusivement la faculté de les recevoir ? Si l'on n'a pas toujours tiré cette conclusion des expériences dont nous venons de parler, c'est que tantôt on a dénié à ces renflements toute influence directe et positive sur une sensation qui semblait conservée après leur destruction, bien qu'affaiblie notablement ; que tantôt, au contraire, on leur a tout attribué parce qu'on a pris cet affaiblissement pour un anéantissement complet. La vue n'est pas plus dans ce cas que les autres sensations, comme le prouvait notre couleuvre ; et déjà Desmoulins avait observé qu'une grenouille ainsi mutilée dirige encore ses sauts vers le seul côté qui n'oppose pas d'obstacles à sa fuite. Je remarquerai à ce sujet que, pour de semblables opérations, les reptiles offrent sur les mammifères, et même les oiseaux, cet avantage, que la segmentation chez eux est plus prononcée et l'indépendance physiologique plus grande, la vie d'ailleurs plus tenace; ce qui rend les opérations plus faciles, les effets plus distincts et l'observation plus durable.

§ VII. *Mécanisme général des fonctions nerveuses centrales.*

A. Théorie. Les lobes cérébraux, sans nerfs qui en partent directement, sans corrélation directe avec la segmentation du squelette, semblent donc, ainsi que le cervelet, un auxiliaire commun ajouté aux parties fondamentales des centres nerveux encéphaliques, et l'on peut, en conséquence, facilement les concevoir l'un et l'autre comme un centre où toutes ces parties renvoient leurs impressions ou dont elles reçoivent secondairement l'influx : passons rapidement en revue les détails de ce mécanisme des fonctions cérébrales proprement dites, nous y trouverons une sorte de résumé des fonctions sensoriales dont il a été question dans les paragraphes précédents.

Le système nerveux, dit Béclard, forme un système unique dont toutes les parties concourent à l'action de l'ensemble; et nous savons que chacune de ses parties jouit de ces trois aptitudes communes, l'impression, la réaction et la transmission. L'organe du sens proprement dit, pour le toucher, le goût, l'ouïe, reçoit, élabore et transmet les impressions tactiles, sapides, acoustiques; le nerf les reçoit et les reproduit à son tour avec toutes leurs modifications, leurs variations, leurs spécialités ; il les répète jusqu'à son insertion à la moelle allongée ou aux cordons sur-spinaux de la moelle épinière : là, élaboration nouvelle, et quelquefois réaction directe, immédiate (1) sur les faisceaux sous-spinaux et les racines nerveuses qui en naissent (mouvements automatiques), mais plus ordinairement, transmission vers des centres plus volumineux et plus parfaits en organisation, le cervelet par exemple, auquel aboutissent les cordons sur-spinaux. Aussi l'avons-nous reconnu comme le principal réceptacle des sensations tactiles, auditives et gustatives, et comme le point de départ des influences nerveuses sur la digestion et la respiration ; c'est un organe de perfectionnement, de renforcement pour toutes les fonctions nerveuses attribuées, par Magendie et Desmoulins, à la région du quatrième ventricule. Les expériences de ces physiologistes prouvent que cette région reçoit encore les sensations acoustiques, etc., lors même que le cervelet et le cerveau sont détruits, mais assurément elle ne les transforme pas en *idées ;* c'est, nous le croyons, le rôle du cervelet. Toutefois, cet organe lui-même ne paraît capable que d'opérations intellectuelles obscures, *instinctives* pour la plupart, et d'ailleurs il ne saurait organiquement réagir sur l'appareil locomoteur : il faut donc que, par les faisceaux nommés piliers de la valvule de Vieussens, ou *processus à cerebello ad testes,* il transmette au cerveau ses impressions, ses déterminations. *(Suivez ce mécanisme sur la figure* 108.)

Le cerveau reçoit, en même temps, les sensations

(1) Sur un animal jeté dans l'état tétanique par la strichnine, Fodéré faisait cesser la contraction dans les muscles qui recevaient leurs nerfs du point de la moelle épinière qu'il lui plaisait de comprimer, *et non dans les autres.*

visuelles qui, de la rétine et du nerf optique, ont passé dans les tubercules quadrijumeaux antérieurs : il reçoit également, d'un autre coté, les sensations des lobes olfactifs; et c'est lui qui combine les unes et les autres. C'est dans les lobes cérébraux que ces sensations se changent en déterminations définitives, en jugements, en volitions qui se répètent dans les corps striés, les couches optiques, les pédoncules cérébraux, les faisceaux sous-spinaux, les racines nerveuses qui en émanent, jusqu'aux muscles qu'elles mettent en jeu, soit pour l'expression des sentiments (faisceaux olivaires surtout), soit pour l'expression des actes de locomotion proprement dite (faisceaux des pyramides).

B. En conséquence de ce mécanisme, nous établirons, *en premier lieu*, que le cerveau est l'organe de la centralisation dernière et principale et la condition *organique, matérielle*, de l'unité psychologique; conclusion parfaitement d'accord avec cette remarque, que, dans l'échelle animale, sa prépondérance est toujours proportionnelle au degré de coalescence des centres nerveux et à la suprématie de l'intelligence. Cette doctrine donne aisément la clef de beaucoup de phénomènes pathologiques, la suspension de certaines facultés pouvant s'expliquer aussi bien par la lésion des faisceaux centripètes ou centrifuges que par celle du centre même : on peut en dire autant du désaccord qui règne parfois dans leur exercice, à la suite de certaines attaques d'apoplexie; c'est ainsi que tel individu peut avoir perdu la parole quoiqu'il pense nettement, et le mouvement quoiqu'il veuille l'exécuter. Ce que nous avons dit de l'harmonisation chez les invertébrés, fournit ici une analogie frappante de clarté.

En second lieu, nous remarquerons que, dans cet ensemble, il se produit, à la fois, des réactions susceptibles d'être reproduites, conduites par toutes les parties qui le composent, et des élaborations, des permutations spéciales; nous reviendrons tout-à-l'heure sur ce dernier sujet; mais quant au premier, nous ferons observer, outre ce qui déjà a été dit ailleurs (*IIIe partie, chap.* 1er.), que les nerfs reproduisent bien évidemment et les sensations qu'ils ont reçues des sens, et les volitions que leur a imprimées le cerveau. En effet, l'irritation d'un cordon nerveux envoie à l'encéphale une douleur si bien semblable à celle que causerait la lésion des parties où ses filets se répandent, que l'illusion est parfois complète; et cette même irritation cause aussi des contractions dans les muscles, comme celles que commande l'encéphale. D'un autre côté, quand un halluciné entend des voix mystérieuses, quand un malade en délire voit des spectres, les parties encéphaliques qui sont le siége de ces sensations erronées réagissent, en pareil cas, tout comme la partie nerveuse du sens qui, dans l'état normal aurait perçu et leur aurait transmis des sensations pareilles. Delpech injecta du vin alcoolisé dans les veines d'un homme dont il voulait oblitérer les varices; cet homme en perçut la saveur, non sans doute par la langue, mais par l'encéphale auquel le sang avait porté des particules alcooliques. Il ne suit pas de là que toute partie du système nerveux puisse, au besoin, se substituer indifféremment à toute autre, et qu'il n'y ait point de *spécialités exclusives* dans certaines parties de ce système ; nous avons déjà fait pressentir le contraire, et nous allons donner à cet intéressant sujet quelque développement.

§ VIII. *De la spécialité d'action dans les divisions principales du système nerveux, et des spécialités particulières localisées dans quelques parties du cerveau.*

1. La *spécialité* des fonctions nerveuses paraît tenir simultanément ou séparément à deux circonstances particulières ; rapports ou connexions d'une part ; structure, organisation *sui generis*, d'autre part. Ainsi la rétine, le nerf et le lobe optiques sont aptes à recevoir les sensations lumineuses et non d'autres, tant en raison de leurs connexions avec l'appareil optique de l'œil, qu'à cause d'une disposition moléculaire à elles propres ; et la nécessité de ces deux conditions à la fois nous paraît telle, que nous nous croirions en droit d'assurer que la taupe ne saurait voir avec un nerf de la cinquième paire, quand même l'anatomie ne nous apprendrait pas qu'en effet elle est pourvue d'un nerf optique. La rétine est insensible aux contacts immédiats, d'après les expériences de Magendie, tandis que la cinquième paire s'y montre très-sensible ; et ce que nous venons de dire de la rétine peut se dire du nerf auditif, d'après le même observateur : donc, ce ne sont pas seulement les connexions qui déterminent ici les aptitudes. Assurément aussi les faisceaux sur-spinaux ne sont pas sensitifs seulement parce que leurs filets originaires sont en rapport avec les papilles cutanées et qu'ils se rendent au cervelet, ni les sous-spinaux destinés à la locomotion seulement parce qu'ils sont en relation avec les muscles : la plus simple inspection suffit pour faire remarquer que les premiers sont (surtout chez les reptiles) plus brillants, plus fibreux et plus petits que les seconds, bien que les racines sur-spinales des nerfs soient communément plus nombreuses et plus volumineuses que les sous-spinales. Remarquons également que ces dernières ne forment pas, comme les premières, un ganglion plexiforme destiné sans doute à modifier leurs dispositions organiques. Les anatomistes connaissent, depuis long-temps aussi, la différence de structure qui existe entre la portion dure (facial) et la portion molle (auditif) de la septième paire, l'une motrice et l'autre sensitive, la première née des faisceaux olivaires, la deuxième des faisceaux sur-spinaux à leur épanouissement dans le cervelet. Autant en dirions-nous, quant aux connexions et à la texture en même temps des nerfs olfactifs et de l'optique, comparés aux moteurs de l'œil.

Ces considérations suffisent pour prouver la complète impossibilité de ces phénomènes célébrés par la crédulité ou le charlatanisme, sous le titre de *transposition des sens :* certes l'œil ne peut entendre, ni l'oreille voir; la physique seule suffit à démontrer l'absurdité d'une assertion contraire; mais il y a plus, le nerf auditif ne saurait éprouver ni transmettre, les faisceaux sur-spinaux ne sauraient recevoir et adresser au cervelet des sensations visuelles. La seule transposition possible, c'est celle du sens au point sensitif qui lui correspond normalement dans les centres, mais on conçoit qu'il ne peut même en résulter des sensations vraies et régulières et seulement des *hallucinations :* or, ce n'était pas ainsi que l'entendaient les narrateurs de ces histoires merveilleuses, qui ont trouvé de l'écho même parmi les hommes du premier mérite.

Pour que la spécialité d'action changeât, il ne suffirait pas d'un léger changement dans la texture : l'œil enflammé supporte difficilement la lumière; un nerf légèrement enflammé exalte, au passage, les impressions tactiles reçues par le membre dont il est une dépendance, et fait croire à un excès de sensibilité dans ce membre (Bichat) ; en partie désorganisé par l'inflammation ou par une lésion quelconque, il le rend moins sensible et y fait supposer l'engourdissement dont lui seul est le siége. Mais ce ne sont pas là des transformations, des transpositions de sensations spéciales : il faudrait, pour cela, outre un changement *normal* dans la texture du nerf, un changement pareil dans l'organe nerveux central où il arrive, et dans l'organe sensorial externe d'où il part. Or, de tels changements ne peuvent être que primordiaux et tels que ceux qu'on observe d'espèce à espèce, ou plutôt de classe à classe, dans le règne animal. Ainsi, le nerf olfactif deviendra tactile, en tout ou en partie, dans l'antenne du crustacé et de l'insecte. Le nerf optique jouera presque le même rôle chez l'escargot. La cinquième paire des batraciens servira à la respiration en se rendant aux organes dévolus, chez eux, à cette fonction, et en s'assimilant, très-probablement, les éléments de la huitième paire ou nerf pneumo-gastrique qui leur manque en apparence. Ce dernier nerf est gustatif chez certains poissons, les cyprins (Desmoulins) ; il est électro-moteur avec la cinquième paire chez certains autres, la torpille ; le tout, en raison ou de leur texture, ou de celle de leurs renflements d'origine et de leur terminaison dans des organes spéciaux.

Si l'on voulait, au reste, inférer de ces faits, que, dans les nerfs ou conducteurs, la spécialité tient plutôt aux connexions qu'à l'organisation, cela ne saurait être supposé des centres encéphaliques; car là les différences de forme et d'organisation sont par trop évidentes et trop bien connues. Mais nous ne trouvons pas, ici comme dans beaucoup d'autres parties du corps, l'explication des phénomènes par la conformation, ce qui tient à la nature même de ces phénomènes presque étrangers à la matière. Il ne faut donc pas s'étonner des incertitudes que laisse cette partie de la physiologie. Nous en avons présenté déjà les données, quant aux masses principales et quant aux fonctions *primaires ;* nous la compléterons ici, autant qu'on peut le faire, en entrant, relativement au cerveau surtout, dans quelques détails plus circonscrits, anatomiquement et physiologiquement parlant.

B. Pour les déterminations *partielles* dont il s'agit ici, comme pour les masses, trois moyens d'investigation rationnelle ont été mis en usage : les résultats de l'anatomie pathologique, ceux des mutilations artificielles, l'observation des prépondérances organiques et fonctionnelles chez divers individus ou diverses espèces d'animaux.

Malgré des espérances en apparence bien fondées, l'anatomie pathologique a peu fait jusqu'ici sous ce rapport. Nous avons vu, comme d'autres, l'idiotie dépendre de l'atrophie des circonvolutions cérébrales; dans d'autres cas, on l'a rapportée à la lésion, à l'absence même du cervelet (Combette et Magendie), à celle du corps calleux (Reil), à la diminution de tout l'encéphale (Willis). Ailleurs à des lésions plus restreintes on a vu correspondre des altérations fonctionnelles très-variables; et, le plus souvent, on n'a noté que des paralysies, soit que le siége de la lésion fût dans le cerveau même, soit dans les corps striés, les couches optiques, le cervelet. Plusieurs circonstances tendent, en effet, à infirmer des observations qui sembleraient devoir être significatives : la première est la complexité des lésions si rarement simples et uniques; la deuxième est l'insuffisance des notes prises du vivant de l'individu, ou des souvenirs recueillis après sa mort; une troisième cause d'erreurs ou d'indécisions, c'est l'incertitude de la date pour certaines lésions. On a cru, par exemple, prouver que la continuité de substance de la moelle épinière n'était pas nécessaire à la transmission de l'innervation, pourvu que ses membranes restassent intactes; on se fondait sur des ramollissements, des désorganisations achevées sans doute dans les derniers jours ou l'agonie du malade, sur des séparations opérées par des violences imprimées au cadavre dans des cas de fracture du rachis, comme celui du journal de Desault, ou produites sur le vivant par des opérations inconsidérées dans les tentatives d'extraction d'un corps étranger long-temps fixé au voisinage, comme dans le cas relaté par Ferrein. Enfin, une quatrième circonstance, judicieusement signalée par Tréviranus, c'est la *dualité* des organes encéphaliques qui fait que, sous le rapport des opérations mentales, ceux du côté sain peuvent souvent sans doute suppléer ceux du côté malade. Parcourez les nombreuses observations rassemblées dans le précieux recueil de notre collègue Lallemand, comparez-en les résultats énoncés avec un soin si scrupuleux et une sagacité si lumineuse, et vous reconnaîtrez aisément l'incertitude où nous laissent, quant à la physiologie intellectuelle, tant de faits curieux et d'une importance majeure en pathologie.

Les expériences sont encore plus illusoires, vu l'imperfection des facultés chez les animaux sur lesquels il est permis d'opérer, et l'impossibilité d'en apprécier les altérations en ce qui concerne des nuances et des détails. Aussi qu'ont appris les mutilations opérées par Magendie? que les animaux dont le cerveau est maltraité ont une tendance irrésistible à s'élancer en avant. Qu'ont appris les observations médicales de Foville et Pinel - Grandchamp, de Serres, de Bouillaud? que le corps strié préside aux mouvements de la jambe, et la couche optique à ceux du bras; que les lobules antérieurs sont le siége de la faculté de parler : et les faits contradictoires à ce peu de données même surgiraient en foule. Je ne parle pas du fait isolé sur lequel s'appuyait Lapeyronie pour faire du corps calleux le siége de l'âme; des conjectures d'après lesquelles Descartes la plaçait dans la glande pinéale, ni de celles qui déterminaient la distribution que faisait arbitrairement Willis des facultés mentales aux parties les plus marquantes des organes encéphaliques.

L'anatomie comparée des individus et des espèces, jointe à l'étude comparée des aptitudes, pourra fournir des lumières plus certaines, et déjà cette voie a été frayée avec quelque succès par Serres, Leuret, et avant eux par Gall et Spurzheim. Mais il faudra s'étayer à la fois, et sur des observations plus minutieuses et plus positives qu'on ne l'a fait jusqu'ici, et sur une analyse vraiment rationnelle des opérations et des facultés mentales. Sur ces deux points le système de Gall est resté insuffisant et partant infidèle.

1° Sans doute, Gall a rendu de grands services à la science en perfectionnant la dissection des faisceaux médullaires dans l'encéphale, travail ébauché par Willis et Vieussens, et poussé assez loin ensuite par Pourfour-du-Petit; mais il faut aujourd'hui quelque chose de plus pour aider à l'étude d'une fonction aussi complexe que celle de l'intelligence; il faut en venir à une anatomie fibrillaire, telle que celle dont Rolando a commencé la poursuite dans l'encéphale de l'homme; et il faut la pousser jusque dans toutes les classes, ordres, genres principaux des vertébrés, chez les invertébrés même, travail immense et minutieux, mais qui promet des résultats précieux au bon esprit qui saura s'y livrer avec les soins convenables. Sans doute, aussi, Gall a procédé d'une manière prudente en examinant la forme du crâne et les diverses proéminences chez des animaux de caractères différents, chez des hommes à aptitudes très-prononcées, etc. Mais est-ce donc seulement dans le renflement de telle ou telle partie de la surface extérieure du cerveau que peut consister la prédominance de telle ou telle faculté ? La forme extérieure du crâne est-elle d'ailleurs une traduction fidèle de celle de l'encéphale ? Cruveilhier proclame, au contraire, entre les deux tables du crâne une sorte d'indépendance, rattachant l'une à l'appareil nerveux qu'elle revêt immédiatement, et l'autre au système musculaire. Mille expériences contradictoires à celles de Gall ont prouvé l'incertitude de ses principes, l'inexactitude des résultats qu'il a cru pouvoir déduire de l'observation : c'est ce qu'a démontré tout récemment l'examen du crâne de plusieurs personnages célèbres, Napoléon, Fieschi, Lacenaire, Avril, etc. Les uns n'étaient pas plus parlants que les autres en faveur de leurs spécialités de qualités ou de vices. C'est d'ailleurs à nu, sur le cadavre, qu'il faut étudier le cerveau ; c'est dans la forme, la position, les contours, la profondeur, la longueur et la structure intérieure des circonvolutions, comme l'a tenté récemment Leuret ; c'est plus encore peut-être dans l'épaisseur, la direction des fascicules émanés des renflements centraux ; c'est dans l'abondance de la matière grise interposée, le volume des renflements gangliformes ou corps rhomboïdaux du cervelet, des éminences olivaires, etc., etc., qu'il faut chercher la solution de ces problèmes qui exigeraient la vie d'un homme, seulement peut-être pour le mettre sur la voie de la vérité qu'il laisserait à développer à ses successeurs.

2° Gall a pu donner d'utiles notions sur la distinction à établir entre les penchants ou aptitudes et les facultés mentales, etc. ; mais il s'en faut qu'il ait été lui-même toujours fidèle à ses principes dans l'application, et l'on peut dire que cette application même était tout-à-fait erronée dans son point de départ. En effet, qu'est-ce qu'un penchant, sinon une tendance à certains actes, due à une modification particulière de toutes les facultés intellectuelles? N'est-ce pas une perversion dans la manière de sentir, de juger et de vouloir qui produira le penchant au vol; et peut-on admettre dans l'encéphale un organe particulier pour cette perversion? Qu'est-ce que la sagacité, sinon une grande liberté, une grande étendue dans l'exercice de toutes les facultés intellectuelles? Qu'est-ce que la théosophie, sinon une aptitude à se complaire dans certaines idées, à traiter certaines questions abstraites pour lesquelles il faut nécessairement le concours de toutes les facultés mentales? etc., etc. Et où s'arrêterait-on dans l'admission de ces organes particuliers, s'il en fallait supposer autant que d'aptitudes diverses? Où serait la limite du penchant simple au penchant composé? Et si l'on en admet de cette dernière nature, pourquoi ne pas les regarder tous comme tels? Si donc il y a, dans l'encéphale, comme nous le pensons, des organes multiples et à fonctions spéciales, c'est pour les facultés élémentaires et générales de l'esprit, peut-être aussi pour les *instincts* principaux qu'il ne faut pas confondre, ainsi que l'a fait le docteur Gall, avec des *penchants moraux;* sujet sur lequel, au reste, nous reviendrons plus loin.

En résumé, la crânioscopie nous paraît, non-seulement ne pas tenir ce qu'elle promet, mais encore engager les esprits studieux dans une voie fausse et par conséquent stérile.

§ IX. *De la liaison transversale des centres nerveux, et de la décussation des faisceaux conducteurs.*

Afin de ne pas nuire à la clarté du mécanisme exposé précédemment pour l'enchaînement des fonctions et la centralisation des effets dans le système cérébro-spinal, nous avons négligé à dessein ce qui concerne les moyens de communication, de liaison et d'harmonie entre les organes d'un côté et ceux de l'autre : c'est par leur étude que nous terminerons le présent chapitre. *(Voyez à ce sujet la fig.* 109 *et son explication.)*

A. Commissures. On sait que la plupart des centres nerveux sont pairs chez les vertébrés, et l'on ne pourrait guère compter comme impairs et médians que le cervelet des poissons, reptiles et oiseaux, son lobule médian ou *vermis* pour les mammifères, plus le corps pinéal et le corps pituitaire, jadis nommés glandes, parce qu'on leur supposait des fonctions sécrétoires. Toutefois il faut, selon nous, considérer aussi comme impaire la substance pulpeuse ou grise de la moelle épinière : les vraies commissures sont toujours fibreuses ; et rien dans cette moelle n'en mérite le nom, si ce n'est les filaments transverses qu'on voit au fond de ses sillons longitudinaux.

Pour le cerveau des mammifères, la commissure la plus considérable est le corps calleux avec le trigone ou la voûte qui en est la continuation : pour le cervelet, chez les mêmes animaux, c'est la protubérance annulaire. Celle-ci manque à tous les vertébrés dont le cervelet est impair, les oiseaux, etc., et le corps calleux, ou plutôt le trigone qui subsiste seul chez ceux-ci, se trouve divisé en deux portions latérales disposées verticalement en forme d'éventail.

Cette remarque peut être opposée à Tréviranus, qui pense que les opérations de comparaison mentale se passent dans les commissures : les oiseaux comparent certainement leurs sensations tout autant que les mammifères. D'ailleurs, ce n'est pas entre deux idées venant l'une de droite et l'autre de gauche, mais entre deux idées successives, que nous établissons des comparaisons : un borgne juge très-bien des couleurs, etc. Qu'elles soient purement transversales, ou bien avec croisement de fibres envoyées d'un côté à l'autre, les commissures n'en servent pas moins à compléter l'unité psychologique dans ses conditions matérielles, et c'est là sans doute le véritable but de la décussation des faisceaux nerveux dont nous allons parler maintenant.

B. Le *croisement* des faisceaux fibrillaires d'un côté à l'autre se décèle chaque jour à nos yeux, dans l'espèce humaine, par des faits pathologiques auxquels on oppose en vain quelques observations négatives, dont, sans doute, toutes les conditions n'ont pas été suffisamment appréciées. Toute lésion grave d'un hémisphère cérébral, d'un des corps striés, d'une des couches optiques, amène une paralysie des membres du côté opposé; tandis que les lésions des parties médianes, du corps calleux par exemple, n'offrent que des effets universels (Lallemand), et que toute lésion de la moelle épinière porte son influence sur le côté du corps directement correspondant. L'anatomie explique, en grande partie, ces singularités.

Chez les mammifères, on connaît depuis longtemps (Mistichelli) l'entrecroisement des pyramides antérieures, nié bien à tort par Morgagni, Sabatier, Vicq-d'Azyr, Chaussier, Gordon, Rolando, qui ont sans doute procédé avec trop peu de ménagement à sa recherche, ou ont agi sur des encéphales ramollis.

Quant aux faisceaux olivaires, je pense qu'ils n'opèrent leur décussation que dans le corps calleux, où il m'a paru qu'on pouvait les suivre et les voir entrecroiser leurs fascicules. Chez l'écureuil et le lapin en particulier, il y a au corps calleux deux couches évidentes, l'une qui remonte vers les circonvolutions, l'autre qui descend dans la couche optique; elles sont confondues, et sans doute entrecroisées, au raphé. C'est ainsi, et ainsi seulement, qu'on peut expliquer comment, dans les hémiplégies, il y a aussi croisement pour la paralysie de la face, animée, comme on sait, par le nerf facial et le trijumeau.

Pour les lobes optiques, nous avons exposé comment c'est dans les nerfs qui en partent que le croisement s'effectue.

Enfin, pour les faisceaux sur-spinaux de la moelle, il m'a paru que leur croisement avait lieu dans la protubérance annulaire ou pont de Varole, avant qu'ils se développassent dans les hémisphères cérébelleux, dont les circonvolutions donnent ensuite directement origine aux piliers de la valvule de

Vieussens. Aussi, dans beaucoup d'observations, voit-on les lésions du cervelet causer des paralysies croisées; mais il faut convenir qu'on n'a presque jamais, dans ces narrations, fait la part de la sensibilité et de la contractilité : nous avions même autrefois admis conjecturalement qu'il devait y avoir décussation pour celle-ci seulement par l'intermédiaire du cerveau ; une observation curieuse de Casauviell (une seule) viendrait à l'appui de cette opinion, puisque son malade avait perdu le mouvement dans les membres du côté opposé, et le sentiment dans ceux du côté même de l'altération du cervelet.

Une partie de ces entrecroisements subsiste chez les oiseaux ; peut-être en existe-t-il dans les deux commissures transverses qu'on voit, l'une au-devant du troisième ventricule et des couches optiques, l'autre entre les lobes optiques ou tubercules quadrijumeaux ; mais l'entrecroisement est plus évident encore aux pyramides, comme l'attestent les figures données par Serres dans son Anatomie comparée du cerveau. Aussi les expériences de Flourens et autres ont-elles montré des effets croisés après diverses lésions de leur encéphale.

Les reptiles et les poissons n'ont plus rien de semblable ; et nous nous sommes bien assuré, sur des lézards, des poissons (anguille, muge), des batraciens (rainette), que l'irritation d'un des côtés de l'encéphale produit des convulsions du même côté : déjà Desmoulins l'avait noté soigneusement. Ce mode d'expérimentation est ici le seul valable ; on ne saurait compter sur des paralysies à la suite des lésions cérébrales ; la moelle épinière a trop de puissance propre pour le permettre ; et, à plus forte raison, en est-il de même chez les animaux invertébrés. Nous avons pu enlever à une sauterelle l'œil et le lobe sus-œsophagien d'un côté seulement, sans nuire en rien à la régularité des mouvements et des autres fonctions de l'animal. On ne s'en étonnera pas, en se rappelant l'indépendance des masses nerveuses que nous avons signalée plus haut chez tous les animaux sans vertèbres. L'expérience dont il est ici question avait été faite dans la vue d'obtenir quelques données sur une décussation que Swammerdam a fait figurer, d'imagination peut-être, dans les cordons nerveux d'un crustacé à travers son deuxième ganglion ; l'anatomie ne nous a rien appris de plus à cet égard, et les investigations si soignées d'Audouin et Milne Edwards ne paraissent pas non plus leur avoir fait retrouver cet entrecroisement.

CHAPITRE VIII.

DES SENSATIONS CENTRALES ÉTUDIÉES EN ELLES-MÊMES.

ARTICLE I.er – Considérations générales.

Un caractère essentiel à toutes les réactions qui s'opèrent dans les organes centraux du système nerveux, ou du moins dans leur organe le plus central, dans le réceptacle commun des opérations déjà effectuées par les autres, en un mot, dans le cerveau proprement dit, c'est d'être accompagnées de *sentiment* ou *sens intime ;* de là, le nom de sensations centrales que nous leur avons assigné, et celui de *sensorium commune* qu'on a depuis long-temps donné à leur siége, quel qu'il fût supposé. Ce sentiment intérieur que chacun connaît, est assez défini par son nom même, et c'est par sa coexistence avec elles que les opérations dont nous allons nous occuper se distinguent des sensations externes et des internes, qui ne sont que des préliminaires obligés et comme les matériaux des centrales.

Cette qualité, inséparable de l'essence de ces dernières, est envisagée par les *matérialistes* comme appartenant à une disposition spéciale de la matière, à l'organisation même des centres nerveux : elle est, au contraire, rattachée par les *spiritualistes* à un principe immatériel, à une *âme* incorruptible, mais intimement unie et mariée aux organes. Il n'entre point dans nos attributions, ni dans nos devoirs, de discuter ces questions qui veulent être éclairées par d'autres lumières que celles de la physiologie ; et nous abandonnerons d'autant plus volontiers nos lecteurs à leurs croyances, que tout ce qui va suivre est également acceptable aux unes et aux autres. Tout ce que nous avons dit dans le chapitre précédent, tout ce qui fera l'objet de celui-ci concorde parfaitement avec cet axiome, que « l'homme est une intelligence servie par des organes» (de Bonald) ; et l'on peut admettre tout ce qu'ils renferment, sans se croire obligé de professer, avec Cabanis, que « pour se faire une idée juste de la pensée, il faut considérer le cerveau comme un organe particulier, destiné spécialement à la produire. »

Ayant reconnu l'insuffisance de l'anatomie pour expliquer les phénomènes intellectuels et pour les classer convenablement, convaincu ainsi de la nécessité de les étudier et de les exposer abstractivement, nous avons mis simultanément en usage les procédés d'investigation et les méthodes de classement adoptées, trop exclusivement, d'un côté, par les *psychologistes* ou partisans de l'*idéalisme*, de l'autre, par les *idéologistes* partisans du *sensualisme* (1).

Les premiers, procédant, pour ainsi dire, de l'intérieur à l'extérieur, ne croient pouvoir étudier les fonctions de l'âme qu'en se repliant en eux-mêmes, en contemplant dans une réflexion attentive leur *moi*, leur *sens intime*; ils veulent remonter de la nature des idées vers leur cause, et il leur arrive trop souvent de ne tenir compte que de ce qu'ils sentent, en oubliant la manière dont ils en sont venus à le sentir. « A force d'habiter dans les profondeurs de la pensée, ils l'ont prise pour le seul monde réel » (Cousin). Nul doute qu'ils n'aient raison de dire que c'est dans notre sentiment seul que nous trouvons quelque chose de certain et de positif. « Je pense, donc je suis » (Descartes) : rien de plus vrai ; mais, dit Condillac, ce n'est pas une raison pour s'en tenir là : quand ce sentiment bien apprécié, bien étudié, quand le témoignage de tous les sens, bien reconnu pour tel, nous a convaincus de l'existence des choses extérieures à nous et de la liaison de causalité que les phénomènes du dehors ont avec ceux du dedans,

(1) On peut, malgré une foule de nuances dans les détails, ranger parmi les premiers, Platon, Descartes, Spinosa, Leibnitz, Clarke, Wolf, Mallebranche, Kant, Reid, Cousin ; et parmi les seconds, Aristote, Bacon, Gassendi, Hobbes, Collins, Locke, Condillac, Cabanis, Destutt-Tracy, Broussais.

nous pouvons, avec certitude, établir la science idéologique sur d'autres bases, la distribuer sur un autre plan que n'en pourrait fournir le sens intime à lui seul. « Descartes, parti de l'observation intérieure, aboutit à l'hypothèse; celui qui avait rejeté toute autre autorité que celle de la pensée, est embarrassé de trouver dans la pensée seule, dans la seule conscience, parce qu'il ne l'avait pas suffisamment interrogée, la raison de l'existence du monde extérieur qui nous entoure » (Cousin).

Les idéologistes, au contraire, procédant du dehors au dedans, de la cause des idées vers leur nature, adoptant comme fondement de la science cet ancien et fameux adage : *Nihil est in intellectu quin prius fuerit in sensu* (1), font des sensations la base et l'essence de toute opération mentale ; comme Condillac, Destutt-Tracy, ils ne voient partout que des sensations modifiées. Cette doctrine offre surtout l'avantage d'une marche plus méthodique, plus facile à saisir et à suivre, et qui prête moins aux divagations; mais elle se montre évidemment toute factice à force de simplicité. Qu'on prenne les sensations pour point de départ; rien de mieux ; mais l'étude réfléchie du sens intime, qui seule a

(1) Cabanis observe qu'on ne trouve nulle part, en toutes lettres, dans les écrits d'Aristote, ce corollaire qui lui est généralement attribué, tandis qu'Hippocrate a dit, avec bien plus d'exactitude et de netteté : « Avant que la pensée se produise, les sens ont éprouvé tout ce qui doit la former, et ce sont eux qui en font parvenir les matériaux à l'entendement. » De Gerando attribue à Zénon la formule que nous donnons dans le texte. Voici, au contraire, les opinions que prête, au chef des stoïciens, Diogène Laerce : « *Enimverò phantasiarum aliæ sensibiles sunt, aliæ non. Sensibiles quidem quæ per sensus sive sensum accipiuntur. Non sensibiles autem illæ sunt quæ percipiuntur animo, veluti incorporalium rerum, et eorum quæ ratione tantùm accipiuntur.* » Manière de raisonner toute semblable à celle de La Romiguière, que nous retrouverons plus loin.

pu d'abord nous apprendre à apprécier nos sensations externes, devient encore nécessaire ensuite pour nous faire connaître la nature des opérations subséquentes. On s'assure ainsi bientôt, que si le sentiment accompagne la volonté, il n'en constitue pas l'essence ; vouloir, ce n'est pas seulement sentir des désirs; pas plus que marcher n'est sentir le mouvement des jambes. « Je ne suis pas simplement un être sensitif et passif, mais un être actif et intelligent..... Je suis actif quand je juge », dit, avec raison, J. J. Rousseau. Cette étude intérieure est bien essentielle quand elle est jointe à une bonne méthode de classification, à une logique claire et rigoureuse, quand on l'aide aussi de l'observation des choses extérieures et de leurs rapports avec les opérations intérieures telles qu'on les sent en soi et qu'on les reconnaît, à l'expression, chez les autres. « Il faut étudier soi et les autres », a dit un savant académicien (Broussais). La première de ces deux études ne l'emporte pas effectivement sur la deuxième autant qu'on serait tenté de le croire ; se sentir penser, n'est pas un moyen péremptoire et surtout infaillible d'apprendre comment on pense, pas plus que sentir qu'on tourne les yeux ou qu'on ouvre la bouche n'apprend le mécanisme de ces mouvements, dont on prend même une idée plus exacte en les voyant exécuter par un autre.

Nous nous en tiendrons à ces brèves remarques; nous dispensant d'un historique général, au moins inutile pour une branche de la physiologie que la philosophie revendique de son côté, et dont on a fait même une science à part : nous n'insisterons d'ailleurs sur la partie dogmatique qu'autant qu'il le faudra pour présenter au lecteur un ensemble bien net, et pour lui faciliter le parallèle entre ce qui se passe chez l'homme et ce qui s'opère chez les autres animaux, parallèle qui constituera la physiologie comparée des sensations centrales. Sous ce rapport on trouvera plus convenable, sans doute, que nous entrions ici dans quelques détails historiques sur les opinions diverses qu'on a professées relativement à la source et à la portée de l'intelligence des bêtes, c'est-à-dire de tous les animaux autres que l'homme.

La doctrine de la métempsycose impliquait l'admission d'une âme semblable dans les animaux et dans l'homme, opinion reproduite, mais torturée et subtilisée, comme de raison, dans les dogmes vaporeux de l'école platonicienne. Epicure, d'après ce que nous voyons dans Lucrèce, attribuait aux bêtes, comme à l'homme, une âme, mais également matérielle et mortelle. Les stoïciens refusaient une âme raisonnable aux animaux, et Plutarque les en blâme, observant qu'ils mettent leurs actes en contradiction avec leurs principes quand ils corrigent leurs chiens ou leurs chevaux. « Si les animaux, dit cet écrivain philosophe, discourent plus lourdement et plus grossement que ne fait l'homme, ce n'est pas à dire pourtant qu'ils n'aient, de tout point, de discours ni de raison naturelle. » Anaxagore admet, entre l'homme et les bêtes, cette importante différence, que le premier peut seul expliquer ses raisonnements. D'après Aristote, « un seul animal est capable de réfléchir et de délibérer ; c'est l'homme; plusieurs partagent avec lui la faculté de la mémoire et celle d'apprendre; aucun, excepté lui, n'a la faculté de la réminiscence. » Nous aurons plus tard occasion de rappeler cette déclaration et d'examiner dans quelles bornes il faut en restreindre la portée.

Plus près de nos temps, nous voyons Descartes et ses adhérents, le cardinal poëte Polignac, l'illustre Buffon et autres, malgré les ingénieux plaidoyers du naïf Lafontaine, déclarer que les animaux sont de pures machines, qu'ils n'agissent que par un aveugle instinct et sans véritable intelligence. Willis avait discuté davantage la question; par concession, sans doute, aux théologiens d'alors, il ne donnait qu'à l'homme une âme rationnelle; celle des bêtes était toute corporelle; il leur accordait toutefois la connaissance, l'imagination, la mémoire, l'expérience, le jugement (*brutorum syllogismi*).

Locke, sans entrer, plus que nous ne voulons le faire, dans le fond de la question, refuse aux bêtes la faculté de comparer et d'abstraire. Condillac leur refuse seulement cette dernière faculté, tout en leur accordant la comparaison, le jugement, les idées, la mémoire, les passions, et en somme l'entendement et la volonté.

Il y a quelques années que, dans un mémoire fort intéressant, Dureau de la Malle a établi, sur l'observation des faits, « qu'il y a, chez les animaux, mais dans des limites que nous ne pouvons pas encore déterminer, qualités instinctives, facultés d'imitation, mémoire et réminiscence, volonté, délibération et jugement. »

Selon le sévère et judicieux Cuvier, « on aperçoit,

dans les animaux supérieurs, un certain degré de raisonnement avec tous ses effets, bons et mauvais, et qui paraît être, à peu près, le même que celui des enfants lorsqu'ils n'ont pas encore appris à parler. A mesure qu'on descend à des animaux plus éloignés de l'homme, les facultés s'affaiblissent, et dans les dernières classes, elles finissent par se réduire à quelques signes, encore quelquefois équivoques, de sensibilité, c'est-à-dire à quelques mouvements peu énergiques pour échapper à la douleur. Les degrés entre ces deux extrêmes sont infinis.» C'est, à notre avis, ce qu'on peut, sur ce sujet, dire de plus sage et de plus juste, en thèse générale : nous n'y ajouterons qu'un mot, c'est que l'intelligence prédomine d'autant plus que les masses nerveuses centrales se compliquent et se diversifient, que la tête se détache et se renfle (surtout le front) proportionnellement davantage ; tandis que l'instinct prend le dessus à mesure que le système nerveux se simplifie et tend à se réduire à des portions uniquement conductrices.

Il y a loin de cette formule à celle de Lamarck, qui divise nettement les animaux en trois ordres : 1° les *apathiques* qui ne jouissent que de l'irritabilité ; 2° les *sensibles* qui ont le sentiment sans l'intelligence, ce qui équivaut à l'instinct seul ; 3° les *intelligents*. Nous ne saurions admettre avec lui cette division tranchée ; et nous ne pouvons accorder davantage à Virey et à Serres que l'instinct seul reste aux invertébrés, sous prétexte qu'ils n'ont plus, en fait de centre nerveux, que l'analogue du grand sympathique des animaux à vertèbres. Nous avons précédemment combattu cette erreur anatomique, et nous avons assez démontré, dans les prolégomènes, la filiation naturelle et non interrompue qui conduit des organismes les plus simples aux plus complexes; elle conduit également, par d'innombrables degrés de perfectionnement, de l'animal le plus brut au plus raisonnable, à l'homme.

Cette accession graduelle, et l'affinité qu'elle établit entre nous et les espèces voisines, ne saurait choquer qu'un orgueil peu philosophique. N'observe-t-on pas des dégradations successives, sous ce rapport même, dans les diverses races de l'espèce humaine; et la distance n'est-elle pas presque aussi grande entre le citadin d'Europe et le boschisman du Cap, qu'entre celui-ci et le singe? N'exagérons point toutefois ce parallèle, et convenons qu'il y a réellement entre ces deux derniers termes une limite infranchissable; l'orang-outang n'arrivera jamais de lui-même ou par tradition, par enseignement de ses pareils, à la grossière civilisation des peuplades les plus sauvages; le hottentot, le pesserai de l'île de Noël ont un langage tel quel; ils savent se servir du feu, dompter et dresser des bœufs, des chiens, fabriquer diverses armes, des arcs et même des canots. Les Diemenois, les moins policés de tous les sauvages jusqu'ici découverts, n'avaient ni embarcations, ni d'autres armes qu'une sorte de lance; mais ils parlaient, ils se tâtouaient le corps et savaient allumer du feu. Toute l'industrie des singes à l'état sauvage se réduit, pour ce qui ressemble à la nôtre, à la construction d'une cabane et à l'usage du bâton.

TABLEAU DES SENSATIONS CENTRALES OU DES OPÉRATIONS INTELLECTUELLES.

(ARTICLE I.er — *Considérations générales.*)

Article II.e Opérations intellectuelles propres.	§ I.er Opérations immédiates.	*A.* Idées ou notions.	1° Directes. — Percepts.	
			2° Indirectes. — Souvenirs (mémoire, association, caténations, imagination).	
		B. Volitions.	Désirs.	
			Automatisme (suppression de volitions).	
	§ II.e Opérations réfléchies ou médiates (précédées de volonté).	*A.* Actes.	*a.* Attention (volonté de sentir).	
			b. Réminiscence (vol. de se souvenir)	récollection.
				récognition.
			c. Comparaison (volonté de distinguer).	
		B. Produits.	Jugement.	
			Raisonnement (caténation de jugements, langage).	
			Liberté.	
			Connaissance ou intuition.	
Article III.e Modifications dans les opérations intellectuelles, dues à des causes intermittentes ou passagères.	§ I.er Sommeil.	*A.* Sommeil ordinaire	période vespérale.	
			période matutinale.	
		B. Sommeil partiel (rêves, somnambulisme).		
		C. Sommeil superflu. — Cauchemar.		
		D. Sommeil hibernal.		
	§ II.e Passions.	Même division que pour les opérations intellectuelles.		
Article IV.e Modifications dues à des causes permanentes ou habituelles.	§ I.er Aptitudes ou dispositions individuelles.	1° Mentales.	Goût.	
			Facultés.	
			Habiletés.	
		2° Morales.	Qualités.	
			Caractère, goûts, penchants.	
	§ II.e Instincts ou dispositions spécifiques.	*A.* Vitaux ou splanchniques	Digestion.	
			Respiration.	
			Excrétions.	
			Génération.	
		B. Animaux.		
		C. Encéphaliques.		

ARTICLE II. — Des opérations intellectuelles ou de la pensée.

Nous n'avons pas cru devoir nous occuper isolément des *facultés* intellectuelles plus que des propriétés vitales, mais seulement des opérations dont ces facultés ne représenteraient que la possibilité et non l'essence ni le mécanisme ; aussi ne nous en servirons-nous que comme de termes propres à faciliter le discours, mais non comme d'objets particuliers. Une chose ne peut exister sans les conditions de son existence ; quand ces conditions ne sont plus que des modalités inconnues dans leur essence, c'est perdre son temps que de les étudier à part ; c'est argumenter sur des mots auxquels on finit par accorder une existence réelle, tandis qu'ils n'en ont qu'une nominale ; c'est tomber dans l'erreur des réalistes. Si l'observateur s'épuise en méditations sur des propriétés, sur des forces considérées indépendamment des organes ou des corps de la nature qui ont sur eux de l'action, il manquera son but, dit avec raison un médecin philosophe (Broussais).

Les opérations qui vont nous occuper ici sont rangées en deux groupes : opérations immédiates ou primitives, et opérations réfléchies ou consécutives. Dans le premier, se rangent les notions ou idées et les volitions ; dans le deuxième, l'attention, la réminiscence, la comparaison, le jugement, le raisonnement et leurs nuances.

§ Ier. *Des opérations immédiates de l'entendement.*

Ce sont celles qui se lient le plus immédiatement aux autres fonctions du système nerveux, celles qui existent le plus généralement dans l'échelle animale ; savoir, les idées et les volitions.

A. Des idées ou notions : perception, mémoire, association, caténations, combinaisons et modifications. — *a. Chez l'homme.* On n'a pas toujours été d'accord sur la valeur de ces mots, et il en a été malheureusement de même de presque tous les autres termes idéologiques ; nous nous attacherons, en conséquence, à bien préciser la signification que nous leurs donnons. L'idée ou notion est le produit immédiat de la sensation centrale ; c'est la sensation avec sentiment, avec douleur ou plaisir si elle est un peu vive.

Nous distinguons deux ordres principaux d'idées relativement à leur mode de production ; les unes sont *directes*, c'est-à-dire nées sous l'influence d'une stimulation nouvelle et venue directement des sens ou des viscères, ce sont les perceptions, ou mieux *percepts* (1) ; les autres sont *indirectes*, c'est-à-dire nées ou plutôt reproduites à l'occasion d'une perception nouvelle qui réveille une perception plus ancienne, ce sont les *souvenirs*.

A quelque ordre qu'elles appartiennent, les idées peuvent être considérées comme toujours simples : lors même qu'elles représentent à notre esprit des objets très-complexes, c'est toujours sous une forme simple, unique. Dans ce dernier cas, on les nomme *idées concrètes*, parce qu'elles n'offrent que l'ensemble, la masse de toutes les qualités de l'objet ou de l'accident qu'elles déterminent : on les a

(1) Pour la sévérité du langage, la perception doit être considérée comme l'acte qui amène un percept, et la notion comme l'acte qui produit une idée.

appelées *abstraites* ou *générales*, au contraire, quand elles représentent une qualité simple, élémentaire, mais qui peut être commune à beaucoup d'accidents ou d'objets.

Les idées concrètes sont souvent présentes à l'esprit sous la forme d'une sensation visuelle; les abstraites le sont communément sous la forme d'un son, d'un mot de convention, qui ne les traduit que comme une lettre, en algèbre, représente une valeur arithmétique arbitraire : il en est de même de certains résultats d'opérations intellectuelles antécédentes, *concrétées* sous une formule simple, celle d'un mot. Il suit de là qu'une chose très-complexe, une science par exemple, peut s'offrir à l'esprit comme une notion simple, exprimée par son nom, et sur laquelle l'intelligence opérera comme sur la représentation d'un objet matériel. C'est ainsi que les mots deviennent des idées et servent de matériaux à la plupart des opérations mentales, et surtout des plus compliquées. Cette valeur des mots, si bien démontrée par Condillac, a été la vraie cause de la grande querelle des réalistes et des nominaux, dans laquelle tout l'avantage devait naturellement rester du côté des derniers qui soutenaient que les *universaux*, c'est-à-dire les généralités, les abstractions, ont une existence vraie sans doute, mais seulement en tant que *mots*, dans notre esprit comme dans un livre.

Il nous paraît superflu d'entrer sur ce sujet dans de plus longs détails, non plus que sur les différences des idées selon leur source, c'est-à-dire selon l'organe qui les fournit (visuelles, auditives, faim, soif, etc.), ni sur les conséquences qui en résultent ; ce dernier point rentrera d'ailleurs dans l'étude des opérations subséquentes. Arrêtons-nous maintenant sur les souvenirs et la condition ou faculté sous le nom de laquelle on les généralise, je veux dire la mémoire.

La *mémoire* n'est autre chose que cette faculté, que nous avons reconnue dans toutes les parties du corps, de reproduire des actes déjà exécutés, et ce d'autant plus facilement qu'ils l'ont été plus souvent et d'une manière plus énergique ; mais le mot mémoire s'applique préférablement aux organes de la pensée, et celui d'habitude aux autres organes. L'éducation morale, comme l'éducation physique, est entièrement fondée sur cette aptitude, qui fait aussi l'une des conditions fondamentales du raisonnement et de toutes les sciences. Le secours qu'elle leur prête ne consiste pas seulement dans les reproductions isolées et éventuelles des anciennes idées; mais bien plutôt dans la facilité avec laquelle ces idées anciennes s'associent et s'enchaînent pour se rappeler mutuellement au besoin, se combiner entre elles ou avec des idées nouvelles, et se modifier l'une par l'autre.

1° Les *associations* d'idées ou de souvenirs sont quelquefois de convention, comme entre la plupart des noms et les objets qu'ils indiquent, entre la lettre et le son qu'elle exprime, la note de musique et le ton qu'elle représente : c'est par la fréquente coïncidence et répétition de l'un en présence de l'autre, que l'enfant apprend à les lier ensemble, à les figurer l'un par l'autre ; c'est là le secret de toutes les langues : c'est aussi par la coïncidence qu'une date rappelle un événement et sert souvent à le désigner (10 août, 29 juillet, etc.). D'autres associations naissent de l'analogie des objets entre eux, de leurs rapports physiques ou moraux, de leur succession naturelle, et quelquefois aussi de leur opposition que l'expérience nous démontre : c'est là-dessus que se fonde la mnémonique.

2° Les *caténations* sont des associations successives et multiples, des séries d'associations fondées sur quelqu'un des principes précédents ; tantôt sur la coïncidence et la fréquente répétition, comme quand les enfants récitent un discours qu'ils ne comprennent nullement ; tantôt et plus souvent, sur les rapports et la liaison naturelle ou logique des idées, comme quand on répète un raisonnement, un théorème bien compris, une pièce de vers, un morceau de musique dont on sent la mesure et l'harmonie.

C'est dans ces caténations de souvenirs plus ou moins irrégulièrement mises en jeu que l'on trouve l'explication des *rêves* et de l'*imagination :* la différence entre ces deux actes consiste seulement dans la rectification qu'apportent, de temps à autre, aux écarts de la mémoire, les sens tenus en éveil dans le deuxième cas, tandis qu'ils sont assoupis dans le premier, et laissent vagabonder les souvenirs en séries imparfaites, irrégulières, entrecoupées, et par conséquent plus ou moins bizarres.

Dans le *délire,* et surtout dans cette forme de folie qu'on nomme *démence,* ce sont encore des caténations irrégulières, entrecoupées, et qui ne peuvent être rectifiées à cause de l'état maladif de l'encéphale même. En pareil cas, la maladie, comme le sommeil dans les rêves, empêche de reconnaître (à part quelques rares exceptions) que les idées actuelles ne sont que des souvenirs et non des percepts.

Ces deux ordres de choses seraient effectivement faciles à confondre, puisqu'il y a identité dans les actes de réaction nerveuse qui les produisent; mais, dans l'état sain, la liberté des sens et l'intégrité de l'encéphale permettent de distinguer l'ancien du nouveau, le passé du présent. En général, un souvenir se caractérise surtout par une moindre vivacité que dans le percept dont il est la reproduction (Hobbes); les impressions fort anciennes finissent par s'effacer tout-à-fait, et le sentiment qui les accompagne s'émousse de plus en plus, comme chacun l'a éprouvé. Il est aussi, nous le verrons bientôt, quelques souvenirs volontaires; ceux-ci portent avec eux le sentiment de l'effort qui les a fait renaître et qui suffit pour les spécialiser.

3° Non-seulement des notions anciennes peuvent s'appeler l'une l'autre, après avoir été rappelées par des idées nouvelles, mais elles peuvent encore se combiner, se modifier l'une par l'autre et conduire à des désirs, à des volontés fort différentes de celles qu'un seul de ces éléments eût produites. Il ne faut pas confondre ces combinaisons inaperçues, ces modifications spontanées, avec la comparaison et le jugement qui appartiennent aux opérations réfléchies; c'est la faute qu'ont commise la plupart des matérialistes, et cette confusion ne pouvait manquer de rendre leur doctrine insuffisante à l'explication des problèmes relatifs à la liberté morale, à la conscience et autres points sur lesquels insistaient avec raison les spiritualistes. Les combinaisons dont nous parlons ici peuvent se concevoir aisément par cette formule : deux raisons valent mieux qu'une; mais dès qu'il y a recherche, examen du pour et du contre, délibération, en un mot, c'est un tout autre ordre d'opérations. Nous avons à peine besoin d'ajouter que ce que nous disons de la combinaison des souvenirs entre eux ou avec des notions récentes, peut s'appliquer également à ces dernières seules, quand elles se présentent simultanément ou presque simultanément à notre esprit.

b. Après ces détails applicables plus particulièrement à l'intelligence humaine, voyons jusqu'à quel point les *animaux* jouissent des mêmes prérogatives.

A commencer même par les prétendus *apathiques* de Lamarck, il nous est facile de montrer, dans tout animal, quelque chose de plus qu'une irritabilité aveugle, quelque chose qui suppose la coexistence du *sentiment* avec la sensation, et par conséquent des perceptions. Certainement on ne peut mettre de pair le muscle d'une grenouille qui se raccourcit uniformément quand on le pique, et le polype enlaçant vivement dans ses bras subitement repliés en sens divers et appropriés à son but, et attirant uniformément vers sa bouche l'imprudente naïde qui a touché l'un de ces tentacules. Il est inutile, d'après cela, de chercher à prouver qu'il existe de véritables perceptions chez les animaux plus parfaits, chez tous ceux à système nerveux centralisé; la réalité du fait ressortira trop bien d'ailleurs de tout ce que nous dirons, à leur sujet, des autres actes intellectuels, puisque la perception est l'élément indispensable de toutes les opérations mentales.

Les *souvenirs*, par exemple, sont-ils autre chose qu'une nouvelle exhibition de percepts antérieurs? Là où il y a mémoire il y a donc eu perception. Toutefois, la mémoire semble presque nulle et les perceptions toutes momentanées et passagères, ou du moins sans trace bien durable chez les zoophytes, les annélides, les mollusques, dont les actes semblables ne paraissent se reproduire qu'à l'occasion d'impressions semblables, soit externes, soit internes. Aussi ces animaux ne sont-ils susceptibles d'aucune sorte d'éducation et même d'habitudes acquises; ils ne possèdent, en fait de caténations, que celles de l'instinct, toujours natif.

La mémoire est faible encore, mais pourtant susceptible de démonstration, chez la plupart des autres animaux articulés. Un myriapode, un insecte, un crustacé, une arachnide que vous provoquerez du doigt, fuira d'abord avec assez peu d'empressement; une seconde attaque, sans être plus vive, excitera des mouvements plus précipités; une troisième déterminera une agitation bien plus manifeste encore et plus prolongée. Arrêtez-vous devant le trou d'un grillon, il s'y enfoncera à l'instant, mais pour se montrer bientôt après; poursuivez-le vivement, et il restera quelquefois plus de dix minutes au fond de sa retraite, quoique tout reste en repos autour de lui : c'est à peu près la même chose si vous excitez une grosse araignée, une mante, qui prenne le parti de se défendre au lieu de fuir; la susceptibilité et la violence des actes iront croissant, parce que à l'attaque actuelle se joint le souvenir récent des antécédentes ; mais un quart d'heure, une demi-heure après, l'animal a tout oublié.

Il est pourtant des souvenirs plus durables, soit qu'ils proviennent d'une perception très-vive, soit que la fréquente répétition ait, à la longue, produit une sorte d'expérience ou d'éducation, soit enfin qu'une prédisposition organique rende l'animal plus susceptible d'un certain ordre de réminiscences. Au bout de quelques jours l'abeille connaît parfaitement la nouvelle ruche qu'on lui a donnée pour habitation : la fourmi, qui a découvert une voie pour pénétrer dans quelque armoire fournie de provisions de bouche, sait en retrouver la route et la montrer à ses compagnes : le sphex, qui a préparé un trou, le retrouve à merveille quand il a rencontré la victime qu'il veut y renfermer avec ses œufs. Il en est de même des mégachiles, des xylocopes, etc. (abeilles coupeuses, maçonnes, perce-bois), et de tous les insectes à terriers, à retraites qu'ils abandonnent momentanément et retrouvent sans peine : l'instinct ne peut pas ici leur donner la connaissance des localités; la mémoire seule peut la leur fournir. L'expérience seule préside à l'établissement de certaines habitudes, et prouve la réalité des associations d'idées chez les animaux articulés. Les abeilles reconnaissent, dit-on, la personne qui les soigne: des araignées ont pu être apprivoisées, et Pelisson a depuis long-temps rendu célèbre celle dont la société adoucissait les ennuis de sa prison : une ségestrie (araignée à six yeux, dite araignée des caves) qui n'a point eu affaire à la fourmi, s'en défie peu ; elle la tâte pourtant du bout de la patte comme tout animal inconnu ; tandis qu'elle se précipite sans hésiter sur la mouche dont le bourdonnement lui est familier ; mais celle qui a eu la patte serrée entre les mandibules aiguës d'une fourmi, la redoute au point d'abandonner précipitamment son trou, comme l'a dit Walckenaër, si l'on y pousse un de ces insectes courageux, qu'elle écrase pourtant sans peine entre ses robustes crochets quand on lui rend la fuite impossible. Voilà, sans doute, des exemples d'*associations* véritables, mais elles ne forment jamais, il faut en convenir, des *caténations* bien étendues.

Les animaux vertébrés doivent naturellement être supposés mieux partagés que les précédents ; aussi les poissons même évitent-ils les piéges auxquels ils ont échappé : on sait que, dans les viviers, ils viennent au bord de l'eau chercher leur nourriture, et que parfois même le son d'une cloche leur sert d'avertissement à cet effet. La mémoire et l'éducabilité des reptiles offrent un peu plus de développement encore : nous ne pouvons dire jusqu'à quel point les prêtres de l'Egypte savaient adoucir, par l'habitude et l'éducation, la férocité du crocodile ; mais on apprivoise sans beaucoup de peine, on familiarise du moins par l'accoutumance (véritable conséquence de la mémoire) diverses espèces de couleuvres (*C. domicella, natrix, monspeliensis, etc.*), de lézards (*muralis, ocellata*), de crapauds (*B. vulgaris*). Ils se laissent alors approcher, manier, et prennent leur nourriture dans les mains qu'ils connaissent. Je vois une tortue grecque se rendre, depuis quelque temps, tous les matins, dans une cheminée où on lui a, pendant plusieurs jours, jeté régulièrement des feuilles de laitue ; c'est une sorte d'éducation qu'elle s'est faite d'elle-même dans peu de temps, et qui prouve, sinon de l'intelligence, du moins de la mémoire.

La mémoire des oiseaux se montre bien autrement développée; c'est chez eux qu'on commence à voir, non-seulement des associations d'idées, mais encore des caténations très-suivies. Sans parler de l'éducabilité, qui suppose un certain degré d'intelligence, les airs qu'apprennent et répètent les oiseaux chanteurs, les phrases entières que les oiseaux parleurs savent retenir et réciter, viennent assez à l'appui de l'assertion qui précède. L'hirondelle qui retrouve si bien, six mois plus tard, les lieux habités précédemment par elle et quittés ensuite pour des contrées lointaines, prouve assez que la mémoire est *durable* chez les oiseaux. L'*expérience* qu'acquièrent, même en pleine liberté, ceux dont l'âge a permis des observations suffisamment répétées, rentre encore dans les attributions de notre sujet actuel : on connaît la défiance des vieux oiseaux, et l'on sait que ce sont presque toujours les plus jeunes qui restent à la portée du fusil ou se livrent aux filets de l'oiseleur.

A plus forte raison retrouverons-nous les mêmes facultés chez les mammifères, mais à un degré très-variable, parfois inférieur même à ce que certains oiseaux nous présentent, bien que l'encéphale de ces derniers semble devoir toujours rester inférieur en puissance comme il l'est en structure. Mais c'est que la mémoire et ses conséquences ne sont point la fonction de tel ou tel organe encéphalique en particulier ; c'est qu'elle est répandue partout, proportionnellement aux masses et aux surfaces, et peut-être aussi à des conditions moléculaires à nous peu connues, mais non à des formes spéciales, quoi qu'en aient voulu dire les phrénologistes. Les mammifères édentés, les ruminants sauvages, les rongeurs pour la plupart, ne donnent guère d'autre preuve de mémoire que de reconnaître leur gîte, leurs abreuvoirs : en domesticité, le mouton reconnaît la main qui le soigne et le caresse, mais son éducabilité est des plus bornées, sa mémoire des plus courtes : le bœuf, le buffle, le cheval, l'âne, le chameau, le lama, le chat, plus susceptibles d'éducation, profitant davantage des leçons et des corrections qu'on leur donne, montrent plus de mémoire, des associations plus nombreuses. L'éducation peut même, avec quelques soins, asservir le phoque, l'ours, le loup, le lion, le tigre, l'hyène, et la curiosité publique a pu, de nos jours, se satisfaire à cet égard par d'assez nombreux exemples ; mais l'éducation acquiert son plus haut degré d'influence chez l'éléphant, le chien, le singe.

De cette progression proportionnelle à celle de l'intelligence, il ne suit pas que le souvenir soit une opération à part, une fonction *sui generis*, mais bien, au contraire, qu'elle n'est qu'une condition surajoutée aux autres, une aptitude à la reproduction des phénomènes intellectuels, qui doit nécessairement s'amplifier comme ces phénomènes eux-mêmes. Toutefois, il est une circonstance dont il faut tenir compte, relativement à l'éducabilité et aux richesses mentales dont elle dote tels ou tels animaux; non-seulement il y a des limites prescrites à la mémoire et à l'instruction par l'organisation encéphalique, par la portée de l'intelligence; il en est aussi qui dépendent de la durée de l'accroissement physique. Il est de remarque, en effet, que c'est surtout dans l'enfance que les associations d'idées, que les caténations s'impriment dans l'encéphale ; une fois adulte, cet organe, comme tous les autres, a pris sa consistance, sa structure, ses conditions organiques définitives, il en change difficilement et faiblement, ou ses changements sont passagers, momentanés. Les vieux animaux sauvages sont souvent indomptables, toujours du moins bien indociles, c'est-à-dire réfractaires à de nouvelles habitudes; il n'en est pas ainsi des jeunes. Donc, la mémoire aura le temps de faire des provisions d'autant plus amples, l'animal sera d'autant plus éducable, que l'enfance sera plus longue, la maturité plus tardive. Nul doute que l'éléphant, l'orang-outang ne doivent, en partie, à cette circonstance leur supériorité mentale, et que l'homme n'ait à la mettre aussi en ligne de compte parmi les nombreuses conditions qui lui donnent tant d'avantages sur tous les êtres animés.

B. Des volitions : désirs, besoins, etc., chez l'homme et les animaux. On nomme volition, l'opération intellectuelle qui suit l'idée, précède et détermine nos actes physiques, nos mouvements, et que caractérise un sentiment de *désir* plus ou moins prononcé. La volonté c'est l'aptitude à vouloir, ou avoir des volitions. La volition est une réaction encéphalique différente de l'idée : peut-être s'opère-t-elle, par transmission, dans une autre partie de l'encéphale ; peut-être, dans la même partie, la réaction change-t-elle de nature, comme l'image du soleil imprimée sur la rétine change successivement de nuances dans notre œil fermé, passe du jaune au rouge, au vert, etc. (Darwin). Sans nous arrêter à ces conjectures, nous nous contenterons de prouver, en peu de mots, que la volonté suit souvent immédiatement la notion, comme l'acte suit la volonté. On retire la main qui se brûle, on tourne les yeux vers un objet agréable sans faire de longs raisonnements, le plus souvent sans aucune réflexion, sans comparaison, sans jugements préalables. Nul doute qu'il n'en soit ainsi *primitivement* pour la majeure partie des mouvements volontaires chez les animaux inférieurs ; mais, chez l'homme, cette liaison sans intermédiaire de la notion à la volonté, tient souvent à l'*association*, c'est-à-dire à la mémoire qui a joint, *par habitude*, ces deux choses immédiatement l'une à l'autre, quoiqu'elles n'eussent été liées, dans le principe, que par l'intermédiaire d'un raisonnement complet qui, à la longue, est devenu inutile et que nous supprimons comme tel : cela est si vrai que la volonté même peut être supprimée sans que l'acte en soit moins constamment lié à sa cause occasionnelle, et c'est ce qui a lieu dans tous les mouvements dits *automatiques*.

Quel que soit le mode de relation entre la cause et l'effet, si nous en jugeons par ce dernier, nous avons assez de preuves de l'intensité des volitions chez les animaux articulés, et plus encore chez les vertébrés, pour n'avoir pas besoin d'y insister davantage. On peut remarquer seulement que la plupart des actes de ces animaux, et surtout de ceux qui sont le plus bas placés dans l'échelle, se rapportant principalement à un but de nutrition ou de reproduction, on peut dire qu'il existe chez eux plus de *besoins* que de *désirs*.

Les uns et les autres influent sur la volonté, mais ne doivent point être confondus entre eux ni avec elle ; le besoin est splanchnique, le désir est intellectuel : on peut, par sensualité, désirer une friandise sans avoir ni faim ni soif. Les désirs peuvent être en opposition avec les besoins, comme dans les combats entre l'esprit et la chair, selon l'expression des théologiens. Des désirs multiples peuvent se combiner entre eux, se renforcer ou se contredire, et le principe fondamental de toute éducation morale, de toute législation rationnelle, c'est d'encourager les désirs utiles à la société, et d'arrêter les désirs contraires par la crainte ou la honte qui ne sont que des désirs négatifs.

Ces dernières expressions nous prouvent assez que désirs et volitions ne sont pas toujours la même chose : le désir est un sentiment, la volition n'est que l'intention d'exécuter un acte. « Le désir est passif et impersonnel, dit Cousin, la volonté est le type même de l'activité et de la personnalité. »

§ II. *Des opérations réfléchies ou médiates.*

Les expressions dont nous nous servons dans ce titre, et l'étendue, la multiplicité des opérations auxquelles elles s'appliquent, doivent donner à penser que nous ne regardons pas, à l'imitation de beaucoup d'idéologistes, la *réflexion* comme un acte particulier, simple ou restreint, mais bien comme une condition inhérente à un grand nombre d'actes divers : la réflexion, c'est pour nous la volonté dirigée sur les opérations mentales mêmes ; de sorte que l'épithète de réfléchies aurait pu être remplacée par celle de volontaires, dans le titre de ce paragraphe, si nous n'eussions eu à craindre quelques équivoques. De même, en effet, que la volition née des notions primitives précède certains mouvements musculaires, elle précède aussi les actes et les produits réfléchis de l'intelligence ; et nous pourrions, sous ce rapport, dire, comme Locke et La Romiguière, mais dans un esprit moins exclusif, que les idées ont deux sources principales, la sensation et la réflexion. Pour apporter plus de clarté dans l'étude de ce qui concerne les produits susdits, nous les sous-diviserons de même méthodiquement et aussi nettement que possible, au risque d'introduire un peu de sécheresse dans un sujet où la confusion nous paraît être le principal écueil à éviter.

A. Des actes de réflexion chez l'homme. — a. Le premier de tous est l'*attention*, ou l'application de la volonté aux sensations et aux percepts, c'est-à-dire aux idées nées sous l'influence de sensations actuelles. L'attention, dit Maine de Biran, est éminemment volontaire. Comme son étymologie l'indique (1), l'attention consiste à tendre les sens ou les

(1) L'attente n'est autre chose que l'attention accompagnée de désir : attendre et espérer s'expriment par le même mot dans certains idiomes, celui du midi de la France, par exemple. Définir l'attention, comme certains idéologistes, *une plus grande vivacité de sensation*, c'est confondre l'effet avec la cause.

organes centraux pour en rendre les fonctions plus actives, *arrigere aures, intendere animum*. On entend, on voit sans le vouloir; c'est volontairement qu'on écoute ou qu'on regarde. C'est ici surtout que se remarque cette unité morale dont nous avons parlé précédemment : l'attention ne peut se porter convenablement dans un temps donné que sur un organe, ou une partie d'organe sentant; et c'est une grande différence qu'on peut établir entre la sensation et la perception brutes, d'une part, la sensation et la perception réfléchies, d'autre part. En effet, nous *voyons simultanément* toute l'étendue de l'horizon dont notre rétine peut recevoir les images, mais nous ne pouvons *regarder* que *successivement* chacun des points de ce tableau; et qu'on ne dise pas que c'est parce que le centre visuel seul peut donner des sensations vives, car rien n'est plus facile que de fixer son attention sur des objets placés hors de l'axe de l'œil, en négligeant ceux qui sont dans la direction la plus favorable à l'énergie de la vision.

L'attention a pour effet, non-seulement de nous donner des *perceptions* plus vives, mais encore de les graver plus profondément dans la mémoire : il y a des choses dont on ne veut se souvenir que quelques instants, il en est qu'on ne veut jamais oublier, et l'effet suit assez bien l'intention : ceux qui ne veulent pas écrire, sur un agenda, le programme de leurs occupations, y manquent souvent moins que ceux qui ont mieux aimé le confier au papier qu'à leur mémoire.

b. Rechercher et retrouver quelqu'une de ces notions antécédentes et devenues des souvenirs, c'est là une autre sorte d'attention que l'on appelle *réminiscence*. Fouiller dans sa mémoire n'est pas seulement se souvenir, c'est faire un acte volontaire et partant réfléchi. Veut-on arriver à son but d'une manière plus sûre et plus méthodique, on passe en revue tous les chaînons de la caténation à laquelle appartient le souvenir cherché ; c'est la *récollection* de Darwin. La réminiscence ne consiste donc pas seulement, comme on le dit dans la traduction de Hobbes, à reconnaître, à vérifier des souvenirs fortuits ou non fortuits ; opération qui mériterait mieux le nom de *récognition*, employé aussi par quelques écrivains.

c. L'attention portée et reportée successivement sur plusieurs idées, soit actuelles, soit de mémoire, établit entre elles une *comparaison* qui peut être considérée comme une *modification* ou *combinaison volontaires*. C'est surtout ici qu'il peut y avoir conflit entre des notions disparates ou contraires, correction ou annihilation de l'une par l'autre; c'est ici qu'il faut rapporter ces combats intérieurs entre des impulsions nées de sources différentes, les unes provenant des sensations internes ou splanchniques (besoins), les autres des sensations externes ou de la mémoire, de l'éducation surtout. S'il fallait donner une image de ce qui se passe dans l'encéphale lors de ces combinaisons ou de ces combats intellectuels, en présentant des exemples de faits analogues observables dans les sensations externes, nous rappellerions comment deux tons simultanés ou successifs se marient agréablement ou présentent une discordance désagréable ; comment le contraste d'une couleur avec une autre, soit successivement présentées à l'œil, soit simultanément apposées à sa portée, produit des modifications visuelles si bien analysées par Mirbel, dans son mémoire sur les couleurs. Dans le cas de simultanéité, la combinaison se conçoit à merveille; elle n'est pas moins réelle dans le cas de succession, l'impression première subsistant encore (mémoire plus ou moins durable) quand la seconde vient opérer sur le même point.

B. Des produits de la réflexion chez l'homme. — *a.* L'idée consécutive qui résulte d'une comparaison s'appelle *jugement*. Le mécanisme mental par lequel s'obtient ce résultat, et dont nous avons cherché tout-à-l'heure à donner, par analogie, une image toute physiologique, se démontre assez clairement dans l'énoncé d'une équation algébrique, ou d'un syllogisme, réduits à la plus grande simplicité possible; la conséquence se dégage de l'une des deux propositions modifiée par l'autre.

Lorsque cette conséquence est nette et positive, il y a pour nous *évidence:* si l'opération, sans être aussi claire, ne permet pas d'autre combinaison, il y a *conviction:* mais il n'y a que *probabilité,* quand plusieurs combinaisons peuvent s'établir entre des propositions multiples et donner des produits différents. La *certitude* existe dans le premier et le deuxième cas, l'*indécision* dans le troisième; mais il y a le plus souvent *préférence* pour le jugement qui satisfait le plus ou notre esprit ou nos penchants. Cette *préférence*, ou la *répugnance* qui en est l'inverse, nous déterminent à agir ou dans un sens ou dans un autre; ce sont les règles de notre conduite, et nous faisons le *bien* ou le *mal*, selon que nous avons été bien ou mal conseillés par nos sensations, nos réflexions et quelques autres éléments intellectuels dont il sera question ci-après.

Si la comparaison a été attentive et surtout multiple, on dit qu'il y a eu *délibération;* et le *choix* est déclaré conforme à la *raison*, quand il a été déterminé par les opérations régulières et lucides d'une intelligence heureuse et d'une mémoire avantageusement meublée de bons principes. L'homme n'est donc le *libre arbitre* de sa conduite que d'une manière très-conditionnelle. Sa liberté morale est subordonnée, sans doute, à sa volonté ; mais cette volonté est mise en jeu elle-même par des perceptions venues accidentellement (1) du dehors ou de l'intérieur, et plus ou moins fructueusement élaborées par des organes plus ou moins heureusement constitués, plus ou moins avantageusement pourvus par l'éducation. L'éducation peut beaucoup en effet; et le meilleur moyen d'augmenter la liberté morale, c'est assurément d'éclairer et d'instruire : en augmentant ainsi la masse des éléments propres à intervenir dans la délibération, on écarte, de plus en plus, de leurs premiers mobiles, les déterminations de l'homme, au point de lui faire croire à son

(1) « Je ne prévoyais pas que j'aurais d'autres idées, dit quelque part J. J. Rousseau ; elles viennent quand il leur plaît, non quand il me plaît ; elles ne viennent point ou elles viennent en foule. » Inventer, selon Condillac, ce n'est pas créer ; c'est trouver, c'est arriver, être conduit sur quelque chose d'existant. Le hasard est le père des découvertes ; seulement les bons esprits suivent plus aisément les bonnes routes, remarquent mieux les choses importantes, et ont seuls le moyen de les faire fructifier. Ils n'ont pas la science infuse, mais ils sont aptes à l'acquérir par la seule observation, à laquelle les convient les phénomènes de la nature ; leur principal mérite est de savoir répondre à ses appels et interpréter son langage.

indépendance, à sa spontanéité : et cependant il reste toujours évident qu'on ne peut dire je veux vouloir. C'est néanmoins sur la croyance à cette prétendue spontanéité qu'on a généralement établi les bases de la morale religieuse : on a voulu inspirer à l'homme des craintes salutaires, en le rendant responsable, pour l'éternité, de ses actions durant la vie. C'est un but qu'on peut atteindre aussi par une législation rigoureuse; mais ne vaut-il pas mieux encore le conduire à la vertu en lui inculquant, par une instruction à sa portée, les matériaux de jugements justes et sages? C'est aux moralistes à décider cette question.

b. Bien qu'on puisse supposer que tous les actes dont il vient d'être parlé complètent leur série par un seul jugement, il est rare pourtant qu'une délibération ne soit pas composée d'une suite de jugements liés entre eux comme les équations d'un problème de mathématiques, de manière à ne conduire à un résultat définitif qu'après avoir combiné préalablement d'autres résultats de combinaisons plus ou moins nombreuses : un pareil enchaînement de comparaisons et de jugements constitue ce que les idéologistes appellent *raisonnement* (1). Il y a donc des *caténations* de jugements et même de raisonnements comme de souvenirs, avec cette seule différence qu'il n'y a que rappel dans ce dernier cas, élaboration dans le premier. Mais quand ces caténations se sont plusieurs fois répétées, elles

(1) C'est ce qu'on nomme communément réflexion quand les opérations sont faciles, intérieures; c'est l'imagination soumise et dirigée par l'attention, et conséquemment par la volonté.

rentrent totalement dans la catégorie des faits de mémoire : alors il peut y avoir *association* immédiate des prémisses avec la conséquence, sans nécessité de l'opération intermédiaire ; il y a *ellipse*, c'est-à-dire passage direct d'une proposition aux résultats que l'expérience nous a accoutumés à lui reconnaître après de longues investigations : nous admettons ces résultats comme positifs et vrais sans un nouvel examen, et c'est là ce qu'on désigne sous le nom d'*axiomes*. De là vient l'excessive rapidité avec laquelle on réfléchit, avec laquelle, pour peu qu'on en ait l'habitude, on porte des jugements très-compliqués en apparence ; de même qu'avec de l'exercice on parvient à faire, de tête et avec une prestesse extrême, des calculs qui nécessiteraient, sur le papier, de longues opérations arithmétiques. Cette rapidité n'est point, à beaucoup près, incommensurable, et n'étonne d'ailleurs que ceux qui n'en connaissent pas la cause, comme ceux qui s'imagineraient, par exemple, qu'un musicien répète mentalement toute la gamme pour sauter plus sûrement d'un ton à son octave. Nous avons même souvent la preuve positive du contraire ; il est des hommes qui, au premier coup-d'œil, prennent un parti, décident d'une affaire, sans pouvoir rendre un compte exact des motifs qui les font agir, quoique leur calcul soit juste. C'est là, sans doute, ce que Cousin appelle des jugements intuitifs ou primitifs, c'est-à-dire sans opération comparative ou préalable.

Le *langage* ordinaire et celui des sciences ne sont qu'un corps de formules toutes faites, représentées par des signes simples, apprises à force d'usage ou d'étude, et dont la justesse est acceptée comme positive pour l'usage journalier. Chaque mot représente un jugement fait à l'avance par celui qui l'a le premier employé et mis en circulation; et ceci est vrai surtout de ces *termes généraux* qui représentent des collections d'individus ou de choses, homme, livre; ou de ceux qui désignent quelque qualité soit spéciale, soit commune, mais isolément considérée, d'où le nom d'*abstraction* qu'on leur donne, blancheur, vie, sagesse. Au moyen de ces formules nominales, de ces signes, de longs raisonnements se trouvent représentés par un seul mot; d'autres opérations, d'une complexité toujours croissante, deviennent non-seulement possibles mais aussi faciles que les plus simples jugements, pourvu qu'on y mette la méthode convenable, et c'est là ce qui constitue la vraie *logique*.

C'est ainsi que nous pouvons élever ces immenses monuments de la puissance de notre intellect, ces assemblages de faits et de théories qu'on nomme *les sciences;* c'est ainsi que nous parvenons à l'appréciation intime, à la vraie *connaissance* ou *intuition* des choses, connaissance réfléchie qui consiste à *comprendre* et non seulement à sentir; bien différente par conséquent des *notions* brutes dont il a été question au paragraphe précédent. Ce n'est qu'avec le secours de ces formules, de ces signes et des raisonnements qu'elles facilitent, des longues méditations qu'elles permettent, que nous acquérons la *conscience* raisonnée de notre existence, ou ce que les métaphysiciens modernes ont entendu par ce *moi,* sur lequel ils ont tant insisté, le confondant pour la plupart avec le sentiment que nous avons dit précédemment caractériser toutes les opérations intellectuelles. C'est ainsi, enfin, que nous pouvons nous livrer à des conjectures sur les choses même dont l'existence ne se révèle à nous que par des effets indirects, et conclure des merveilles de l'univers à la toute-puissance et à la profonde intelligence de son Créateur, sans en connaître ni même en comprendre l'essence (1).

Telles sont les facultés par lesquelles l'homme l'emporte sur les autres animaux : la réflexion et tous les actes qui s'y rattachent, les résultats qui en découlent sont ou nuls ou minimes pour la plupart d'entre eux, comme nous le verrons dans la discussion qui va suivre.

C. Des opérations réfléchies chez les animaux. — a. Invertébrés. Nous avons vu que tous les animaux sentent, perçoivent, se souviennent et veulent, bien qu'à des degrés très-obscurs et très-bornés dans les derniers rangs de l'échelle. Il n'existe certainement rien autre chose chez les vrais monadaires, les diphyaires, les actiniaires ou radiaires et les elminthes ou téniaires ; il serait même difficile de reconnaître quelque chose de plus chez les annélides, les myriapodes et les mollusques, si l'on en excepte peut-être les céphalopodes dont les mœurs ne nous sont pas bien connues ; et nous en sommes au même point pour la plupart des crustacés. Si un ver pressé

(1) Parmi les choses réputées incompréhensibles, il en est qui le sont par leur nature même, et que nous n'admettons que comme négations de choses intelligibles pour nous : tel est l'infini en tout genre. Il en est d'autres que nous ne comprenons pas faute de renseignements suffisants, d'intermédiaires sensibles entre l'effet et la cause par exemple, mais que nous admettons comme positives et nécessaires, vu l'impossibilité d'expliquer autrement des phénomènes sensibles : l'existence de Dieu est dans cette catégorie.

à la queue cherche à fuir en avant, s'il recule quand la tête est pressée à son tour, certes il n'y a là ni réflexion, ni choix, ni délibération; c'est un acte volontaire immédiatement produit par la douleur. A la vérité, si le contact n'est point douloureux, on peut croire que le mouvement par lequel s'y soustrait l'animal est dû à la crainte d'un danger, ce qui supposerait réflexion; mais il semble que cela ne suppose guère que souvenir de douleurs produites par des contacts antécédents, ou bien instinct, et partant association native entre la perception du contact et l'acte volontaire de la fuite.

Mais les *insectes* et les *arachnides* nous donneront des preuves manifestes de l'existence des opérations réfléchies, dans un assez bon nombre de leurs actes trop généralement attribués à l'instinct : on trouve des preuves de jugement au milieu de leurs actes instinctifs, et leurs erreurs mêmes peuvent quelquefois servir à en donner la preuve. Au reste, pour tous les animaux, il est fort difficile de savoir au juste ce qui se passe dans leur intérieur, et ce n'est que par l'observation de certains faits que nous l'établissons conjecturalement. Que les insectes et les arachnides soient susceptibles d'attention, c'est ce dont nous jugeons aisément, dans certains cas, par leurs attitudes. La mante religieuse tourne la tête vers l'homme qui s'approche, le *regarde*, et quelquefois lève une patte ou s'incline, prête à fuir si l'on s'approche davantage : les saltiques tournent de même leurs gros yeux frontaux vers la main qui les menace, vers la proie qui s'approche ou passe à quelque distance : la mouche commune se soulève sur ses pattes, et se tient prête à partir si quelque mouvement brusque éveille en elle le soupçon d'un danger ; la sauterelle ramène sous elle les tarses de ses longues pattes, et se dispose à en faire jouer les ressorts si le danger devient plus imminent.

Les mêmes insectes et beaucoup d'autres, les papillons par exemple, donnent certainement des preuves de jugement, de raisonnement même, par suite de comparaisons, de délibérations réelles. Ne jugent-ils pas des distances, quand ils s'envolent à l'approche d'un ennemi qu'ils ne craignent point à distance double ? Ne choisissent-ils pas le côté qui offrira plus de sécurité, de liberté à leur fuite ? Dans un appartement clos, c'est toujours vers la fenêtre que les insectes ailés prennent leur vol, et l'opiniâtreté avec laquelle ils se heurtent contre une vitre diaphane, prouve assez qu'ils jugent que la liberté est pour eux là d'où vient la lumière : toutefois, il en est qui, comme la mouche bleue de la viande *(musca vomitoria)*, comprennent bientôt que là aussi est un obstacle insurmontable, et cherchent ailleurs une issue. Aucun insecte ne s'alarme des mouvements souvent violents que l'air imprime aux rameaux qui le portent ; agitez-les avec la main, et une prompte fuite vous prouvera que ces animaux savent distinguer les nuances et prévoir les suites ultérieures d'un phénomène, dont les résultats *immédiats* sont pourtant les mêmes dans l'un et l'autre cas. Quand l'araignée émeraude *(micrommata smaragdina)*, la cigale plébéienne, le grand criquet linéole se cachent derrière une branche d'arbre, et tournent à l'entour à mesure que vous tournez vous-même, ne vous donnent-ils pas une preuve incontestable de discernement? N'en doit-on pas dire autant de l'araignée qui s'enfuit quand une force majeure ébranle ou déchire ses rets, reste immobile et se résigne à son sort quand elle est saisie par un ennemi puissant de manière à ne pouvoir pas se défendre, se sert de ses armes dans le cas contraire, garrotte avec précaution une proie dangereuse et la saisit vers le dos pour la sucer à son aise, sans avoir à redouter les atteintes d'un aiguillon ou de mâchoires formidables? Je me suis amusé à jeter, dans la toile de notre grande épéïre fasciée, tantôt une mante religieuse armée de bras robustes, dentelés et tranchants, tantôt un grand criquet à jambes épineuses. Dans le premier cas, certaine d'être bientôt mutilée et mise hors de combat, elle laissait tranquillement l'insecte rompre ses fils et se dégager de ses liens; dans le deuxième, elle s'approchait avec précaution de son prisonnier, jetait à la hâte un gros fil sur ses jambes fortes et bien armées, et se laissait à l'instant même tomber brusquement hors de la portée de ses dangereuses ruades: le même manége recommençait dès que l'insecte se tenait en repos; à mesure que les mouvements étaient mieux bridés, l'araignée devenait plus hardie, mais ne se décidait pourtant à manier sa victime que quand elle était évidemment dans l'impuissance de nuire. Que de fois n'ai-je pas vu ces grosses araignées occupées à sucer une proie, courir sur celle qui venait se prendre encore à leur piége, l'emprisonner dans un maillot de soie, la suspendre à leur toile, retourner alors à leur première victime et la sucer entièrement avant de revenir à leur nouvelle conquête ! Une de ces araignées qui se tiennent en embuscade sur les fleurs (thomise tronqué), m'a rendu témoin d'une manœuvre à laquelle l'industrie avait certes autant de part que l'instinct. Elle avait saisi par le dos une abeille dont les ailes se trouvaient ainsi paralysées, mais les pieds étaient libres et l'insecte entraînait, bon gré mal gré, l'arachnide, jusqu'à ce que celle-ci fût parvenue à se précipiter, avec sa proie, se tenant suspendue au moyen d'un fil attaché à la fleur qui avait servi de champ de bataille; ainsi, privée de point d'appui, l'abeille agitait inutilement ses membres, et son ennemie eut tout le loisir d'attendre que son venin l'eût mise à mort; remontant alors le long du même fil, sans lâcher sa victime, elle revint sur la fleur achever plus commodément son repas.

J'ai vu cent fois des bourdons et des abeilles donner aussi la preuve d'une sorte de raisonnement et de calcul, lorsqu'ils s'adressaient aux fleurs des balsamines dont le nectaire représente un long cornet, ou à celles des mirabilis dont le tube est fort allongé : ne pouvant plonger jusqu'au fond le bout de leur trompe, ils perçaient extérieurement, non loin de son extrémité, cette portion de la corolle à l'aide de leurs fortes mandibules, et faisaient passer leur trompe par cette ouverture artificielle.

Ces produits de la réflexion sont bien imparfaits sans doute, et l'on peut ne les considérer que comme une ébauche du jugement, du raisonnement de l'homme; mais ils n'en sont pas moins réels et moins identiques avec les siens. C'est dans la tête, au reste, qu'ils paraissent siéger, comme chez lui, comme chez tous les vertébrés ; car, après la décapitation, les autres ganglions conservent bien et perceptions et volitions, mais rien davantage, autant du moins qu'on puisse en juger par les apparences.

b. Vertébrés. Le développement plus considérable de la partie céphalique des centres nerveux dans les vertébrés doit naturellement faire supposer, chez eux, plus d'intelligence encore et plus d'ensemble dans les opérations mentales ainsi centralisées d'une manière presque exclusive ; et en effet, si l'on ne leur trouve pas des industries aussi admirables, c'est qu'elles sont, en grande partie, du ressort de l'instinct ; mais on trouve bien moins d'uniformité et en conséquence bien plus d'arbitraire, de liberté, dans leurs actes journaliers.

Nous savons peu de choses des *poissons ;* mais nous en savons assez pour ne leur attribuer qu'un discernement fort restreint : ceux que nos bassins contiennent, et qui viennent si familièrement demander leur nourriture, ne manquent pas aussi de s'éloigner brusquement au moindre geste de menace, ou si quelque secousse imprimée au sol leur donne l'idée d'un danger. On connaît la circonspection d'un grand nombre qui ne se prennent qu'à des appâts déguisés : plusieurs même savent s'élancer hors des eaux et sauter par-dessus les filets des pêcheurs, reconnaissant et jugeant sans doute que c'est la seule voie de salut qui leur reste. La carpe, si défiante à la surface des eaux dont elle ne s'approche volontiers qu'à une assez grande distance de la rive, se laisse prendre à la main, par les plongeurs, dans les creux où elle se retire au fond des rivières, parce que là elle se juge à l'abri de toute poursuite. Il en est de même de la *grenouille* qui se cache dans la vase ou sous les touffes de plantes aquatiques, et qui parfois se croit bien cachée parce que, sa tête étant à couvert, elle n'aperçoit plus l'ennemi et juge en conséquence qu'il ne la voit pas davantage. La nèpe cendrée, insecte aquatique, montre, dans les mêmes circonstances, un peu plus de perspicacité; si la couche de vase est peu épaisse, elle cherche à s'en couvrir en la poussant sur son dos à l'aide de ses pattes de derrière.

Qu'un *lézard* ocellé vous voie venir de loin, étant lui-même à quelque distance de son terrier, il lève la tête, se dresse sur ses pattes de devant et manifeste ainsi l'attention qu'il porte à vos mouvements: le péril s'approche davantage, vous n'êtes plus qu'à quinze ou vingt pas, il s'élance, traverse la route devant vous; mais votre marche est devenue plus rapide, vous le gagneriez de vitesse, vous le croiseriez évidemment avant qu'il eût pu gravir le talus du côté opposé; c'est ce qu'il calcule à merveille; il s'arrête et rétrograde au plus vite. Que si, au contraire, il a pu gagner son trou, le voilà tranquille; il reste au voisinage, ou tout au plus il y entre si l'on passe trop près de lui; mais il s'y cache à peine tout entier et la queue reste parfois en partie au-dehors; vient-on à l'inquiéter davantage, à toucher cette queue qui passe, il se précipite brusquement au fond du boyau souterrain. Enfin, si, pris au dépourvu ou poursuivi dans un coin sans issue, la fuite lui devient impossible, c'est dans ses forces seules qu'il met son espérance; la gueule ouverte, il tâche d'effrayer l'homme ou le chien qui le serre de près; et si la menace ne suffit pas, ce n'est qu'à la dernière extrémité qu'il s'élance et mord avec force, soit que sa colère ait été peu à peu excitée par des provocations prolongées, soit qu'il ne lui reste aucun autre moyen d'échapper à la poursuite dont il est l'objet. Que l'instinct ait sa part dans toutes ces manœuvres, cela se peut; mais on ne saurait disconvenir qu'il ne s'y trouve aussi du calcul, du jugement; le tout, il est vrai, accommodé et modifié par des circonstances tout actuelles et présentes.

Telle paraît être aussi la position des *oiseaux*, quoique doués, et d'un encéphale bien plus volumineux, et certainement d'une dose d'intelligence plus considérable. Ils en profitent pour mieux tirer parti des circonstances actuelles, pour les mieux juger; mais leurs raisonnements sont bien courts, leurs délibérations presque nulles : tout entiers au moment présent, ils sont, à juste raison, réputés étourdis et inconstants : leur légèreté est caractéristique, comme la stupidité des poissons et des reptiles. Il semblerait que l'absence du corps calleux diminuant, annulant presque les communications d'un hémisphère cérébral à l'autre, ne permette pas aussi bien ces balancements, ces pondérations alternatives qui constituent la délibération. Leur éducabilité prouve et plus de mémoire et plus d'aptitude à des actes complexes et raisonnés; mais, le plus souvent, ils n'ont pas été raisonnés par eux, mais bien par leurs maîtres. Dureau de la Malle parle, il est vrai, d'une autruche d'Amérique qui, sans y avoir été dressée, sonnait la cloche du dîner quand on tardait trop à le servir : le chardonneret apprend aisément, et presque de lui-même, à tirer la chaîne à laquelle est suspendu le petit vase dans lequel il doit boire; mais ces exemples ne supposent pas des comparaisons, des calculs bien multipliés ; il y a là discernement, jugement réel, mais par association pour ainsi dire fortuite et non par *réminiscence*, méditation, ou appréciation des véritables rapports entre la cause et l'effet ; car, pour que l'autruche eût raisonné son manége, n'aurait-il pas fallu qu'elle fût au courant de nos usages, au niveau de notre civilisation? Que la voix du coq soit comprise par ses poules, celle de la poule par ses poussins, c'est une preuve d'intelligence ; que les uns et les autres se tiennent attentifs au cri d'alarme, qu'ils accourent au cri d'appel, ce sont des preuves d'opérations réfléchies mais tout actuelles, toutes passagères et fort simples d'ailleurs dans leur mécanisme. Quant aux oiseaux qui imitent la voix humaine, on sait bien qu'ils n'attachent aux sons qu'ils reproduisent aucune valeur métaphysique, quoique quelques jongleurs leur en aient donné l'apparence, en établissant dans leur mémoire des associations comparables à toutes celles qui constituent les éducations factices de la plupart des animaux vertébrés. Nous porterions le même jugement de bien d'autres actions que l'observation des mœurs des oiseaux pourrait nous fournir : ainsi des tourterelles, des cailles demi-privées ne font point de mouvement si j'approche mon visage ; est-ce une main qui s'avance, je les vois fuir brusquement ou frapper de l'aile. Ici c'est l'expérience qui leur a appris à redouter les mains de l'homme, plutôt que le raisonnement ne leur enseigne la manière dont il sait s'en servir. C'est de la même façon que les oiseaux sauvages, les corneilles, etc., fuient, dit-on, de beaucoup plus loin le chasseur armé d'un fusil que le paysan désarmé. Les oiseaux pris adultes et enfermés dans une cage cherchent d'abord à s'échapper; pendant plusieurs jours ils se heurtent aux barreaux, passent leur bec dans tous les intervalles, et prouvent, par cela même, combien leur raisonnement est court; car un chien, un chat, une souris même auraient bientôt reconnu l'obstacle, et chercheraient, par la vue ou par l'odorat, une voie libre, ou bien tâcheraient de ronger, d'enlever les barreaux. Au bout de quelques jours, l'expérience a convaincu ces oiseaux de l'inutilité de leurs tentatives; l'habitude leur a si bien établi dans l'imagination les parois de leur prison comme infranchissables, que la porte reste souvent ouverte sans qu'ils s'en aperçoivent. Quelque hasard vient-il diriger leur attention de ce côté, ils hésitent un instant encore, puis se hâtent de profiter de l'occasion: à cela se borne toute leur délibération. Pourtant j'ai vu la chouette parvenir à arracher des barreaux cloués en dedans, et le dindon, réputé si stupide, m'a fourni une fois la preuve d'un véritable raisonnement. Un de ces oiseaux habituellement mis en fuite et parfois cruellement maltraité par un coq, accourut, au plus vite, pour le plumer sans danger entre les mains de la ménagère qui le livrait à sa vengeance.

Les *mammifères* sont, comme nous l'avons vu déjà, très-inégalement partagés quant à leur intelligence; mais nous n'allons pas ici les passer en revue sous ce rapport : nous nous contenterons de citer les exemples les plus remarquables, ceux qui permettent d'établir quelque rapprochement entre eux et l'homme, afin de mieux fixer en quoi consistent surtout les prérogatives particulières de celui-ci. Nous n'irons pas pour cela, néanmoins, rechercher toutes ces anecdotes de chiens ou de dauphins célèbres, ni toutes ces histoires de ruses, de calculs, de prévisions observées, dit-on, chez des animaux domestiques ou sauvages; narrations que le bon Plutarque étale avec complaisance dans ses dialogues, sans paraître toujours bien convaincu lui-même de la vérité des faits qu'il met dans la bouche de ses interlocuteurs, et qui pourtant ont été reproduits comme articles de foi dans maint et maint livre, soit ancien, soit moderne. Contentons-nous de quelques faits plus authentiques.

L'attention se manifeste trop nettement chez tous ces animaux au moindre effroi, chez le chien au moindre signe de son maître, pour avoir besoin d'être longuement démontrée. La réminiscence, au contraire, n'existe assurément en eux qu'à un faible degré, et encore n'est-ce que chez les plus intelligents : il y a réminiscence, c'est-à-dire recherche d'anciens souvenirs, dans le chien qui voit son maître sous un costume nouveau, doute de son identité, avance, recule, flairant et examinant jusqu'à ce que la voix, le fumet ou l'expression du visage lui ôtent toute incertitude : c'est ainsi encore qu'il hésite à reconnaître une ancienne connaissance à demi-oubliée, qu'il gronde et flatte alternativement, s'approchant, flairant, cherchant dans le présent de quoi aider à la représentation du passé. Nul doute qu'il ne se fasse souvent aussi dans son esprit une véritable récollection, quand il retrouve une route qu'il a parcourue une seule fois; et l'on sait que les chats en font autant : aussi a-t-on soin de leur cacher la vue du trajet qu'ils parcourent, lorsqu'on cherche à les égarer loin du logis où ils se sont rendus importuns. Quant à la récognition, on ne peut douter qu'elle n'existe chez le chien, lorsque, s'éveillant en sursaut lors d'un rêve qui l'agitait vivement, il reconnaît à l'instant son erreur et se recouche tranquillement.

La comparaison et ses conséquences se montrent assez chez le même animal et chez beaucoup d'autres, dans le cas d'indécision, de délibération appréciable; déjà il y a comparaison et choix dans plusieurs des faits signalés plus haut : quand un animal cherche et trouve sa route; quand il hésite à s'avancer ou à reculer, selon qu'on le menace ou qu'on le flatte. Un chat peu familier, auquel je jette un morceau de viande, accourt et s'en saisit si je suis à quelque distance; il n'ose venir le prendre à mes pieds; à une distance médiocre il hésite, il allonge la patte, tire à lui son butin en s'avançant le moins possible ; il compare donc les distances et juge des cas où il est, ou non, à la portée d'une insulte. N'est-ce point une comparaison et un jugement positifs qui font que le lapin, le lièvre fuient en rase campagne et se tiennent en repos dans un trou, dans une écurie, au milieu d'un troupeau de moutons, comme on dit l'avoir vu assez souvent?

N'est-ce point un jugement même complexe, que celui du tigre qui dirige toutes ses attaques vers la trompe de l'éléphant? N'est-ce point un jugement motivé, que celui du cheval qui presse le pas quand il rentre au gîte par un chemin bien connu, qui refuse de retourner en arrière, ou du moins montre, par sa lenteur, toute la répugnance que lui inspire la prévision d'une nouvelle fatigue? Assurément c'était une suite de jugements bien simples sans doute, mais aussi bien régulièrement enchaînés, qui faisait agir un cheval que j'observais il y a quelque temps sur la route : absorbé par une conversation animée, le maître avait ralenti son pas, et l'animal conservait au contraire son allure habituelle; de temps en temps il tournait la tête en arrière, et se voyant en grande avance, il s'arrêtait, se tournait vers le retardataire, jusqu'à ce que, le voyant enfin près de lui, il reprenait sa marche, pour recommencer encore à l'attendre un peu plus loin.

Sans doute, dans la plupart de ces circonstances, l'animal a bien une *connaissance* réelle de ce qu'il fait et des motifs qui l'y déterminent, du but auquel il tend. En voici d'autres où cela est peut-être plus évident encore. Qu'un chien soit frappé par son maître en jouant, en riant; loin de se plaindre, il saute, il gronde d'une manière moqueuse, il feint de vouloir se venger ou simule une fuite momentanée pour revenir provoquer à l'instant même de nouvelles attaques : que le maître prenne un ton de colère, un visage menaçant, et des coups semblables, souvent même bien plus légers, arracheront au pauvre animal des cris de douleur; il a donc pris les uns pour un bien, les autres pour un mal. Et quand lui-même a commis quelque méfait, n'en montre-t-il pas du regret, de la honte, ou de la crainte ? Ne fuit-il pas après un vol ? Ne se cache-t-il pas après avoir mordu quelqu'un ? Et pour l'ordinaire, ne voyons-nous pas que le chien comprend la faiblesse des enfants, et leur pardonne bien des mauvais traitements qu'il ne souffrirait pas d'un adulte. Le chat n'est pas si patient parce qu'il n'est pas aussi intelligent, et ici se rattache la question de la liberté morale discutée ci-dessus : nous voyons que, pour les animaux comme pour l'homme, la liberté est d'autant plus grande que l'intellect est plus puissant, les connaissances plus vastes. L'éléphant pourrait être cité en preuve, car c'est un des animaux les plus intelligents et dont le libre arbitre montre aussi le plus de spontanéité apparente.

Donnons encore quelques exemples de cette compréhension qu'on est si facilement tenté de refuser aux bêtes. Si le chien fuit devant la menace d'un coup de pierre, devant le geste seul qu'on fait pour la jeter, la ramasser même, s'il craint également le fouet, si au contraire il se jette sur le bâton, n'est-ce point qu'il comprend que, dans les deux premiers cas, il peut être frappé de loin et non combattre à armes aussi égales que dans le dernier? Dureau de la Malle, à qui nous pourrions emprunter bien des faits de cette nature, rapporte qu'un singe (*cynocephalus porcarius*) d'une grande férocité, auquel on n'osait reprendre un chapeau qu'il avait saisi, le jeta au nez de son maître aussitôt que celui-ci se fut fait apporter son fusil de chasse;

aucune autre menace n'avait pu vaincre son opiniâtreté. On racontait dernièrement que l'orang-outang de la ménagerie de Paris avait montré autant de connaissance et plus de justice, en refusant une canne à son gardien et la rendant de lui-même à la personne qui la lui avait prêtée. Un autre animal de la même espèce, celui de la Malmaison, remontait aussi des effets aux causes, lorsqu'il voulait arracher les griffes du petit chat qui l'avait égratigné. Le cochon même donne des preuves de réflexion et d'appréciation (1). Un de ces animaux, libre dans la basse-cour d'une auberge, cherchait vainement à profiter de nos libéralités; chaque morceau de pain qu'il parvenait à saisir lui valait un coup de dents de la part d'un mâtin qui sollicitait aussi nos faveurs; mais cette insulte était bientôt vengée, la ruse venait en aide à la faiblesse : quand il voyait le mâtin bien attentif à nos gestes, le cochon, arrivant doucement par derrière, lui rendait sur la croupe la morsure qu'il avait reçue à l'oreille, et tâchait d'éluder, par une prompte fuite, le châtiment de sa témérité. Quatre à cinq fois nous obtînmes la répétition de cette scène, en semant entre ces deux animaux les mêmes éléments de discorde.

Il ne faut donc pas prendre à la lettre, et d'une manière absolue, les assertions d'Aristote et d'Anaxagore qui refusent aux bêtes, l'un la réminiscence, l'autre la compréhension ; ces opérations sont seulement très-obscures et très-faibles comparativement à celles de

(1) Selon Darwin, cet animal aurait beaucoup de sagacité, et il surpasserait peut-être le chien, s'il était élevé de même. Il paraît certain du moins que les chiens nourris et engraissés uniquement comme provision de bouche, dans les îles de l'Océanie, ne montrent pas plus d'intelligence que nos porcs.

l'homme. On en peut dire autant de l'observation, de l'étude, dont on ne peut citer que quelques exemples isolés, qui suffisent toutefois pour faire voir que ce ne sont point là des propriétés exclusives (dans toute la force du mot) à l'espèce humaine (1). On sait que des chiens, des chats, une autruche ont appris, par l'observation et sans autre leçon que l'exemple, à sonner pour se faire ouvrir une porte ou apporter à dîner. Un chien de ville avait été dressé à sauter pour obtenir sa pitance : témoin de ce fait, un chien campagnard se mit un jour à sauter de même. Des personnes dignes de foi se sont portées garants du fait suivant : un lapin est signalé dans une prairie, un chasseur s'y rend, et son chien s'élance à la poursuite du fuyard. Celui-ci décrit un grand cercle, revient près de son point de départ, et s'enfonce entre les grosses racines d'un vieil olivier où il s'était creusé une retraite inaccessible à tout autre qu'à lui. Le lendemain, on revient à la prairie ; le lapin recommence à décrire sa grande courbe ; mais le chien, au lieu de le suivre, vient en droite ligne l'attendre au pied de son arbre, et l'étrangle à son arrivée, sans que le chasseur fût intervenu dans toute cette lutte d'intelligence et de ruse. Le renard fait plus ; on l'a vu, au clair de la lune, répéter ses exercices, s'élancer plusieurs fois du même point où il était en embuscade et d'où il avait manqué quelque lapin passant à distance. Il semblait, disent les chasseurs qui l'observaient, cachés eux-mêmes dans le feuillage,

(1) Il ne faut voir toutefois dans les chiens *savants*, écrivant, calculant, jouant, etc., que des espèces d'automates dirigés par quelque artifice dissimulé au public.

vouloir étudier les causes de son insuccès pour les mieux éviter à l'avenir.

Ce sont là, nous venons de le dire, quelques faits isolés et qui n'empêchent pas qu'on ne soit forcé de reconnaître la faiblesse de l'intelligence chez les animaux même les plus favorisés. Guislain dit, avec raison, du singe (1), et l'on peut dire également du chien, qu'ils connaissent le feu, qu'ils en aiment la chaleur, en craignent la brûlure, qu'ils voient perpétuellement qu'on l'entretient avec du bois, sans avoir pourtant l'esprit d'y mettre une bûche quand il est près de s'éteindre. C'est un raisonnement trop fort pour eux que celui-ci : la chaleur est agréable, elle vient du feu, le feu s'entretient avec du bois, donc il faut mettre du bois au feu pour jouir de la chaleur. Il y a donc, convenons-en, une infériorité bien réelle des mammifères par rapport à l'homme, et la transition, quoique ménagée par des gradations très-véritables en descendant de l'européen au diemenois, et en montant de la brebis à l'orang-outang, n'est cependant pas insensible. Ce qui paraît surtout établir la ligne de démarcation, c'est l'aptitude d'abstraire, de généraliser et de représenter par des signes de convention ces abstractions, ces généralisations. C'est faute de pouvoir *formuler mentalement* ces idées générales, que ces animaux ne peuvent ou peuvent à peine s'en servir comme de base à des raisonnements suivis, et c'est pour la même raison qu'ils ne savent point trans-

(1) On dit que les pongos se chauffent volontiers aux feux allumés par les hommes, mais les laissent éteindre. J. J. Rousseau dit avoir vu un singe pousser les tisons au feu ; mais il avoue qu'il regarde cela comme un acte d'imitation sans motif raisonné. (Note du *Discours sur l'inégalité*, etc.)

mettre à leurs pareils des connaissances un peu complexes. On peut dire, sans doute, qu'un chat, un chien généralisent quand ils reconnaissent de la viande, du gibier, et non tel morceau de viande, tel oiseau en particulier. On peut dire qu'ils savent abstraire les idées de chaleur et de bonté, quand ils attendent qu'un bon morceau soit refroidi et en abandonnent un mauvais : ce sont là des opérations dont sont capables les enfants qui ne parlent pas encore (Cuvier); la plupart des abstractions qu'on peut leur supposer sont des sentiments qui se confondent avec l'*instinct*, et leurs signes d'expression se bornent également à des *manifestations* qui bien souvent peuvent passer pour *instinctives* : aussi les idées de frayeur, de danger qu'éveillent en eux tout grand bruit, tout grand mouvement, toute circonstance insolite, s'expriment par des cris spéciaux, mais invariables comme l'espèce et natifs comme ses formes. Un chat, complétement sourd de naissance, que j'ai journellement sous les yeux, exprime tous ses besoins, ses sentiments de faim, d'amour, d'ennui, par les mêmes miaulements caractéristiques que les autres animaux de son espèce qu'il n'a pourtant jamais pu entendre.

On a dit que c'était faute de pouvoir *exprimer* leurs idées par des signes, par des paroles, que les animaux ne pouvaient se transmettre leurs observations et pousser bien loin leurs recherches ; ici l'erreur ou du moins l'exagération nous paraissent évidentes ; car si la parole leur manque en raison de la conformation de leur larynx (ce qui n'est pas vrai même pour les oiseaux), n'ont-ils pas les gestes ? Un sourd-muet ne sait-il pas comprendre et se faire comprendre même sans avoir reçu d'éducation spéciale dans une institution *ad hoc*, et ne trouve-t-il pas, dans sa propre imagination, les moyens de représenter des actions, de figurer des objets, de rappeler des couleurs, de reproduire des nombres (1), de simuler des quantités, etc. etc. ? N'y a-t-il pas des idiots qui peuvent parler sans en avoir plus d'esprit ? Et les animaux eux-mêmes, comme nous venons de le voir, ne savent-ils pas transmettre aux autres le peu qu'ils sont capables de formuler ? Un chien ne comprend, de la voix de l'homme, que cinq à six mots qu'on est parvenu, par une éducation soutenue, à lier dans sa mémoire avec les actes qu'on lui prescrit ; quant à lui-même, il saura très-bien exprimer ses désirs, ses craintes, sa joie, soit par la voix, soit par les gestes. Le chat saura, de son propre mouvement, vous tirer par la manche pour vous avertir de ses besoins ; il saura gratter à la porte pour se la faire ouvrir ; donc il exprimerait, par la mimique ou la voix, bien d'autres idées s'il en possédait davantage. Les caricaturistes, qui nous mettent sous les yeux des scènes expressives de la vie humaine jouées par des bêtes, ne nous prouvent-ils pas quel parti celles-ci pourraient tirer de la pantomime, si leur pensée avait un domaine aussi étendu que la nôtre ? Entre

(1) On a supposé, bien à tort, que les animaux *comptaient* leurs petits ou leurs œufs parce qu'ils s'apercevaient d'une soustraction. Pour leurs petits, ils les connaissent individuellement, et s'aperçoivent que tel manque comme ils s'apercevraient de l'absence de tous. Quant aux œufs, c'est la masse, l'ensemble qu'ils reconnaissent. Cela est si vrai, qu'il suffit quelquefois de les déranger un peu pour en causer l'abandon, surtout s'ils ne sont pas en grand nombre ; car, dans le cas contraire, l'absence d'un seul n'est nullement reconnue.

eux, les animaux se comprennent à merveille pour le peu d'idées générales qu'ils possèdent, et cela sans s'exprimer autrement que par quelques actes, quelques gestes, parce que les actions pour lesquelles ils se communiquent ainsi leurs pensées, ont toujours aussi quelque chose d'instinctif qui leur en facilite et l'intelligence et l'exécution. C'est ainsi qu'ils se rassemblent pour exécuter en commun des actes de défense et surtout d'attaque plus ou moins ingénieux, plus ou moins compliqués. On dit que la louve attire à sa poursuite les chiens et les bergers, tandis que le loup son associé fond, d'un autre côté, sur le troupeau sans défense. Les renards s'associent de même, l'un jappant et poursuivant le gibier, que l'autre attend au passage. Les chacals en Afrique et en Asie, les chiens devenus sauvages dans les déserts de l'Amérique, les loups de la Caroline et quelquefois ceux d'Europe, chassent en meute et pour un profit commun. Enfin, beaucoup de singes se rassemblent pour la maraude, se disposent en ligne, et se jettent les fruits de main en main; tandis que des sentinelles veillent à la sécurité de la troupe. Certes, tous ces animaux ont compris l'objet commun de leur réunion, et se sont entendus dans la distribution des rôles, sans avoir besoin de la parole pour cela; les plus forts, les plus agiles se sont placés les premiers et ont fait ranger les autres, comme on voit certaines fourmis surveiller le travail, et les vieux castors morigéner et dresser les jeunes. Cette entente muette, fondée sur des convenances réciproques et sur des besoins communs, s'observe même entre individus d'espèce différente: l'appel de la poule est compris fort bien par les jeunes canards dont on lui a confié le soin : l'association du lion et du caracal, celle du requin et du poisson pilote, prouvent que ces animaux se comprennent et apprécient l'utilité dont ils sont l'un à l'autre : il faut en dire autant des rapports qui s'établissent entre le crocodile et le petit pluvier qui le débarrasse des insectes parasites dont sa bouche est remplie. Ces associations semblent, jusqu'à un certain point, raisonnées et fondées sur une concordance appréciée de part et d'autre : il en est de plus aveugles, de tout instinctives, qui ne doivent pas nous occuper ici.

En résumé donc, nous pouvons conclure que les bêtes savent exprimer, de manière ou d'autre, ce qui se passe dans leur intellect ; et que, si elles ne nous manifestent pas plus de connaissances et de raison, c'est qu'il n'en existe pas davantage en elles ; que néanmoins elles participent, à certains degrés, de toutes les facultés intellectuelles de l'homme.

ARTICLE III. – Des modifications dues à des causes intermittentes ou passagères dans les opérations mentales.

Sous ce titre, je comprends les variations qui se rapportent principalement au degré d'activité des centres nerveux, au degré d'énergie de leurs opérations. Le mot variation que je viens d'employer, indique assez qu'il ne s'agit ici que de modifications momentanées et non permanentes comme celles qui nous occuperont dans l'article suivant. Les premières sont plus essentiellement fonctionnelles, les secondes plus essentiellement organiques ; dans les premières, la cause est momentanée comme l'effet, et se confond avec lui; elle est toute efficiente; dans les secondes, la cause subsiste toujours, mais n'agit que dans certaines occasions; c'est une cause prédisposante pour parler le langage des médecins.

Des modifications passagères dont il va être question, les unes sont périodiques, ce sont les alternatives régulières d'activité et de repos, la *veille* et le *sommeil;* les autres sont accidentelles, irrégulières, ce sont les *passions*. Tout ce qui a été dit précédemment se rapportant évidemment à l'état de veille, nous n'avons à nous occuper que de l'état opposé et de ses divers modes.

§ Ier. *Du sommeil.*

Le repos de l'intellect, l'interruption des opérations mentales et, par suite, de tous les mouvements volontaires, de toutes les sensations externes, constituent le sommeil proprement dit; mais il y a bien des circonstances intéressantes à observer dans ses phénomènes normaux et dans ses anomalies : nous nous y arrêterons quelque peu; moins à cause de ce qu'il y a de curieux dans ces particularités, qu'à cause des interprétations physiologiques auxquelles elles conduisent, et dont plusieurs sont d'une haute importance.

A. Sommeil ordinaire. Nous avons défini le sommeil un état de repos, de relâche; et il est effectivement considéré comme un état passif par beaucoup d'écrivains, entre autres Sanctorius, Cullen, Cuvier, Tommasini, qui ont fait remarquer le ralentissement du pouls, le refroidissement des pieds qui l'accompagnent souvent. Mais, tout au contraire, Barthez, Dumas et Cabanis y veulent voir un état actif, et basent leur assertion sur la force du pouls, la rougeur de la face, la chaleur générale, les rêves, etc. Ces contradictions disparaissent, quand on distingue, dans le sommeil, deux périodes principales, comme nous l'avons fait il y a long-temps.

1re *Période ou période vespérale.* Fatigué par l'exercice du jour, l'encéphale tombe dans l'épuisement; au contraire, le système viscéral tout entier, plus tardivement excité, plus lent dans ses réactions, entre alors dans une activité plus grande, ainsi que le prouvent les exaspérations fébriles dans les maladies. *Somnus labor visceribus*, a dit Hippocrate; et, en effet, le pouls est plus plein, plus fort, plus fréquent; il y a rougeur de la face, injection des conjonctives, pesanteur de tête, sueur au front, en un mot, congestion vers l'encéphale et compression des centres nerveux qui le composent; il y a *sopeur* comme lors de l'ingestion de l'opium ou de l'alcool, ou dans les cas de compression accidentelle du cerveau, d'apoplexie, etc. On conçoit, d'après cela, comment une forte chaleur, un repas copieux disposent au sommeil; c'est ce que nous montrent non-seulement l'homme, mais aussi la plupart des animaux.

2me *période ou matutinale.* Le système viscéral se fatigue à son tour, se repose, et ses actions se dépriment; le pouls est lent, la face peu colorée, les pieds souvent refroidis : c'est alors le moment de la rémission des maladies inflammatoires. L'encéphale n'est plus comprimé; mais il reste dans la *torpeur* jusqu'à ce que, complétement refait des fatigues antécédentes, il se réveille à la moindre excitation, à l'apparition du jour et du bruit.

Le sommeil paraît nécessaire à tous les animaux; les polypes nous offrent des alternatives évidentes d'activité et d'engourdissement, d'expansion et de rétraction : il en est de même des autres invertébrés, soit que, comparables aux fleurs des convolvulus, aux feuilles pinnées des légumineuses qui ne s'épanouissent, ne se redressent qu'à l'apparition du soleil, ils se mettent en mouvement durant le jour; soit que, pareils aux mirabilis, leur activité soit toute nocturne. Nous renvoyons, pour ces détails, à ce que nous avons dit déjà dans l'histoire naturelle de la vie considérée en général; qu'il nous suffise de citer comme exemples, la mouche commune, les papillons proprement dits, pour les insectes diurnes; les phalènes, les blattes, pour les nocturnes. Les mollusques, les annélides sont généralement nocturnes, et l'on sait qu'il en est ainsi de certains poissons, de la plupart des reptiles batraciens, de plusieurs oiseaux et mammifères; d'autres, au contraire, comme les lézards, les serpents, la grande majorité des oiseaux et des quadrupèdes vivipares, dorment la nuit seulement. Accoutumés que nous sommes à leur voir fermer les paupières, nous croirions aisément que les serpents, les poissons ne dorment jamais, si leur immobilité complète, leur insensibilité à des excitations modérées, dans certains moments, ne nous donnaient la preuve du contraire. Nous l'avons bien remarqué chez les serpents, et quant aux poissons, Cuvier assure qu'ils s'endorment souvent dans les filets où ils sont pris, et ne s'éveillent que quand on les agite.

Les attitudes que prennent, dans le sommeil, différents animaux, méritent une courte mention : presque tous se pelotonnent plus ou moins, fléchissent les membres et les rapprochent du tronc comme pour se préserver du refroidissement; l'oiseau enferme son bec et sa tête dans les plumes du dos et sous les couvertures de l'aile *(fig. 140)*; le chien, le chat se couchent en rond, un peu comme les serpents qui se roulent en spirale; ces quadrupèdes se couchent sur le flanc, parce que la forme comprimée du thorax leur rend cette attitude plus commode; d'autres cependant, les ruminants par exemple, s'appuient sur le ventre et le sternum, mais latéralement arc-boutés par leurs membres fléchis; d'autres enfin, comme le cheval (1), dorment debout, conservant encore dans leur sommeil assez d'énergie musculaire pour prévenir la flexion des membres. Cette remarque confirme celle de Gerdy, qui attribue également à une contraction musculaire, et non pas à un tiraillement mécanique comme le disait Borelli, la constriction que les petits oiseaux exercent sur la branche qui les supporte durant leur sommeil; l'équilibre dans lequel ils se placent, le poids de leur corps employé à fléchir les membres, à couder et allonger ainsi les leviers sur lesquels passent les tendons fléchisseurs *(fig. 141)* : ce sont là tout autant d'explications qui tombent devant ce seul fait, que souvent les

(1) Un éléphant du Muséum dormait aussi debout, mais en se soutenant à l'aide de ses défenses enfoncées dans le mur de son écurie.

chardonnerets, les serins, dorment suspendus aux fils de fer de leur cage, quand quelque accident les a pendant la nuit débusqués de leur perchoir. Ni cet équilibre, ni l'engrenage du tibia et du métatarsien ne sont pas non plus les seules causes qui permettent aux échassiers de dormir debout, car la cuisse reste toujours flexible et demi-fléchie sur le bassin, et la jambe demi-fléchie sur la cuisse (*fig.* 138).

B. Sommeil partiel ou incomplet. — 1° Si quelque excitation mentale antécédente un peu trop forte a vivement ébranlé l'encéphale ; si son repos est troublé par une digestion pénible, un état maladif quelconque, une mauvaise position dans le lit, des excitations extérieures insuffisantes pour amener le réveil complet, des excitations intérieures (Hobbes) provenant des besoins, de l'orgasme génital ; enfin, si le sang est devenu plus stimulant par l'ingestion de l'alcool, du café, il s'établit des *rêves* ou *songes*. Le songe a plus ou moins de rapport avec la cause qui l'a fait naître : ainsi on rêve de l'objet dont on a été préoccupé durant la veille ; on rêve de repas quand l'estomac travaille ; d'orage ou d'incendie si une vive lumière frappe sur les paupières closes ; de blessures si quelque douleur persiste obscurément dans un membre ; on joue un rôle dans des scènes lascives, si les organes génitaux sont la source de l'excitation. Les songes lascifs ne reviennent qu'avec la vigueur des organes sexuels, chez les individus affectés d'impuissance guérissable (Lallemand).

On voit bien que, dans ces circonstances, il y a un réveil partiel ; et l'on conçoit aisément que les caténations de percepts mises en réserve par la mémoire entrent en scène, mais d'une manière peu suivie et peu régulière. Je compare un homme qui rêve, à un voyageur qui relit au hasard, dans son journal, des notes décousues, et qui bâtit là-dessus des châteaux en Espagne. Le rêve est l'exercice de l'imagination sans guide, sans ordre et sans suite; car, d'une part, les sens assoupis ne peuvent rectifier les illusions (Hobbes) (1); et d'autre part, les caténations sont rompues par l'engourdissement des points qui pourraient les lier raisonnablement entre elles. Voilà pourquoi, d'un côté, les illusions des rêves nous semblent des réalités (absence de toute comparaison avec des sensations directes); pourquoi, d'un autre côté, les rêves du matin sont, de tous, les plus suivis et les moins déraisonnables; car alors l'encéphale est presque tout éveillé. Il y a effectivement tels rêves où le sommeil est presque nul : ce sont les rêveries. On comprend bien, d'après tout cela, comment les rêves sont rarement suivis de jugements et de volitions, et Darwin a eu seulement le tort d'être trop exclusif en disant jamais, pour ces dernières : on comprend comment ils n'excitent en nous que peu ou point d'étonnement au milieu de toutes leurs bizarreries : on comprend enfin comment certaines sensations acquièrent, dans cet état, une vivacité qu'elles n'auraient point dans l'état de veille. Si rien ne rectifie alors nos erreurs, rien ne nous distrait non plus de ces sensations isolées; nulle autre ne les trouble ou ne les affaiblit par le

(1) C'est pour cela que, même sans sommeil, le jugement est quelquefois moins juste la nuit que le jour, et que l'on se dispose singulièrement à la rêverie en fermant les yeux.

partage de l'attention(1): aussi les pensées érotiques sont-elles souvent portées jusqu'à leur dernier terme dans les rêves. C'est pour la même raison qu'on revoit fréquemment en songe, et très-nettement, très-distinctement, des physionomies qu'on ne saurait se figurer durant la veille, parce que leur souvenir a été effacé par des impressions plus récentes: ce n'est guère que de cette façon (en dormant) qu'on peut se représenter nettement les traits que portait, dans le jeune âge, une personne qu'on a vu vieillir près de soi. Enfin, on s'explique encore aisément pourquoi les membres ne se meuvent pas, bien que nous nous imaginions les mouvoir dans nos songes : c'est que l'influx mental n'arrive pas jusqu'à eux, arrêté en route par l'engourdissement de la moelle épinière et de ses nerfs; l'ordre est donné, mais non exécuté.

2° Il est des cas, plus singuliers encore, où il n'en est pas tout-à-fait ainsi : les ordres sont émis, portés et exécutés; il y a des mouvements, des actes extérieurs; c'est là ce qui constitue le *somnambulisme*. Ici la moelle épinière veille (2), les mouvements automatiques s'exécutent avec aisance, mais le cerveau dort. Souvent il ne dort qu'en partie; certaines caténations s'opèrent avec une suite qui prouve que cet organe n'y reste pas étranger : un morceau de musique, par exemple, est chanté ou exécuté sur un instrument. Parfois même quelqu'un des sens

(1) C'est aussi là un des avantages de la méditation solitaire; et de là vient que, comme J. J. Rousseau le dit de lui-même, beaucoup de choses nous échappent dans l'actualité, qui nous arrivent ensuite avec plus de netteté, et donnent lieu à des jugements plus positifs dans le silence de la retraite.

(2) Voyez ci-après quelques faits qui autorisent à croire qu'elle dort toujours moins que le cerveau.

est éveillé, le reste dormant d'un sommeil profond; l'individu entend des paroles, y répond, voit même quelques objets, peut se conduire, et pourtant le réveil ne se complète que si l'on excite une violente sensation, une surprise, une secousse quelconque. Bien souvent, il est vrai, la supercherie a simulé, exagéré ce que le somnambulisme avait de plus singulier, surtout dans ce qu'on a nommé somnambulisme magnétique; mais il y a du vrai dans beaucoup d'histoires extraordinaires qu'on a seulement un peu embellies.

On pourrait s'étonner que les rêves, et ceux du somnambulisme surtout, soient si aisément, si facilement oubliés; ce fait s'explique en raison de leur nature même : c'est, avons-nous dit, la mémoire qui est mise en jeu durant le sommeil, mais elle ne change point pour cela, elle n'acquiert rien de nouveau, seulement elle *rafraîchit* des notions déjà un peu anciennes, et c'est par cela seul que nous pouvons au premier moment les reconnaître et les raconter.

Nous avons fait entendre, plus haut, que l'étude des songes pouvait rendre des services à l'idéologie : en voici quelques échantillons.

1° Cette circonstance qu'un rêve rafraichit les souvenirs, prouve la nature active des sensations centrales, puisque la réitération a laissé une empreinte plus forte; cette reproduction même est, à elle seule, une preuve d'activité.

2° Les rêves et le somnambulisme, étant des sommeils *partiels*, indiquent assez que les opérations mentales ne s'opèrent point dans un lieu indivisible, mais dans une étendue susceptible d'être diversement affectée au même moment dans des points différents. Ils concourent donc à prouver, conjointement avec la diversité des opérations intellectuelles et les conjectures fournies par l'anatomie, la multiplicité des organes dont l'ensemble est nécessaire à l'intelligence.

3° Ils prouvent l'identité des mots et des idées qu'ils représentent; car on rêve souvent qu'on lit une histoire, et bientôt, ou plutôt en même temps, les mots se transforment en objets et en actions.

4° Ils démontrent que les souvenirs sont la répétition complète des actes sensoriaux, tels qu'ils se sont opérés à l'aide du sens; car on voit les fantômes durant le sommeil, comme on voit les objets durant la veille.

5° Ils énoncent clairement ce fait, que le sentiment obscur du moi (moi brut) accompagne toutes les opérations intellectuelles; car, dans les rêves, on devient le héros de presque toutes les scènes, même de celles qu'on croit lire, et c'est ainsi que de très-honnêtes personnes ont pu rêver qu'elles commettaient un crime assurément bien éloigné de leur caractère et de leurs habitudes : aussi la conduite de Denis-le-Tyran, qui, dit-on, fit mourir un homme coupable seulement d'avoir rêvé qu'il l'assassinait, fut-elle aussi déraisonnable que cruelle, si toutefois cette histoire n'est pas un conte.

6° On y trouve encore la preuve de l'hérédité de certaines dispositions mentales, bien propres à faire comprendre l'hérédité des instincts encéphaliques. Dans certaines familles on rêve souvent des mêmes objets ; plusieurs personnes de la mienne et moi-même avons été souvent fatigués par des songes dans lesquels les chats jouaient un grand rôle : or, plusieurs de mes parents avaient, pour ces animaux, une horreur dont je n'ai pourtant hérité que dans mes rêves, et qui, même sous ce rapport, a disparu chez moi avec l'âge.

7° Ce que nous avons dit du conflit entre les penchants et la raison, entre certains raisonnements même, est encore justifié par les songes; des personnes fort pieuses et religieuses observatrices de la continence dans l'état de veille, se sont, bien des fois, idéalement abandonnées, en rêve, à des actes érotiques que la raison endormie ne corrigeait plus, et dont elles étaient toutes honteuses à leur réveil.

8° Enfin, on y trouve encore une preuve de l'action sympathique des viscères sur les organes de l'intelligence, lors même que ceux-ci ne sont pas dans un état de maladie apparente. Je me suis plus d'une fois éveillé au milieu d'un rêve pénible, sans d'abord rien sentir de gêné dans mes fonctions; mais des coliques qui survenaient bientôt m'apprenaient que l'influence des viscères abdominaux sur l'encéphale s'était exercée durant mon sommeil, quoique le malaise de ces viscères fût assez faible pour échapper à mon attention, même après le réveil.

Nous dirons peu de choses des rêves dans les animaux; on sent combien il est difficile de juger de leur existence chez la plupart d'entre eux. Le chien, le chat nous la prouvent par des mouvements irréguliers, des éclats de voix sans motifs et souvent un réveil en sursaut. C'en serait assez pour nous prouver que la mémoire et l'imagination, dont les rêves sont une conséquence, ne sont nullement exclusives à l'homme, et que les animaux ne le lui cèdent, sous ce rapport comme pour tout ce qui concerne les autres opérations mentales, qu'en étendue et en perfection.

C. Sommeil superflu. J'appelle ainsi l'engourdissement soporeux qui, de l'encéphale, se propage non-seulement à la moelle épinière et à la moelle allongée, mais encore aux nerfs et surtout au pneumo-gastrique et au trisplanchnique. C'est du moins de cette manière que j'explique le *cauchemar* proprement dit. Il ne faut pas entendre par ce mot, avec le vulgaire, tout rêve pénible ; mais seulement tout sommeil durant lequel les organes respiratoires s'embarrassent, s'arrêtent même, non sans angoisses pour le patient. Ordinairement le malaise qui en résulte détermine un réveil partiel dans d'autres parties de l'encéphale ; il y a songe et songe pénible ; on va même, dans les efforts qu'on fait pour échapper à la souffrance et aux dangers imaginaires qui nous assiègent alors, jusqu'à reconnaître l'impossibilité de faire franchir à l'agent nerveux l'obstacle opposé par les nerfs engourdis ; on sent qu'on ne peut fuir ni crier. Bien des fois j'ai pu étudier, sur moi-même, ces phénomènes du cauchemar ; sa fréquence m'avait familiarisé avec lui et guéri de l'effroi qui l'accompagne d'ordinaire : j'ai pu l'analyser au moment où le réveil était assez complet pour me laisser la liberté de raisonner, quoique je ne pusse encore mouvoir aucun membre, ni parler, ni respirer librement : après bien des efforts inutiles, un monosyllabe, un son inarticulé m'échappait enfin; ou bien un mouvement du doigt seulement pouvait être opéré, et au moment même la barrière était franchie, la liberté des mouvements se rétablissait instantanément (1).

C'est dans cet état que quelques malades ont pu voir, bien que très-obscurément sans doute, faire les apprêts de leur sépulture, entendre les lamentations de leurs proches (2), sans avoir, de long-temps, la possibilité de leur faire comprendre que la vie n'était en eux nullement éteinte. Dans ces cas maladifs (hystérie, léthargie), le cœur même participait à la torpeur; le pouls était devenu insensible comme il le devient si souvent dans le choléra-morbus; la circulation n'avait probablement pas cessé totalement non plus que la respiration, mais ces fonctions ne s'exécutaient plus que d'une manière inappréciable pour les assistants. On le voit, ces cas rentrent dans le domaine de la pathologie, mais ils concouraient trop bien, avec les rêves, à l'explication de notre théorie du sommeil, pour ne pas mériter au moins d'être mentionnés.

Au reste, on peut dire que, même dans le sommeil régulier, bien souvent une partie des organes internes s'engourdit également : en premier lieu, les sécrétions sont le plus souvent diminuées, sinon suspendues; en second lieu, il est des personnes,

(1) N'est-ce point une sorte de cauchemar que ce sommeil lourd et comme léthargique auquel les chats seraient sujets, à en juger par une des additions que Buffon a jointes à l'histoire de cet animal?

(2) Une jeune personne tombée en catalepsie, et à laquelle je prodiguais à haute voix des consolations qui pouvaient paraître ridicules, tant elle semblait peu capable de les entendre, déclara ensuite qu'elles avaient contribué beaucoup à diminuer son effroi, bien qu'elle ne les eût entendues que d'une manière un peu obtuse

sans doute, qui digèrent parfaitement quoique endormies ; mais d'autres, et je suis du nombre, reprennent le matin leur digestion au point où elles l'ont laissée la veille ; c'est ce dont m'avertissent ordinairement des borborygmes, de petites coliques, preuves certaines que les intestins se réveillent et recommencent un travail suspendu; car la même chose m'arrive si, au milieu de la nuit, mon sommeil est interrompu pendant plus d'un quart d'heure. On a pensé que la compression des nerfs pneumo-gastrique et grand sympathique, par le poids des viscères, était cause de leur engourdissement dans le décubitus dorsal; cette théorie n'a rien qui ne concorde avec ce que nous avons dit déjà ; c'est un puissant auxiliaire à la propagation de la torpeur encéphalique ; et, en effet, c'est le plus souvent dans une semblable attitude qu'on est surpris par le cauchemar.

Terminons par une réflexion que cet état, comparé au sommeil normal, nous inspire. La continuation de la respiration, durant ce dernier, n'indique-t-elle pas que les nerfs intercostaux, le diaphragmatique, jouissent d'une certaine activité ? Le nerf vague ou pneumo-gastrique, né du bulbe rachidien, conserve aussi son influence sur les mouvements respiratoires ; les sphincters conservent généralement leur énergie : ce n'est guère que chez les enfants qu'il y a incontinence d'urine, etc., durant le sommeil; encore, à un certain âge, ces évacuations nocturnes sont-elles souvent provoquées par des illusions *somniales*. Ne semble-t-il pas qu'en conséquence la moelle épinière soit beaucoup moins affectée, dans le sommeil ordinaire, que les centres encéphaliques? Cette opinion est singulièrement renforcée par ce que nous avons dit plus haut de l'attitude des oiseaux durant le sommeil. Ajoutez que l'on dort à cheval, que quelques personnes, Galien même, ont dormi en marchant, et j'ai connu quelqu'un qui fit un jour environ deux lieues de cette manière : enfin, c'est bien aussi un acte de volonté obscure, automatique, un mouvement dépendant de la moelle allongée, qui nous fait tenir la bouche ouverte quand les narines sont bouchées. On peut faire rentrer dans la même catégorie l'occlusion comme spasmodique des yeux dans le sommeil ordinaire, par suite de la contraction des muscles palpébraux externes, animés par le nerf facial qui naît du point le plus avancé de la moelle épinière, c'est-à-dire de la base même du bulbe rachidien; tandis que le releveur de la paupière supérieure serait relâché par l'engourdissement de son nerf (moteur commun), sorti d'un point de la moelle allongée beaucoup plus rapproché du cerveau. Encore peut-on croire qu'il n'y a ici que paralysie relative et non absolue, puisque la pupille, qui reçoit à la vérité quelques filets de la cinquième paire, mais surtout de la troisième, est resserrée durant le sommeil.

D. Sommeil hibernal. Dans l'histoire naturelle et générale de la vie, nous avons parlé de cette période d'inaction, d'engourdissement dans laquelle une partie de l'année se passe pour certains animaux. Cet état, sans doute, n'est point un sommeil tout semblable à celui qui vient de nous occuper; mais il lui ressemble, du moins, dans ses phénomènes essentiels, la suspension des opérations mentales et des mouvements qui en dépendent.

On pourrait aussi considérer la vie intra-utérine ou fœtale, comme un état de sommeil où les organes des sens, de l'intelligence et de la locomotion sont dans une inaction presque complète; où quelques actes instinctifs, sans idées bien réelles, puisque l'enfant est soustrait à presque toutes les impressions extérieures à part celle du toucher, sans souvenirs puisqu'il n'y a pas d'antécédents, sans rêves par conséquent, s'exécutent à peine sous l'influence des fonctions internes ou nutritives, seules en activité. Encore, ces fonctions internes se réduisent-elles à la circulation, à la nutrition proprement dite, puisqu'il n'y a ni vraie respiration, ni vraie digestion. Sous ce rapport, la torpeur des animaux hibernants se rapprocherait plus de l'état fœtal que du sommeil ordinaire; mais la nature même des phénomènes nous en donnera une idée plus complète que des analogies toutes plus ou moins éloignées.

J'ignore jusqu'à quel point on peut en rapprocher l'état de mort apparente dans lequel subsistent quelquefois, durant un temps considérable, certains animaux susceptibles de se dessécher incomplétement, de se roidir au milieu de la vase solidifiée mais non totalement aride dont ils sont environnés: c'est là, comme déjà nous l'avons fait entendre ailleurs (*Hist. nat. de la vie*), tout le secret de la résurrection du rotifère, du vibrion qu'on trouve dans les grains du blé rachitique et même dans ses tiges: c'est encore ainsi que les apus, les daphnies, les cypris, les branchipes qui apparaissent, pour ainsi dire brusquement, et avec une taille d'adulte, dans les eaux pluviales, semblent avoir séjourné dans la vase desséchée des fosses où on ne les avait vus que l'année précédente. Il faudrait que l'accroissement, du moins des plus grands d'entre eux, fût bien rapide (branchipes et apus) pour qu'on pût attribuer cette conservation à leurs œufs seuls, comme cela a lieu, dit-on, pour ceux des poissons. Les planaires, les sangsues, les naïdes se cachent également dans le fond vaseux de leurs marécages lorsqu'ils viennent à se dessécher; peut-être y périssent-elles si la dessiccation est trop considérable; mais il est certain qu'on les trouve du moins vivantes au milieu d'une terre solidifiée. Au reste, ce ne sont pas là les seuls animaux que la chaleur et la sécheresse jetteraient dans l'engourdissement et l'inaction complète : l'escargot de nos jardins reste immobile et collé contre un mur ou une branche d'arbre pendant tout le temps que dure la sécheresse, quelquefois pendant trois mois de suite (Gaspard): les nèpes *(nepa cinerea)*, les salamandres se cachent sous les pierres ou dans des trous, soit au fond des mares mises à sec, soit à leur voisinage, mais peut-être pour en sortir pendant la nuit.

Cette torpeur estivale a été donnée comme plus certaine encore pour plusieurs reptiles et mammifères, et il est assez remarquable que ces derniers appartiennent à des genres ou familles, comme les premiers à une classe où se trouvent des espèces plus ou moins nombreuses soumises au sommeil hibernal. Ainsi, les tenrecs de Madagascar, si voisins de nos hérissons, passent, dit Bruguière, les trois mois des plus grandes chaleurs dans un état léthargique;

Desjardins dit que c'est depuis juin jusqu'à novembre, ce qui comprend toute la durée de la saison sèche. On en dit autant des gerboises de l'Afrique australe. Quant aux reptiles, c'est pour les plus grandes espèces que le fait a été particulièrement constaté. « Quelquefois, dit de Humboldt, si l'on en croit les récits des naturels (1) (Amérique méridionale), on voit, sur les bords des marais, la glaise humide s'élever en forme de mottes; puis on entend un bruit violent comme celui de l'explosion de petits volcans vaseux; la terre soulevée est lancée en l'air. Celui à qui ce phénomène est connu fuit dès qu'il s'annonce; car un monstrueux serpent aquatique ou un crocodile cuirassé sort de son tombeau, aux premières ondées de pluie, et se réveille de sa mort apparente. » « L'extrême sécheresse, ajoute-t-il, produit, dans les animaux et dans les plantes, les mêmes phénomènes que l'absence de la chaleur. Pendant la sécheresse, plusieurs plantes de la zone torride se dépouillent de leurs feuilles; les crocodiles et d'autres amphibies (boa) se cachent dans la glaise; ils y restent morts en apparence, de même que dans le nord de l'Afrique, où le froid les engourdit pendant l'hiver. »

Pour ce qui est de ce dernier genre d'engourdissement, il en est ainsi, et plus certainement peut-être, des caïmans ou des crocodiles dans l'Amérique septentrionale. Pline dit que le crocodile d'Egypte passe quatre mois de l'hiver dans des cavernes et sans nourriture : quant à ceux de la Louisiane et de la Caroline, qui paraissent devoir être rapportés à l'espèce du *crocodilus lucius*, Cuv., selon Catesby

(1) Ce fait est aussi donné pour certain par Lacordaire.

et Lacoudrenière, ces reptiles tomberaient, dès les premiers froids, dans un sommeil léthargique porté quelquefois au point qu'on peut les couper par morceaux sans les en tirer. C'est là le véritable sommeil hibernal, et nous nous trouvons ainsi conduits à parler de cet état remarquable.

1° *Dans les animaux à sang froid.* La faible caloricité de ces animaux rend, parmi eux, ce phénomène très-commun, et l'on pourrait même le dire général pour tous ceux à qui le froid ne donne pas la mort : tous, en effet, sont loin d'en supporter les conséquences au même degré et avec la même résistance vitale. Pour continuer ce qui a rapport aux reptiles, on peut observer aisément que, de même que leur température suit les variations de celle de l'atmosphère, de même leur activité est subordonnée à l'une et à l'autre. Aussi voit-on les serpents les plus irascibles et les plus dangereux, les lézards les plus agiles, se mouvoir avec lenteur et se montrer innocents dès que le froid se prononce, tomber dans la somnolence si le thermomètre baisse encore, s'assoupir complétement et même arriver à la léthargie, c'est-à-dire à la mort apparente, si le froid devient considérable. Les mêmes gradations s'observent, en sens inverse, dès que la température s'élève. En Amérique, les crocodiles se réveillent dans les jours chauds de l'hiver ou dès les premiers jours du printemps : dans le midi de la France, le lézard des murailles paraît au bord de son trou, et fait même quelques excursions au-dehors quand une belle journée d'hiver permet au soleil d'agir, dans toute sa force, sur les murs et sur les talus où sont creusées ses retraites. Le degré de froid que peuvent supporter ces animaux une fois engourdis est parfois très-considérable. On a vu des salamandres aquatiques, prises dans la glace des étangs, revivre quand cette glace était mise en fusion. Des grenouilles gelées au point que leurs pattes étaient cassantes ont repris vie par le dégel (Bory, d'après Hearne). Nous avons vu, nous-même, en 1830, plusieurs crapauds communs saisis par le froid, roidis et congelés au point que leurs membres étaient durs et cassants comme le bois, que leurs yeux, transformés en grelon, se présentaient avec une couleur d'opale, revenir à la vie par un réchauffement lent et graduel. Une grenouille moins volumineuse resta morte en reprenant sa flexibilité, sans doute parce que le sang avait été congelé jusque dans le cœur; ceci, du moins, fut constaté pour les crapauds, dans une deuxième expérience qui leur devint funeste.

On a constaté l'hibernation pour quelques poissons : la loche *(cobitis fossilis)* conserve la vie dans la vase desséchée et gelée (Cuvier). Le *salmo rivalis* hiverne dans le limon au Groënland (Fabricius). « Les esturgeons hivernent dans la mer et les golfes. On remarque, dans les endroits peu profonds, qu'ils sont rassemblés en groupes considérables et dans un sommeil léthargique. Cet état d'hibernation de l'esturgeon commun permet d'en faire, sous la glace, une pêche très-productive, à l'aide de crocs ou de harpons fixés à des perches. » (Lovetski.)

Tous ces animaux ressemblent donc aux plantes ligneuses des zones tempérées, qui perdent, chaque hiver, toute apparence de vie réelle.

La torpeur est, à ce qu'il m'a généralement paru, moins complète pour les hydres qui passent l'hiver contractées et collées sur quelque corps submergé; pour les sangsues, les naïdes, les lombrics qui s'ensevelissent dans la vase, ou s'enfoncent profondément en terre. Beaucoup d'insectes et d'arachnides s'engourdissent également dans un terrier, sous les pierres, sous les écorces; mais beaucoup périssent dans les fortes gelées. On sait que cet événement fâcheux arrive parfois aux abeilles dans leurs ruches même où elles hivernent engourdies. Les fourmis, les araignées terricoles s'enfoncent d'autant plus que les premiers froids sont plus rudes. Quant aux lépidoptères, si quelques-uns échappent au froid à l'état parfait, il sont peu nombreux, et c'est surtout à l'état de chrysalide, dans une vie toute de torpeur en elle-même, et entourés souvent alors d'une bourre soyeuse ou enfoncés dans la terre, qu'ils échappent plutôt aux rigueurs de la mauvaise saison (1). Les agriculteurs ne savent aussi que trop bien comment les insectes destructeurs de la vigne s'abritent, durant l'hiver, sous les écorces, dans les fentes de murailles, dans les fissures de la terre autour de la souche.

Enfin, parmi les mollusques, les différentes espèces d'hélice propres aux contrées septentrionales, se garantissent aussi contre le froid extérieur en se retirant dans de petites cavernes souterraines, et en fermant, par plusieurs opercules ou épiphragmes superposés, l'ouverture de leurs coquilles: toujours

(1) Les insectes dont la larve se nourrit de plantes annuelles hivernent à l'état de chrysalide; ceux des plantes vivaces passent l'hiver à l'état d'œuf. Les chrysalides gelées peuvent revivre après le dégel; on en dit autant même des chenilles (Lister, Lacordaire).

plus ou moins calcaires, ces épiphragmes peuvent acquérir une dureté égale à celle de la coquille dans certaines espèces. Sous cet abri, l'animal reste immobile tout l'hiver ; son cœur cesse de battre, et il n'absorbe plus l'oxigène ambiant. Il y supporte un froid même de — 7°; mais il gèle et périt si le thermomètre descend à — 8° ou — 9° dans l'air qui l'environne. Tenus dans une chambre chauffée, ces mollusques ne s'enferment ni ne s'engourdissent (Gaspard).

2° *Animaux à sang chaud.* Un froid très-violent peut amener un engourdissement soporeux de même nature, chez des animaux doués pourtant d'une caloricité bien plus grande et d'une bien plus grande force de résistance au froid, l'homme par exemple ; mais ce sommeil est mortel pour peu qu'il se prolonge. Banks et Solander, au détroit de Magellan, l'éprouvèrent d'une manière qui faillit leur devenir funeste ; on n'en a eu que trop d'exemples dans l'armée française, lors de la désastreuse campagne de 1813. On a cru qu'alors il y avait reflux du sang vers le cerveau : cette théorie est peu rationnelle ; il y a là torpeur par annihilation des fonctions nerveuses, comme chez les animaux hibernants.

Ceux auxquels ce nom convient plus particulièrement sont en nombre assez peu considérable parmi les mammifères, moins encore parmi les oiseaux. Des observations imparfaites ont seules pu faire prendre des hirondelles noyées pour des hirondelles volontairement ensevelies dans les marécages ; et l'histoire du coucou trouvé sans plumes dans un creux d'arbre en hiver, paraît aussi fondée sur quelque fait mal vu et mal interprété. Mais il est bien certain que des quadrupèdes dont la chaleur s'élève habituellement au même degré que celle de l'homme, ont, en vertu, sans doute, d'une organisation particulière de leur système nerveux, peu d'aptitude à la conserver, et perdent, comme les reptiles, leur activité en perdant de leur chaleur. W. Edwards les compare, sous ce rapport, aux très-jeunes animaux à sang chaud, qui se refroidissent avec une extrême facilité. L'ours d'Europe s'engourdit quand l'hiver devient rigoureux; il vit de ses graisses dans une retraite qui le préserve des injures de l'air, quand cette saison est assez douce. Pour l'ours blanc il faut des froids très-intenses : en janvier et février, dans les régions glaciales qu'il habite, il subit l'influence de l'hiver et s'endort d'un sommeil léthargique entre des glaçons ou dans des trous de rocher, se laissant ensevelir sous les neiges après s'être préparé un lit de mousse ou de feuilles : chez nous, le blaireau s'engourdit parfois seulement (Prunelle) dans son terrier ; mais les chauves-souris suspendues aux parois des souterrains, des cavernes ; le hérisson, la musaraigne, le hamster, la marmotte couchés dans leurs retraites creusées au-dessous du sol ; le castor dans sa cabane ; l'écureuil, le loir, le muscardin, le lérot dans leur bouge bien clos, s'endorment sous l'influence d'un froid dont ils ont cherché à amortir la force.

En effet, Saissy a reconnu que, bien que la température de ces animaux suivît les variations de l'atmosphère en restant seulement plus élevée de 4° à 5°, ils ne peuvent continuer à vivre quand leur température interne est descendue à 0° ou très-près de ce terme ; mais il faut, pour cela, un froid extérieur très-considérable, — 10° ou — 12° selon plusieurs observateurs. Ils peuvent, au contraire, reprendre leur activité quand leur température intérieure, comme cela a lieu avec le froid de la plupart de nos hivers, n'a pas baissé au-dessous de + 3°. En cas de refroidissement excessif, quelquefois un réveil momentané précède la mort (Spallanzani, Prunelle, etc.). Tous ces animaux d'ailleurs ne s'engourdissent pas au même degré : la marmotte, selon Saissy, ne s'engourdit que quand le thermomètre descend, dans l'air, à — 5°; le lérot à + 4° ou 5°; le hérisson et la chauve-souris à + 6° et même 7°. Tous ne s'éveillent pas non plus avec la même difficulté : l'écureuil, le loir, le hamster, le castor font des provisions pour leurs réveils passagers, tandis que d'autres ne vivent qu'aux dépens des graisses ordinairement surabondantes à la fin de l'automne, surtout dans leurs épiploons (1); encore, les mouvements nutritifs sont-ils tellement affaiblis chez ceux-ci, que l'amaigrissement est fort peu considérable : c'est ce qu'ont noté, pour la marmotte, Spallanzani et Mangili. L'absorption est si peu active chez le hérisson engourdi, que la noix vomique, insérée sous la peau, ne cause point d'accidents (Gaspard). L'engourdissement est, en effet, si profond chez la marmotte et le hérisson, qu'il faut à la première de huit à neuf heures, et au deuxième de cinq à six, pour que le retour à leur

(1) Les épiploons n'ont pas cette importance chez l'ours, le lérot, le muscardin.

température ordinaire soit complet : la chauve-souris y revient en trois ou quatre, et le lérot récupère en deux heures son maximum de température, selon Saissy.

Voici, d'après cet observateur, les principaux caractères de la torpeur hibernale.

a. Engourdissement modéré. Peau froide ; sensibilité très-obtuse ; des incisions n'excitent que de légers mouvements ; le galvanisme, l'irritation directe des nerfs déterminent des mouvements plus violents, font pousser quelques cris ; respiration très-lente ; sept à huit inspirations par minute chez la marmotte, quatre à cinq chez le hérisson : la consommation d'oxigène diminue dans la proportion du ralentissement de la respiration : rareté considérable des battements du cœur ; dans la marmotte, il bat quatre-vingt-dix fois par minute à l'état normal, vingt à vingt-cinq fois seulement dans la torpeur ; pour les chauves-souris, Prunelle donne deux cents pulsations normales, cinquante à cinquante-cinq en état d'hibernation.

b. Engourdissement profond. Ici la respiration est tout-à-fait suspendue, aussi n'y a-t-il plus aucune consommation d'oxigène, ni possibilité de tuer l'animal par l'immersion dans des gaz délétères ; le cœur ne bat que neuf à dix fois par minute ; le sang est stagnant dans les vaisseaux ; il distend surtout ceux de l'abdomen : plus de contractions musculaires par l'irritation des nerfs et le galvanisme appliqué à ces cordons ; les chauves-souris seules répondent, quoique bien faiblement, à ces vives excitations ; dans les autres hibernants, c'est aux muscles mêmes qu'il faut s'adresser pour y produire quelques légères contractions.

Disons un mot maintenant des causes auxquelles on a attribué cette disposition au refroidissement et à la torpeur, que nous avons hypothétiquement placée dans le système nerveux (1); nous verrons qu'elles sont bien peu satisfaisantes. Remarquons pourtant d'abord qu'on n'a pas toujours attribué au froid seul ces effets remarquables : l'immobilité volontaire, l'absence de la lumière et du bruit dans des demeures souterraines y entrent certainement pour quelque chose. Hunter y fait intervenir le défaut de nourriture, Daubenton et Geoffroy le défaut d'oxigène. En ce qui concerne cette dernière cause, Saissy et Prunelle donnent des faits qui lui sont favorables : les marmottes s'engourdissent difficilement à l'air libre ; bien plus vite, au contraire, dans des vases clos; des courants d'air font cesser l'engourdissement; mais il ne suit pas de tout cela que la gène de la respiration, par un excès d'embonpoint ou par le grand volume du thymus, soit la vraie cause de la faiblesse des animaux hibernants à lutter contre le froid. Saissy a noté, chez ces mammifères : 1° peu de fibrine et partant de coagulabilité dans le sang ; à + 3° il ne se coagule point : 2° une bile douceâtre, albumineuse : 3° une graisse onctueuse et difficile à concréter. Ce sont là des conditions favorables au sommeil hibernal, mais non des causes déterminantes; il trouve ces dernières dans la peti-

(1) « Cela est tellement dans leur nature, dit Cuvier, qu'un loir du Sénégal (*mus Coupeii*), qui n'avait probablement jamais éprouvé de léthargie dans son pays natal, y est tombé en Europe, dès qu'on l'a exposé au froid. »

tesse des poumons, l'ampleur du cœur et des gros vaisseaux, la petitesse des vaisseaux extérieurs, la grosseur des nerfs distribués à la peau. La plupart de ces circonstances anatomiques manquent d'exactitude, du moins quand on veut en faire des applications générales; c'est ce qu'a bien démontré Otto. Mangili a trouvé que les animaux hibernants manquaient de carotide interne; de là, selon lui, une moindre activité de l'encéphale, une plus grande aptitude à l'engourdissement : mais Otto a prouvé, par d'intéressantes recherches, 1° que la carotide interne ne manque pas; qu'elle est petite, il est vrai, dans l'écureuil et autres rongeurs; qu'elle traverse l'oreille moyenne, souvent cachée dans un canal osseux qui parfois enfile l'étrier, comme cela a lieu chez la taupe (1) et chez divers rongeurs non hibernants; 2° que ce vaisseau suit le trajet ordinaire dans l'ours et le blaireau.

§ II. *Des passions.*

De même que tous les autres phénomènes intellectuels, les passions, ces modifications passagères et irrégulières de l'intellect, ont été diversement et bien diversement définies par les écrivains qui s'en sont occupés. Pour l'un, ce n'est autre chose qu'une sensation forte et continue (Buffon); pour un autre, c'est un désir dominant, tourné en habitude (Condillac); pour un troisième, c'est le plus haut degré d'activité du moi (Bérard). On sent, au premier abord, ce que de telles définitions ont d'incomplet,

(1) La taupe ne s'engourdit pas, à moins peut-être d'un froid très-violent; on m'en a apporté de très-vives au milieu d'un hiver à la vérité assez doux. Spallanzani observe que, en Italie, elles travaillent hiver comme été.

d'inexact ou de vague : nous éviterons ces défauts, ce nous semble, et nous satisferons à toutes les exigences de leur étude, en les définissant des *exagérations ou des dépressions momentanées du* SENTIMENT *inséparable des opérations intellectuelles.* Aussi pourrons-nous établir ici une division des passions exactement en rapport avec celle que nous avons adoptée pour ces opérations même; et sans chercher à la justifier par de longs détails, ni même à la rendre aussi complète qu'elle pourrait l'être, nous nous contenterons d'en donner un aperçu.

Aux opérations immédiates se rattachent tous les sentiments exagérés mais simples et non raisonnés; aux perceptions se rapportent l'émotion, la surprise, l'étonnement, la joie, la douleur, l'ennui; à la mémoire, les regrets, les distractions; à la volonté, l'entêtement, l'indécision, l'abnégation de soi-même, la colère. Pour ce qui concerne les opérations réfléchies, l'attention est la souche de la curiosité, de l'impatience, de l'apathie; la réminiscence est celle de la rancune et de la reconnaissance; la comparaison celle de la jalousie, de l'envie, de l'émulation, de la prédilection. Les jugements et raisonnements, tantôt justes, tantôt exagérés, tantôt même déviés, sont l'origine de passions nombreuses et qu'on peut partager suivant leur objet. S'agit-il de choses matérielles, ils enfantent le goût, l'aversion, l'avarice: s'appliquent-ils à certains actes ou événements, il en résulte la satisfaction, l'admiration, l'enthousiasme, l'espérance, l'ambition, le chagrin, le désespoir, la honte, l'indignation : quant aux personnes, ces jugements portés à l'extrême produisent la haine, le mépris, la pitié, la confiance, l'amitié, le respect, le dévouement, et l'amour quand il s'y mêle quelque influence de l'instinct : se concentrent-ils sur le moi, ils amènent le courage, l'orgueil, l'humiliation spontanée, la peur, le découragement : enfin, s'ils se reportent vers l'auteur de toutes choses, ils enfantent la componction, l'extase, la ferveur, le fanatisme.

On a le plus souvent confondu, avec les passions, les aptitudes qui les font naître et qu'elles-mêmes renforcent ou produisent par leur fréquente répétition ; et il est en effet souvent difficile de les séparer : l'irascibilité tient de bien près à la colère ; l'avarice est une aptitude à ressentir des accès d'amour pour l'argent, et ce sont ces accès qui constituent la passion telle qu'on la voit se manifester dans le goût effréné du jeu. Ce dernier néanmoins offre encore d'autres éléments, et on pourrait le citer en preuve de la difficulté d'établir une nomenclature complète des passions. On y trouverait, comme on peut la trouver parfaitement aussi dans les considérations précédentes, la preuve du peu de fondement de cette opinion de Richeraud et de Magendie, que les passions dépendent de l'instinct.

Cette opinion rappelle celle de divers physiologistes et que Bichat a voulu développer, préciser davantage ; savoir, que les passions ont leur source dans les viscères qui président aux fonctions nutritives. Cette opinion, excusable dans la poésie, où le *cœur* joue un si grand rôle, n'est fondée, en physiologie, que sur des observations erronées. Nul doute qu'il n'y ait du trouble dans les viscères quand les passions sont violentes, parce que les centres nerveux, violemment excités, réagissent sur les nerfs splanchniques : dans la colère il y a souvent volubilité excessive (1), les forces musculaires sont décuplées, et à cette suractivité encéphalique se joignent la plénitude du pouls, la rougeur de la face et quelquefois l'apoplexie. De même, en sens inverse, dans la frayeur, il y a débilitation, tremblement, refroidissement, et de même il y a aussi pâleur, précipitation des mouvements du cœur, quelquefois suspension de ses battements, lipothymies, syncope mortelle. Le foie, les intestins partagent cette influence ; il y a ictère, borborygmes, indigestion, diarrhée. Que ces dérangements secondaires réagissent à leur tour sur l'encéphale, que la congestion cérébrale porte la colère jusqu'au délire, cela peut se concevoir ; mais certainement c'est dans l'encéphale qu'a eu lieu le premier mouvement, à l'occasion d'une sensation venue du dehors ; c'est là que les premiers dérangements auront lieu si la passion est forte ; et, sans autre influence, il pourra fort bien en résulter, en certain cas, un désordre réel dans les caténations d'idées et de jugements : c'est ainsi que la passion pervertira momentanément l'intellect, et entraînera le malheu reux à des actes ridicules ou qui pis est criminels. Dans ces cas fâcheux, où les portions de l'entendement non lésées n'ont pas eu le pouvoir de subjuguer celles qui le sont, où l'individu ne peut, comme on dit, rester maître de lui-même, il y a une véritable *folie* momentanée ; et l'on pourrait assuré-

(1) *Facit indignatio versum.* JUV.

ment reconnaître, en effet, autant de monomanies que de passions différentes ; mais les monomanies sont ordinairement accompagnées aussi d'un trouble général de l'intellect qui, pour les passions, ne se montre que dans les cas heureusement assez rares dont il vient d'être question. Notez encore comme point de ressemblance, que, dans la folie, l'influence des organes nutritifs, s'ils sont malades, se fait aussi souvent sentir d'une manière très-manifeste, quoiqu'elle ne puisse jamais déterminer une folie complète si l'encéphale n'est pas malade en lui-même.

Toutes ces perturbations se traduisent extérieurement par des attitudes et des changements dans les traits dans la face, qui nous entraîneraient bien loin de la physiologie, et surtout de la physiologie comparée, si nous voulions les étudier en détail, et qui d'ailleurs se représenteront encore à notre étude dans les chapitres subséquents ; nous n'en parlerons donc pas en ce qui concerne l'homme, et quant aux animaux, nous n'en dirons que ce qui est nécessaire pour prouver qu'ils partagent avec nous ces agitations morales, comme les opérations qui en sont la source.

Si les passions ne sont que l'exagération ou l'affaiblissement du sentiment lié aux opérations mentales, il est évident qu'on doit les retrouver partout où ces opérations ont lieu, et dans les mêmes proportions. Qui pourrait douter que la peur, c'est-à-dire le sentiment qui accompagne l'exagération du danger (jugement dont le produit simple est la crainte) ne saisisse les animaux, même des rangs inférieurs, lors d'une vive douleur, d'une commotion violente, d'une secousse insolite? N'a-t-on pas, de tout temps, parlé de la colère des abeilles et des guêpes assiégées dans leur citadelle! Toute araignée de grande taille, excitée du bout du doigt dans un lieu où elle ne peut fuir, se met d'abord en défense; mais bientôt c'est avec une fureur manifeste qu'elle menace l'ennemi et se précipite sur lui les mandibules écartées, les crochets redressés. Le *mantis religiosa,* excité de même, non-seulement frappe de ses griffes ravisseuses le doigt qui provoque sa colère; mais encore témoigne du sentiment qui l'anime en déployant, agitant et faisant bruire ses ailes comme le coq de combat. Il est même remarquable que cette manifestation subsiste et redouble encore après l'ablation de la tête, après celle même du corselet, preuve que la passion n'a pas dans le cerveau son siége exclusif.

Les serpents, les lézards, les oiseaux de proie, le taureau, le chat, le chien, le tigre, le lion, parlent assez éloquemment à notre intelligence, lorsque, la gueule béante, le bec entr'ouvert ou le front incliné, le poil ou la plume hérissés, ils sifflent, grondent, frémissent, beuglent ou rugissent, dressés sur leurs pieds et prêts à s'élancer sur l'imprudent qui les irrite. Il n'y a pas jusqu'à la douce colombe qui ne frappe de l'aile et du bec; au faible cobaie qui n'avertisse, par le claquement de ses dents, de la fureur qui l'agite.

Les animaux domestiques surtout paraissent plus disposés à partager nos sentiments et nos passions. L'amitié entre des individus, même d'espèce différente, a été souvent observée chez des animaux naturellement féroces, mais adoucis par la captivité, du lion et du tigre au chien par exemple. Le chien et le chat fraternisent bien souvent malgré leur naturelle antipathie ; le chien et le cheval se lient plus fréquemment d'amitié ; et j'en observais tout récemment un trait remarquable entre un âne et un cheval : le premier, dételé d'abord, s'était approché d'une auge, mais il ne voulut y boire que quand le second put s'en approcher à son tour, et ce fut tête contre tête qu'ils apaisèrent leur soif ; jusqu'alors l'âne avait attendu avec patience, tournant toutefois fréquemment la tête du côté de son compagnon pour voir s'il était enfin libre de ses entraves. La jalousie n'est pas moins commune parmi les animaux domestiques. La curiosité, si marquée chez les singes, l'est beaucoup aussi dans les chiens, et chacun sait combien ils s'empressent de prendre rang à une fenêtre où se placent leurs maîtres. Le chat en montre aussi beaucoup quand il aperçoit quelque objet nouveau, quelque animal inconnu. Mais c'est surtout le chien qui nous fournirait les plus frappants exemples de toute sorte de passions ; sa joie va souvent jusqu'au délire, sa tristesse jusqu'aux larmes, au désespoir, son dévouement jusqu'à la mort. L'ennui même, cette passion négative qui naît de l'habitude et du besoin de sensations renouvelées sans cesse, et dont les animaux sauvages ne donnent des signes (bâillements, tristesse, dépérissement, mort même) que quand ils ont perdu leur liberté, le chien l'éprouve souvent au contraire, comme nous, à un très-haut degré. Si l'on cite des faits remarquables d'attachement, de rancune, de reconnaissance de la part de l'éléphant, si l'on conserve la mémoire du lion d'Androclès, que ne pourrait-on pas dire du chien ! Sans fouiller dans les vieilles histoires, chaque jour nous en offrirait des exemples saillants ; et chaque jour aussi nous donnerait la preuve qu'il est susceptible d'orgueil ou de pitié en présence des faibles, comme il s'humilie en présence des forts. Quelques animaux sauvages passent aussi pour doués de ces sentiments de générosité ou de mépris, quoiqu'on ait beaucoup exagéré la magnanimité et la clémence du lion, dont les prétendues marques paraissent pouvoir se réduire à des actes de prudence ou d'indifférence.

ARTICLE IV. — Des modifications dans les opérations mentales qui sont dues à des causes permanentes ou habituelles.

Ces modifications qui tiennent elles-mêmes à une modification de l'organisme, à une disposition native ou acquise, spécifique ou individuelle des organes qui servent aux fonctions dites de l'entendement, nous les divisons en deux groupes : aptitudes, instincts.

§ Ier. *Des aptitudes intellectuelles.*

Ce sont des dispositions individuelles, assez définies d'ailleurs par leur nom même, et qui peuvent être innées ou acquises. Quoi qu'en ait dit Helvétius qui voit tous les hommes doués de la même capacité, rien n'est plus connu que cette vérité, que chacun naît avec des *dispositions* spéciales. On sait même que, bien souvent, ces dispositions sont héréditaires ; certaines qualités, certains talents semblent devenir ainsi un bien de famille. Gall n'a pas eu beaucoup de peine à en trouver des preuves ; mais il a eu le mérite de bien distinguer ces aptitudes originelles, des idées innées, admises, depuis Platon jusqu'à Descartes et Leibnitz, sans doute à la faveur d'une confusion entre choses de nature aussi différente, et rejetées unanimement par les idéologistes modernes marchant sur les traces de Locke. Mais Gall, à son tour, nous paraît être tombé dans une erreur d'un autre genre, en voulant assigner à chaque aptitude un organe spécial, comme s'il y avait autant de fonctions, ou plutôt de systèmes de fonctions intellectuelles qu'il y a d'aptitudes, et si elles n'avaient rien de commun, rien de général. Comment n'a-t-il pas senti que le calcul des temps et des nombres qui préside aux compositions musicales, était le même qui résout les problèmes de mécanique, d'optique etc. ; que la mise en jeu de toute aptitude morale, de la bonté, de la méchanceté, peut s'exercer sur tous les genres de perceptions, visuelles, auditives, tactiles, se traduire par des actes de toutes les parties du système nerveux et du corps, par un changement dans les traits du visage, par la voix, les gestes, les mouvements; qu'en un mot tout l'ensemble des fonctions intellectuelles est modifié par une aptitude quelconque, et que le siége de cette aptitude est, en conséquence, dans toute l'étendue des centres nerveux et même des systèmes nerveux périphériques? L'aptitude à danser est autant dans les jambes que dans l'encéphale ; celle à juger des localités est autant dans l'œil que dans le cerveau.

Ces dernières considérations s'appliquent aussi bien d'ailleurs aux aptitudes acquises qu'aux originelles ;

et c'est surtout pour celles-là qu'il est ridicule d'admettre des organes spéciaux dans l'encéphale. Ne connaît-on pas les puissants effets de l'*exercice*, de l'*éducation*, de l'*habitude* pour *créer* des aptitudes qui n'existaient pas auparavant ? De même que l'exercice de la danse développe la force et l'agilité des jambes et des pieds; de même l'exercice de telles ou telles opérations intellectuelles en augmente la puissance et la facilité. Tel individu est doué, par la nature, d'une grande aptitude aux mathématiques; c'est Pascal qui en invente les premiers principes: tel autre l'a acquise par l'exercice, et a pu devenir un mathématicien supérieur à Pascal. Combien ne voit-on pas d'exemples de ces enfants miraculeux qui ne font que des hommes médiocres, de ces météores de collége qui sont plus tard éclipsés par le moins brillant de leurs condiciples! Tel est naturellement paresseux, qui devient, par raison, un travailleur assidu. C'est en considérant ainsi les aptitudes, non comme des produits d'organes à part, mais comme celui de modifications dans les organes communs aux opérations mentales, que l'on peut concevoir un système d'éducation convenable, tenter d'enrichir un esprit pauvre, de perfectionner un esprit heureusement doté par la nature, de corriger une mauvaise *tête* et même un mauvais *cœur*.

Cette double métaphore représente les bases de la division qu'on pourrait adopter pour une étude plus approfondie de ce sujet, qu'il doit nous suffire d'effleurer. 1° Il est des *aptitudes mentales* qui comprennent ce qu'on appelle communément les *qualités de l'esprit* ou *capacités*. Elles pourraient se sous-diviser aisément en prenant pour base les opérations dont nous nous sommes précédemment occupé ; mais leur création étant toute empirique, il en est beaucoup qui se rapportent à la fois à plusieurs fonctions intellectuelles, et souvent encore c'est à des nuances plus ou moins fugitives que l'usage a consacré des dénominations particulières ; ainsi nous disons qu'un homme a de la *sagacité* si l'on parle de sciences, du *jugement* quand il s'agit d'affaires, du *tact* quand il est question de rapports sociaux, du *goût* si l'on pense à des objets d'agrément. De même on désigne assez généralement sous le nom de *facultés* les aptitudes aux sciences, de *talents* celles qui s'appliquent aux beaux-arts, d'*habileté* en général celles qui ont trait aux arts mécaniques.

2° Les *aptitudes morales* sont celles qu'on nomme ordinairement *qualités du cœur*. Spécialement relatives à notre conduite sociale, elles dirigent nos rapports avec nos semblables et avec les objets qui nous entourent ; elles modifient aussi notre manière de sentir, et se rapportent, en conséquence, fréquemment aux passions, dont elles ne sont même bien souvent, pour ainsi dire, que la généralisation : une passion invétérée devient inhérente à l'homme, et se change en aptitude parfois irrésistible. Quand les aptitudes modifient nos rapports avec les hommes, elles constituent le *caractère ;* avec les choses, ce sont des *goûts*, des *penchants*. Au caractère, aux goûts, aux penchants diversement combinés, se rapportent les *vertus* et les *vices*.

L'identité des phénomènes intellectuels entre l'homme et les animaux (dans les bornes tracées ailleurs) ne nous abandonnera pas plus ici que dans les articles précédents. Un des secrets qu'on emploie pour réussir dans l'éducation des animaux, c'est d'en étudier auparavant les qualités et les facultés, les talents naturels, les goûts, les penchants, le caractère. Les chasseurs choisissent leurs chiens, et les écuyers leurs chevaux autant, et souvent plus, sous ces divers rapports que sous ceux de la conformation extérieure. Tous les jours ne parle-t-on pas de chevaux vicieux, ombrageux, fougueux, entêtés, lâches, ou au contraire belliqueux, patients, intelligents ? Ne voit-on pas partout des chiens indociles ou paresseux, des chats gourmands et voleurs ? Ne reconnaît-on pas, parmi les perroquets, divers degrés d'aptitude à retenir et répéter les paroles, comme chez les oiseaux chanteurs, à retenir et répéter des airs ?

Et quant au caractère, tel bœuf, tel âne, tel cheval, tel mouton est connu pour méchant; tel chien est réputé hargneux, querelleur. L'éducation ne peut même pas toujours modifier ces aptitudes natives: « il y a des faucons lâches et paresseux; il y en a de si fiers qu'ils s'irritent contre tous les moyens de les apprivoiser : il faut abandonner les uns et les autres » (Leroy). Deux barbets du même âge, élevés dans des conditions à peu près semblables, caressés également, se montrèrent d'un caractère entièrement opposé; l'un devint grave, sérieux, grondeur et méchant au point qu'un jour il sauta au visage de son maître et lui fit des blessures profondes; l'autre resta gai, caressant et docile. Un gardien d'animaux féroces me disait d'une hyène :

« J'en ferais aisément ce que Martin fait de la sienne, si je ne craignais de m'exposer à quelque caprice accidentel ; elle n'est point méchante comme celle que j'avais auparavant. » Sans doute, c'est en choisissant les individus les plus doux que l'on est parvenu à dompter d'une manière si étonnante le lion, le tigre et l'hyène, indépendamment du jeûne et des privautés impudiques qu'on dit aussi avoir été mises en usage à cet effet. L'espèce du loup a présenté des individus, et surtout des femelles, d'une grande douceur, très-sociables et très-caressants, quoique pris à l'état adulte (Fr. Cuvier) : on donne cependant les animaux de cette espèce pour tout-à-fait réfractaires à la vie domestique, et l'on cite de nombreux exemples de loups redevenus féroces, quoique pris en bas âge et élevés avec autant de soin que nos chiens.

On en peut dire autant des oiseaux de proie, des plus petits oiseaux même : Buffon raconte, avec complaisance, ce que plusieurs observateurs lui ont communiqué des différents caractères des serins élevés en cage. Les lézards, les couleuvres, surtout du sexe féminin, s'apprivoisent parfois très-aisément et par le seul fait de la familiarité qui s'établit entre le maître qui donne la nourriture et l'esclave qui la reçoit : il est des individus qui restent toujours féroces.

Ces nuances s'affaiblissent chez les animaux invertébrés qui sont davantage sous l'empire de l'instinct ; aussi les différences de caractère et d'aptitudes en général ne sont-elles ici bien appréciables que dans leurs rapports avec les sexes. Que telle mouche soit plus importune que telle autre, telle araignée plus irascible, telle fourmi plus courageuse, etc., c'est ce qui paraît souvent bien réel, mais il faudrait les observer plus minutieusement pour acquérir la certitude que ces variations tiennent à l'individu et non aux circonstances accidentelles dans lesquelles il se trouve.

§ II. *Des instincts.*

La confusion, les contradictions, les incertitudes sont ici peut-être portées plus loin, dans les écrivains idéologistes, que pour toute autre partie des sensations centrales. Attribuant tout à l'instinct chez les animaux, certains auteurs ont dû confondre avec lui une multitude d'autres phénomènes intellectuels; de même que rattachant tout, dans l'homme, à une âme spirituelle et essentiellement raisonnable, ils mettaient au compte de l'intellect beaucoup de phénomènes instinctifs. D'autres ont été induits en erreur par de fausses définitions, des analogies trompeuses; Condillac lui-même prend pour instinctifs les mouvements automatiques nés de l'habitude et de l'association. Lamarck est plus excusable quand il confond, avec l'instinct, les talents naturels et les penchants: ici, en effet, la ressemblance est plus grande, et nous commencerons, en conséquence, par bien poser la limite précise qui les sépare, avant de formuler une définition de l'instinct.

La première différence, la différence fondamentale, c'est que les aptitudes sont *individuelles* et les instincts *spécifiques,* c'est-à-dire attachés à l'espèce; aussi ces derniers sont-ils toujours *innés* et *hérédi-*

taires, tandis que les aptitudes sont souvent acquises. Il est vrai que, quand elles sont innées et de famille, elle commencent à se rapprocher beaucoup des instincts; ces cas, assez rares, établissent alors une de ces transitions que la nature nous offre partout, d'un groupe de phénomènes ou d'objets à un autre groupe.

Une deuxième différence considérable, c'est que les aptitudes ne font, à proprement parler, naître que des *désirs*, tandis que les instincts excitent, la plupart du temps, des *besoins*; l'organisation des centres nerveux étant plus profondément modifiée ou plus fortement influencée par les viscères dans le deuxième cas que dans le premier. Toutefois, il ne faut pas dire, avec Magendie, qu'instinct et besoins sont la même chose, le besoin n'est qu'un des éléments de l'instinct. Il suit de ce que nous venons de dire, que l'intellect n'est que *sollicité* par les aptitudes, et qu'il est le plus souvent *subjugué* par les instincts; parfois aussi les actes instinctifs s'opèrent sans la participation de l'intelligence, ce qui ne saurait être pour les aptitudes, même dans les plus fortes ellipses. Il y a *tendance* dans celles-ci, *détermination* dans ceux-là. Mais ici encore se trouvent des intermédiaires : ce sont les penchants exagérés qui maîtrisent et forcent l'intelligence, et les instincts combattus, soumis par une volonté énergique ou par une sensation violente (frayeur).

Résumons en peu de mots la définition de l'instinct qui se trouve en grande partie disséminée dans la discussion qui précède. L'instinct est une disposition organique tenant à la conformation (interne comme externe) de l'espèce, et produisant des actes réguliers, mais non raisonnés et souvent irrésistibles, involontaires même, quoique exécutés par des muscles ordinairement soumis à l'empire de la volonté.

Les phénomènes instinctifs sont si nombreux, si variés, qu'il est impossible d'étudier avec fruit ce sujet si vaste à la fois et si obscur, sans y établir des divisions fondées elles-mêmes sur des données rationnelles et physiologiques ; telles sont les trois suivantes que nous allons successivement parcourir : instincts vitaux ou splanchniques, instincts animaux, instincts encéphaliques. Nous ne séparerons pas ce qui appartient à l'homme de ce qui est propre aux animaux ; ces derniers devant nous fournir les principaux matériaux de cette étude.

A. Instincts vitaux ou splanchniques. Ainsi nommés parce qu'ils excitent, dans les viscères, des *besoins naturels* qui deviennent ultérieurement la cause d'actes plus ou moins complexes. Il faut ici mettre de côté les *besoins factices* ou d'habitude, qui n'ont de rapport qu'avec les aptitudes dont il a été ci-dessus question, et qui comprennent tous ces asservissements volontaires que s'impose l'homme, et que partagent souvent avec lui les animaux domestiques, depuis le besoin de distraction, d'amusements et toutes les jouissances du luxe, des caprices et de la sensualité, jusqu'au besoin de la chaleur, qui, considérablement modifié par l'habitude, se rapproche néanmoins assez des besoins naturels. Ceux-ci peuvent se diviser, comme les fonctions auxquelles ils se rattachent, et nous en donnerons ici seulement quelques échantillons.

A la digestion se rapportent comme besoins, la faim et la soif : de là des actes qui s'éloignent ou se rapprochent, à des degrés divers, de ceux que la volonté dirige ; ainsi, chez le mammifère nouveau-né, le sentiment de la faim excite des mouvements dans les membres et la tête pour la recherche des mamelles maternelles, puis des mouvements de succion et de déglutition ; c'est-à-dire un enchaînement, une succession d'actions dans les lèvres, la langue, le voile du palais et le larynx. Chez beaucoup de petits oiseaux, c'est par une liaison non moins naturelle que le bec s'ouvre à l'approche des parents porteurs de la nourriture ; pour d'autres oiseaux, de même que pour les reptiles, déjà à la sortie de l'œuf l'enchaînement naturel des mouvements existe, comme chez l'adulte, pour faire becqueter la graine ou l'insecte découvert ou présenté par la mère. La plus grande partie des oiseaux et des mammifères adultes n'exécute, pour la préhension des aliments, que des mouvements de la tête et de la bouche ; il en est, comme les oiseaux de proie, les perroquets, les rongeurs, les singes, l'homme, qui s'accoutument de bonne heure à se servir aussi des membres à cet effet : l'habitude se joint ici, et se confond avec l'instinct originel, en vertu duquel l'enfant en bas âge porte à la bouche tous les corps qu'il peut saisir. Tous ces actes, de même que le choix des aliments, tiennent si bien à la conformation des organes, à leur agencement réciproque et particulier, qu'on les voit changer par les effets de la maladie (1), de l'âge, et surtout par

(1) L'inappétence, la soif, peuvent être considérées comme une sorte d'instinct

ceux des métamorphoses. Ainsi, la chenille pourvue d'yeux myopes et rudimentaires, de fausses pattes courtes et peu agiles, mais en même temps de mâchoires robustes et tranchantes, d'un vaste et musculeux appareil digestif, cherchait des aliments végétaux faciles à trouver en grande abondance; et sans avoir besoin de les découvrir de loin, elle les trouvait dans des substances dures, des feuilles, du bois même. Devenue papillon, son estomac ne saurait digérer de pareils aliments, sa bouche ne saurait les saisir et les avaler; tout est conformé, harmonisé dans le nouvel animal pour lui donner d'autres goûts, et le porter vers d'autres objets: ce n'est plus que le miel des nectaires qu'il recherche et qu'il est apte à digérer; ses yeux composés lui permettent de voir de loin les fleurs nombreuses sur lesquelles, rapidement porté par des ailes nouvellement acquises, il va recueillir ce rare butin. Cet ensemble de conditions organiques se montre encore dans la liaison naturelle des organes du goût et de l'odorat avec ceux de la digestion.

Le besoin de respirer et les mouvements qu'il excite, les cris naturels ou instinctifs que la douleur, le danger arrachent à l'homme et aux animaux, tiennent aussi à cette harmonie d'organisation, à cette corrélation entre les organes internes et les externes, à cette *synergie* dont nous chercherons tout-à-l'heure à donner la théorie.

Disons-en autant des besoins d'excréter, et de l'en-

accidentel, de même que quelques autres désirs non raisonnés des malades. Les animaux mêmes appètent alors certains remèdes; il n'est pas étonnant qu'ils en obtiennent de l'avantage, puisque c'est l'état même de leurs organes qui sollicite ce choix.

semble des contractions qu'ils déterminent dans des muscles nombreux et plus ou moins éloignés les uns des autres, comme ceux du périnée, de l'abdomen, du larynx dans les efforts d'expulsion, ceux des membres inférieurs et des lombes dans la singulière attitude que prennent les chiens, quand la défécation est difficile.

Autant encore en faut-il dire des contractions musculaires excitées par l'orgasme de l'union des sexes, mouvements spasmodiques, involontaires quelquefois : tels ceux de la région lombaire et l'agitation du bassin chez le mâle, ainsi qu'on peut facilement l'observer sur l'animal dont nous venons de parler.

Les mouvements sont encore automatiques, mais plus faciles à confondre avec ceux de la volonté, chez la femme qui serre son nourrisson dans ses bras, chez la femelle quadrupède qui écarte ses membres postérieurs et abaisse le tronc pour mettre à la portée de son petit ses mamelles inguinales; un même besoin excite ces mouvements, c'est celui de l'évacuation du lait : ce qui me semble le prouver, c'est l'adoption d'un nourrisson étranger par une femelle laitière; on a vu des chattes privées de leurs petits, allaiter un levraut, de jeunes lapins (Darwin); une autre adopta des écureuils, et chose plus étrange! abandonna pour eux sa propre géniture, au rapport de personnes instruites (1).

L'art peut intervenir de manière à prouver combien tous ces actes sont sous l'influence de l'organisation; il peut changer celle-ci, changer par

(1) De Gleichen dit avoir observé une perversion plus singulière chez une chatte, qui donnait à des poussins ses soins maternels après avoir dévoré ses petits.

conséquent les besoins et les actes : ainsi, en privant un coq de ses testicules, on lui ôte une partie des errements de son sexe, et on peut lui inculquer plusieurs de ceux du sexe opposé. Qu'on enflamme la peau du ventre en la frottant d'orties, qu'on y crée ainsi momentanément des réseaux vasculaires, tels que ceux qu'on dit naturellement exister chez la poule couveuse, et dès-lors le chapon aura, comme elle, l'instinct de couver des œufs ; il ira jusqu'à conduire, avec une affection toute maternelle, les poussins éclos, mêlant, dès ce moment, beaucoup d'actes intellectuels aux actes instinctifs. Ce mélange a été plus direct encore dans le fait suivant qu'on m'a donné comme vrai : un chapon adopta instantanément des poussins dont la mère venait d'être étranglée sous ses yeux par un chien de basse-cour. Quant à l'influence des organes internes, elle se manifeste encore notablement chez les vieilles femelles d'oiseaux qui prennent les allures du mâle et même une partie de sa robe, lorsque leurs organes génitaux sont atrophiés et devenus stériles (Isidore Geoffroy-St-Hilaire). C'est donc à la différence de ces organes spéciaux que tiennent celles qu'on observe, et dans les apparences extérieures, et dans les goûts, les habitudes, entre la fille et le garçon, l'homme et la femme, pour notre espèce même.

La *théorie* des phénomènes de l'instinct vital ne diffère pas, autant qu'on serait tenté de le croire, de celle des opérations directes de l'intelligence. En raison de la structure et des usages des viscères, le *besoin* s'y établit, soit par manque d'un stimulant nécessaire (faim, besoin de respirer), soit par la présence d'un stimulant superflu (excrétions, sperme, etc.). Voilà l'équivalent de la sensation qui s'opère dans les organes externes. De même que cette sensation externe est conduite du sens à l'encéphale par des nerfs, de même celle du besoin est transmise à d'autres centres nerveux, d'abord aux ganglions du trisplanchnique ou grand sympathique, et de là à la moelle épinière, ou bien, par le pneumogastrique, directement à la moelle allongée, au cervelet, et enfin, dans certains cas, au cerveau même par une propagation secondaire : de là, des réactions différentes selon le centre qui réagit.

La réaction s'opère-t-elle immédiatement et seulement dans les ganglions du grand sympathique, il y a acte involontaire, mouvements sans conscience, mouvements intérieurs, splanchniques, inaperçus à l'extérieur, et que, en conséquence, on ne range pas parmi ceux de l'instinct, qui suppose toujours la participation du système cérébro-spinal.

Si l'impression transmise s'est arrêtée à la moelle épinière (1), à la moelle allongée, il y a des mouvements extérieurs, mais qui sont plus ou moins soustraits à l'empire de la volonté, que la volonté même ne saurait que difficilement imiter sans la présence de l'excitant naturel (défécation, déglutition); toutefois une volonté forte les modifie, combine d'autres mouvements avec les leurs, ou même les supprime tout-à-fait. C'est ainsi qu'une vive impression morale, une frayeur fait cesser les actes

(1) On voit des insectes continuer, après la décapitation, les actes de la copulation, de la ponte, exécuter même des mouvements de locomotion suivie, mais toujours auxiliaire de ces actes splanchniques.

de défécation, d'accouplement, supprime même quelquefois la contraction de la matrice chez la femme ; c'est ainsi que la poule, qui pond indéfiniment sans couver tant qu'on lui enlève ses œufs, cesse volontairement de pondre, et couve quand elle en a conservé un nombre suffisant. Dans les cas où la sensation instinctive consomme son plein et entier effet sur la moelle épinière et la moelle allongée, alors, en raison des nombreuses communications des ganglions du grand sympathique avec la moelle, il s'établit des *synergies*, c'est-à-dire des enchaînements de mouvements coordonnés, dans un but commun, entre des muscles fort différents les uns des autres, synergies la plupart du temps innées, en partie acquises ou du moins perfectionnées par l'habitude et l'exercice, et tout-à-fait comparables avec les aptitudes et les caténations d'actions qui en dépendent. Dans les organes entièrement soustraits à l'empire de la volonté et de la perception, ces corrélations se nomment *sympathies*; elles n'appartiennent aussi que fort indirectement à l'instinct.

Enfin, il est des cas où l'instinct vital détermine des actes plus décidément volontaires en apparence comme en réalité, c'est quand l'impression ou sensation du besoin a été transmise au cervelet et au cerveau : quelquefois alors le mouvement est encore machinal, comme celui du chat qui creuse la terre pour y déposer ses excréments et les recouvrir ensuite; d'autres fois il est plus raisonné, comme quand un animal cherche sa proie pour satisfaire à un appétit violent; quand un certain nombre d'individus se réunissent, tant pour procéder plus aisément à la reproduction de l'espèce que pour trouver ensemble les moyens de soutenir et défendre leur existence : tels les chevaux sauvages, les bisons, les pécaris, les gazelles, les morues, harengs, maquereaux, et les oiseaux de passage. Dans ces circonstances encore, il peut y avoir un mélange tel des opérations intellectuelles dont la source est toute extérieure, avec celles qui dépendent de ces impulsions instinctives, qu'il devienne fort difficile de distinguer ce qui appartient à l'un et à l'autre ordre de phénomènes : on en peut donner comme exemple, dans l'espèce humaine, la passion-instinct qu'on nomme amour. Combien de conflits doit-il en résulter dans notre esprit! combien la liberté morale doit-elle en être influencée! Il est aisé de le concevoir; il n'est pas difficile non plus de reconnaître, d'après cela, pourquoi l'instinct semble comme étouffé chez l'homme par l'éducation, la morale, les lois; tandis que les animaux, de même que l'enfant et l'idiot, s'y abandonnent si aisément; pourquoi encore on a pu dire, avec vérité mais peut-être avec peu de justesse dans les termes, que l'instinct se pervertit par la domesticité, et n'a son développement complet que chez l'animal très-jeune ou à l'état sauvage. « L'instinct, dit Buffon, est d'autant plus sûr qu'il est plus machinal, et pour ainsi dire, plus inné : le jeune agneau cherche lui-même, dans un nombreux troupeau, trouve et saisit la mamelle de sa mère sans jamais se méprendre. »

B. Instincts animaux. Dans l'exercice des fonctions instinctives dont le point de départ est intérieur et viscéral, il y a nécessairement des modifications relatives aussi à la conformation externe, et ce sont des points de contact entre l'instinct vital et l'instinct animal; celui-ci, considéré isolément, dépend entièrement de cette conformation spécifique des organes externes, des armes, des instruments de locomotion ou d'actions particulières; il dépend encore de la force et de l'agilité des membres en général, ou de quelqu'un d'eux plus spécialement.

Tout le monde conçoit, à la première vue, que, si le serpent rampe, si le cerf court, si la gerboise s'élance au loin, si le phoque nage, si la chauve-souris vole, si la taupe s'enfonce dans la terre, si le perroquet se suspend à l'aide de son bec et le sapajou de sa queue, c'est en vertu de leur conformation tant partielle que générale; car tout, en eux, est harmonisé pour le but définitif: la forme allongée du corps, le poil couché, dur et luisant, l'élargissement de la queue coexistent, chez le phoque, avec la projection des membres postérieurs en arrière, la brièveté de ceux de devant, la palmure des uns et des autres. Que ne dirions-nous pas des poissons envisagés sous les mêmes rapports? Mais voyez certaines espèces s'élancer dans les airs uniquement parce que leurs nageoires sont beaucoup plus longues et plus larges, leur corps un peu moins pesant, et vous aurez encore une démonstration de l'influence de la conformation extérieure sur les déterminations instinctives.

Le besoin de la propreté, fondé sur une gêne facile à comprendre, se satisfait de diverses façons, selon la conformation de l'animal: les mouches, les araignées se servent des brosses, des peignes, des étrilles dont la nature a pourvu leurs pattes, et ces pattes sont ensuite nettoyées par les mâchoires; les oiseaux lissent leurs plumes avec le bec; le chat se lèche là où sa langue peut atteindre, il se sert de sa patte mouillée de salive pour nettoyer la face et le dessus de la tête; le chien se secoue, se frotte, se gratte, se mord; le cheval se sert, en outre, de sa queue, et l'éléphant de sa trompe, pour chasser les insectes parasites; tous agissant ainsi selon que leur conformation les y porte.

De même que nous frappons de l'arme que le hasard nous fournit, et mieux encore que l'habitude nous rend familière, de même le cheval frappe du pied de derrière, le bœuf, le mouton, le bouc de la tête: si le chien se sert de sa gueule, le chat de sa griffe, l'oiseau de son bec ou de ses serres, la baleine de sa queue; si la mante blesse avec ses pattes ravisseuses, le criquet linéole avec ses jambes épineuses, la larve d'œshne avec ses pointes caudales, l'abeille, le scorpion avec leur aiguillon venimeux, n'est-ce pas encore en raison de la confiance qu'ils ont dans la puissance de ces parties? On a voulu, bien gratuitement, infirmer cette opinion et creuser dans le vague pour dépasser les faits et arriver à une cause occulte et inconnue: on a parlé du veau frappant l'air de sa tête inerme; c'est ce que fait aussi le mouton sans cornes; mais l'un et l'autre se sentent du moins un front dur et un cou robuste: l'éléphant sent dans ses pieds la puissance de son poids, et cherche à s'en servir contre des ennemis trop agiles pour ne pas éviter ses défenses, le tigre en particulier. C'est cette conscience, en sens inverse, qui rend poltrons les chiens les plus forts quand ils ont perdu leurs dents (Eustachi); et c'est parce qu'ils ont des mâchoires robustes et tranchantes, que les grillons et les locustes à front blanc livrent, à leurs pareils, des combats à mort et dévorent en partie leur ennemi, quoiqu'ils ne se nourrissent habituellement que de végétaux. Si l'oiseau bat des ailes avant de savoir voler, quoi d'étonnant qu'il agite ses membres, et qu'il s'en serve dès qu'il se sent, par leur moyen, soutenu et transporté dans les airs, comme le quadrupède use de ses pieds dès qu'il leur sent assez de force pour le soutenir et le transporter sur le sol!

Beaucoup d'industries instinctives sont en grande partie fondées sur ce principe: le fourmilion avec sa tête en pelle, les philanthes avec leurs tarses pourvus de grosses épines en forme de rateau, la mygale maçonne avec ses mandibules armées de pointes encore plus solides, les courtilières avec leurs pattes antérieures larges, tranchantes, dentelées, les fourmiliers, les tatous avec leurs ongles énormes, sont évidemment conformés pour fouiller la terre. Mais cela ne suffit pas toujours, et des instincts vitaux ou encéphaliques bien prononcés se passent même de ces conformations spéciales, ou se contentent, pour produire des effets semblables, des formes ordinaires: ainsi, le chien sauvage se creuse des terriers, quoiques ses pattes ne soient que médiocrement propres à cet usage; toutefois ses doigts roides, ses ongles non rétractiles y conviennent mieux que ceux du chat par exemple; et l'hyène, qui est conformée comme le chien, sait fouir aussi la terre pour découvrir les cadavres; mais quelle différence y a-t-il entre le lapin et le lièvre, autre qu'une différence d'instinct encéphalique ? Le sphex, qui n'a point les tarses du philanthe, creuse pourtant, comme lui, le sable et la terre; le lézard a des ongles très-pointus, assez délicats et peu robustes, et cependant il se creuse aussi des terriers.

Il y a plus, ces actes de l'instinct animal se mélangent souvent, bien plus encore que ceux de l'instinct vital, avec des actes d'intelligence proprement dits; ils se modifient par l'éducation que donnent les parents à leurs petits, même chez les animaux sauvages, comme l'a prouvé Dureau de la Malle pour les oiseaux de proie, et comme on le savait déjà de beaucoup d'autres en ce qui concerne la chasse, la pêche, la natation, le vol, etc. De là vient, en effet, qu'un animal élevé en captivité dès sa naissance est si maladroit quand il est rendu à la liberté, tellement même qu'il finit par périr, faute de savoir se procurer sa subsistance ou se garantir des dangers. Il serait bien difficile de dire où s'arrête l'intelligence et où commence l'instinct dans certaines manœuvres, dans celle des bœufs, qui, dit-on, se rassemblent en cercle pour résister au loup, lui offrant, de tous côtés, un rempart hérissé de cornes. Quelle est la part de l'instinct et celle du raisonnement dans le partage des fonctions qui se fait chez les termites et les fourmis entre les mâles, les femelles, les ouvrières et les soldats; car les fourmis aussi ont leurs soldats à grosse tête, à fortes mandibules, chargés de la direction des travailleurs et de la défense de la colonie ? Si l'on peut regarder comme purement animal le mouvement du hérisson, du tatou, du cloporte, de mainte chenille épineuse ou velue, lorsqu'ils se roulent en boule, celui de la tortue qui s'enferme dans sa carapace, du coléoptère qui retire ses pattes dans les creux de sa peau cornée, n'y a-t-il pas quelque chose de plus quand le porc-épic se précipite sur son ennemi, quand le coléoptère fait le mort en roidissant ses membres allongés (trichie, etc.), ou quand il se laisse rouler et s'envole avant de toucher la terre?

Que l'on attribue à l'instinct animal les émissions d'humeurs âcres et odorantes que le bombardier et d'autres carabiques lancent par l'anus, de celles que plusieurs fausses chenilles, le méloé, la coccinelle, plusieurs batraciens font sortir de leur peau; qu'on y rapporte l'expulsion des urines innocentes que les rainettes, grenouilles et crapauds font jaillir dans la main qui les saisit, celle de l'encre des mollusques céphalopodes pour troubler l'eau qui les entoure, celle des matières fétides que lâchent les renards, les mouffettes *(mephitis)* serrées de près; soit, mais ces actes ne sont-ils pas provoqués par la connaissance d'un danger et le désir d'y échapper? La chose est évidente, et nous en dirons tout autant de la chenille ou de l'araignée, qui se laissent tomber à terre en filant un câble de sûreté, le long duquel elles remontent dès que le danger a disparu: même réflexion pour ces autres araignées, qui, profitant de leur conformation grêle, étirée, se collent en s'allongeant contre les tiges ou les feuilles des graminées; pour ces chenilles arpenteuses, pour ces phasmes qui se dressent, immobiles et en forme de rameau, sur une branche d'arbre de leur couleur, etc.

C'est aussi à l'instinct animal, à un besoin produit par une conformation extérieure évidente que se rattache, en partie du moins, l'habitude des pagures qui logent dans une coquille vide leur abdomen mollasse, celle des teignes et autres insectes qui se fabriquent un fourreau. Il en est un plus général et dont les causes sont moins faciles à préciser, c'est celui qui porte tous les animaux, à peu d'exceptions près, à reprendre constamment la même attitude, la même direction eu égard au sol : un mammifère, un oiseau, un reptile, un poisson, un insecte, une annélide, cherchent à se replacer sur le ventre quand on les a renversés sur le dos; sans doute leurs pieds, leurs organes de sens sont alors seulement disposés pour un libre usage ; mais n'y a-t-il pas quelque chose de plus dans ce besoin qu'a la tête d'être élevée, etc. ? Il est certain qu'un sentiment tout particulier différencie pour nous, très-notablement, la rectitude ou l'horizontalité en supination ou en pronation; et ce n'est pas à l'influence de la pesanteur sur le sang ou sur les organes encéphaliques qu'il faut l'attribuer en totalité ; car on s'assurera facilement que tout animal résiste au changement de direction, même dans le sens horizontal, au moins pour la tête. Cela est surtout sensible quant aux reptiles : tenus dans la main et transportés circulairement sans secousses, on les voit tourner toujours le museau vers le point du départ, comme si une sorte d'orientation de l'encéphale s'opposait à un changement de direction. Ceci se lie indubitablement avec la production des vertiges par le tournoiement, phénomène que nous expliquerons ailleurs.

C. Instincts encéphaliques. Bien que combinés plus ou moins intimement avec certains actes d'intelligence proprement dits, avec des actes d'instinct vital et animal, il est d'autres phénomènes qu'on ne saurait rapporter à aucun de ces trois genres, et qui réclament, en conséquence, une théorie particulière. Ainsi nous avons vu déjà que ni la disposition des viscères, ni la conformation extérieure, n'expliquaient suffisamment pourquoi le lapin se creuse des terriers ; et ce qui démontre aussi que ce n'est pas là un phénomène de pure intelligence, c'est la persistance de ce penchant à creuser la terre, même chez les individus nés dans des prisons bien pavées. De même un oiseau, une hirondelle par exemple, qui n'a pu recevoir de sa mère aucune leçon sur l'art de construire un nid de mortier, le bâtira pourtant de la même façon, quoique ses organes extérieurs ne soient pas absolument conformés de manière à la guider dans cette opération. Où donc est le moteur qui dirige ces manœuvres, sinon dans les centres nerveux, dans l'encéphale ? Evidemment il y est gravé dès la première origine de l'animal ; l'instinct encéphalique est indubitablement inné ; l'uniformité des produits de ces travaux instinctifs pour tous les individus de la même espèce, quoique totalement isolés, le prouve suffisamment. Voyons s'il faut absolument renoncer à s'en rendre raison, ou si l'on ne peut pas, au contraire, en donner des explications plausibles.

Lors même qu'une conformation externe rend raison des actes instinctifs, il faut bien supposer que la structure de l'encéphale est en harmonie avec celle des membres, comme tout l'est dans un corps vivant, les ressorts étant nécessairement accommodés aux rouages. Cette structure, cette disposition particulière qui met l'encéphale dans le cas de produire des influences constantes et déterminées, nous pouvons nous en faire une idée, indépendamment de la conformation extérieure. Assurément on est bien forcé de l'admettre dans les cas où elle est tout individuelle, quand elle dépend de l'habitude, de l'éducation, quand il y a une aptitude acquise : certes cette aptitude, de même que tous les souvenirs profonds, est gravée fortement dans l'encéphale, elle est devenue *organique*. Nous avons vu que des jugements tout formulés restaient ainsi empreints dans la mémoire ou mieux dans l'encéphale, de façon à produire, dans l'occasion, leur résultat ordinaire immédiatement et sans nécessité d'une nouvelle *ratiocination*. Eh bien ! ces dispositions organiques, qui empêche de les regarder comme transmissibles par hérédité (1) ? Supposez ces jugements tout faits, imprimés dans l'encéphale de tous les individus d'une même espèce ; passant, comme les formes extérieures, d'un individu à un autre ; devenus, par conséquent, spécifiques ; et vous aurez les instincts encéphaliques. La notion de l'eau passe au jeune canard, comme la forme palmée de ses pattes ; et ces deux conditions également héréditaires lui ont bientôt appris, par leur réunion simultanée, à suivre les errements de parents qu'il

(1) L'encéphale du cheval et son volume proportionnel, son angle facial, etc., le placeraient beaucoup au-dessous du rang que lui assignent sa docilité, son intelligence réelle. Nous ne doutons pas que, dans nos individus domestiques, cet avantage ne provienne d'une transmission héréditaire des dispositions produites par l'éducation.

n'a pas même connus, quand l'œuf a été couvé par une poule.

Faut-il prouver la possibilité de semblables transmissions? Ne sait-on pas que, dans l'espèce humaine, dans celle du chien, les aptitudes, le caractère, les penchants se propagent par génération comme les traits du visage, les formes, la taille, les couleurs? Le génie des langues est, en partie, transmissible de cette façon; j'en ai la preuve chez mes enfants, qui n'ont pu saisir les tournures et la prononciation du patois méridional, quoique élevés par des nourrices et soignés par des domestiques languedociennes. Bon chien chasse de race, c'est un proverbe bien connu et bien vrai, au figuré comme au propre.

La réalité du fait étant incontestable, remontons maintenant à son origine. Ce que nous venons de dire, en dernier lieu, prouve assez que cette spécialité d'organisation peut être le résultat d'une expérience acquise par les parents, confirmée et perfectionnée de génération en génération par de nouvelles expériences, en sorte que l'on peut dire, avec raison, des animaux à instincts remarquables, qu'ils naissent avec la *science infuse*. Voici d'autres faits qui mettront, selon nous, cette théorie hors de doute. L'instinct des jeunes dindonneaux est, dit Buffon, d'aimer mieux à prendre leur nourriture dans la main que de toute autre manière; assurément c'est bien là un instinct factice. Toutes les fois que les navigateurs ont pénétré dans des contrées nouvelles et isolées, les oiseaux se laissaient approcher et même saisir sans témoigner de crainte; mais bientôt, avertis par le massacre de leurs compagnons, par leurs propres blessures, ils ont appris à redouter l'homme, à le fuir; et cette crainte s'est naturellement transmise à leur postérité : de telle sorte que, dans ces pays comme dans les nôtres, sans avoir jamais vu d'homme, un oiseau, tout jeune encore, est saisi de frayeur à son aspect. Les éléphants d'Afrique ne redoutent nullement les nègres qui n'ont pas su les réduire en servitude; ceux d'Asie vivent loin des lieux habités. C'est là le secret de l'antipathie, de l'horreur des petits oiseaux pour la chouette, le renard, les serpents; de l'effroi stupéfiant qui les paralyse en présence de ceux-ci. De même s'explique l'instinct de la conservation, la crainte de la douleur imminente chez des animaux trop peu pourvus d'intelligence pour pouvoir raisonner un danger. C'est assurément de la même manière aussi qu'on peut se rendre raison de l'horreur qu'un de nos chiens témoigne à la vue, à l'odeur seule du cadavre de son semblable, la première fois qu'il en rencontre; tandis que, au contraire, un chien de la Nouvelle-Zélande, reçu très-jeune à bord du vaisseau de Cook, et n'ayant pu manger encore ni chair humaine ni celle de ses pareils, avait cependant si bien reçu par hérédité ces habitudes, qu'il mangea les os d'un chien rôti, dévora un petit chien mort, et saisit avec avidité le doigt qu'un matelot venait de s'abattre. L'aboiement n'est pas, à ce qu'il paraît, naturel au chien; car les chiens redevenus sauvages perdent ce genre de cri; ceux de la Nouvelle-Hollande ne l'ont pas, et il n'existait pas non plus chez ceux de l'Amérique lors de la découverte de cette partie du monde : c'est une habitude transmise d'individu à individu, puisqu'une louve élevée avec des chiens avait appris à aboyer (Desmoulins), et que le chien de Waigiou, gardé par Quoy, avait aussi contracté ce talent en compagnie d'une chienne européenne : cependant nos chiens domestiques aboient, jappent, lors même qu'ils ont été élevés dans le plus complet isolement, comme tant de chiens d'appartement nous le prouvent. J'ai déjà cité un chat sourd et qui possède tous les cris instinctifs de son espèce, et de plus ceux qui semblent aussi tenir à quelques habitudes sociales; il miaule, par exemple, pour se faire ouvrir une porte. D'après Buffon, les serins venus directement des Canaries ne chantent pas; ceux du Tyrol imitent le rossignol, et ceux d'Angleterre la farlouse, parce que leurs parents ont appris le chant de ces oiseaux, et l'ont transmis à leurs descendants, non pas par éducation seulement, mais aussi par génération; car un serin chante fort bien sans avoir entendu son père et quoiqu'on l'ait même séparé fort jeune de sa mère. Cuvier dit que les rossignols pris jeunes ne chantent pas bien, si on ne les met à même d'entendre les sauvages; j'ai eu très-positivement la preuve du contraire.

Je ne craindrai pas de fatiguer le lecteur en citant de nouveaux exemples, car cette théorie me paraît mériter, vu son importance, d'être appuyée sur une masse de preuves aussi imposante que possible. Sans avoir reçu aucune éducation, les chiens de Santa-Fé n'attaquent jamais un cerf que par le ventre; un chien récemment venu d'Europe l'attaque de front, et souvent est renversé mort sur la place avec les vertèbres du cou luxées par la violence du choc (Roulin). Il en est de même de la chasse du pécari : certains chiens, nés de parents exercés, savent, dès la première fois qu'on les mène au bois, tenir en échec un troupeau entier de ces pachydermes en tournant à l'entour; tandis qu'un chien d'autre race se lance tout d'abord, est environné et dévoré en un instant, quelle que soit sa force *(Idem)*. Les chiens et les chevaux originaires d'Europe ont appris à la longue, et savent aujourd'hui, dès leur premier âge, attirer le crocodile en aboyant ou battant l'eau, et s'en aller prestement boire dans un autre endroit du fleuve (Humboldt). Les mulets qui voyagent aujourd'hui dans les steppes du Nouveau-Monde savent instinctivement se rafraîchir en dépouillant de ses longues épines, et coupant, à l'aide de leurs pieds de devant, le *cactus melocactus* rempli d'un suc abondant et frais *(Idem)*. Leurs ancêtres européens ne possédaient certainement pas cet instinct né de circonstances toutes locales. N'est-ce pas ainsi qu'a pris naissance, chez les rennes et les chevaux sauvages, celui d'écarter la neige qui couvre l'herbe ou la mousse?

En adoptant cette manière d'interpréter les faits, on ne s'étonnera plus de cette grande finesse qu'acquiert l'instinct chez certains animaux, puisqu'il pourra être le résultat, la tradition mentale, de nombreuses expériences accumulées d'une génération à l'autre et aidées de tous les secours de l'instinct animal, seul capable de produire tant d'ouvrages d'une excessive délicatesse en raison de la ténuité, de l'heureuse conformation des instruments dont il dispose. De là vient que l'homme ne peut approcher de l'admirable perfection d'une foule de produits dus à des animaux qui le lui cèdent sous tant d'autres rapports. La multiplicité même des opérations intellectuelles de l'homme rend, pour lui, la transmission héréditaire impossible sinon d'une manière très-restreinte et très-confuse : la limitation d'une industrie en facilite, au contraire, singulièrement le passage, des parents aux descendants. On conçoit même que certaines *prévisions* soient ainsi devenues instinctives : objet dominant de l'attention des individus, en rapport avec les besoins et la conformation de l'espèce, certaines observations, se liant à certaines pratiques, ont pu se perfectionner et donner leur cachet à l'encéphale de manière à devenir transmissibles : telle serait, en particulier, l'observation des changements météorologiques et les prévisions qui s'y rattachent, relativement à la migration des oiseaux de passage.

Les instincts encéphaliques sont d'ailleurs susceptibles de perfectionnement par un autre mode de tradition, soit des pères aux enfants par l'éducation dans chaque famille, soit des vieux individus aux jeunes dans les associations grégeaires. C'est pour cela que les espèces dont l'industrie est la plus admirable sont celles qui vivent en république, les castors, les abeilles, les fourmis; que les oiseaux de passage qui voyagent en troupe, savent se disposer en ligne droite, en chevron, en cercle pour mieux rompre le vent ou résister à l'oiseau de proie : de là encore la précaution de poser des sentinelles pour veiller à la sûreté commune (singes, marmotte, grue, flammant, etc.). L'intelligence proprement dite est ici mise en commun et se confond avec l'instinct. C'est, au reste, ce qui ne saurait manquer d'arriver, même pour les espèces qui vivent individuellement isolées, l'instinct encéphalique siégeant dans l'organe même de l'intelligence. Beaucoup d'actes assurément raisonnés se remarquent dans la conduite habituelle ou accidentelle des fourmis ; on connaît leurs provisions de graines disposées dans de larges galeries superposées par étages ; là le grain se trouve nu, la balle a été laissée à la porte, comme inutile et gênante à voiturer dans d'étroits boyaux. Deux partis de fourmis se disputaient, sous mes yeux, un vermisseau, et le tiraient en sens contraire ; une d'elles se détacha, saisit par derrière une de ses antagonistes, et ne pouvant lui faire lâcher la proie en litige, la ramena, bon gré mal gré, dans une direction opposée à celle selon laquelle elle tirait d'abord, neutralisant ainsi tout d'un coup sa résistance. J'ai suivi la manœuvre d'un couple de *gymnopleurus*, sorte de bousier, roulant une boule de fiente pour aller l'enterrer au loin ; le mâle dirigeait les évolutions, poussant à reculons la boule avec ses longues pattes postérieures, tandis que la femelle, reculant aussi, la tirait à elle avec les pattes de devant. Le terrain paraissant favorable, le mâle s'y enfonça, laissant le précieux dépôt à la garde de la femelle qui l'attendait immobile ; bientôt il sortit, la femelle s'enfonça un instant, reparut aussitôt, et tous deux recommencèrent leur voyage : une pierre assez volumineuse se trouvait à peu de distance de la surface du sol, et les avait forcés de chercher un lieu plus favorable à leur dessein. N'y a-t-il pas là mélange des trois sortes d'instinct et actes d'intelligence, communication même de pensées? Illiger rapporte qu'un de ces coléoptères ayant laissé tomber sa boule dans un trou, alla réclamer, au fumier voisin, l'aide de trois camarades qui l'aidèrent à la relever. Les araignées ne savent-elles pas disposer diversement leur toile selon les localités? Un oiseau n'accommode-t-il pas la fabrication de son nid aux circonstances, tant en ce qui concerne les matériaux que la forme? Des chenilles qui, instinctivement, bâtiraient leur cocon dans des feuilles, le fileront, en cas de nécessité, entre des lambeaux de papiers. J'ai vu faire la même chose à une araignée (micrommate) qui se sert ordinairement des trois folioles de la ronce cousues bord à bord, mais qui, au besoin, sait aussi rouler en cornet les feuilles de verbascum ou de rumex. Celle-ci fait plus; le cocon dans lequel elle est enfermée avec ses œufs ayant été détaché du buisson avec les feuilles qui l'entourent, elle sort pendant la nuit de cette demeure trop peu stable, et la fixe, de toutes parts, au moyen de cordages attachés à tous les objets d'alentour. La clubione nourrice en fait autant: l'une et l'autre rentre ensuite dans sa retraite et en recoud l'ouverture.

Non-seulement le raisonnement se mélange souvent à l'instinct, mais il finit par le remplacer tout-à-fait et remplacer même l'instinct vital chez les mammifères et chez l'homme en particulier : jugeons-en seulement par la différence des manifestations aux différents âges. De ces actes instinctifs de préhension, de succion qui constituaient l'alimentation de l'enfant nouveau-né, que reste-t-il à l'adulte? la spontanéité de la déglutition des aliments arrivés dans le pharynx. De ses vagissements continuels et spontanés, il ne reste que quelques cris involontaires dans la surprise et la douleur, ou les sanglots d'un violent chagrin: ce qui seul a subsisté en entier, c'est la toux, l'éternuement, le bâillement. On voit, de même, le piaulement des poulets, le sifflement des pigeonneaux, celui du canneton, le croassement du jeune rossignol, le miaulement des jeunes chiens, faire place à une voix toute différente et plus directement placée sous l'empire de l'intellect.

De ces modifications, de ces combinaisons doivent souvent résulter des incertitudes dans la détermination des attributions de chaque élément; aussi a-t-on fréquemment rapporté surtout à l'instinct encéphalique des phénomènes tout intellectuels, et l'on a eu beau jeu pour s'extasier alors sur la singularité des faits. Ainsi, quand on a paru surpris que le cheval et le chien d'Europe éprouvassent un tremblement qui leur ôtait toute force, tout moyen de fuir, montrant d'ailleurs tous les autres symptômes d'une vive frayeur, lorsqu'ils entendaient pour la première fois le rugissement du lion, on a oublié que ce cri terrible produit le même effet sur l'homme comme tout bruit retentissant, surtout dans le silence des bois et les ténèbres de la nuit; le tonnerre ne produit-il pas de pareilles impressions sur une foule d'animaux domestiques?

Il y a tel cas, au contraire, où l'on pourrait croire à des actes d'intelligence comparable à celle de l'homme, là où il n'y a pourtant qu'une aveugle déviation de l'instinct; ainsi, on a accusé de malice et de vols prémédités certains oiseaux, les corbeaux, les pies, qui ayant, comme beaucoup d'autres animaux (chien, loup, couguar, renard), l'instinct de cacher les restes de leur nourriture, en font autant de tous les objets qui piquent leur curiosité dans l'état domestique. En effet, il n'est pas toujours bien difficile de donner le change à l'instinct, malgré ce qu'on a dit de la perspicacité, de l'espèce de divination qui l'accompagne; et remarquez que cela est vrai surtout de l'instinct vital, le plus mystérieux de tous, celui qui donnerait à supposer plus aisément des sympathies occultes et comme surnaturelles. L'agneau, l'enfant nouveau-né sucent le doigt porté dans leur bouche : un œuf de craie suffit pour décider une poule à pondre et à couver. J'ai trompé non moins lourdement une de ces araignées qui portent leurs œufs avec elles dans une coque de soie; une boule de coton, substituée à celle-ci, devint l'objet de ses soins affectueux : une chenille, dont le corps vient d'être déchiré par des larves d'ichneumon, s'éprend pour elles d'une affection toute maternelle, et vient tendrement revêtir de ses fils les cocons dans lesquels se sont abrités les parasites, et près desquels elle meurt épuisée.

Tout ce que nous avons dit jusqu'à présent de l'instinct cérébral, pouvait seul nous donner la clef de ce qui se passe dans certains cas de déterminations non moins aveugles mais bien plus complexes, dans certains actes d'industrie merveilleuse où l'éducation, l'expérience même des ascendants ne peut plus être invoquée. Quand nous voyons, par exemple, chaque individu dans les espèces du genre sphex, de l'abeille percebois, de la maçonne, de la coupeuse de feuilles, né d'une larve qui n'a jamais vu manœuvrer sa mère, trouver néanmoins, à son tour, les matériaux nécessaires à ses constructions, creuser, fabriquer une habitation à sa géniture à venir, y colloquer, avec chaque œuf, la nourriture nécessaire au développement complet de la larve et sans varier jamais dans le choix des victimes qu'il lui dévoue (pour les sphex); quand on songe à la prévision du papillon, qui va déposer ses œufs sur le végétal propre à nourrir sa chenille et dont lui-même ne fait plus aucun cas; quand on examine ces coques ingénieuses, ces étuis ou fourreaux dont Réaumur s'est complu à nous décrire les constructions diverses, et dont quelques-unes surtout offrent une issue facile, ménagée à l'avance, au papillon, ou au névroptère (frigane) qui doit en sortir, tandis qu'elles s'opposent à l'introduction de tout hôte dangereux; on peut bien, sans doute, rapporter une partie de ces faits à l'instinct vital comme le besoin de pondre, une partie à l'instinct animal comme l'aptitude à couper, à percer, à filer; mais, pour l'*esprit* qui a présidé à ces ouvrages, il faut supposer quelque chose de plus; c'est une aptitude encéphalique bien certainement innée, et qui plus est, primordiale, en ce sens qu'elle n'a pu commencer qu'avec l'espèce, et remonte en conséquence jusqu'à sa création.

C'est là ce que Cuvier concevait obscurément comme un patron intellectuel, une sorte de fantôme perpétuellement présent à l'imagination de ces animaux; ce n'est, en réalité, qu'une disposition organique particulière de l'encéphale. Mais cette explication n'en rend pas le fait moins admirable et moins concluant en faveur de l'existence d'une intelligence créatrice. N'est-ce pas, en effet, une des preuves les plus frappantes de la sagesse qui a tout dispensé dans l'univers, que de voir des espèces trop faibles et trop peu raisonnables pour se conserver par elles-mêmes, être préservées d'une destruction inévitable par le don de quelques prérogatives toutes spéciales, toutes restreintes au seul but de leur conservation, et portant néanmoins le cachet d'une méditation profonde, d'une appréciation lumineuse des effets et des causes. Cette réflexion importante ne saurait, je l'espère, paraître ici déplacée; je l'ai puisée dans une conversation des plus instructives avec l'un des premiers savants de notre époque, un de nos académiciens les plus laborieux et les plus éclairés, W. F. Edwards.

FIN DU TOME PREMIER.

EXPLICATION DES FIGURES

DU TOME PREMIER.

PLANCHE Ire. — GÉNÉRALITÉS.

1. Squelette d'un mammifère (*phoca vitulina*), vu de profil : *c* céphale ou tête ; *d* dère ou cou ; *m t* myothorax ; *s t* splanchnothorax ; *s g* splanchnogastre ; *m g* myogastre ; *q* cerque ou queue.

2. Un crustacé (*peneus villosus*, Guérin) ; *c t* céphalothorax ; *g* gastre ; *d* 3e pied-mâchoire et espace où sont cachés les deux premiers. Ces lettres et les autres ont la même signification que dans la figure précédente.

3. Coupe horizontale du thorax de l'homme : *v* vertèbre ; *s* sternum ; *c* cœur ; *d* tube digestif ; *r* organes respiratoires, poumons ; *c'* côtes ; *o* coupe des omoplates.

4. Coupe du thorax de l'écrevisse (*d'ap. nat.*) : *v* vertèbre ; *c* cœur ; *s* sternum ou carapace ; *d* tube digestif ; *r* organes respiratoires, branchies ; *c'* côtes ; *o* ouvertures pour l'insertion des pattes.

5. Centres nerveux d'une astérie.

6. Centres nerveux d'un limaçon.

7. Une partie des centres nerveux d'un crustacé à quatorze pattes (talitre).

8. Centres nerveux d'un crustacé à dix pattes (palémon).

9. Centres nerveux d'un poisson (cyprin).

PLANCHE II. — TOUCHER, GOÛT, ODORAT.

10. Coupe d'une portion de peau humaine à un grossissement considérable, d'après Breschet : *a* chorion; *b* papilles; *c* nerfs qui s'y rendent; *d* épiderme.

11. Coupe d'une papille cutanée de baleine très-grossie, pour faire voir la terminaison présumée en anse de ses filets nerveux.

12. Langue tactile d'une couleuvre tirée hors de la bouche (*nat.*) : *a* bord libre de la mâchoire inférieure; *b* os sous-maxillaire ; *c* larynx et glotte situés derrière l'ouverture de la gaîne linguale.

13. Langue de lézard ocellé vue en-dessous (*nat.*) : *a* pointes tactiles ; *b* papilles lamelleuses ; *c* partie adhérente ; *d* trachée-artère.

14. Extrémité de la langue du caméléon (*nat.*) : *a* languette libre, tactile et préhensile ; *b* partie papillée et gustative, adhérente.

15. Langue du coq vue en-dessous (*nat.*) : *a* plaque épidermique et tactile ; *b* papilles en forme de dents; *c* partie adhérente.

16. Langue du merle vue en-dessus (*nat.*): *a* partie épidermique et tactile ; *b* partie papillée, crypteuse, gustative ; *c* glotte bordée de papilles en forme de dents.

17. Langue charnue, lisse, d'un perroquet amazone, tactile, préhensile ? vue en-dessus (*nat.*).

18. Langue du canard vue en-dessus, demi-grandeur

naturelle (*nat.*) : *a* bout épidermique et tactile ; *b* partie revêtue de soies ou papilles sétiformes transversales ; *c* partie crypteuse bordée de sept dents cornées et de soies roides ; *d* partie charnue, gustative ; *e* papilles en forme de dents ; *f* larynx.

19. Coupe de différentes papilles de la langue humaine très-grossies (*nat.*) : *a a* papilles coniques et cylindriques ; *b* papilles fongueuses ; *c* papilles à calice.

20. Paroi externe des fosses nasales de l'homme, demi-grandeur naturelle : *a* cornet inférieur ; *b* cornet moyen ; *c* cornet supérieur ; *d* sinus frontal ; *e* sinus sphénoïdal ; *f* canal incisif ou naso-palatin ; *g* orifice de la trompe d'Eustache ; *h* nerf olfactif dont les rameaux traversent la lame criblée ; *i* ganglion de Meckel provenant de la cinquième paire ; *j* rameau nasal venant de la cinquième paire ; *k* rameau naso-palatin venant du ganglion de Meckel le long de la cloison ici enlevée.

21. Le fond de la narine d'une carpe mis à découvert.

22. Narine pédiculée de la baudroie.

23. Les deux premiers articles de l'antenne intermédiaire de l'écrevisse, très-grossis (*nat.*) ; *a* cavité olfactive naturellement ouverte à la face supérieure du premier article.

24. Même antenne vue par-dessous (*nat.*) : *a* l'organe olfactif mis à découvert par l'ablation d'une partie des téguments crustacés ; *b b* deuxième et troisième articles basilaires ; *cc* partie tentaculaire ou tactile ; *dd* parties membraneuses.

25. Une des soies composées qui grillent l'ouverture de l'organe olfactif (*nat.*).

26. Antenne de la mouche bleue très-grossie (*nat.*) : *a* partie olfactive ; *b* partie tactile.

27. Bout de l'antenne de l'atropos (*nat.*) : *a* houppes ou coquilles de poils vues de face ; *a'* les mêmes de profil sur l'autre face ; *b* partie tactile.

28. Portion de l'antenne du *saturnia pavonia* mâle, très-grossie (*nat.*).

29. Antenne du hanneton foulon mâle, grandeur naturelle (*nat.*).

30. Une partie d'un des feuillets très-grossie (*nat.*).

31. Le bout de l'antenne du *cerambyx heros*, triplé, pour en faire voir le velouté (*nat.*).

PLANCHE III. — OUÏE.

32. Appareil auditif de l'homme vu par-devant : *a* pavillon ; *b* conque ; *c* conduit ; *d d* circonscription ponctuée de la caisse du tympan ; *d'* situation de l'ouverture des cellules mastoïdiennes ; *e* trompe d'Eustache ; *f* cadre et membrane du tympan ; *g* chaîne des osselets, l'enclume en partie cachée par le marteau ; *h* partie vestibulaire du labyrinthe *h i j*, dont l'étrier ferme l'ouverture ou fenêtre ovale ; *i* canaux demi-circulaires ; *j* limaçon.

33. Parties membraneuses du labyrinthe de l'homme très-grossies : *a* canaux ; *b* ampoule antérieure ; *b'* ampoule externe ; *c* ampoule postérieure ; *d* sinus médian ; *e* sac vestibulaire, représentant selon Breschet le sac principal des poissons, analogue selon nous à leur utricule ; *f* lame cartilagineuse ou bandelette molle de la cloison du limaçon.

34. Labyrinthe osseux du chat : *a* canaux ; *b* limaçon ; *c* fenêtre ronde ou cochléenne ; *d* fenêtre ovale ou vestibulaire.

35. Labyrinthe du lièvre : *a* canaux ; *b* limaçon ; *c* petite caverne qui conduit à la fenêtre ronde ; *d* fenêtre ovale.

36. Osselets et muscle de la poule, figure grossie d'après Scarpa : *a* étrier ; *b* ligament ; *c* enclume cartilagineuse avec ses apophyses étendues dans la membrane du tympan ; *d* muscle.

37. Labyrinthe de l'oie (*nat.*) : *a* canaux ; *b* limaçon ; *c* fenêtre cochléenne ; *d* fenêtre vestibulaire.

38. Parties intérieures du limaçon des oiseaux : *a* ellipse cartilagineuse ; *b* élargissement répondant à un renflement du sac ; *c* nerf.

39. Limaçon du lézard vert, d'après Windischmann : *a* cercle cartilagineux ; *b* ampoule ; *c* nerf.

40. Osselets de la grenouille verte très-grossis (*nat.*) : *a* opercule ou ad-stapéal ; *b* étrier ; *c* enclume.

41. L'enclume vue de face, entourée de la membrane du tympan (*nat.*).

42. Plaque du limaçon rudimentaire des batraciens (*nat.*).

43. Labyrinthe de la baudroie, d'après Breschet : *a* canaux ; *b* ampoule antérieure ; *b'* ampoule externe ; *c* ampoule postérieure ; *d* sinus médian ; *e* sac ; *é* otolithe ou pierre du sac ; *f* cysticule contenant une petite pierre ; *g* utricule avec sa pierre. Le sac et son cysticule nous paraissent l'analogue du limaçon des mammifères.

44. Otolithe du sac du merlus, grandeur naturelle (*nat.*).

45. Antenne externe d'une écrevisse, vue en-dessous, très-grossie (*nat.*) : *a* commencement de la partie tactile ; *b* partie auditive, portant le vestibule avec sa fenêtre membraneuse.

46. Organe auditif d'une langouste très-grossi (*nat.*) : *a* membrane vestibulaire : *b* la fente ou boutonnière que suit un petit cul-de-sac.

47. Cavité auditive de la seiche ; coupe : *a* le nerf.

48. Concrétion calcaire contenue dans le sac de cette oreille.

PLANCHE IV. — VUE.

49. Rayonnement d'un corps lumineux :

A Surface polie et transparente, plane, réfléchissant et réfractant les rayons en quantité proportionnelle à leur obliquité ; A' portion réservée pour l'observation d'un seul faisceau *a*, dont une partie *b* est réfractée, et l'autre partie *c* réfléchie ; *d* perpendiculaire servant à mesurer les angles de réfraction, de réflexion et d'incidence.

B Coupe d'une lentille transparente réunissant en foyer *e* les faisceaux parallèles *f*, et en un autre foyer *g* les rayons divergents *h*.

C Surface opaque et dépolie, montrant comment ses aspérités réfléchissent en tous sens les rayons d'émission ; toujours pourtant sous des angles égaux à ceux d'incidence.

D Coupe d'un prisme décomposant un faisceau lumineux en sept rayons colorés : *i* rayon rouge ; *j* rayon violet.

50. Mécanisme général de la vision chez l'homme : cette figure est parlante.

51. Muscles de l'œil chez l'homme, figure réduite à moitié : *a* sourcil ; *b* paupière supérieure ; *c* paupière inférieure ; *d* cils ; *e* pli de la conjonctive ; *f* cornée, à travers laquelle on voit l'iris ; *g* globe de l'œil portant une portion du muscle droit externe coupé ; *h* nerf optique avec l'autre extrémité du même muscle ; au-dessus est le muscle droit interne ; *i* droit inférieur ; *j* trois muscles qui sont, de bas en haut, le droit supérieur, le releveur de la paupière, l'oblique interne ou supérieur ; *k* l'oblique externe ou inférieur.

52. Le globe de l'œil vu de face avec ses deux muscles obliques, dont deux flèches indiquent le mouvement rotateur. — Pour l'oblique supérieur on n'a figuré que la portion ultérieure à sa poulie de renvoi.

53. Coupe horizontale de l'œil humain, grandeur naturelle; toutes les parties en situation naturelle et avec leurs dimensions et courbures normales (*nat.*). — Trois lignes ponctuées montrent que la profondeur diminue graduellement du centre à la circonférence. Ces lignes traversent successivement la cornée, la chambre antérieure, la pupille, le petit espace de la chambre postérieure, le cristallin, le vitré, et tombent sur la rétine qui touche à la choroïde, comme celle-ci à la sclérotique.

54. Profil très-réduit d'un œil de ruminant (*nat.*), pour faire voir la courbe de la cornée, et les trois axes distincts : *a* axe apparent ou géométrique ; *b* axe optique ou physique ; *c* axe visuel ou sensitif.

55. Coupe d'un œil d'oiseau (*nat.*) : *a* le peigne ; *b* écailles osseuses de la sclérotique. — Deux lignes ponctuées montrent l'égalité de profondeur en tous sens, à peu de chose près.

56. Il en est de même ici de l'œil de poisson (*nat.*). Un corps charnu, épais, sépare la sclérotique de la choroïde.

57. Portion grossie d'une coupe des membranes de l'œil du bœuf (*nat.*) : *a* conjonctive ; *b* sclérotique ; *c* cornée ; *d* préaqueuse ; *e* corps ou cercle ciliaire ; *f* choroïde ; *g* ruyschienne ; *h* procès ciliaires ; *i* un des plis de l'uvée ; *j* feuillet antérieur de l'iris ; *k* espace à coupe triangulaire se continuant entre les deux lames de l'iris et contenant aussi des fibrilles contractiles.

58. Fibrilles radiées et circulaires de l'iris.

59. Fibrilles très-grossies de l'iris et du cristallin.

60. Représentation du mécanisme de la chambre obscure qui ne saurait produire que des images renversées ; pour donner une idée des usages de l'iris.

61. *a* Lentille avec un diaphragme *b* qui intercepte les rayons externes, et permet aux autres d'opérer leur réunion au foyer principal *f p* ; en *c* est figuré, par un trait ponctué, un corps opaque qui, masquant la région centrale de la lentille, ne laisserait passer que les rayons externes, dont le foyer est en *f* : sans l'un ou sans l'autre de ces deux obstacles, il y aurait aberration de sphéricité.

62. Figure du cristallin de l'homme, dimensions doubles ; pour faire voir l'arrangement de ses fibrilles.

63. Courbe idéale, représentant celle de la cornée, pour montrer qu'un faisceau *a* rapproché de la perpendiculaire *p* traverse la pupille ; tandis que, si la courbure était sphérique comme celle du trait intérieur, le même faisceau *a'* tomberait sur l'iris.

64. Lentille recevant un pinceau oblique ; réfraction inégale, aberration de sphéricité.

65. Cristallin de l'homme montrant comment l'obliquité d'un pinceau lumineux n'entraîne pas, pour lui, aberration ; à cause de l'ellipticité de ses courbures.

66. Comment l'iris prévient l'aberration par divergences inégales.

67. Comment la courbe de la cornée corrige, à cet égard, les effets de celle du cristallin.

68. Figure idéale d'une coupe du cristallin, pour en montrer les couches de plus en plus courbes — pour la théorie de Pouillet.

PLANCHE V. — SUITE DE LA VUE.

69. L'œil de la taupe un peu grossi, les poils écartés à son pourtour (*nat.*).

70. Le globe vu de profil, très-grossi (*nat.*).

71. Le même vu par-devant, montrant l'iris et la pupille (*nat.*).

72. Partie antérieure de la base du crâne d'une taupe, grossie au double (*nat.*) : *a* fosses ethmoïdales ; *b* sphénoïde antérieur ; *c c* trous optiques un peu plus que doublés en grandeur.

73. Origine des nerfs optiques chez l'écureuil, vue par la face supérieure de la moelle allongée (*nat.*) : *a* couches optiques ; *b* commissure de la glande pinéale ; *c* gros faisceaux naissant des tubercules quadrijumeaux antérieurs (lobes optiques), et se contournant sur les couches optiques ; *d d* commencement du nerf proprement dit ; *e e* tubercules postérieurs avec le faisceau qui en part et qui offre un deuxième renflement.

74. Origine et décussation dans la morue ; encéphale vu en-dessous : *a* lobe cérébral ; *b* lobe optique ou tubercule quadrijumeau antérieur et supérieur ; *c* tubercule quadrijumeau inférieur et postérieur ; *d* nerfs croisés ; *e* corps pituitaire ; *f* moelle épinière.

75. Décussation fasciculaire du nerf optique chez l'homme : *a* commissure ou arcade ; *b* portion croisée ; *c* portion directe.

76. Décussation dans une couleuvre (*nat.*).

77. Rétine de l'homme, enveloppant le corps vitré (*nat.*) : *a* fibres concentriques formant le pli qui va à la tache jaune ;

a' point central de cette tache; *b* couronne des languettes rétinales qui vont au cristallin, et dont les intervalles laissent couler l'humeur aqueuse. Ces objets ont été un peu forcés dans la figure pour les rendre plus visibles.

78. Coupe de la rétine pour en montrer les épaisseurs.

79. Coupe de l'œil du calmar commun (*nat.*): *a* portion de la sclérotique qui double la choroïde pour former l'iris; *a'* sclérotique isolée; *b* choroïde formant l'iris et l'enveloppe immédiate du globe; *c* ruyschienne formant les procès ciliaires appliqués sur le cristallin; *d* les procès de la membrane vitrée; *e* cette membrane enveloppant le corps vitré liquide; entre elle et la ruyschienne est la rétine, c'est-à-dire la troisième des membranes superposées au fond de l'œil, toutes nécessairement plus épaisses ici que dans la nature; *f* portion postérieure du cristallin, séparée de la portion antérieure *g* par une production des procès ciliaires; *h* ganglion du nerf optique émettant des filets croisés; *i* le nerf comme greffé sur ce ganglion; *j* corps graisseux flottant.

80. Coupe d'une portion des parois du globe de cet œil, très-grossie: *a* membrane du vitré; *b* rétine composée de filaments verticaux; *c* ruyschienne *pénétrée* par les houppes nerveuses qui font corps avec elle; *d* choroïde *traversée* par les filets non décomposés.

81. Extrémité du tentacule supérieur d'un limaçon: *a* partie tactile; *a'* nerf commun; *b* le globe de l'œil avec son nerf optique. (D'après Müller.)

82. Les yeux de la mygale maçonne grossis, pour faire voir leurs différences de direction (*nat.*).

83. Un stemmate de cigale très-grossi (*nat.*): *a* coupe de la cornée qui fait suite aux téguments et couvre le cristallin; *b* corps vitré entourant le cristallin et entouré lui-même d'une couche de pigment; *c* les nerfs des trois ocelles réunis dans une même gaîne.

84. Coupe d'un œil composé de langouste, grandeur naturelle (*nat.*): *a* cornée faisant suite aux téguments crustacés *a'*; la zone *b* est formée de corps vitrés suivis de filets nerveux constituant une rétine décomposée, analogue à celle des céphalopodes; *c* zone formée par un ganglion semblable à celui de ces mollusques; *d* renflement du nerf optique greffé sur ce ganglion.

85. Un corps vitré avec son filet nerveux, d'après un coléoptère.

86. Portion de la cornée d'un œil composé, revêtue encore du pigment choroïdien, qui offre un trou au centre de chaque facette ou cornéule (*nat.*).

87. D'après la chenille (*nat.*): *a* cerveau; *b* stemmates au nombre de sept recevant chacun un nerf; *c* collier œsophagien; *d* premier ganglion sous-œsophagien.

88. Mêmes parties d'après la chrysalide (*nat.*): *a* cerveau; *b* tubercules formés par la rétraction des nerfs et ocelles de la chenille, qui déjà se sont multipliés davantage; *d* ganglion formé par la réunion des deux premiers sous-œsophagiens de la chenille.

89. Mêmes parties chez le papillon avec les deux yeux composés, arrivés à leur état parfait (*nat.*).

90. Portion très-grossie de l'œil composé d'une libellule, pour montrer le mécanisme de la vision : *a* cornée; *b* zone de pigment perforée; *c* zones des corps vitrés; *d* zone des filets nerveux; *e* ganglion coiffant le nerf optique; *fff* faisceaux qui peuvent pénétrer jusqu'au fond de chaque ocelle, pour constituer une image directe sur l'ensemble des filaments émanés du ganglion optique; *gg* faisceaux perdus à cause de leur obliquité.

91. Coupe d'une cornéule *a* et d'un vitré *b*; pour faire voir comment un pinceau *d*, réfracté et rendu trop convergent par la première, diminue sa convergence dans le deuxième, de manière à porter son sommet sur l'insertion du filet nerveux *c*.

PLANCHE VI. — SENSATIONS CENTRALES.

92. Un des ganglions de la chaîne nerveuse d'une chenille, très-grossi (*nat.*) : on y distingue les deux noyaux pulpeux, jaunâtres, confondus en un seul et entourés de substance fibreuse, blanche, comme celle des cordons et des nerfs.

93. Mante religieuse dans le corps de laquelle un trait ponctué figure le système nerveux: *a* ganglion du protodère ou prothorax; *b* celui du deutodère ou mésothorax; *c* le sus et le sous-œsophagien de la tête.

94. Quatrième, cinquième et sixième ganglions de la chenille (*nat.*).

95. Ces trois ganglions soudés dans le papillon (*nat.*); d'après le grand paon de nuit.

96. Tête osseuse d'écureuil, réduite à moitié (*nat.*): 1 vertèbre nasale ou ethmoïdale; 2 vertèbre oculaire ou protosphénale; 3 auditive ou deuto-sphénale; 4 gustative ou occipitale. La ligne A B donne une idée de l'acuité de l'angle facial.

97. Encéphale de l'anguille: *a* moelle épinière; *b* cervelet; *c* lobes optiques; *d* lobes cérébraux; *e* lobes olfactifs étranglés.

98. Encéphale du lézard ocellé, un peu plus grand que nature (*nat.*); même valeur des lettres.

99. Encéphale du pigeon ; mêmes désignations.

100. Encéphale de la taupe, plus que doublé : *a* moelle ; *b* lobe médian du cervelet ou *vermis ; c* lobes ou hémisphères latéraux ; *d* lobes cérébraux ; *e* lobes ou nerfs olfactifs.

101. Coupe du crâne et de la face d'une tête humaine contenant encore le cerveau, le cervelet et le commencement de la moelle épinière : **A B**, **C D** angle facial ; **E E**, **F F** aire de la face agrandie un peu par un léger abaissement de la mâchoire inférieure ; **E E**, **G G** aire du crâne.

102. Fragment très-grossi de la chaîne ganglionnaire du lombric presque transformée en moelle épinière (*nat.*).

103. Portion de la moelle épinière d'un lézard, très-grossie (*nat.*), vue en-dessus : *c* faisceaux ou cordons surspinaux ; *s* racines sur-spinales ; *i* racines sous-spinales ; *n* cordon ou nerf spinal.

104. Coupe transversale de la même ; mêmes désignations.

105. Coupe de la moelle d'une grenouille verte (*nat.*) : au milieu est la substance grise.

106. Coupe de la moelle de l'homme : *i* sillon antérieur ; *s* sillon postérieur ; *a* racines antérieures ; *p* racines postérieures ; *g* ganglion de ces dernières.

107. Ventricule lombaire, dit rhomboïdal, des oiseaux.

108. Figure idéale, donnant une idée de la marche des principaux faisceaux fibreux dans l'encéphale des mammifères : *a* faisceau sous-spinal ; *b* le même après la décussation (*fig.* 109) ; *c* le même s'élargissant après avoir traversé la protubérance annulaire, et arrivant jusque dans le corps strié *d* et la couche optique *e* ; *f* faisceau olivaire ; *g* le même, après avoir traversé le corps festonné de l'olive, allant en partie aux tubercules quadrijumeaux *h i* et à la couche optique ; *j* faisceau sur-spinal allant au corps festonné du cervelet *k*, d'où part le processus *l* qui va aux tubercules quadrijumeaux ; *m* protubérance annulaire, formée par un faisceau parti du cervelet ; *n* nerf optique.

109. Figure idéale pour faire comprendre les croisements qui s'opèrent dans les faisceaux de l'encéphale des mammifères : *a a* faisceaux sous-spinaux entrecroisés au sommet des pyramides *b b'*, dont les fibres traversent la protubérance annulaire *f f* pour se rendre aux couches optiques *o* ; *c c'* faisceaux olivaires ; *d d'* les mêmes, après les olives, remontant en-dehors des couches optiques et des corps striés pour se rendre au corps calleux *x* ; *e e'* les mêmes faisceaux qui, après s'être croisés dans le corps calleux, se relèvent dans les hémisphères cérébraux ; *f f* fibres de la protubérance annulaire entrecroisées sur la ligne médiane.

FIN DE L'EXPLICATION DES PLANCHES DU TOME PREMIER.

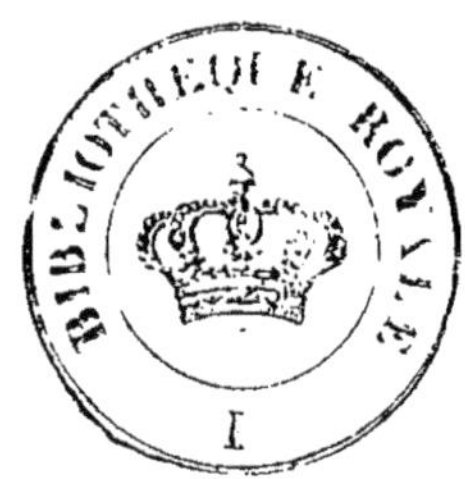

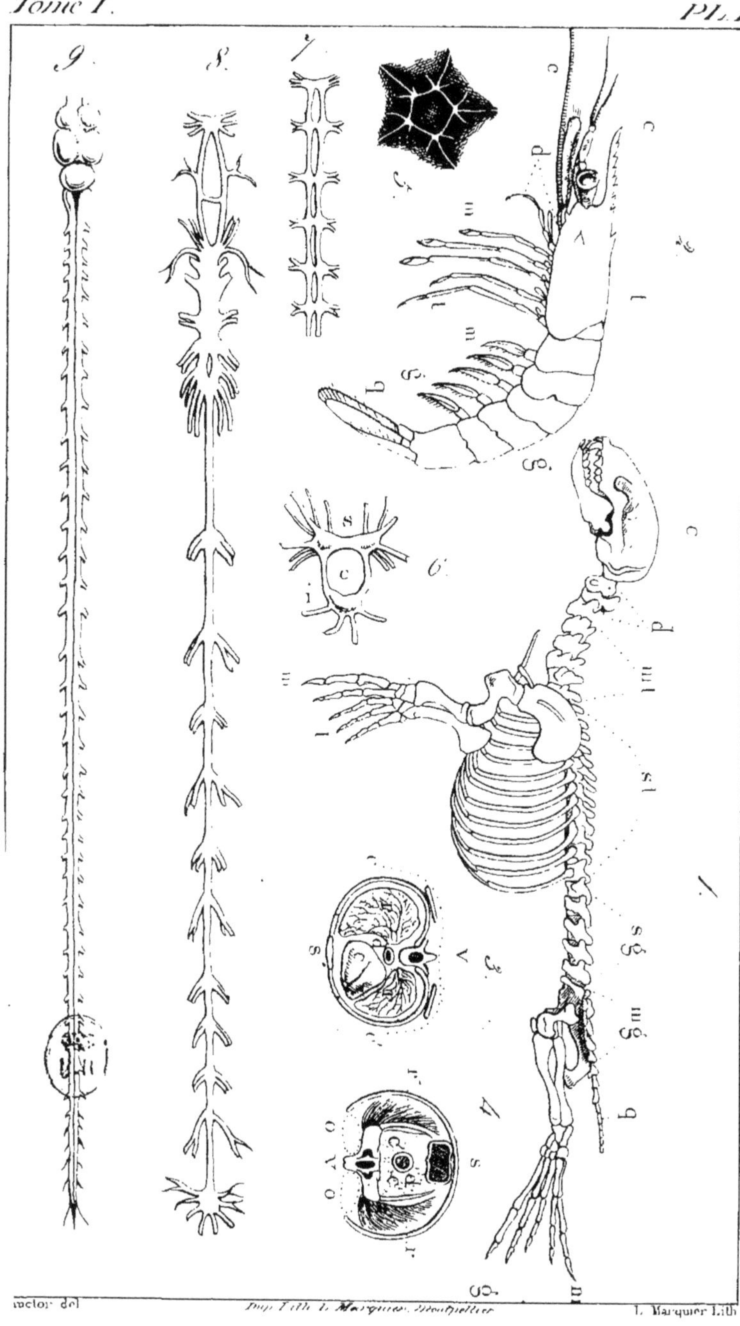

...uctor del.   Imp. Lith. L. Marquier, Montpellier   L. Marquier Lith.

Généralités.

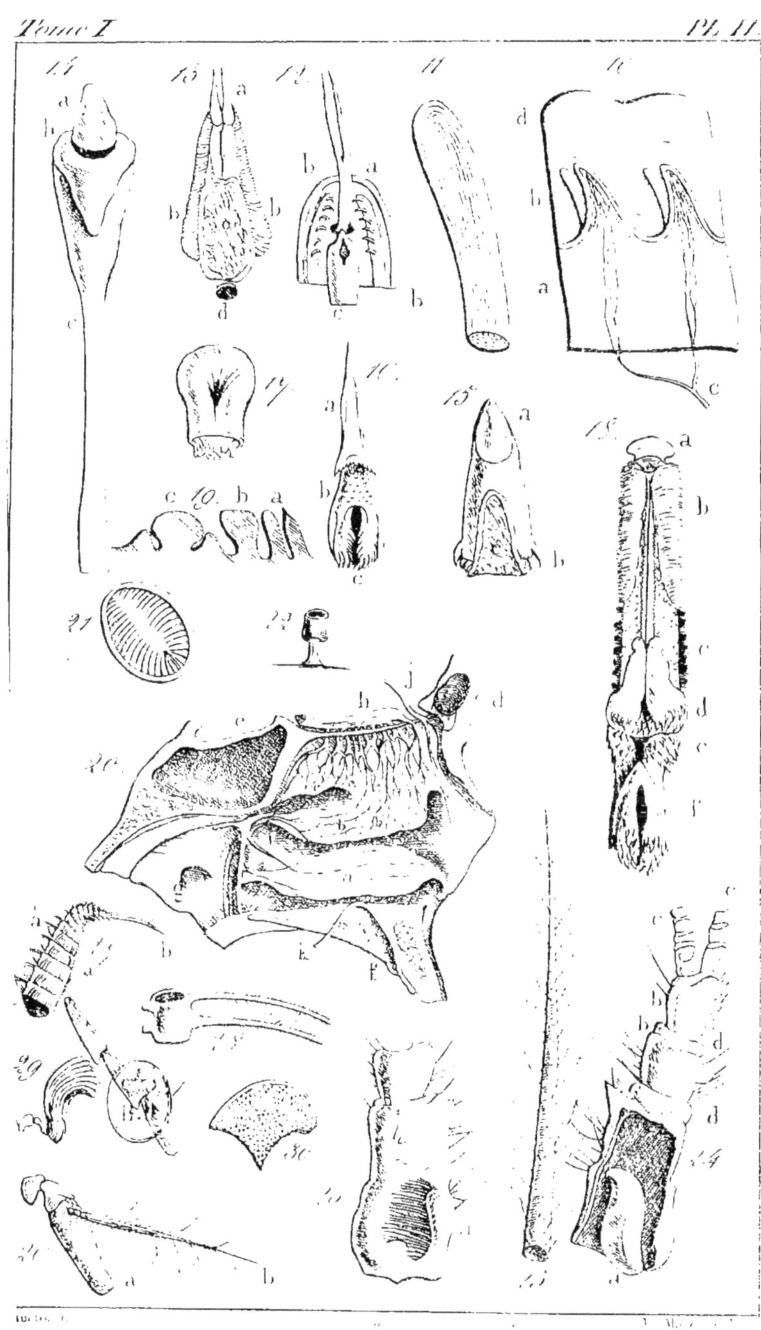

Toucher, Goût, Odorat

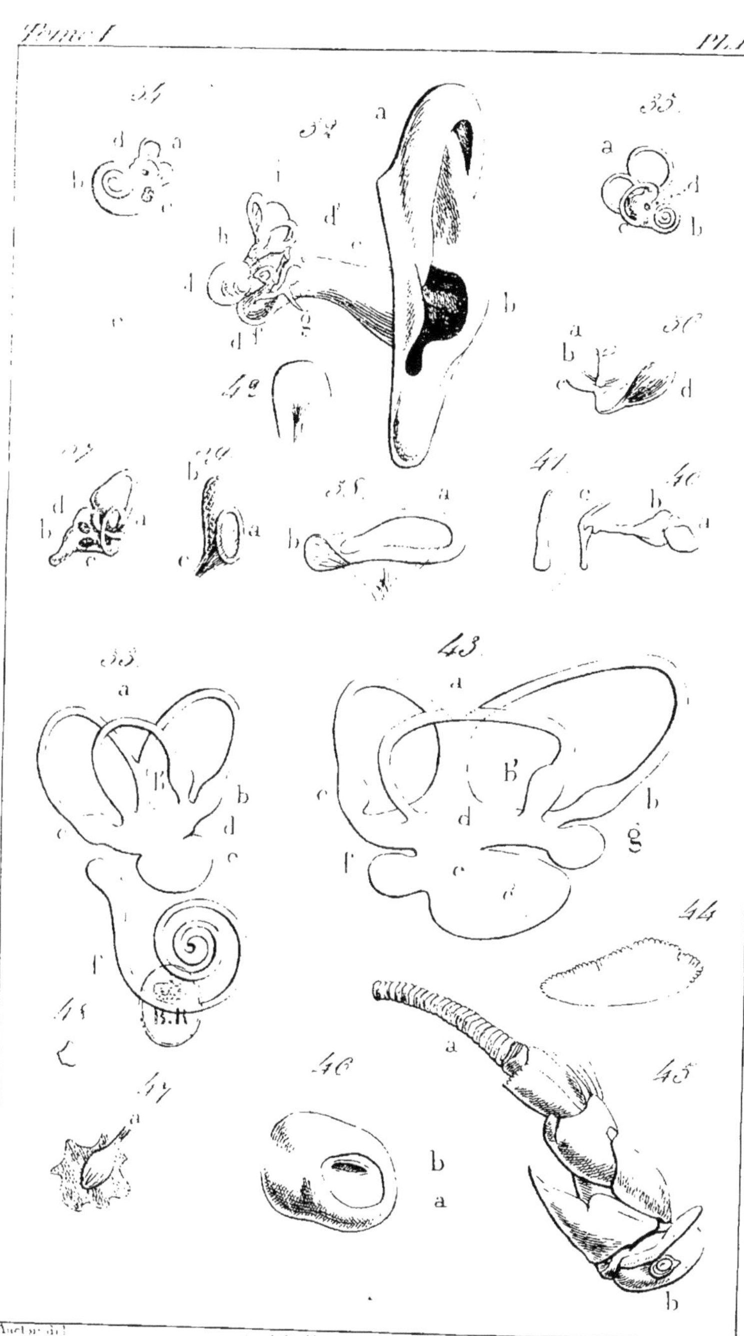

Ouïe.

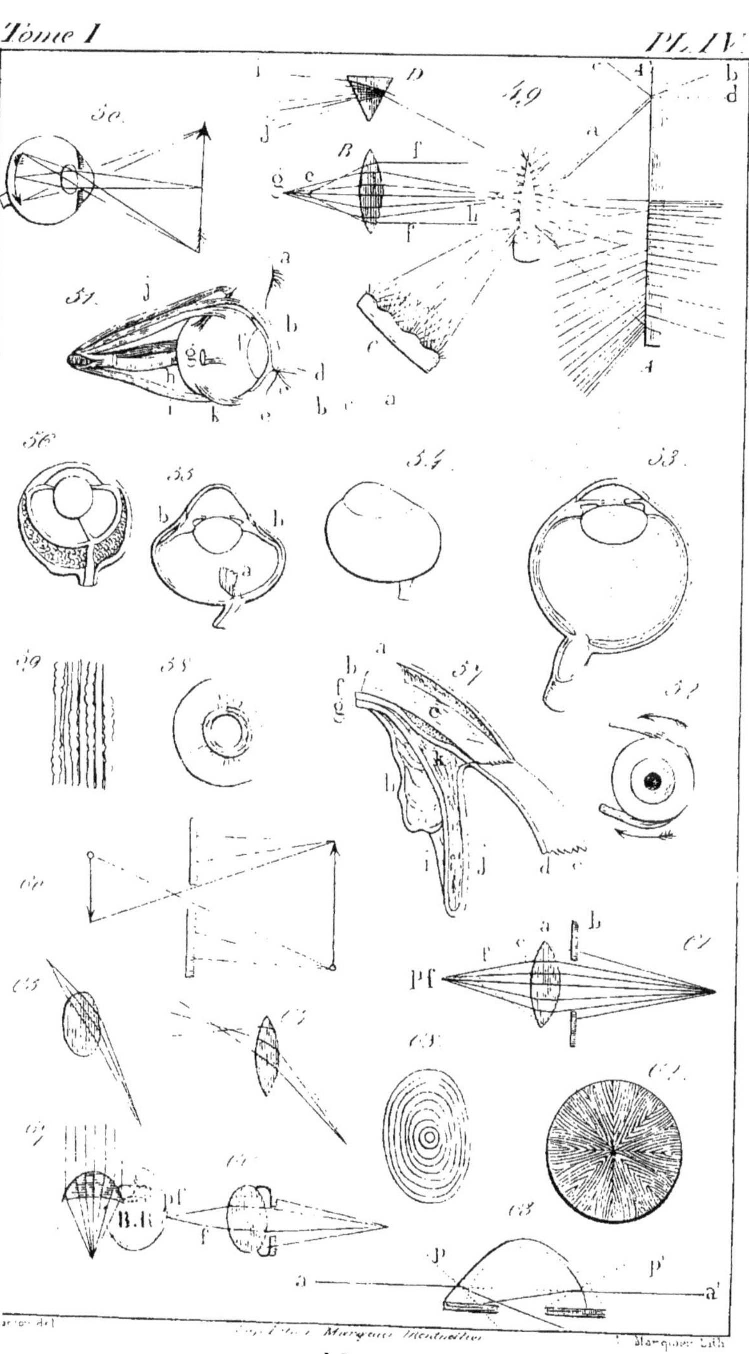

Vue.

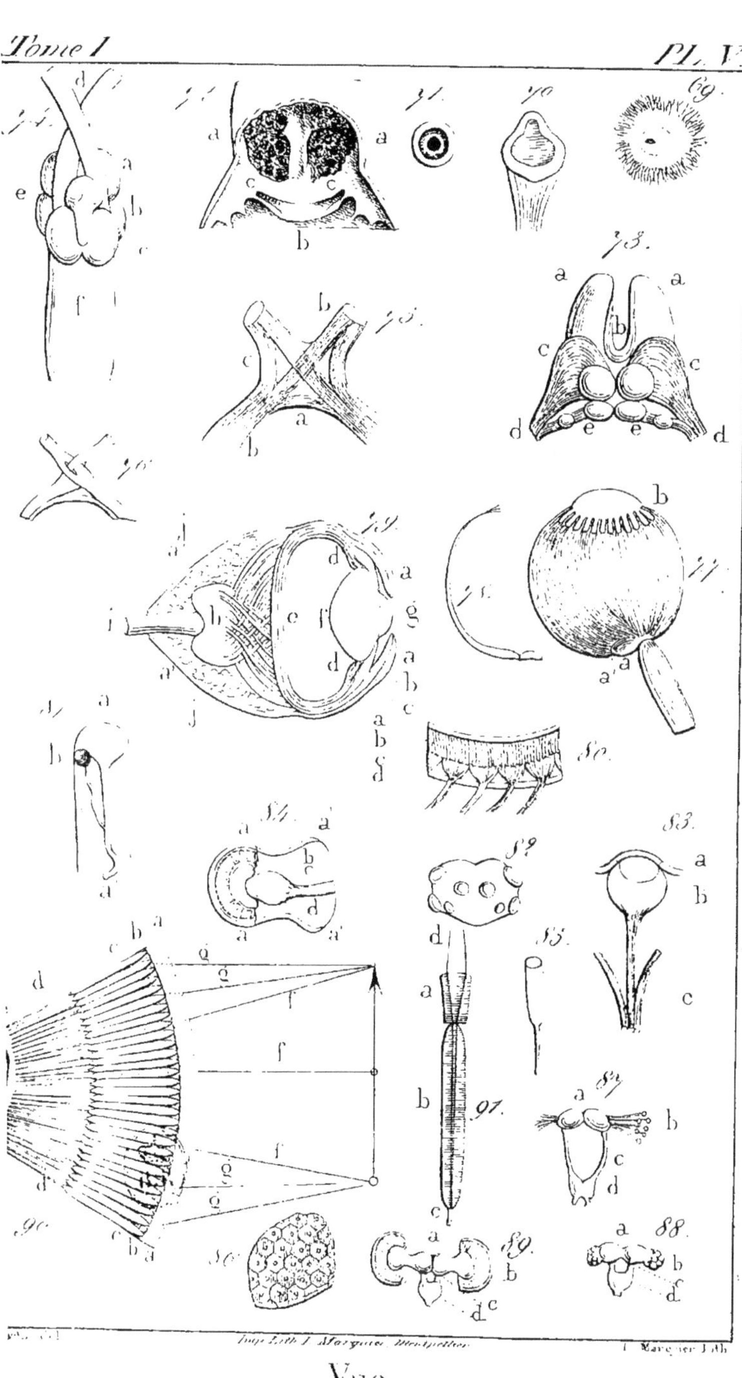

Vue.

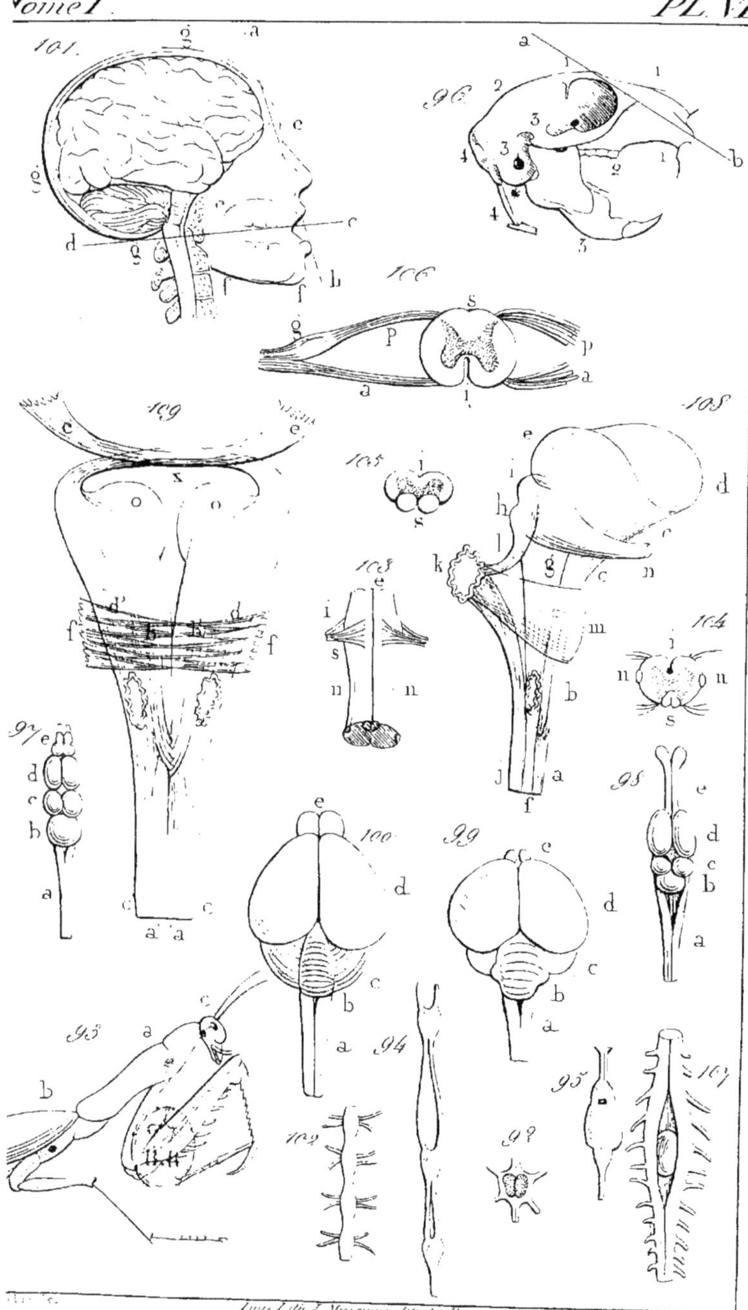

Sensations centrales.

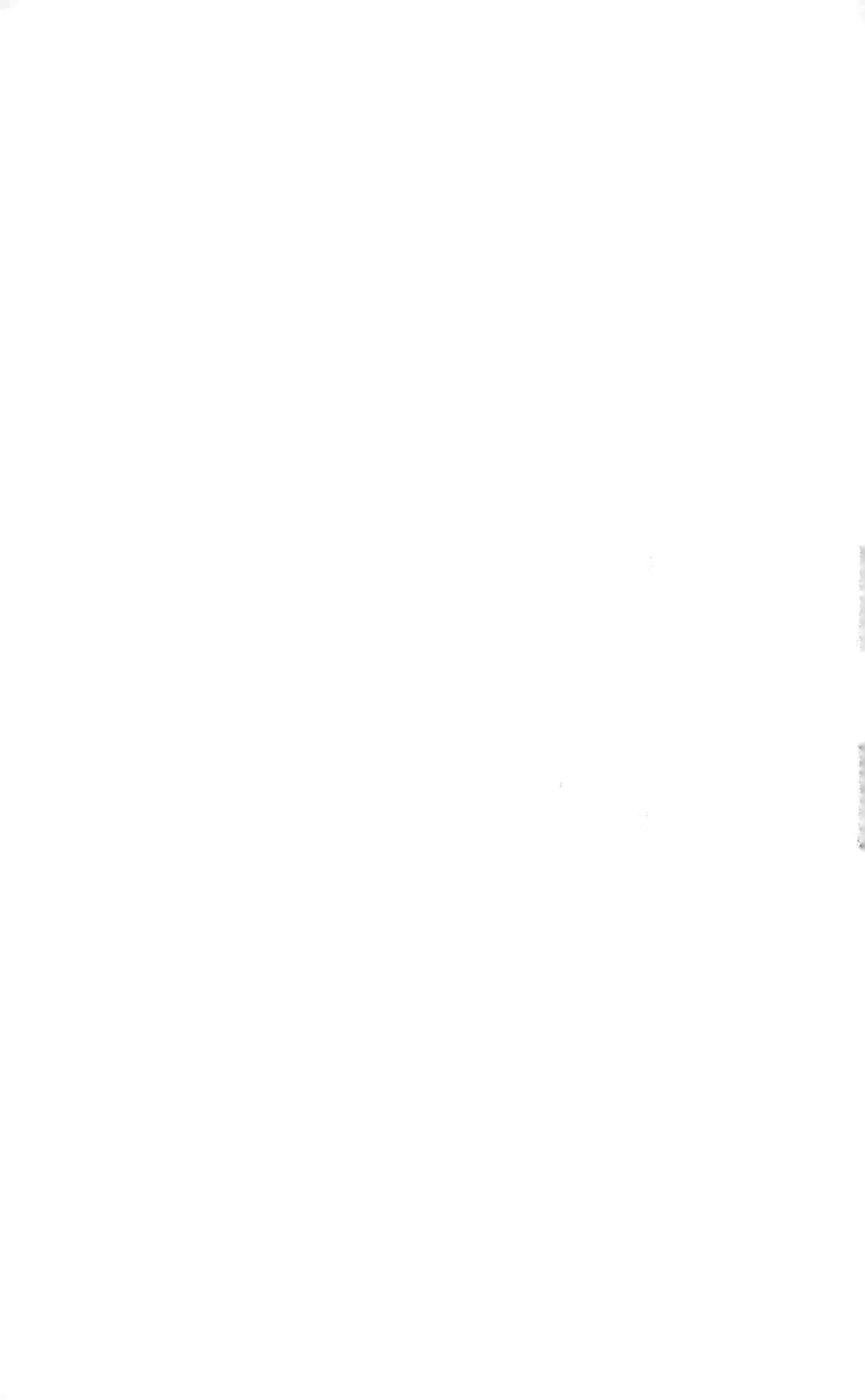

www.ingramcontent.com/pod-product-compliance
Ingram Content Group UK Ltd.
Pitfield, Milton Keynes, MK11 3LW, UK
UKHW021924210726
13857UKWH00008B/98

9 782012 996335